Internationales Archiv für

Arbeitsmedizin

International Archives of

Occupational Health

Band / Vol. 26 · 1970

Herausgegeben von
Edited by

F. Borbély Zürich   **R. E. Eckhardt** Linden, N.Y.
S. Forssman Stockholm   **S. Goto** Osaka   **E. Holstein** Berlin
E. Lederer München

Unter Mitwirkung von
With the collaboration of
P. Benken Kiel   **L. Breitenecker** Wien   **J. Dantin-Gallego** Madrid
R. Fabre Paris   **L. J. Goldwater** New York   **L. Greenburg** New York
H. Groetschel Wiesbaden   **A. Grut** Hellerup   **A. Hamilton** Hadlyme, CT
B. Kesič Zagreb   **H. Kita** Tokyo   **F. Koelsch** Erlangen   **P. Lambin** Löwen
R. E. Lane Manchester   **F. Lang** Luzern   **A. Letawet** Moskwa
E. R. A. Merewether London   **L. Noro** Helsinki   **P. Schüler** Santiago
G. C. Smith Sydney   **T. E. A. Stowell** London   **H. Symanski** Saarbrücken
J. Teisinger Praha   **E. Uehlinger** Zollikon (Zürich)   **E. Vigliani** Milano

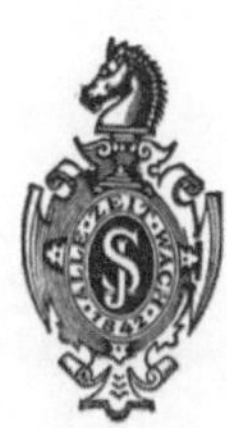

Springer-Verlag Berlin Heidelberg GmbH

ISBN 978-3-662-37289-0   ISBN 978-3-662-38021-5 (eBook)
DOI 10.1007/978-3-662-38021-5

Inhalt / Contents

Indexed in Current Contents

Int. Arch. Arbeitsmed. 26, 1—30 (1970)

Der Krankheitswert der beginnenden Silikose

E. Uehlinger

Pathologisches Institut der Universität Zürich (Direktor: Prof. Dr. E. Uehlinger)

Eingegangen am 15. Februar 1970

Prognostic Value of Early Silicosis

Summary. 1. The designation, "Beginning Dust (Pneumoconiotic) Lung", comprises the early stages following massive dust exposure as well as the dust lung I and grades I and II following lengthy but insignificant exposure.

2. Dust lungs, especially the mixed dust pneumoconioses I and grades I—II, triggered by obstructive emphysema, lead to a loss of the respiratory reserves with concomitant increased susceptibility to infection and to overtaxing of the right ventricle. The presenting symptom is dyspnea upon effort.

3. There is no apparent illness with beginning pneumoconiosis. Nevertheless, each additional injury to the parenchyma and circulatory disturbance — especially emboli — does lead to cardio-respiratory insufficiency.

4. Further, beginning pneumoconiosis I and grades I—II enhance the development of a post-primary complex bacillary tuberculosis; progressive development of a late primary tubercular pulmonary infection is especially favored.

5. Reflecting the factual increase of pulmonary cancer, the number of cases of dust lungs associated with lung cancer have also increased. Silico-tuberculosis has been replaced by silico-carcinoma. The question of the carcinogenic activity of quartz-containing dust should be re-examined. The carcinogenic properties of asbestos particles have been demonstrated, the average latency period amounting to 20 years.

Zusammenfassung. 1. Die Bezeichnung „beginnende Staublunge" umfaßt sowohl die *Frühstadien* nach massiver Staubexposition, als auch die Staublungen I. und I.—II. Grades nach langfristiger, aber nur geringer Staubexposition.

2. Staublungen, insbesondere Mischstaub-Pneumokoniosen I. und I.—II. Grades führen über das obstruktive Emphysem zu einem *Verlust der Atmungsreserven* mit einer erhöhten Infektanfälligkeit und einer Mehrbelastung der rechten Herzkammer. Führendes Symptom ist die Atemnot bei Anstrengung.

3. Ein *Krankheitswert* kommt der unkomplizierten beginnenden Pneumokoniose nicht zu, doch führt jede zusätzliche Parenchymschädigung und Zirkulations-störung, im besonderen die Lungenembolie, zur kardiorespiratorischen Insuffizienz.

4. Auch beginnende Pneumokoniosen I. und I.—II. Grades begünstigen die Entwicklung einer postprimären *Zusatztuberkulose* und fördern im besonderen die progrediente Entwicklung der pulmonalen tuberkulösen Späterstinfektion.

5. Im Rahmen der säkularen Zunahme der Lungencarcinome' haben auch die Kombinationsfälle Staublunge/Lungencarcinom zugenommen. *Die Silikotuberkulose ist heute durch das Silikocarcinom abgelöst worden.* Die Frage der carcinogenen Wirkung quarzhaltiger Staube ist erneut zu überprüfen. Für *Asbeststaub* ist die carcinogene Wirkung erwiesen. Die mittlere Latenzzeit beträgt 20 Jahre.

In der funktionellen Wertung einer „beginnenden" Staublunge sind auseinanderzuhalten:

1. Staublungen nach *kurzfristiger* schwerer Staubexposition und
2. Staublungen nach *langfristiger*, aber nur geringer Staubexposition.

1. Staublungen nach kurzfristiger, starker Staubexposition

Die Exposition gegenüber quarzreichen Stauben mit Korngrößen unter 5 μ kann schon nach kurzen Expositionszeiten von $^1/_2$—3 Jahren zu einer letalen Pneumokoniose führen (*akute Silikose*). Der inhalierte Staub wird zunächst perivasculär, peribronchial und subpleural eingelagert, in einer zweiten Phase umgelagert und insbesondere perivasculär angereichert. Diese Umlagerung ist mit einer zunehmenden Verschwielung und Ballung der Staubfelder und einer rasch zunehmenden respiratorischen Insuffizienz verbunden.

Die *initiale Staubspeicherung* entlang den Lungengerüststrukturen kann in ihrer Quantität und prospektiven Bedeutung *röntgenologisch nicht erfaßt werden*. Die Trübung der Lungenmittelgeschosse und eine leicht verstärkte Lungenzeichnung entsprechen einer Staublunge 0.—I. Grades. Daß dieser Befund nur das Vorspiel zu einer akuten Pneumokoniose mit letalem Ausgang in wenigen Jahren darstellt, kann höchstens aus den Arbeitsbedingungen vermutet, nicht aber aus dem Röntgenbild erschlossen werden. Ohne jede weitere Staubexposition überstürzen sich die Ereignisse in den nachfolgenden Jahren. Die Staubumlagerung führt in wenigen Jahren zur nodulären Verschattung im Sinne einer Silikose II. Grades, zu Schneegestöber und infraclaviculären Ballungen unter Hochziehung des Zwerchfells. Der Verlauf dieser akuten Silikose sei mit einem Beispiel belegt:

Fall 1. R., Robert, geb. 1903, gest. 1.6.66 (SN 1212/66). Akute letale Pneumokoniose nach einer Expositionszeit von 4 Jahren.

Der aus einer mit Tuberkulose unbelasteten Familie stammende, 1903 geb., R. R. hat als Hilfsarbeiter in den Jahren 1955—1959 während 48 Monaten ein quarzreiches Staubgemisch (Elektrodenmischung) in Säcke abzufüllen. Das Staubgemisch enthält bis zu 50% Quarz, davon $^2/_3$ mit Korngrößen unter 5 μ. Die Staubkonzentration im Arbeitsraum ist mit 27—32 mg/m³ erheblich. Schutzmasken sind vorhanden, werden aber nur selten getragen.

Ende 1958 veranlassen Hustenreiz, zunehmender Auswurf und rasche Ermüdbarkeit eine erste Röntgenkontrolle. Die *Thoraxaufnahme vom 6.3.59* zeigt noch recht helle Lungenfelder mit einer nur leicht verstärkten Netzzeichnung in den Mittelgeschossen. Lungenspitzen und Untergeschosse sind überdurchsichtig. Hilusdrüsenschatten und Herzschatten normal. Der klinische und Röntgenbefund erwecken den Verdacht auf eine beginnende Lungentuberkulose (Abb. 1a). R. besteht eine einjährige präventive Höhenkur und erhält anschließend einen staubfreien Arbeitsplatz zugewiesen. Trotzdem entwickelt sich in wenigen Jahren, ohne jede weitere Staubexposition, eine Staublunge III. Grades mit letaler respiratorischer Insuffizienz. Die *Kontrollaufnahme am 14.7.61*,

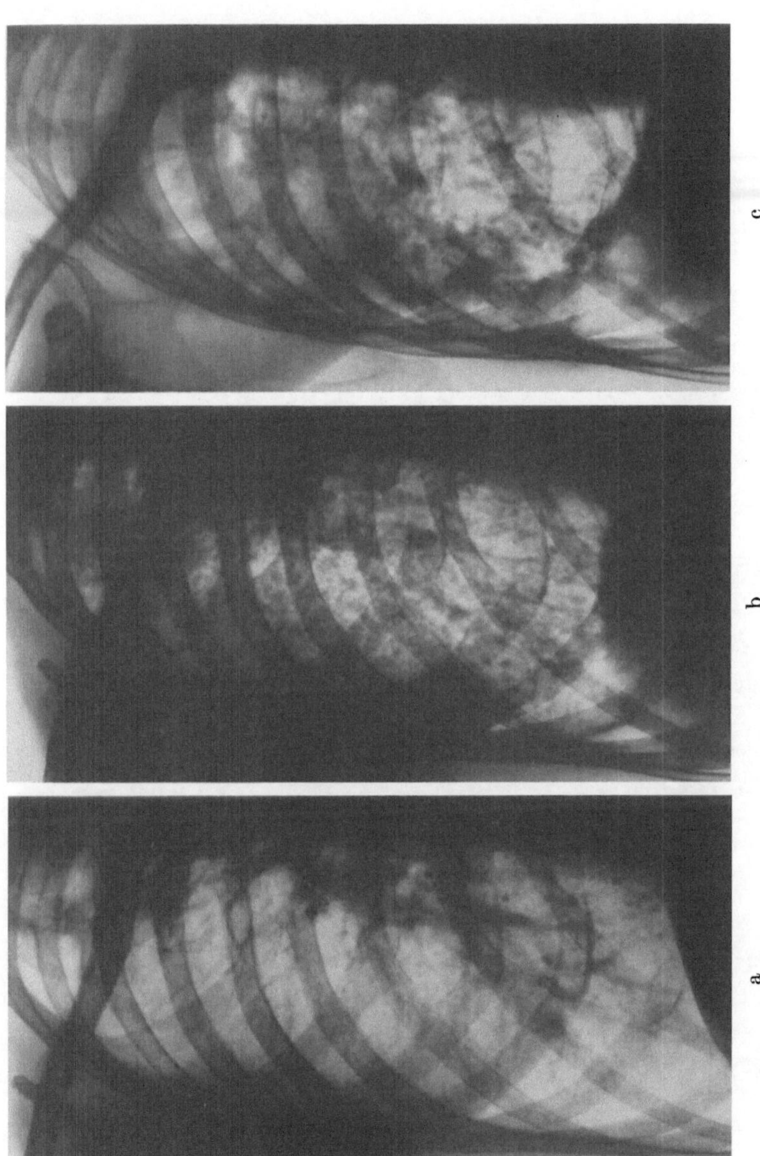

c

b

a

Abb. 1 a—c. Akute Silikose nach 4jähriger Staubexposition. a Thoraxaufnahme vom 6. 3. 59, nach Abschluß der Staubexposition: Staublunge 0—I. Grades mit leicht verstärkter Netzzeichnung in den Mittelgeschossen. b Thorax-aufnahme vom 14. 7. 61. 2 Jahre später: Staublunge II.—III. Grades, Schneegestöber. c Thoraxaufnahme vom 23. 1. 65: Staublunge III. Grades mit grobknotigen infraclaviculären Ballungen und hochgradigem epidiaphragmalen Traktionsemphysem. R., Robert, geb. 1907, gest. am 1. 6. 66, SN 1213/66, Path. Inst. Zürich

2 Jahre nach der ersten Aufnahme, zeigt eine mittelgrobfleckige Verschattung der Lungenmittelgeschosse und zahlreiche Regenstraßen zum Zwerchfell, die *letzte Aufnahme vom 23. 1. 65*, 6 Jahre nach Wechsel des Arbeitsplatzes, das Bild der Silikose III. Grades mit umfangreichen infraclaviculären Ballungen und breiten Narbensträngen zum Zwerchfell. Epidiaphragmal besteht ein hochgradiges Traktions-emphysem (Abb. 1 b und c). Ab 1962 besteht eine ausgeprägte respiratorische Par-

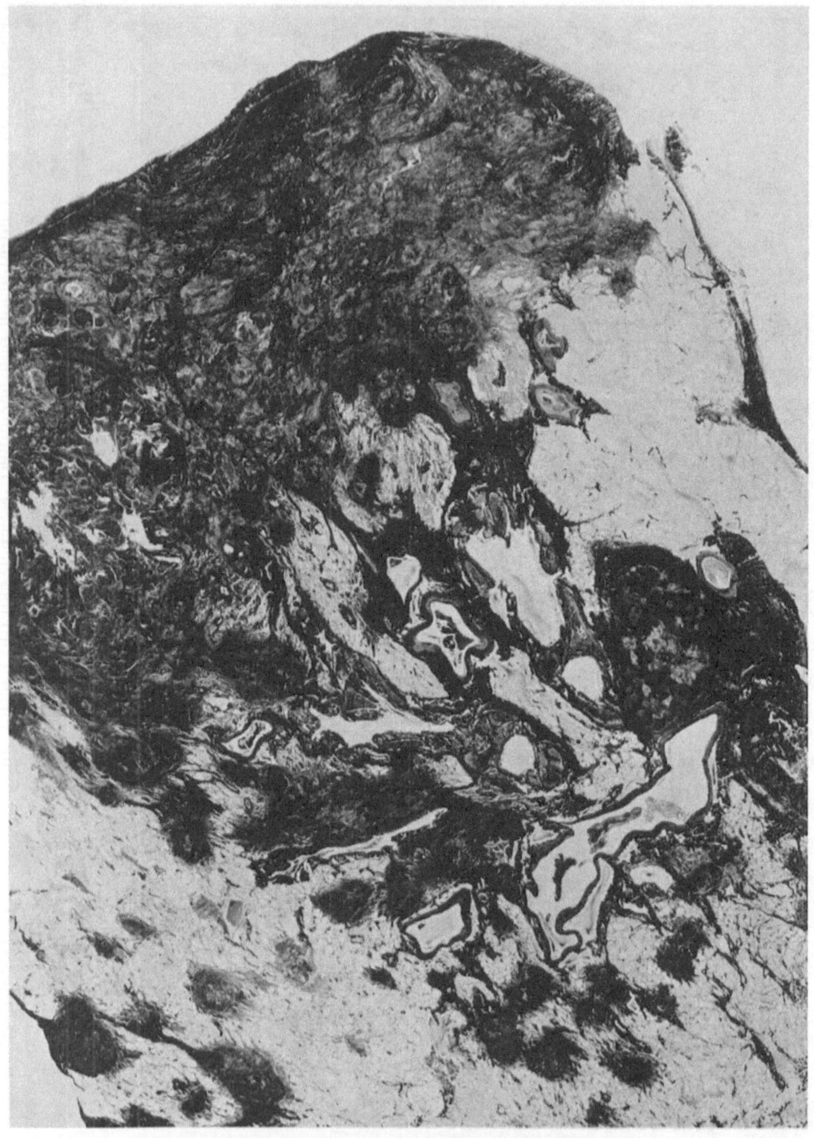

Abb. 2. Akute Silikose nach 4jähriger Staubexposition. Grobknotige infraclaviculäre
Ballungen. R., Robert, geb. 1907, gest. 1. 6. 66, SN 1213/66, Path. Inst. Zürich

tialinsuffizienz, die später durch ein Globalinsuffizienz abgelöst wird. Vitalkapazität am 20. 1. 62 2400 ml, Atemgrenzwert 72 Liter, 1 sec-Exspirationswert 75%
der Vitalkapazität. Sauerstoffsättigung im arteriellen Blut 83%, Kohlensäure-
partialdruck 40 mm Hg. Arbeitsfähigkeit Ende 1963 noch 50%. Am 6. 1. 66 ist
R. gezwungen, wegen schwerster Atemnot, die Arbeit aufzugeben. Am 4. 11. 64

Vitalkapazität noch 2050 ml (Sollwert 4050 ml), Totalkapazität 3750 ml (Sollwert 5600 ml), Residualvolumen 1700 ml. Der Atemgrenzwert ist auf 26 Liter gefallen, der 1 sec-Exspirationswert auf 34%. Trotzdem beträgt die Sauerstoffsättigung des arteriellen Blutes in Ruhe noch 97,5%, während die Kohlensäurespannung 30 mm Hg erreicht. Dieser Wert weist auf eine starke Hyperventilation. R. stirbt am 1. 6. 66 unter den Erscheinungen der kardio-respiratorischen Insuffizienz, 7 Jahre nach Abschluß der 4jährigen Staubexposition.

Die *Sektion* ergibt eine Silikose III. Grades mit großknotigen Ballungen in den Lungenoberlappen. In den stark geschrumpften Oberlappen und in den Spitzen beider Unterlappen tastet man bis kleinfaustgroße Verhärtungen durch. In einem Frontalschnitt durch die Lungen findet sich ein annähernd symmetrisches Bild. Die Kernzone beider Oberlappen enthält steinharte Staubkonglomerate, die im rechten Oberlappen 10:6:6 cm, im linken 7:7:7 cm messen. Entlang den Interlobärspalten konfluieren die Knötchen zu Platten. Breite Schwielenstränge verbinden die Staubkonglomerate mit den Hiluslymphknoten. Die basalen Unterlappensegmente zeigen ein hochgradiges Traktionsemphysem (Abb. 2). Verschwielungen, Traktionsemphysem und chronische Bronchitits sind die anatomischen Grundlagen der respiratorischen Insuffizienz. Die pulmonalen Zirkulationswiderstände haben zur Ausbildung eines Cor pulmonale geführt. Die Wandstärke der Ausflußbahn der rechten Herzkammer erreicht 5—6 mm. Die histologische Untersuchung ergibt keine Anhaltspunkte für eine Zusatztuberkulose.

2. Staublungen nach langfristiger, aber nur leichter Staubexposition

Die funktionellen und anatomischen Auswirkungen einer leichten, aber langfristigen Staubexposition werden durch die *Zusammensetzung des Staubgemisches* bestimmt. Zu unterscheiden sind quarzreiche Staube und Mischstaube mit einem Quarzgehalt wesentlich unter 50%.

Quarzreiche Staube führen bei langfristiger Exposition zur kleinknotigen Staublunge, wie sie besonders bei Steinhauern beobachtet wird. Die Beeinträchtigung der Atmung und die Belastung der rechten Herzkammer sind gering. Die physische Leistungsfähigkeit bleibt bis ins hohe Alter erhalten.

Die langfristige Inhalation von quarzarmen, eisen- und kohlenreichen Staubgemischen, wie sie im Kohlenbergbau und in Gießereien vorliegen, führen eigenartigerweise eher zu Atmungsstörungen. Der maßgebende Unterschied gegenüber der Inhalation von quarzreichen Stauben liegt in der verstärkten Reizung der Bronchialschleimhäute. Die fortschreitende Behinderung der Ventilation führt zum *obstruktiven Lungenemphysem*. Graillet und Collet haben die Lungen von 13 Kohlenbergwerksarbeitern mit einer Staubexposition von unter 5 Jahren untersucht. Sie unterscheiden 3 Phasen der Mischstaubspeicherung. Im Beginn ist die Staubeinlagerung auf die kleinen Lungengefäße, Bronchen und Bronchiolen beschränkt. In einer zweiten Phase folgt zusätzlich eine Staubeinlagerung innerhalb der Bronchial- und Alveolarscheidewände. Die dritte Phase ist gekennzeichnet durch den Lungenumbau im Sinne des obstruktiven Emphysems.

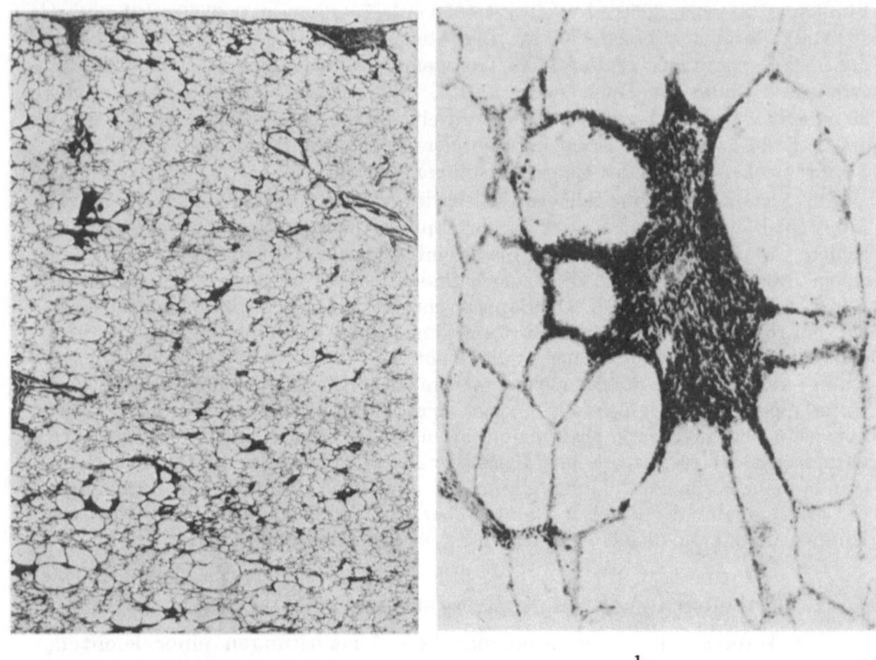

a   b

bb. 3a u. b. Gießereimischstaubpneumokoniose I. Grades nach 40jähriger Staub-
:position mit perinodulärem und zentrilobulärem obstruktivem Emphysem. a Maß-
ab 2:1, b Maßstab 60:1 (bei Repr. verkleinert auf ³/₄). Sch., Fritz, geb. 1870,
gest. am 12. 4. 60, im Alter von 90 Jahren. SN 787/60, Path. Inst. Zürich

Die meisten Gießerstaublungen fallen in die Gruppe der Mischstaubpneumokoniosen I.—II. Grades. Entwickelt sich bei diesen
Arbeitern eine respiratorische Insuffizienz, so geht sie stets zu
Lasten einer chronischen Bronchitis mit obstruktivem Emphysem,
nicht aber zu Lasten der unmittelbaren Staubspeicherung und Staub-
verschwielung. Dies zeigt sich eindrücklich darin, daß die ersten Zeichen der respiratorischen Insuffizienz regelmäßig mit Eintritt der
feuchtkalten Witterung auftreten, wenn die Ventilation durch witte-
rungsbedingte verstärkte bronchiale Schleimsekretion weiterhin be-
hindert wird.

Die obstruktive Mischstaubbronchitits bedingt eine *Reduktion der
Atemreserven. Das klinische Äquivalent ist die Atemnot bei Anstrengung.*
Ein wesentlich lebensverkürzender Effekt kommt dem obstruktiven
Emphysem nicht zu. Von 33 Gießern meines Beobachtungsgutes haben
die meisten ein Alter von 70 Jahren erreicht, einige ein Alter von 80,
einer ein Alter von 90 Jahren (Abb. 3). Die Altersatrophie der Lunge
mit Verminderung der Kontaktfläche zwischen Capillare und Alveole

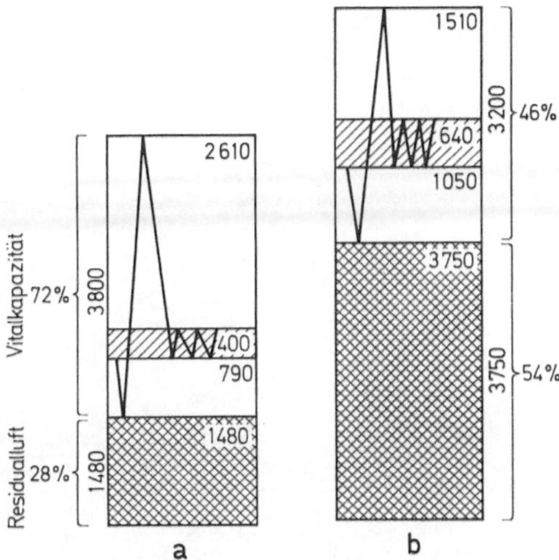

Abb. 4a u. b. Staublunge II. Grades nach 20jähriger Mischstaubexposition mit hochgradigem bullösen Lungenspitzenemphysem. b Graphische Darstellung der spirometrischen Werte 2 Jahre vor dem Tode. a Normale Vergleichswerte. P., Waldo, 49jährig, SN 844/61, Path. Inst. Zürich

erreicht selten solche Ausmaße, daß sie, zusammen mit der Staubbronchitis, eine Invalidität bedingen würde. Unter besonderen, im einzelnen aber unbekannten Bedingungen, führen Altersatrophie in Kombination mit Mischstaubspeicherung zu einem Schwund des Lungenparenchyms, welcher das Maß der Altersatrophie um ein Vielfaches überschreitet. Dieser als *Lungendystrophie* bezeichnete Parenchymschwund führt vorzeitig zur Invalidität und zum Tode an respiratorischer Insuffizienz.

Im schweizerischen *Versicherungswesen* wird für die durch Staubspeicherung ausgelöste Lungendystrophie die volle Leistungspflicht anerkannt.

Fall 2. › P., Waldo, geb. 1912, gest. 16. 5. 61, 49jährig (SN 144/61). Gießerei-Mischstaubpneumokoniose mit obstruktivem Emphysem in eine Lungendystrophie übergehend.

Der 1912 geb. Hilfsarbeiter P. W. arbeitet von 1935—1952, d.h. während 18 Jahren, in verschiedenen Gießereibetrieben und ist bei der Instandstellung der Elektro- und Kuppelöfen einem Mischstaub ausgesetzt. 1956, im Alter von 44 Jahren, wird röntgenologisch erstmals eine Staublunge I.—II. Grades mit fleckig-streifiger Verschattung der Lungenober- und -mittelgeschosse und hochgradigem Emphysem der Untergeschosse festgestellt. In den folgenden Jahren entwickelt sich, unterstützt durch wiederholte bronchopneumonische Schübe, eine respiratorische Insuffizienz mit progressiver Abnahme der Arbeitsfähigkeit (Abb. 4). P. stirbt 49jährig, am 16. 5. 61, im Coma hepaticum. Das *Thorax-*

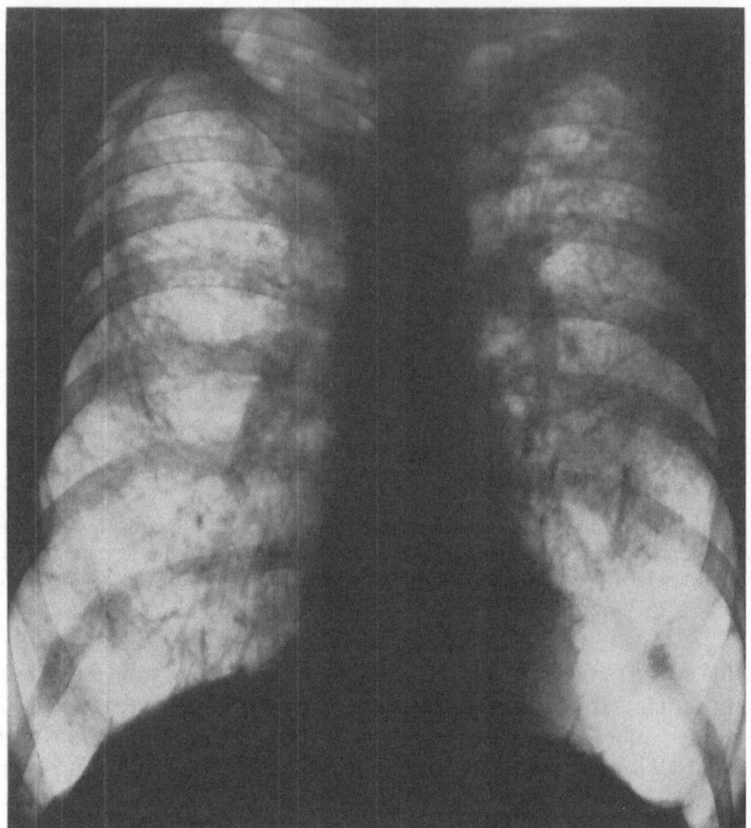

Abb. 5. Staublungen I.—II. Grades nach 20jähriger Mischstaubexposition mit
Übergang in Lungendystrophie. Thoraxaufnahme vom 16. 1. 61. P. Waldo, geb.
1912, gest. am 16. 5. 61, SN 844/61, Path. Inst. Zürich

röntgenbild zeigt eine Mischung einer kleinknotigen Mischstaubpneumokoniose
I.—II. Grades, verbunden mit einem obstruktiven Lungenmantelemphysem, besonders der Unterlappen und der Lungenspitzen (Abb. 5). Der Lungenschnitt
zeigt eher spärlich submiliare, den Bronchiolen angelagerte Staubgraulome, die
sich sternartig in die angrenzenden Alveolarsepten auflösen. Das Schnittbild wird
beherrscht durch das obstruktive bullöse Randemphysem. Oberlappenspitzen und
Basen beider Unterlappen werden von bis kastaniengroßen, glattwandigen Emphy-
semblasen eingenommen (Abb. 6).

Auf Grund des anatomischen Befundes geht die respiratorische Insuffizienz
vorwiegend zu Lasten des obstruktiven und bullösen Mantelemphysems und nur
zum kleinsten Teil unmittelbar zu Lasten der Mischstaubnarben und Brustwand-
verwachsungen.

*Der Verlust der respiratorischen Reserven durch eine Mischstaubsilikose
I.—II. Grades schafft eine Versagensbereitschaft der Atmung.* Infektiös-

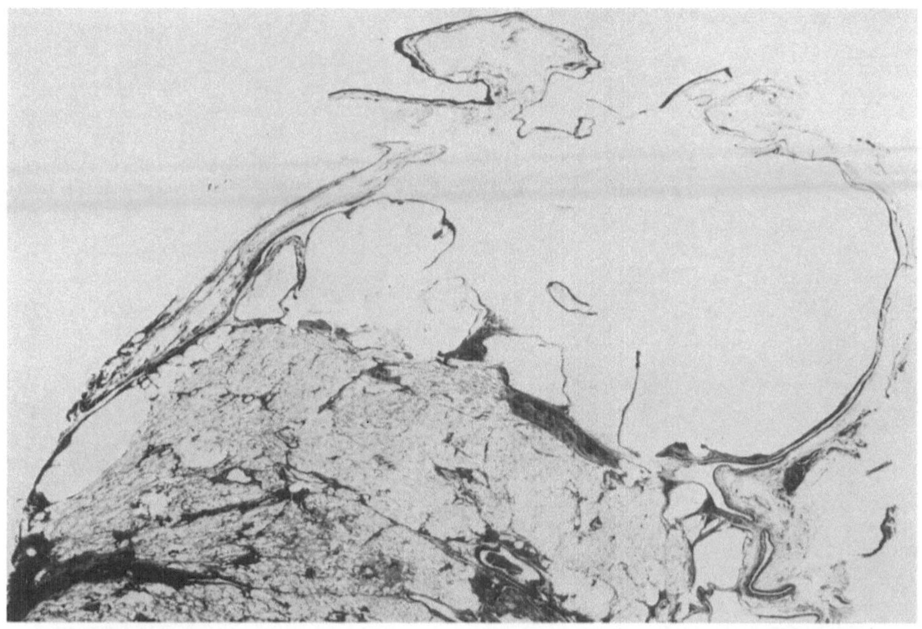

Abb. 6. Staublunge II. Grades nach 20jähriger Mischstaubexposition mit hochgradigem bullösem obstruktiven Oberlappenspitzenemphysem. P., Waldo, geb. 1912, gest. am 16. 5. 61, SN 844/61, Path. Inst. Zürich

entzündliche und zirkulatorische *Zusatzschäden* können eine Teilinvalidität in eine Vollinvalidität überführen. Es ergeben sich recht komplexe Krankheitsbilder, deren Analyse viel Erfahrung verlangt. Die Wertung der einzelnen klinischen und anatomischen Befunde in ihrer Beziehung zu den Funktionswerten und deren pathogenetische Aufschlüsselung ist oft erst unter Verwertung des Sektionsbefundes möglich. Einzelne Kombinationen kehren gehäuft wieder, können daher als *typische Kombinationssyndrome* bezeichnet werden. Von diesen soll im Nachfolgenden die Rede sein.

a) Kombination einer Mischstaubpneumokoniose I. Grades mit einer chronisch-obliterierenden Bronchiolitis

Die Kombination einer Mischstaubpneumokoniose mit einer chronisch-obliterierenden Bronchitis entspricht pathogenetisch einer Steigerung der respiratorischen Widerstände. Durch den Bronchiolenverschluß wird das zugeordnete Alveolargebiet von der direkten Beatmung auf die funktionell wirkungslose kollaterale Ventilation verwiesen. Funktionell ist dieser Prozeß am Wechsel der Partialinsuffizienz in eine Globalinsuffizienz, klinisch an einer Zunahme der Cyanose infolge von Rechts-Linkskurzschlüssen zu erkennen.

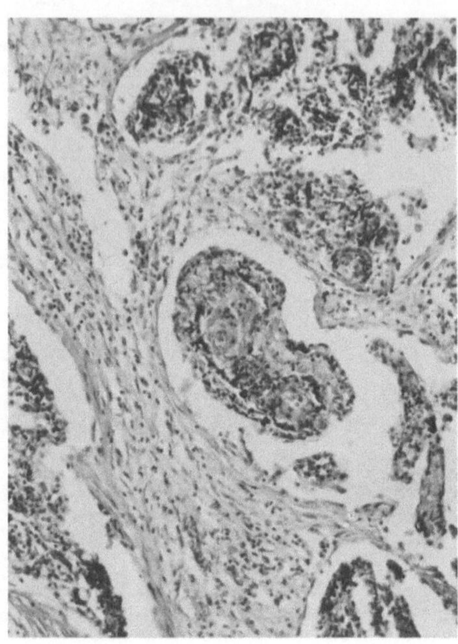

Abb. 7. Bronchiolitis obliterans bei Mischstaubpneumokoniose I. Grades. Maßstab
100:1 (bei Repr. verkleinert auf ³/₄). D., Jakob, geb. 1899, gest. am 21. 2. 61,
SN 325/61, Path. Inst. Zürich

Fall 3. *P., Theophil, geb. 1888, gest. 6. 6. 64 (SN 105/64). Gießerei-
Mischstaubpneumokoniose I. Grades mit obstruktivem Emphysem und chro-
nisch-obliterierender Bronchiolitis.*

Der Hilfsarbeiter P. arbeitet während 11 Jahren in einer Gießerei. Seit
1956, ab 68. Lebensjahr, rasche Abnahme des Körpergewichtes. Die hochgradige
Abmagerung erweckt den Verdacht auf ein okkultes Carcinom. Am 3. 6. 64
tritt P., bis auf das Skelet abgemagert und hochgradig exsiccotisch, in die
Medizinische Universitätsklinik Zürich (Direktor: Prof. Dr. P. H. Rossier) zur Abklärung ein. Das Körpergewicht beträgt noch 34 kg bei einer Körperlänge von
170 cm. Das Thoraxröntgenbild vom 4. 6. 64 zeigt eine mäßig verstärkte reticulo-
noduläre Zeichnung, stellenweise in Wabenbildung übergehend. Im EKG Vorhofflimmern, ventriculäre Extrasystolen und angedeuteter Rechtsschenkelblock.
Hb 66%. Erythrocyten 3,6 Mill. P. stirbt unerwartet am 3. Spitaltag in einem
Anfall von Tachykardie und Tachypnoe.

Die *Sektion* ergibt eine Mischstaubpneumokoniose I.—II. Grades mit chronischer Bronchitis, Bronchiolitis obliterans und hochgradigem obstruktivem Lungenemphysem. Die Bronchioli respiratorii sind durch ein spindelzelliges Granulationsgewebe verschlossen, das sich in die angrenzenden Alveolen ausbreitet (Abb. 7).
Todesursache ist ein akutes Herzversagen infolge respiratorischer Insuffizienz. Im
Hinblick auf die hochgradige Abmagerung, Exsiccose und den weitgehenden
Muskelschwund ist man geneigt, von einer pulmonalen Kachexie zu sprechen.

*b) Kombination einer Mischstaubpneumokoniose I.—II. Grades
mit Tuberkulose*

Die Begünstigung einer Tuberkulose durch die schwere Staublunge ist unbestritten. Der Anteil der Silikotuberkulösen war in der vorantibiotischen Ära in der Schweiz auf etwa 50% aller Staublungenkranken einzuschätzen. Heute ist die Zahl der Kombinationsfälle unter 4% gesunken. Es stellt sich damit rückblickend die Frage, ob die Häufung der Lungentuberkulose bei bestehender schwerer Silikose nicht eher auf eine langfristige Exposition am Arbeitsort zurückzuführen sei, als auf die Staubschädigung der Lunge. Die Frage der *Begünstigung der Tuberkulose durch eine leichte Silikose* ist bisher auf Grund statistischer Untersuchungen, insbesondere von Küpper (1947), Reichmann und Zorn (1949) und H. Schmid (1956) bejaht worden. Im Einzelfall ist die Beweisführung schwierig. Zur Überprüfung der Beziehungen beginnende Staublunge-Tuberkulose ist zu unterscheiden zwischen *Primärinfektion* und *postprimärer Tuberkulose*. Zweifellos ungünstig wirkt sich schon die leichte Staublunge auf eine *frische pulmonate Primärinfektion* aus. Sie begünstigt sowohl die hämatogene Frühstreuung wie das Abgleiten in die Primärphthise.

Fall 4. *G., Niklaus, geb. 1903, gest. 21. 5. 46 (SN 379/46). Pulmonale tuberkulöse Spätprimärinfektion mit Übergang in allgemeine Miliartuberkulose bei Staublunge I. Grades.*

Der 1903 geb. N. G. arbeitet während 21 Jahren als Steinrichter. Am 15. 4. 46 erkrankt er mit hohen Fiebern, die sich gegenüber Sulfonamiden resistent erweisen. Am 27. 4. 46 Aufnahme ins Krankenhaus Grabs (Chefarzt: Dr. Werder). Aufnahmebefund: Mäßige Cyanose, Tachypnoe. Über den Lungen feinblasige Rg. Temperatur septisch mit abendlichen Anstiegen bis 39,6°. Puls 121. Blutbild: Leukocyten 9200, davon Lymphocyten 50,5%. Im *Thoraxröntgenbild vom 3. 4. 46*: dichte feinkörnige Verschattung beider Lungenfelder und mäßige Schwellung der Hiluslymphknoten (Abb. 8). Im Auswurf keine Tuberkelbakterien. Eintritt des Todes am 21. 5. 46. Gesamtkrankheitsdauer 5 Wochen.

Die *Sektion* ergibt eine lockere, feinkörnige Silikose I. Grades mit peribronchialer, perivasculärer und septaler Verstärkung des Lungengerüstes durch kollagene Fibrillen. Tracheobronchiale und pancreatico-duodenale Lymphknoten sind verschwielt. Zugleich besteht eine *pulmonale Spätprimärinfektion* mit kastaniengroßem verkäsendem Primärinfiltrat in linken Lungenunterlappen und hämatogene Frühgeneralisation im Sinne einer allgemeinen Miliartuberkulose. Streuquelle ist der frische pulmonale Primärkomplex (Abb. 9).

Zu gleicher Zeit wie der Patient erkrankt seine Schwester an einem febrilen Erythema nodosum bei frischem pulmonalem Primärkomplex. Nach Rückbildung des Erythema nodosum kommt es zur Vernarbung des tuberkulösen Primärkomplexes. Die unterschiedliche Entwicklung der Spätprimärinfektion bei beiden Geschwistern, bei der silikosefreien Schwester ins Erythema nodosum und in Vernarbung des Primärkomplexes, bei dem Bruder mit Staublunge I. Grades in eine

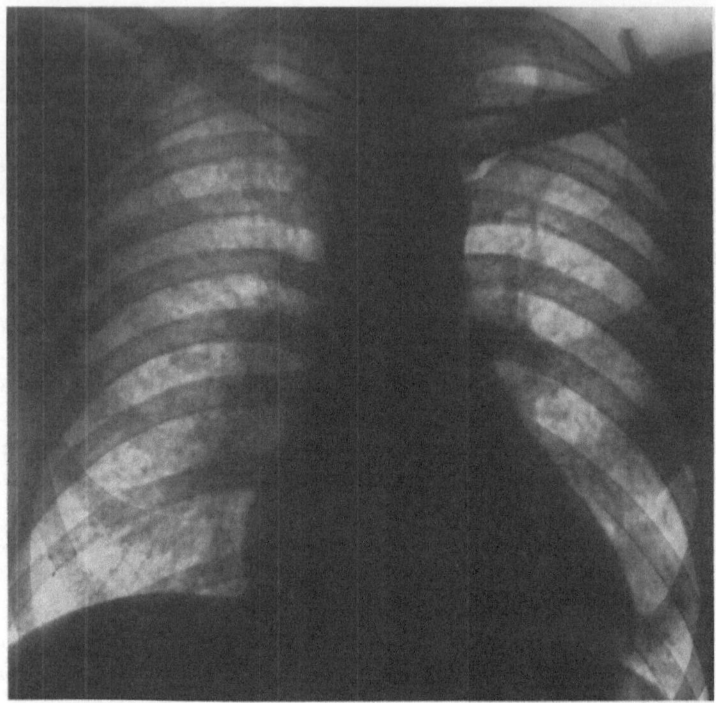

Abb. 8. Pulmonale tuberkulöse Späterstinfektion mit Übergang in Miliartuber-
kulose bei Silikose I. Grades. Thoraxaufnahme vom 3. 5. 46, 18 Tage vor dem
Tode. Starke Schwellung der Hiluslymphknoten. Primärinfiltrat nicht zu sehen.
G., Niklaus, geb. 1903, gest. am 21. 5. 46, SN 379/46, Path. Inst. Kantonsspital
St. Gallen

allgemeine Miliartuberkulose ist wohl der „leichten Staublunge"
zu Lasten zu legen.

*Fall 5. F., Balthasar, geb. 1916, gest. 5. 6. 44 (SN 471/44). Mineur-
staublunge I.—II. Grades, pulmonale tuberkulöse Späterstinfektion mit
Übergang in Primärphthise.*

Der 1916 geb. F. B. arbeitet von 1939—1943, im gesamten während $4^1/_2$ Jahren, als Mineur in quarzreichem Gestein. Im November 1942 Lungenröntgenbefund noch normal. Im Mai 1943 erkrankt F. an einem kurzfristigen Fieber-
schub. In den folgenden Monaten Anstrengungsatemnot. Am 17. 6. 43 Abklärung
in der *Medizin. Abteilung des Kantonsspitals Chur* (Chefarzt: Prof. Dr. N. Markoff).
Temperatur subfebril. Herz nicht vergrößert, Frequenz 68—98. Im *Thoraxröntgenbild* verstärkte Netzzeichnung, besonders im rechten Mittelgeschoß, und
knollig vergrößerte Hiluslymphknoten. Mantoux 1:100000 positiv. Im Auswurf
einmal Tuberkelbakterien. Die *klinische Diagnose* lautet auf pulmonale tuberkulöse Spätprimärinfektion mit starker Beteiligung der Hiluslymphknoten. In
der Folge entwickelt sich eine offene Lungentuberkulose mit kavernösem Zerfall im rechten Oberlappen und umfangreichen bronchogenen Metastasen in
beiden Mittelfeldern. Eintritt des Todes am 5. 6. 44.

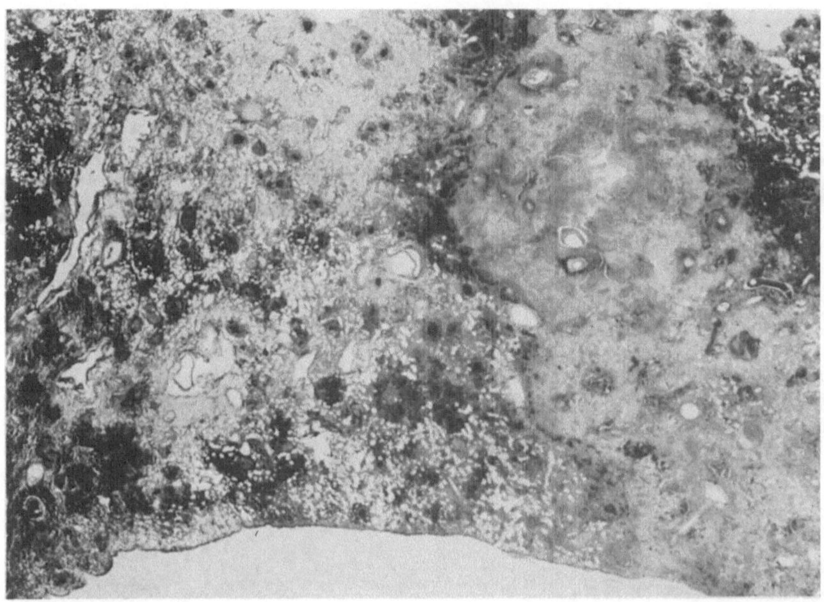

Abb. 9. Pulmonale tuberkulöse Späterstinfektion mit Übergang in allgemeine Miliartuberkulose bei Silikose I. Grades. Schnitt durch das tuberkulöse Primärinfiltrat mit zentraler kavernöser Einschmelzung. Staubgranulome und miliare Tuberkel sind dicht gemischt. G., Niklaus, geb. 1903, gest. am 21. 5. 46, SN 379/46, Path. Inst. Kantonsspital St. Gallen

Die *Sektion* ergibt eine pulmonale tuberkulöse Späterstinfektion mit bronchogener Frühstreuung und Übergang in Primärphthise. Die Knoten zeigen eine schichtartige Mischung von verkäsendem Granulationsgewebe und Staubschwielen. Der rechte Oberlappen ist durch ein vielbuchtiges Kavernensystem zerstört.

Die phthisische Entwicklung der pulmonalen Späterstinfektion erfolgt über den Durchbruch verkäster Hiluslymphknoten in die Stammbronchen (Abb. 10). Dieser Durchbruch ist zweifellos durch die gleichzeitige Staubspeicherung maßgebend gefördert worden.

Zwischen diesen beiden Extremen, zwischen der tuberkulösen pulmonalen Spätprimärinfektion mit hämatogener Frühgeneralisation, und der tuberkulösen pulmonalen Spätprimärinfektion mit Abgleiten in die Primärphthise liegt ein weites Feld von Kombinationsmöglichkeiten. Nur die Obduktion gestattet im Einzelfall die Abklärung der pathogenetischen Zusammenhänge.

Die Frage, ob durch eine leichte oder beginnende Pneumokoniose eine ruhende *Alt-Tuberkulose aktiviert* oder eine tuberkulöse *Superinfektion* begünstigt werden könne, ist wesentlich schwieriger zu entscheiden. In bezug auf die Reaktivierung einer Alt-Tuberkulose sind zu überprüfen die Lokalisation der Altherde (Lungenparenchym, Tra-

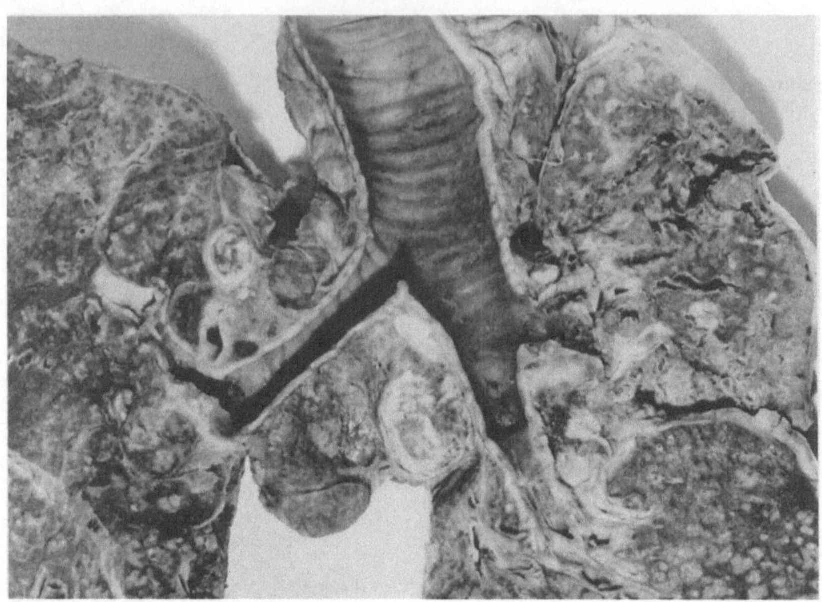

Abb. 10. Pulmonale tuberkulöse Spätprimärinfektion mit Übergang in Primärphthise. Mehrfacher Bronchialeinbruch verkäster Hiluslymphknoten. Quarzstaubexposition 4¹/₂ Jahre Sch., Balthasar, geb. 1916, gest. am 5. 6. 44, SN 471/44, Path. Inst. Kantonsspital St. Gallen

cheobronchiale Lymphknoten), die Form der Reaktivierung (Phthise, hämatogene Streuung) und die Qualität des Staubes (Quarzstaub, Mischstaub). Auf Grund der morphologischen Befunde ist die Möglichkeit der Aktivierung tuberkulöser Altherde auch durch eine beginnende Pneumokonios eindeutig *zu bejahen.* Adventitielle Staubzell- und Fibrocytenwucherungen öffnen durch Zerstörung und Aufbruch der elastischen Gefäßmembranen dem tuberkulösen Granulationsgewebe den Zugang zur Blutbahn (Abb. 11). In den tracheobronchialen Lymphknoten führt die im normalen Zelltod begründete stete Umschichtung der gefäßreichen Mischstaubgranulome zum Aufbruch tuberkulöser Narben (Abb. 12). Das Aufschießen nicht verkäsender epitheloidzelliger Tuberkel zwischen den Staubgranulomen ist der morphologische Ausdruck der erfolgreichen Reaktivierung tuberkulöser Altprozesse. Die weiteren Entwicklungsstufen sind Bronchialeinbruch mit Übergang in Phthise oder lymphogene Ausbreitung in der paratrachealen Lymphknotenkette mit Übergang in eine hämatogene Streutuberkulose. Wie sehr eine Pneumokoniose auch der hämatogenen Tuberkulose die Wege bereitet, geht überzeugend aus den Untersuchungen von R. Zollinger hervor. Zollinger fand im Untersuchungsgut der Pathologischen Institute

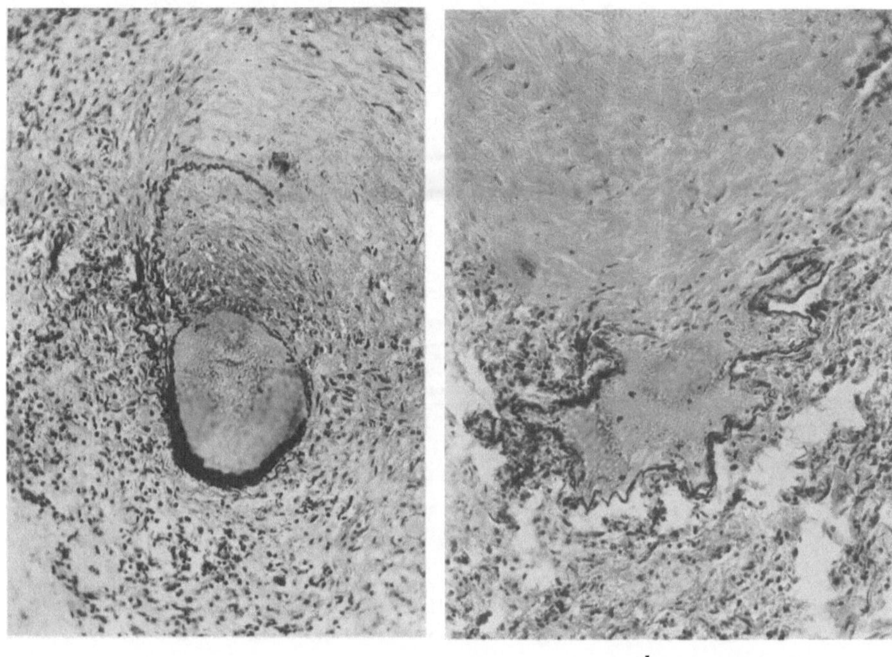

a   b

Abb. 11. a Aufbruch einer kleinen Lungenarterie durch ein Quarzgranulom. Maßstab 180:1 (bei Repr. verkleinert auf $^3/_4$). b Aufbruch einer kleinen Lungenvene durch ein Quarzgranulom. Maßstab 180:1. E., Christian, geb. 1898, Sandstrahler, gest. am 15. 5. 44 infolge Silikotuberkulose und tuberkulöser Meningitis. SN 411/44, Path. Inst. Kantonsspital St. Gallen

Zürich und St. Gallen der Jahre 1935/44 auf 44 Patienten mit Silikotuberkulose 20 mit hämatogenen tuberkulösen Metastasen, darunter 6mal Miliartuberkulosen und miliare tuberkulöse Aussaaten, 2mal tuberkulöse Meningitiden, 4mal extrapulmonale Organtuberkulosen.

Nach schweizerischem Versicherungsrecht sind Silikotuberkulosen auch bei beginnender Pneumokoniose voll leistungspflichtig, sofern die Diagnose beginnende Staublunge eindeutig und die Tuberkulose der Silikose zeitlich nachfolgt. Die Schwierigkeiten der gutachtlichen Beweisführung seien an einem Beispiel dargelegt:

Fall 6. Fr., Egidio, geb. 1909 (MB. 12853/64, Path. Institut Zürich). Rechtseitige Lungenoberlappentuberkulose bei verkalkender Hiluslymphknotensilikose.

Der 1909 geb. Gastarbeiter arbeitet 1937/38 als Mineur und Maurer ohne Atmungsschutz. Die von ihm bearbeiteten Sandsteine, Nagelfluh und Nagelfluhkonglomerate besitzen einen Quarzgehalt zwischen 25—60%. Der Gastarbeiter stammt aus einer mit Tuberkulose stark belasteten Familie: Vater, 2 Schwestern,

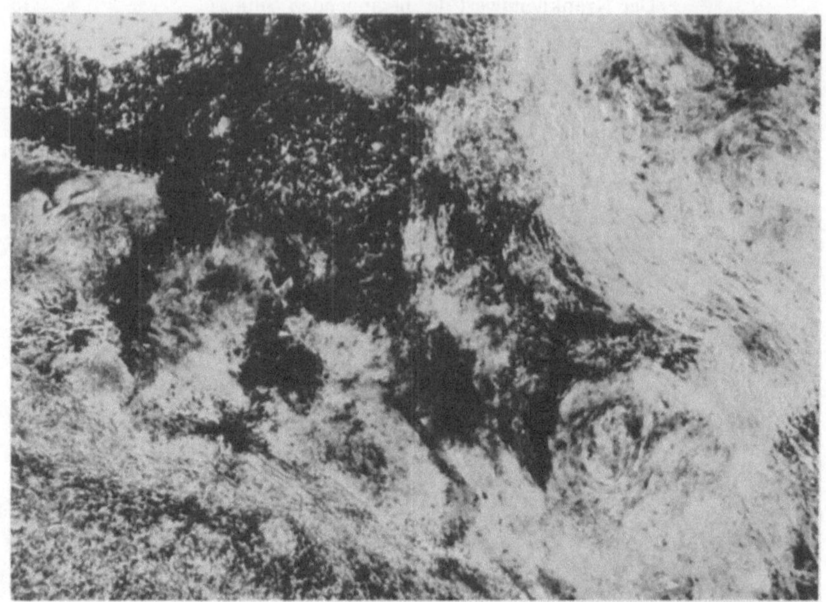

Abb. 12. Mischstaubgranulom in vollem Umbruch. Schachbrettartige Durch-
dringung fibröser Schwielen mit kohlehaltigen Staubzellhaufen. Maßstab 50:1.
G., Johann, 56 Jahre, Gießer. SN 163/36, Path. Inst. Zürich

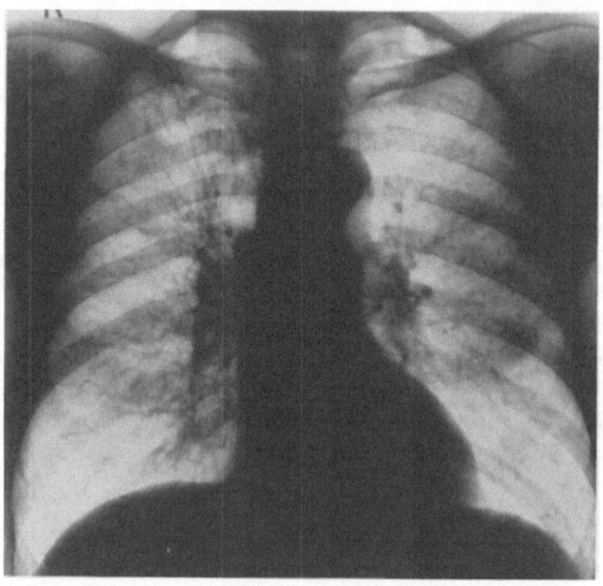

Abb. 13. Mineursilikose 0.—I. Grades und rechtseitige Oberlappentuberkulose.
Schalige Verkalkung der Hiluslymphknoten. Staubexpositionszeit 18 Monate.
Thoraxaufnahme vom 13. 5. 66. Fr., Egidio, geb. 1909. MB 12853/64, Path. Inst.
Zürich

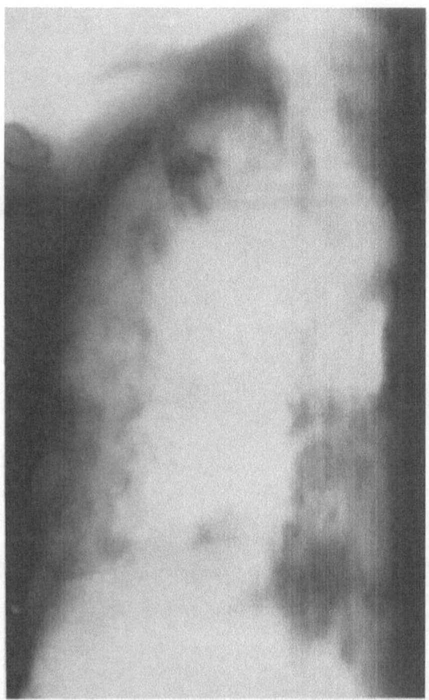

Abb. 14. Mineursilikose 0.—I. Grades mit Zusatztuberkulose. Schwellung und klein-
fleckige Verkalkung der Hiluslymphknoten. Schichtaufnahme vom 5. 8. 63. Fr.,
Egidio, geb. 1909. MB 12853/64, Path. Inst. Zürich

1 Bruder sind an Tuberkulose gestorben. 1 Bruder und 1 Schwester stehen wegen
Tuberkulose in Sanatoriumsbehandlung. Im Mai 1949, 11 Jahre nach der Staubexposition, erkrankt er an Grippe, fühlt sich übermüdet und magert ab. Er wird
mehrfach begutachtet. Der physikalische Lungenbefund ist annähernd normal.
Das Thoraxröntgenbild zeigt eine nur gering verstärkte reticulo-noduläre Zeichnung der Lungenfelder, begleitet von einer knolligen Hilusdrüsenvergrößerung
(Abb. 13). Die Begutachter kommen zu verschiedenen Schlüssen. Einige befür-
worten eine leichte Silikose, andere eine Tuberkulose, wobei jeder der Begutachter die Gegendiagnose nicht ganz ausschließen möchte. Erstmals im Jahre
1955 können kalkdichte Flecken in den Hiluslymphknoten nachgewiesen werden,
die sich in der Folge verdichten und zu Schalen verschmelzen (Abb. 14). Es besteht
jetzt gleichzeitig ein tuberkulöses Infiltrat im rechten Oberfeld, doch können
erst im Jahre 1962 vorübergehend im Auswurf Tuberkelbakterien nachgewiesen
werden. Damit ist die Diagnose Lungentuberkulose gesichert und es stellt sich
nun die Frage, ob diese Tuberkulose durch die Staubexposition 1937/38 maßgebend begünstigt worden sei. Der gutachtliche Streit geht insbesondere darum,
ob eine doppelseitige Hilusdrüsenschwellung mit schaliger Verkalkung nur durch
Quarzstaub oder nur durch Tuberkulose verursacht werden könne. Bei einer
solchen Fragestellung ist nur die anatomische Untersuchung eines Lymphknotens
in der Lage, die Sachlage zu klären. 1965 wurden durch Mediastinoskopie
einige tracheobronchiale Lymphknoten exzidiert. Diese zeigten im histologischen

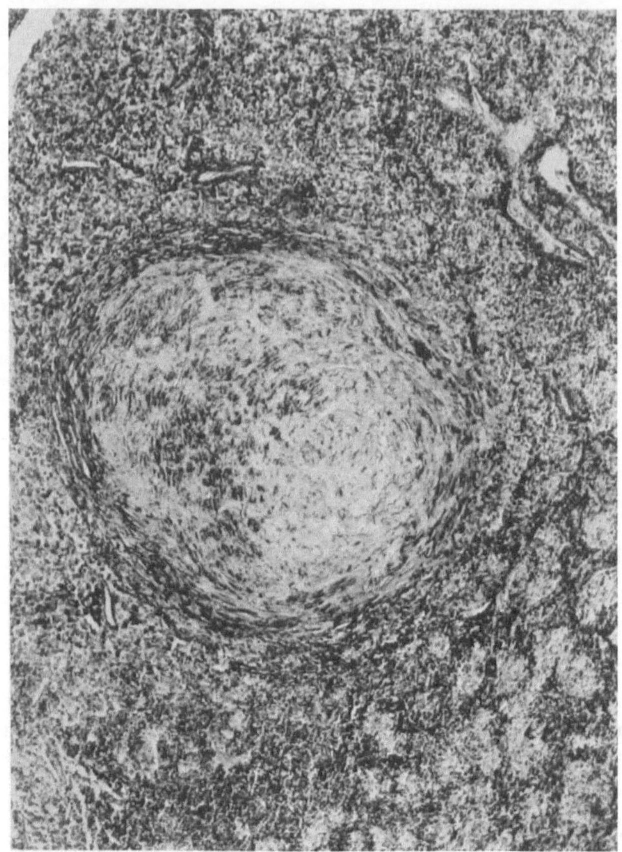

Abb. 15. Silikosegranulom in einem durch Mediastinoskopie gewonnenen paratrachealen Lymphknoten. Maßstab 60:1. Fr., Egidio, geb. 1909, Mineur. MB 12853/64, Path. Inst. Zürich

Schnittbild zahlreiche völlig fibrosierte und verkalkte Silikoseknötchen (Abb. 15). Damit war der Beweis erbracht, daß bei dem Pat. auch eine Silikose bestand und der Lungentuberkulose die Qualifikation einer leistungspflichtigen Zusatztuberkulose zukam.

c) Silikose I.—II. Grades, Cor pulmonale, Thrombosen und Lungenembolien

Mischstaubpneumokoniose, obstruktives Emphysem und Cor pulmonale stellen bei Gießereiarbeitern ein charakteristisches Spät-Syndrom dar. Die ersten klinischen Erscheinungen bestehen in Atemnot bei Anstregung. Diese ist bedingt entweder durch eine respiratorische Insuffizienz infolge Kombination mit einer Altersatrophie der Lungen, häufiger jedoch durch eine globale Herzinsuffizienz. Die stete Über-

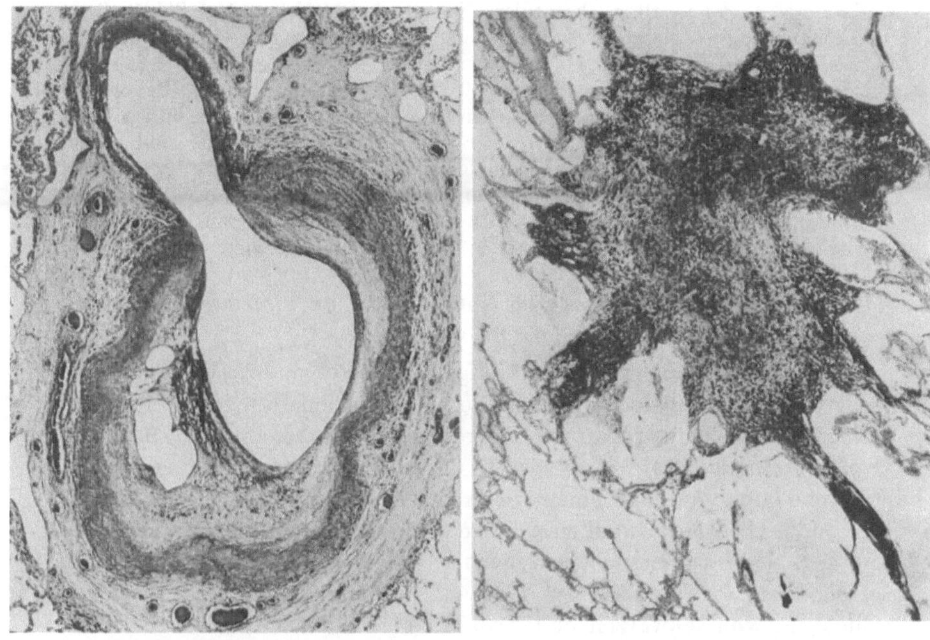

a   b

Abb. 16a u. b. Mischstaubpneumokoniose I. Grades und wiederholte Lungenembolien. a Rekanalisierter Lungenembolus. b Sternförmiges Mischstaubgranulom mit perinodulärem Emphysem. Maßstab 25:1 (bei Repr. verkleinert auf $^3/_4$). G., Franz, geb. 1876, gest. am 17. 10. 60, SN 1944/60, Path. Inst. Zürich

lastung der rechten Herzkammer durch das progrediente obstruktive Lungenemphysem führt schließlich zu einer Rechtsinsuffizienz des Herzens mit Stauungsorganen, Höhlenhydrops, und Thrombosen, besonders der Venen im kleinen Becken. Die Thrombosierung der Beckenvenen löst keine klinischen Erscheinungen aus. Sie bilden aber ein nie zur Ruhe kommendes Quellgebiet für Kleinembolien in den Lungenmantel. Diese bedingen eine weitere Erhöhung der pulmonalen Kreislaufwiderstände. Zur Ventilationsstörung infolge obstruktiven Emphysems addiert sich die Perfusionsstörung. Das Gesamtergebnis ist eine *kardiorespiratorische Insuffizienz* mit vorzeitiger Teil- und Vollinvalidität. Die Sequenz der Ereignisse ist eine charakteristische. Ein Beispiel möge diesen charakteristischen Entwicklungsgang wiedergeben:

Fall 7. G. Franz, geb. 1876, gest. 17. 10. 60 (SN 1944/60). Mischstaubpneumokoniose I. Grades mit teils perinodulärem, teils obstruktivem Emphysem und wiederholten Lungenembolien.

G. hat über Jahrzehnte als Kernmacher in einer Gießerei gearbeitet. Am 13. 7. 60 Unterschenkelfraktur. Am 12. 9. 60 Hospitalisation: Herz nach links

2*

verbreitert. 2. Pulmonalton akzentuiert. Blutdruck 160/80 mm Hg. Physikalisch und röntgenologisch obstruktives Lungenemphysem. In der Folge rascher Kräftezerfall. Eintritt des Todes am 17. 10. 60.

Die *Sektion* ergibt als unmittelbare Todesursache eine massive Embolie in beide Lungenunterlappenarterien, ausgehend von einer Thrombose der linken Vena femoralis. Mehrere mittelgroße Äste der Lungenunterlappenarterie sind durch weitgehend rekanalisierte ältere Emboli eingeengt (Abb. 16). Ferner zeigen die Lungen makroskopisch und mikroskopisch das Bild der Mischstaubpneumokoniose I. Grades mit teils perinodulärem, teils obstruktivem Emphysem. Das Herzgewicht beträgt 320 g, die Wandstärke der rechten Kammer 7 mm.

d) Silikose I. und II. Grades in Kombination mit visceralem und artikulärem Rheumatismus

Die Kombination von Staublungge und Polyarthritis rheumatica stellt besondere soziale Probleme. Die Kombinationsformen scheinen im walisischen Kohlenbergbau besonders häufig vorzukommen. 1953 hat Caplan erstmals darauf hingewiesen, daß die Kombination einer Mischstaubpneumokoniose mit einem visceralen Rheumatismus in den Lungen zur Bildung großer Rundherde führen könne, die röntgenologisch von knotigen Geschwulstmetastasen nicht zu unterscheiden sind. Auf Schnitt zeigen diese bis walnußgroßen Knoten eine charakteristische Wechselschichtung von schwarzen und grauweißen Ringen. Caplan und Cough glauben, daß diese Rundherde durch Staubspeicherung modifizierte Rheumaknoten darstellen. Möglicherweise begünstigt das rheumatische Grundgeschehen die histiocytäre Wucherung mit vermehrter Staubspeicherung. 1953 konnte Caplan auf 51 Kombinationsfälle von Staublunge und chronischer Polyarthritis in $^1/_4$ die typischen Rundherde nachweisen. Im europäischen Kontinent ist diese Kombinationsform selten. Petry konnte im Ruhrgebiet auf 50 Kombinationsfälle nur zweimal den für das Caplanschen Syndrom charakteristischen Lungenbefund erheben. Otto und Kann fanden im oberfränkischen Keramik-Industriegebiet auf 6 Kombinationsfälle nur ein einziges Mal das Bild des Caplan-Syndromes.

Die vielfältigen Verflechtungsmöglichkeiten des rheumatischen Geschehens mit Mischstaub-Pneumokoniosen hat Schmid wiederholt hervorgehoben. Im besonderen führt die Kombination der Mischstaubpneumokoniose I.—II. Grades mit rheumatischer Myo- und Endokarditis zur kardiorespiratorischen Insuffizienz, mit vorzeitiger Teil- oder Vollinvalidität.

Fall 8. *W., Hans, geb. 1902, gest. 28. 11. 60. Mischstaubpneumokoniose I.—II. Grades in Kombination mit einem artikulären und visceralen Rheumatismus.*

W. arbeitet von 1924—1953 als Gußputzer, Sandstrahler und Kranführer. Die Gesamtexposition gegenüber Mischstaub beträgt $8^1/_2$ Jahre, gegenüber quarzreichem Staub am Sandstrahlgebläse 3 Monate. 1949, im Alter von 47 Jahren, erstmals bronchitische Erscheinungen, begleitet von Anstrengungsatemnot. Das *Thoraxröntgenbild* zeigt in den Unterfeldern strichförmige Schichtatelektasen und in den Mittel- und Untergeschossen eine gleichmäßig verstärkte reticulonoduläre Zeichnung. Die *Vitalkapazität* ist mit 2100 ml, nach Adrenalininjektion mit 2650 ml deutlich eingeschränkt. Die *klinische Diagnose* lautet auf Mischstaubpneumokoniose I.—II. Grades. 1953, im Alter von 51 Jahren, erkrankt W. an einer aktuen Polyarthritis mit rasch progredienter Destruktion der kleinen Finger- und Zehengelenke. W. wird vollinvalid. Die Invalidität geht auf Grund eines Gutachtens von Dr. H. Schmid, Chefarzt der Medizin, Abteilung des Kantonsspitals Schaffhausen, zu 40% zu Lasten der Mischstaubpneumokoniose, zu 60% zu Lasten der Polyarthritis. W. stirbt unerwartet am 28. 11. 60, im Alter von 58 Jahren.

Todesursache ist ein akutes Herzversagen infolge einer rheumatischen Endomyokarditis der linken Herzkammer. Die Lungen bieten das Bild der unkomplizierten kleinknotigen Mischstaubpneumokoniose I. Grades mit obstruktivem Emphysem. Die pneumokoniotische Einschränkung der Lungenleistung dürfte zum Versagen der linken Herzkammer mit beigetragen haben. Die Versicherung hat diesem Teilfaktor durch Anerkennung einer Leistungspflicht von 40% über den Tod hinaus Rechnung getragen.

e) Mischstaubpneumokoniose und noduläre Lungenossifikation

Die Kombination einer Staublunge mit einer nodulären Lungenverknöcherung stellt eine große Seltenheit dar. Kausale Beziehungen bestehen wohl keine. Dagegen wirken sich Staubspeicherung und noduläre Gerüstverknöcherung synergistisch restriktiv auf die Atmung aus. Während die Mischstaubpneumokoniose I.—II. Grades oder die noduläre Lungengerüstverknöcherung an sich nur eine Einbuße an respiratorischen Reserven zur Folge haben, führt ihre Kombination zur respiratorischen Insuffizienz.

Fall 9. *S., Hermann, geb. 1906, gest. 28. 12. 62 (SN 2451/62). Gießereiarbeiter. Mischstaubpneumokoniose I. Grades in Kombination mit nodulärer Verknöcherung des Lungengerüstes.*

Bei dem 1906 geb. Gießereiarbeiter wird 1943 bei einer Schirmbildkontrolle, im Alter von 37 Jahren, ein normaler physikalischer und röntgenologischer Lungenbefund erhoben. 1958, im Alter von 52 Jahren, im Anschluß an einen abdominellen operativen Eingriff, vermehrte Atemnot. 1960 zunehmender Reizhusten und spärlich schleimig-eitriger Auswurf. Ein zweites *Thoraxröntgenbild vom 14. 11. 60* ergibt eine gleichmäßige, ungemein schattendichte Marmorierung der Lungenfelder. Vitalkapazität 3200 ml. Tuberkulinprobe stark positiv.

Laboratoriumsbefunde. BSG kaum beschleunigt. Leukocyten 8000—11000, davon 4% Eos. Gesamteiweiß 7,51 g-%. Albumine 43%, Gammaglobuline 29,7%. In den folgenden Jahren starke Zunahme der Atemnot bei kaum verändertem Lungenröntgenbefund. Mitte Januar 1962 grippaler Infekt, von welchem sich S. nicht mehr erholt. Am 28. 2. 62 Eintritt des Todes unter den Erscheinungen des Kreislaufversagens.

Die *Sektion* ergibt als *Todesursache* Lungenembolien, ausgehend von einer rechtsseitigen Oberschenkelvenenthrombose. Die Lungen zeigen eine Kombination einer Mischstaubpneumokoniose I. Grades mit einer zerstreutherdigen interstitiellen Lungengerüstverknöcherung.

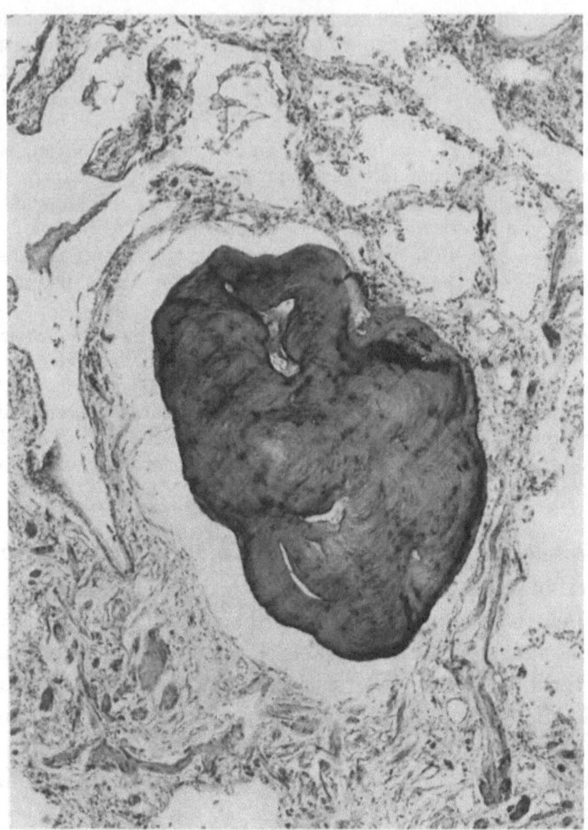

Abb. 17.   Kleinnoduläre   Lungenverknöcherung   bei   Mischstaubpneumokoniose
I. Grades. Maßstab 40:1. S., Hermann, geb. 1906, gest. am 28. 12. 62, SN 2451/62,
Path. Inst. Zürich

   Die Lungen sind groß, schwer, körnig. Mikroskopisch besteht ein ausge-
prägtes obstruktives Emphysem. Die sternförmigen, kohle- und zellreichen Misch-
staubknötchen sind oft Bronchiolen angelagert und gleichmäßig über die Schnitt-
felder verteilt. Das Lungengerüstwerk, insbesondere die interlobulären Scheide-
wände, sind deutlich verdickt und umschließen, vorwiegend subpleural, kurze,
knorrige oder zu Ringen geschlossene Knochenbälkchen aus Lamellenknochen.
Die Binnenhöfe in den Knochenringen sind mit Fettmark ausgefüllt.
   Die Ursache der nodulären Gerüstverknöcherung ist ungeklärt.
   Die Herzform entspricht einem ausgeprägten Cor pulmonale. Das Gewicht
beträgt 500 g, die Myokarddicke in der rechten Kammerausflußbahn 8 mm.

f) Beginnende Pneumokoniose und Lungencarcinom

Bronchial- und Lungenparenchymcarcinome sind im Zürcher Obduk-
tionsgut beim männlichen Geschlecht mit Abstand die häufigsten
Carcinome. Im Jahre 1964 erreichte die Gesamtzahl der Obduktionen

des Zürcher Pathologischen Instituts, ausschließlich der Neugeborenen bis zur 3. Lebenswoche, 2103 Fälle. Die Zahl der Patienten mit bösartigen Geschwülsten betrug 576, mit Lungencarcinomen 86. Die Anteile der bösartigen Geschwülste bzw. der Lungencarcinome am Gesamtobduktionsgut waren auf 14,9 bzw. 4% angestiegen. Aus der Zunahme der Bronchialcarcinome ergibt sich zwangsläufig auch eine *Zunahme der Kombinationsfälle* von Pneumokoniose und Lungencarcinom. *Die Silikotuberkulose ist durch das Silikocarcinom abgelöst worden.* In der kausalgenetischen und versicherungsrechtlichen Beurteilung der Kombinationsfälle Staublunge/Lungen- und Bronchialcarcinom habe ich mich bis anhin der Stellungsnahme von Di Biasi angeschlossen. Di Biasi ist nur dann geneigt, einen Kausalzusammenhanng zwischen Pneumokoniose und Lungencarcinom anzuerkennen, wenn ein *Narbencarcinom* (Roessle) um eine Staubschwiele vorliegt. Diese Begründung konnte vorbehaltlos als Richtlinie anerkannt werden, so lange die Silikocarcinome einen Ausnahmebefund darstellten. Mit der erschreckenden Zunahme der Kombinationsfälle wird es aber zusehends schwieriger, einen Kausalzusammenhang grundsätzlich in allen Fällen abzulehnen, wo kein Narbencarcinom vorliegt. Die Begründung der Ablehnung wird umso schwieriger, als sich klinisch Staublunge und Carcinom gleicherweise im Sinne einer progredienten Verschlechterung der Atmung auswirken und die Symptome sich weitgehend überdecken. Ein Beispiel aus einer größeren Beobachtungsreihe möge diese Fragestellung beleuchten:

Fall 10. *M., Jakob, geb. 1925, gest. 24. 2. 64, 39jährig (SN 377/66). Steinbrecherpneumokoniose, Lungencarcinom.*

Der 1925 geb. M. J. arbeitet von 1947—1952, im gesamten während 5 Jahren, in der Brecheranlage eines Basaltsteinbruches. Mit der Feststellung einer Staublunge I. Grades wechselt er den Beruf. Das Thoraxröntgenbild zeigt bei Berufswechsel eine verstärkte reticulo-noduläre Zeichnung und feinkörnige Granulierung in beiden Lungenfeldern. Im Frühjahr 1960 Zunahme der Atembeschwerden. Die Vitalkapazität ist mit 2800 ml deutlich eingeschränkt. Am 21. 4. 63 erkrankt M. an einer linksseitigen Bronchopneumonie, die zunächst auf Antibiotica gut anspricht. Die tomographische Abklärung in der *Medizinischen Klinik des Kantonsspitals Chur* (Chefarzt: Prof. Dr. N. Markoff) ergibt in einer Schichttiefe von 5 cm im apiko-posterioren Oberlappensegment links eine polycyclisch begrenzte Verschattung, im Bronchogramm einen Bronchialverschluß (Abb. 18). Die Verdachtsdiagnose eines primären Bronchialcarcinoms erfährt durch den Nachweis eines Pflasterzellcarcinoms in einem linksseitigen supraclaviculären Lymphknoten die Bestätigung. M. stirbt am 24. 2. 64.

Bis zum Berufswechsel 1952 hat M. täglich 1 Päckchen Zigaretten verraucht.

Die *Sektion* ergibt ein hilusnahes anaplastisches Pflasterzellcarcinom des linken Lungenoberlappenbronchus mit Einwachsen in den Herzbeutel und die linke Brustwand, und mit umfachreicher Metastasierung in zahlreiche intrathorakale und abdominale Lymphknoten, in Brustfell, Leber, Nebennieren und Schilddrüse. Die *Lungen* zeigen das Bild einer kleinknotigen Silikose I. Grades,

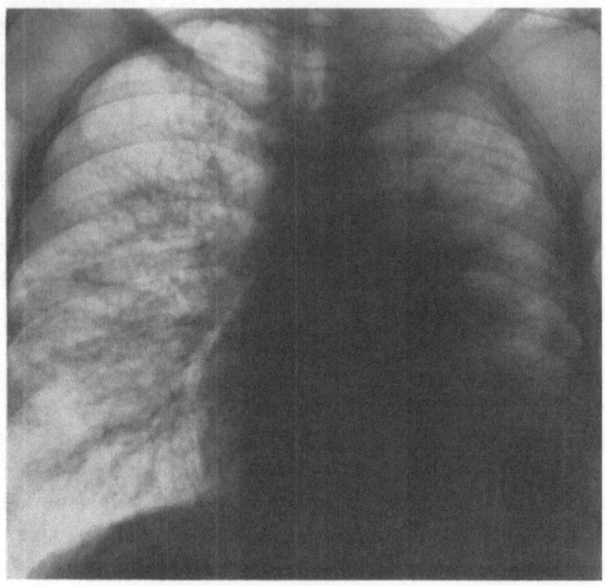

Abb. 18. Silikose I.—II. Grades nach 5jähriger Staubexposition. Tod an linkseiti-
gem Oberlappencarcinom 14 Jahre nach Abschluß der Staubexposition. Thoraxaufnahme vom 5. 2. 64. M., Jakob, geb. 1925, gest. am 24. 2. 64, SN 377/64,
Path. Inst. Zürich

begleitet von einer totalen Verschwielung der tracheobronchialen Lymphknoten.
Diese hat die lymphogene Ausbreitung des Carcinoms in keiner Weise verhindern
können. Die lymphoglandulären Narben werden durch das Tumorgewebe beiseite
geschoben, umgangen und durchbrochen (Abb. 19). Dieser leichte Ausbruch des
Carcinoms aus der silikotischen Verschwielung läßt die Blockadewirkung silikotischer Schwielen gegenüber den Tuberkelbakterien höchst zweifelhaft erscheinen.

Zwischen dem primären Bronchialcarcinom im aszendierenden Ober-
lappensegmentbronchus und den Staubgranulomen bestanden keine ört-
lichen Beziehungen. Trotzdem führt die Kombination Staublunge/
Lungencarcinom zwangsläufig zur Frage der carcinogenen Wirkung
quarzhaltiger Staube. Einen eindrucksvollen Hinweis auf eine carcinogene Nebenwirkung ergibt sich aus der Häufung von Pleurameso-
theliomen und Bronchialcarcinomen bei *Lungenasbestose*. Elmes, Mc-
Caughey und Wade fanden auf 42 Pleuramesotheliome eine schwere
Asbestexposition in 8 Fällen, eine leichte in 24 Fällen. Das Intervall
zwischen Expostion und Mesotheliommanifestation schwankte zwischen
3 und 56 Jahren und betrug im Mittel 20,5 Jahre. Wagner und Hagen
haben wiederholt über das gehäufte Vorkommen von Pleuroameso-
theliomen bei südafrikanischen Asbestgrubenarbeitern berichtet.

1935 haben Lynch und Smith wohl als erste auf die Kombination
von Lungenasbestose und Lungencarcinom hingewiesen. Selikoff, Churg

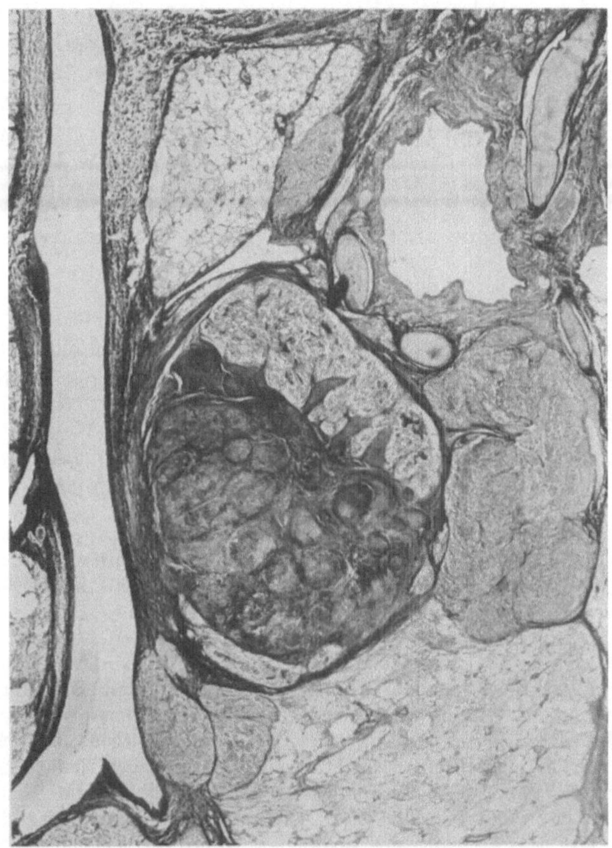

Abb. 19. Kombination einer Silikose I.—II. Grades mit einem linksseitigen Lungenoberlappenpflasterzellcarcinom. Aufbruch eines silikotisch verschwielten Hiluslymphknotens (schwarz) durch das eindringende Carcinom (grauweiß). Maßstab 6:1, M., Jakob, geb. 1925, gest. am 24. 2. 64, SN 377/64, Path. Inst. Zürich

und Hammond fanden in New York unter 632 Asbestarbeitern, vorwiegend Isolateuren, — davon 339 mit Expositionszeiten von mindestens 20 Jahren — 45 Fälle von pleuro-pulmonalen Neoplasien: 42 Lungencarcinome und 3 Pleuramesotheliome. Unter dem Beobachtungsgut des Armed Forces Institute of Pathology in Washington fanden sich unter 20 Asbestosefällen 5mal eine Kombination mit einem Lungencarcinom (Cordova, Tesluk und Knudtson). Isselbacher, Klaus und Hary errechneten aus verschiedenen Literaturangaben eine Kombinationshäufigkeit Lungenasbestose/Lungencarcinom von 13,8%. Sie fassen ihre Eindrücke wie folgt zusammen: "Our conclusion at present is in favor of the concept that the association of bronchogenic carcinoma with asbestosis is more than a coincidence."

Im deutschen Schrifttum haben besonders Böhme, Bohlig und Jakob, Linzbach, Wedler und Nordmann auf das Vorkommen von Asbestcarcinomen hingewiesen. Böhme fand 1956 unter einer Belegschaft von 250 Arbeitern einer Asbestfabrik 92 Fälle von Asbestose (davon 0.—I. Grades 32 Fälle, I.—III. Grades 60 Fälle). Bei 6 Arbeitern fand sich zusätzlich ein Lungencarcinom. Jakob und Bohlig fanden 1955 auf 31 histologisch gesicherte Asbestmalignome 5 Mesotheliome, 19 differenzierte Lungencarcinome und 5 bzw. 6 undifferenzierte Carcinome.

In den letzten 2 Jahren habe ich 3 Fälle von schwerer Lungenasbestose mit Expositionszeiten von 5—20 Jahren beobachtet, davon einmal in Kombination mit einem Lungencarcinom. Diese Beobachtung sei in extenso wiedergegeben:

Fall 11. *K., Emil, geb. 1912, gest. 5. 4. 66 (SN 653/66). Lungenasbestose II. Grades. Pflasterzellcarcinom des rechten Lungenunterlappens.*

Der 1912 geb. Patient arbeitet von September 1945 bis April 1952, während $7^1/_2$ Jahren, als Isolateur. Seine Arbeit besteht im Aufspritzen von feuchtem Faserasbest auf die zu isolierenden Objekte. Bei dieser Tätigkeit entsteht eine starke Luftverseuchung mit Faserasbest. Die ab 3. 3. 48 durchgeführten Thoraxkontrollen zeigen erstmals in der Aufnahme vom 9. 2. 52 eine Asbestose I. Grades, weshalb K. die Spritzarbeit aufgibt. In der Folge besteht eine erhöhte Anfälligkeit gegenüber kalter Witterung mit wiederholten Bronchitiden und Bronchopneumonien. Gleichzeitig verschärft sich die Atemnot. 1960, 8 Jahre nach Abschluß der Asbestexposition, ergibt die Lungenröntgenuntersuchung eine vorwiegend basale Lungenfibrose I.—II. Grades mit mäßiger Einschränkung der Atemreserven und einer leichten kompensatorischen Polyglobulie (Erythrocyten 5,1 Mill. (Abb. 20). Die Totalkapazität ist um $^1/_4$, die Vitalkapazität um $^1/_3$ vermindert. Die O_2-Sättigung des arteriellen Blutes beträgt 95,2%, die CO_2-Spannung 34,2 mm Hg. In den folgenden Jahren nimmt die basale Lungenfibrose stetig zu.

Im Mai 1965 beginnt die letzte Krankheitsphase mit Auftreten von Brustwandschmerzen und Häufung der bronchopneumonischen Schübe. K. wird vollinvalid und behandlungsbedürftig. Das *Thoraxröntgenbild* vom 4. 5. 65 zeigt erstmals einen rechtsseitigen Zwerchfellhochstand, begleitet von einem basalen Pleuraexsudat (Abb. 21). Januar 1966 entwickelt sich eine Schwellung der linksseitigen supraclaviculären Lymphknoten. Die histologische Untersuchung ergibt eine Metastase eines Pflasterzellcarcinoms. K. stirbt am 5. 4. 66, 14 Jahre nach Abschluß der $7^1/_2$jährigen Asbeststaubexposition.

Die *Sektion* ergibt

1. eine Lungenasbestose II. Grades mit zahlreichen Asbestnadeln und einer umfangreichen interalveolären, interlobulären und peribron-

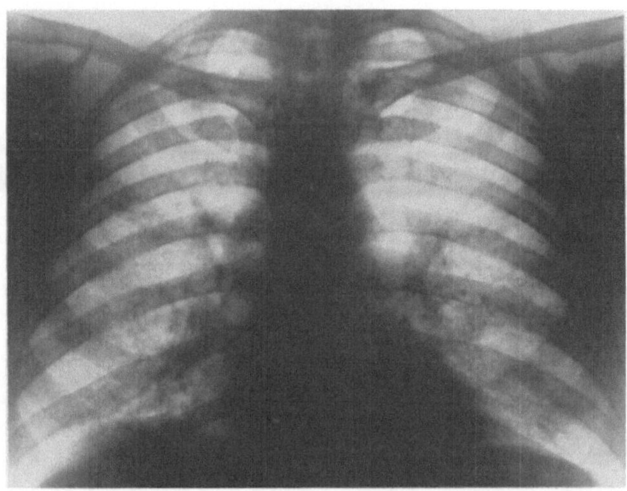

Abb. 20. Lungenasbestose II. Grades nach 7jähriger Exposition. Trübung und verstärkte reticulo-noduläre Zeichnung in beiden Unterfeldern. Aufnahme vom 11. 10. 58, K., Emil, geb. 1912, SN 653/65, Path. Inst. Zürich

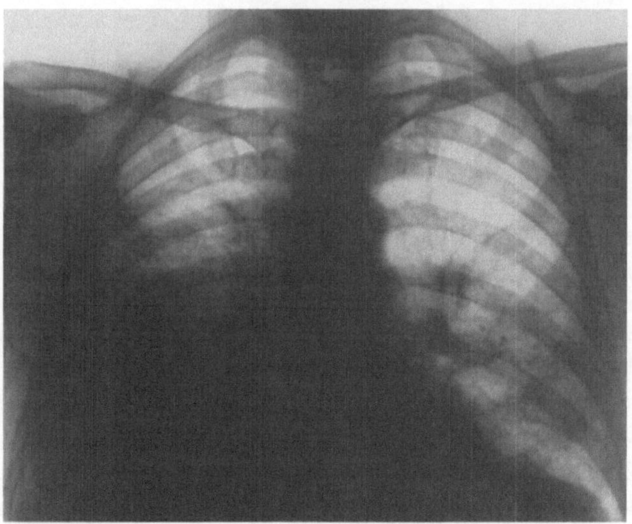

Abb. 21. Lungenasbestose II. Grades und rechtsseitiges Lungenunterlappencarcinom. Aufnahme vom 7. 2. 66. K., Emil, geb. 1912, gest. am. 5. 4. 66, SN 653/66, Path. Inst. Zürich

chialen und perivasculären Fibrose, besonders im Bereich der Lungenunterlappen (Abb. 22a),

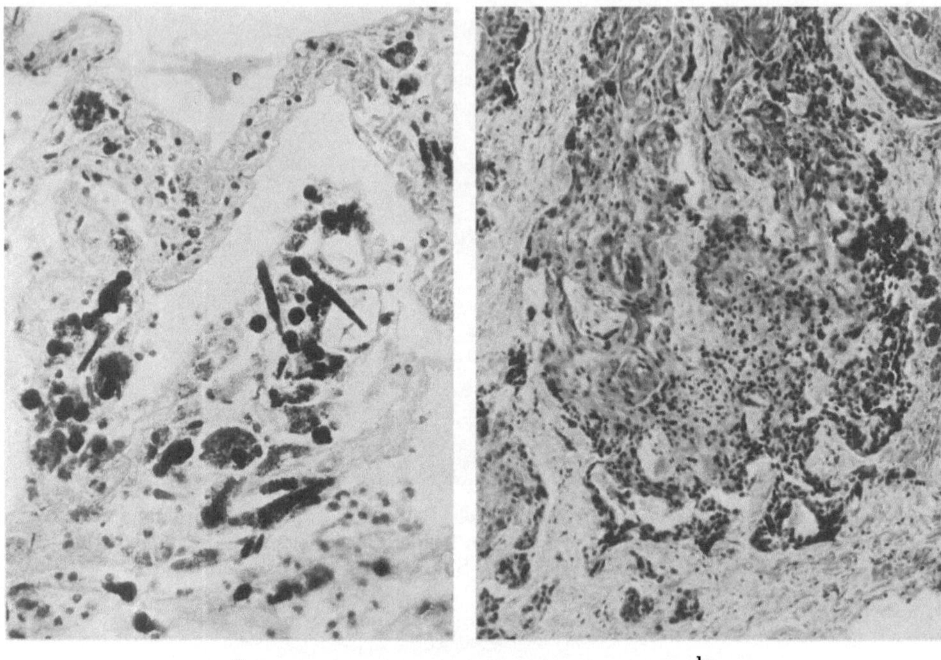

a   b

Abb. 22a u. b. Lungenasbestose I.—II. Grades und Pflasterzellcarcinom des re. Unterlappenbronchus. a Asbestnadeln, Maßstab 250:1, b Pflasterzellcarcinom, Maßstab 100:1 (bei Repr. verkleinert auf $^3/_4$). K., Emil, geb. 1912, gest. am 5. 4. 66, SN 563/66, Path. Inst. Zürich

2. eine umfachreiche Pleurafibrose rechts und

3. ein faustgroßes verhornendes Pflasterzellcarcinom des rechten Lungenunterlappens mit gangräneszierender Mantelpneumonie und Metastasen in Brustfell, Lymphknoten, Epikard, Myokard, Leber, Milz, Nieren, rechter Nebenniere und Halshaut (Abb. 22b).

Im Schrifttum werden als kennzeichnend für das Asbestcarcinom hervorgehoben:

a) daß in $^4/_5$ der Fälle die Unterlappen betroffen sind,

b) daß Pflasterzellcarcinome vorwiegen,

c) daß die Latenzzeit zwischen Beginn der Exposition und Auftreten des Lungencarcinoms zwischen 12 und 40 Jahren schwankt, im Mittel bei 20 Jahren liegt.

Diese Angaben stimmen mit der vorliegenden Beobachtung völlig überein. Maßgebend für die carcinogene Wirkung der Asbestfaser sind die *Zeitdauer der Exposition* und die Erwahrung der (20jährigen) *Latenzzeit*, nicht aber die Quantität des gespeicherten Asbestes.

Literatur

Böhme, A.: Asbestose und Lungenkarzinom. Arch. Gewerbepath. Gewerbehyg. **17**, 457 (1959).

Bohlig, H., Jacob, G.: Neue Gesichtspunkte über den Lungenkrebs der Asbestarbeiter. Dtsch. med. Wschr. **1955**, 231.

Caplan, A.: Certain unusual radiological appearances in the chest of coal miners suffering from rheumatoid arthritis. Thorax **8**, 29 (1953).

— Cowen, E. D. H., Cough, J.: Rheumatoid pneumoconiosis in a foundry worker. Thorax **13**, 181 (1958).

— Payne, P. B., Withey, J. L.: A broader concept of Caplan's syndrome related to rheumatoid arthritis. Thorax **17**, 205 (1962).

Colinet, E.: Polyarthritis chronique évolutive et silicose pulmonaire. Acta physiother. rheum. belg. **8**, 37 (1953).

Cordova, J. F., Tesluk, H., Knudtson, K. P.: Asbestosis and carcinoma of the lung. Cancer (Philad.) **15**, 1181 (1962).

Cough, J.: Les bronches dans la pneumoconiose. Bronches **14**, 402 (1965).

— Rivers, D., Seal, R. M. E.: Pathological studies of modified pneumoconiosis in coal miners with rheumatoid arthritis (Caplan's syndrome). Thorax **10**, 9 (1955).

Doll, R.: Mortality from lung cancer in Asbestos workers. Brit. J. industr. Med. **12**, 81 (1955).

Elmes, P. C., McCaughey, W. T. E., Wade, O. L.: Diffuse mesothelioma of the pleura and asbestosis. Brit. med. J. **1965 I**, 350.

Fritze, E.: Die Diagnostik des Caplan-Syndroms und rheumatoider Pneumokonioseformen. Dtsch. med. Wschr. **1964**, 2244.

— Schroeder, W., Dickmanns, H.: Rheumatische Reaktionslage und Pneumokoniose. Rundherdpneumokoniose bei Rheumatismus nodosus. Z. Rheumaforsch. **21**, 61 (1962).

Grailles, M., Collet, A.: Constitution et devenir des dépôts coniotiques précoces dans le territoire bronchiolo-alvéolaire. Bronches **14**, 441 (1965).

Jacob, G., Bohlig, H.: Über Häufigkeit und Besonderheit des Lungenkrebses bei Asbestose. Arch. Gewerbepath. Gewerbehyg. **14**, 10 (1955).

Isselbacher, K. J., Klaus, H., Hardy, H. L.: Asbestosis and bronchiogenic carcinoma. Amer. J. Med. **15**, 721 (1952).

Linzbach, A. J., Wedler, H.: Beitrag zum Berufskrebs der Asbestarbeiter. Virchows Arch. path. Anat. **307**, 387 (1941).

Lynch, K. M., Smith, W. A.: Pulmonary asbestosis. III. Carcinoma of lung in asbesto-silicosis. Amer. J. Cancer **24**, 56 (1935).

Nordmann, N.: Der Berufskrebs der Asbestosearbeiter. Z. Krebsforsch. **47**, 288 (1938).

Otto, H., Kann, J.: Zur Häufigkeit des Caplan-Syndromes in der keramischen Industrie. Praxis Pneumol. **20**, 679 (1966).

Petry, H.: Silikose und Polyarthritis. Arch. Gewerbepath. Gewerbehyg. **13**, 221 (1954).

Reichmann, V.: Kurzer Überblick über den Stand der Silikoseforschung nebst einem Beitrag über die röntgenologischen und klinischen Beziehungen der Silikose zur Tuberkulose. Beitr. Silikose-Forsch. Heft 1, 1—23 (1949).

Schmid, H.: Die Klinik der Silikose. In: Handbuch der inneren Medizin. 4. Aufl. Bd. IV/III. Erkrankungen der Atmungsorgane. Spez. Teil II. S. 787 ff. Berlin-Göttingen-Heidelberg: Springer 1956.

— Beitrag zum Problem der Silikoarthritis, Helv. med. Acta **25**, 289 (1958).

Schmidt, H.: Zur Kenntnis der rheumatischen interstitiellen Pneumonie. Dtsch. med. Wschr. **1951**, 365.

Selikoff, I. J., Churg, J., Hammond, E. C.: Relation between exposure to asbestos and mesothelioma. New Engl. J. Med. **272**, 560 (1965).

— — — Asbestos exposure and neoplasma. J. Amer. med. Ass. **188**, 22 (1964) und **204**, 106 (1968).

Sepke, G.: Die tumoröse Silikose bei Polyarthritis rheumatica. Tuberk.-A. **11**, 154 (1957).

Stoll, R., Bass, R., Angrist, A. A.: Asbestosis associated with bronchogenic carcinoma. Arch. intern. Med. **88**, 831 (1951).

Turiaf, J., Basset, F., Partesi, J. P., Calvet, J.-M.: Le rôle de l'asbestose dans la provocation des tumeurs malignes diffuses de la plèvre «mésothéliome pleural». Presse méd. **1965**, 2199.

Uehlinger, E.: Über Mischstaubpneumokoniosen. Schweiz. Z. Path. Bakt. **9**, 692 (1946).

— Die pathologische Anatomie der Staublunge und ihre kardiorespiratorischen Rückwirkungen. Aus: Aktuelle Probleme der Staublungenforschung, S. 7. Stuttgart: Thieme 1962.

— Die pathologische Anatomie der Bronchitis. Aus: Fortbildung in Thoraxkrankheiten. Chronische Bronchitis, Tuberkulom und Karzinom. S. 11. Stuttgart: Hippokrates 1962.

— Die pathologische Anatomie der tuberkulösen Späterstinfektion. Ergebn. ges. Tuberk.-Forsch. **11**, 110 (1962).

Wagner, J. D., Slegge, C. A., Marchand, P.: Diffuse pleural mesothelioma and asbestos exposure in the north-western Cape Province. Brit. J. industr. Med. **17**, 260 (1960).

Wedler, H.-W.: Asbestose und Lungenkrebs. Dtsch. med. Wschr. **1943**, 575.

Zollinger, R.: Silikose und hämatogene Tuberkulose. Schweiz. Z. Tuberk. **3**, 205 (1946).

Prof. Dr. E. Uehlinger
Alte Landstraße 143
CH-8702 Zollikon (Zürich)

Int. Arch. Arbeitsmed. 26, 31—44 (1970)

Effect of Parathion on Liver Microsomal Enzyme Activities Induced by Organochlorine Pesticides and Drugs in Female Rats*

W. E. MacDonald, J. MacQueen, Wm. B. Deichmann,
T. Hamill and K. Copsey

Department of Pharmacology and the Research and Teaching Center of Toxicology,
University of Miami, School of Medicine, Miami, Florida

Received March 9, 1970

Summary. Effects on hepatic microsomal enzyme activity in rats was investigated following administration of one oral dose of parathion plus one oral dose of an organochlorine pesticide or drug. (Doses approx. 25% of LD_{50}). Enzyme systems studied: O-demethylase (I) (Netter and Seidel); O-dearylase (II) (Neal and DuBois); N-demethylase (III) (LaDu *et al.*); azo-reductase (IV) (Fouts *et al.*), and nitro-reductase (V) (Fouts and Brodie).

With single compounds, and expressing control activity as 100%, parathion induced mild inhibition of I, II, III, IV, and V. Aldrin and chlordane induced marked stimulation (200—600%) of I, II, III, and V; and DDT and phenobarbital of I and II.

In the following combinations with parathion, maximum activities induced by a stimulant were reduced approximately 50%: aldrin I, II, IV, V, chlordane II, III, V, DDT II, methoxychlor II, IV, dimenhydrinate III, diphenylhydantoin III, IV, and paraldehyde I and II. In some combinations with parathion, activities were augmented (50—100%) above the maximum induced by the stimulant alone: aldrin III, chlordane IV, methoxychlor I, dimenhydrinate IV, V, phenobarbital V, and trimethadione IV and V.

The net result of hepatic microsomal enzyme activity of two compounds cannot be predicted when one is a depressant (parathion) and the other a stimulant (organochlorine pesticides or a certain drug).

Introduction

Since the induction of increased hepatic microsomal enzyme activity was first reported in 1954 by Brown, Miller and Miller [8], more than 200 exogenous chemicals have been found which cause stimulation or inhibition of enzyme activity, including pesticides and drugs.

---

* This investigation was supported by the U.S. Department of Health, Education, and Welfare Public Health Service Grant No. 2 PO1 ES00052-5.

Microsomal enzymes are found only in the endoplasm and are confined primarily to the cells of the liver. Normally the microsomal enzymes metabolize several endogenous substrates. Conney's review [10], includes: steroid hormones [14, 35], fatty acids [40, 54], tyramine and other sympathomimetic amines [3, 37], thyroxin [53, 58], anthranilic acid [7], N-acetyltyramine and N-acetylserotonin [28], methylated purines [26, 41, 42], and various indoles such as tryptamine and indole-acetic acid [31]. Similarly, the biosynthesis of cholesterol requires enzymes of the liver microsomes [6, 9, 46, 48, 55].

In the subcellular fraction of the hepatic cell there are membrane systems designated as the rough-surfaced and smooth-surfaced endoplasmic reticulum. The rough-surfaced membranes carry the ribosomes which are the center of protein synthesis for the cell. The smooth endoplasmic reticulum (SER) is the major site of the microsomal enzyme complex [17]. The microsomal particles are an artifact produced by the breakage of the SER as the cell is homogenized.

Several parameters have been used to measure the changes produced by chemicals which cause enzyme induction in the liver. These para-meters include electron micrographs of changes in the endoplasmic reticulum; measurement of enzyme protein in the microsomal fraction of the liver; and direct measurement of variations in the metabolism of enzyme substrates. Remmer and Merker [47] correlated the increase in the SER with the increase in microsomal enzyme protein following the administration of enzyme inducers, and stated that their results agreed with those of Gelboin and Sokoloff [22], who showed that treatment with multiple doses of phenobarbital and 3-methylcholanthrene stimulated the incorporation of soluble RNA-bound amino acids into microsomal proteins. Remmer and Merker noted that although they saw an increase in microsomal enzyme activity with a single dose of pheno-barbital, they measured no increase in the SER.

Fouts and Rogers [21] proposed that several mechanisms may be involved in microsomal induction. Their work with phenobarbital, chlordane, benzpyrene and 3-methylcholanthrene, correlated with that of other workers, makes multiple activation routes plausible. Pheno-barbital and chlordane act in a similar manner as inducers of microsomal enzyme activity, according to the data presented by Fouts and Rogers. Other examples of chlorinated hydrocarbon pesticides with reactions similar to chlordane are aldrin, DDT, dieldrin, endrin, and heptachlor [18, 24, 25]. Fouts and Rogers showed that both phenobarbital and chlordane cause an increase in the SER of the liver while benzpyrene and 3-methylacholanthrene do not. These morphological differences coincide with the fact that phenobarbital and chlordane are relatively nonspecific in causing increases in the activities of many microsomal enzyme systems, while benzpyrene and 3-methylcholanthrene are selective [15]. In conjunction with this work, Gillette [23] has shown that in animals which were already stimulated maximally with either benzpyrene or 3-methylcholanthrene, greater stimulation of the microsomal enzymes could be produced with phenobarbital.

Conney and Gilman [15] found that while the polycyclic hydrocarbons such as benzpyrene caused an increase in amino acid incorporation into microsomal enzyme protein and some increase in the liver size, there was no measurable increase in the protein of the microsomal fraction of the liver. However, with the nonspecific inducers (chlordane or phenobarbital), they found not only an increase in the amount of protein in the microsomal fraction, but also an increase in the size of the liver. They concluded that the increase in the size of the liver and the amount of protein were directly related to the increase of the SER of the liver.

Hepatic microsomal enzyme levels in mammals can be varied by increasing the rate of synthesis or by decreasing the rate of degradation of the enzyme protein. One example of this is tryptophan pyrrolase activity. The administration of cortisol to an animal increases the synthesis of this microsomal enzyme, while treatment with tryptophan itself increases enzyme activity by decreasing the degradation of the enzyme [5, 49—51]. Shuster and Jick [52] studied the effects of phenobarbital-induced increases in microsomal enzymes, which are the result of increase of synthesis and decrease of enzyme breakdown.

The mechanism of induction at the molecular level has not yet been elucidated, but there are several possibilities. Conney [11] summarized the alternatives. The microsomal inducer might: react directly with DNA to increase the DNA-directed synthesis of the specific messenger RNA of the enzyme system; interact with the endoplasmic reticulum to enhance the translation of the messenger RNA on the ribosomes; interact directly with the microsomal enzymes to either prevent feedback inhibition of their synthesis or to prohibit the degradation of the enzyme; or react with repressors synthesized by a regulator gene [29, 30] or other gene function regulators such as histones [2].

Purpose of Investigation

This study was designed to determine the changes in hepatic microsomal enzyme activity induced in female rats by the simultaneous administration of two compounds — a single oral toxic dose of each: one a microsomal depressant (parathion), the other a microsomal stimulant. The stimulants selected for study included various organochlorine pesticides and drugs (Table).

Table. *Compounds investigated*

Compound	Purity	Approximate lethal dose (ALD) or LD_{50}	Dose administered
Aldrin	Techn. 95%	80 mg/kg	20 mg/kg
Carbaryl	Techn. 99.5%	770 mg/kg	190 mg/kg
Chlordane	Techn.	420 mg/kg	75 mg/kg
DDT	Recrystallized	180 mg/kg	45 mg/kg
Methoxychlor	Recrystallized	5 g/kg	1.5 g/kg
Parathion	Techn. 98.5%	5 mg/kg	1.5 mg/kg
Toxaphene	Techn. 100%	120 mg/kg	30 mg/kg
Dimenhydrinate	USP	400 mg/kg	100 mg/kg
Diphenylhydantoin	USP	4.0 g/kg	1.0 g/kg
Ephedrine	USP	200 mg/kg	50 mg/kg
Ethanol	USP	13.6 g/kg	1.2 g/kg
Paraldehyde	USP	1.6 g/kg	410 mg/kg
Phenobarbital	USP	120 mg/kg	30 mg/kg
Sodium bromide	USP	3.5 g/kg	1.2 g/kg
Trimethadione	USP	2.1 g/kg	525 mg/kg
Tripelennamine	USP	240 mg/kg	60 mg/kg

Experimental

The hepatic microsomal enzyme stimulants selected for study were pesticides and drugs which have shown such action when administered in repeated doses to experimental animals. In this study, the effect of a *single* oral dose of parathion was compared with the effect of a single oral dose of an organochlorine pesticide or drug. In addition, effects upon microsomal enzyme activity were determined following administration of two compounds, namely, parathion plus a drug, or parathion plus an organochlorine pesticide. Each compound was administered in a single oral dose.

Six-month-old female Osborne-Mendel strain rats were used for these studies. They had free access to Purina Laboratory Chow (pellets) and water. Each compound or combination was administered to groups of 40 rats. Depending on the solubility, the compounds were dissolved in either corn oil, one per cent aqueous carboxymethylcellulose, or in water, and administered by stomach tube. The dose administered was essentially 25 per cent of an LD_{50} or ALD [16]. Parathion was administered one hour after the stimulant compound. From each group treated with a particular compound or combination, four rats were sacrificed daily for three or four days, then every second or third day for a total period of 18—20 days; the four control rats were sacrificed before initiation of treatment. (The animal was stunned by a blow on the head, then exsanguinated.) The liver was removed, weighed, and analyzed immediately. The activity of each of the following five hepatic enzyme systems was determined.

O-Demethylase Activity (Activity I)

The method of Netter and Seidel [45] and Kinoshita *et al.* [34] was used, which measures the rate of metabolism of aromatic compounds containing methoxy groups. Examples of such compounds include *p*-nitroanisole, codeine and papaverine. The rate of formation of *p*-nitrophenol was measured using *p*-nitroanisole as the substrate. Activity was recorded as micrograms of *p*-nitrophenol formed by 50 mg of liver in one hour.

O-Dearylase Activity (Activity II)

The procedure of Neal and DuBois [44] was used, which measures one of the pathways of detoxification of phosphonothionate pesticides such as EPN, parathion, methyl parathion and others. Using this procedure and EPN as the substrate, the production of *p*-nitrophenol is in direct relation to the rate of metabolic inactivation of the phosphonothionate molecule. Activity was expressed as micrograms of *p*-nitrophenol formed by 50 mg of liver tissue in one hour.

N-Demethylase Activity (Activity III)

The procedure of LaDu *et al.* [36] was used, which is an index of the rate of metabolic conversion of molecules containing methyl groups attached to a nitrogen atom. An example of such compounds includes OMPA, aminopyrine, trimethadione, theobromine, and mephobarbital. With aminopyrine as the substrate, enzymatic activity was measured and expressed in micrograms of 4-aminoantipyrine formed per gram of liver tissue per hour.

Azo-Reductase Activity (Activity IV)

The procedure of Fouts *et al.* [20] was employed. It measures the rate of cleavage and reduction of the azo linkage of certain aromatic azo compounds to amino groups. A classical example of such drug activation is the conversion of prontosil to sulfanilamide. Other compounds similarly metabolized are methyl orange (Orange III), butter yellow, scarlet R, and azobenzene. The conversion of methyl orange to sulfanilic acid and N,N-dimethyl-*p*-phenylenediamine was measured and expressed in micrograms of methyl orange reduced by 50 mg of liver in one hour.

Nitro-Reductase Activity (Activity V)

The procedure of Fouts and Brodie [19] was used, which measures the rate of reduction of the nitro group of an aromatic nitro compound to an amino group. Compounds so reduced include *p*-nitrobenzoic acid, *p*-nitrobiphenyl, 2,4-dinitrophenol, and others. Reduction of *p*-nitrobiphenyl was measured and expressed in micrograms of *p*-aminobiphenyl formed by 50 mg of liver in one hour.

For each of the five enzyme systems, the micrograms of substrate metabolized, or the micrograms of the end-product formed, were recorded. Of the 20-day experimental period, the "day" selected for comparing activity was that day on which a stimulant compound (organochlorine pesticide or drug) induced maximum microsomal stimulation. The maximum activity induced by the stimulant was compared with the activities displayed on that same day by parathion and by the combinations.

3*

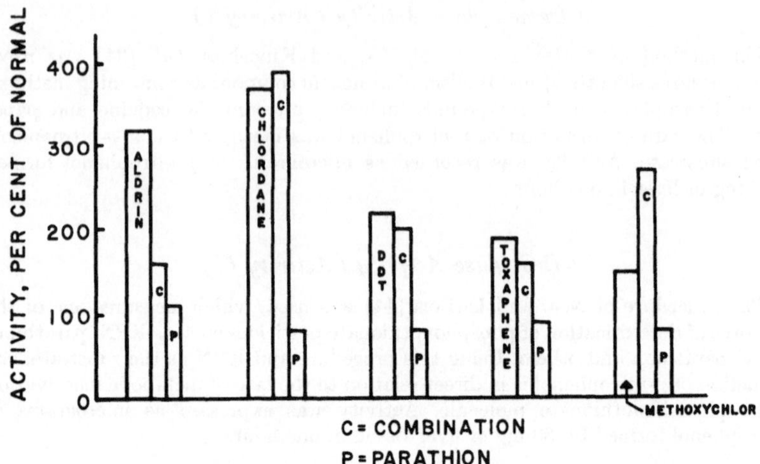

Fig. 1. Effect of parathion on O-demethylase activity induced by organochlorine compounds in female rats

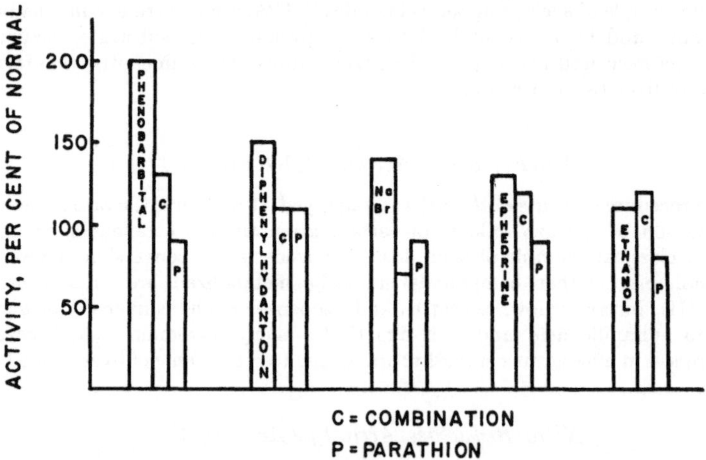

Fig. 2. Effect of parathion on O-demethylase activity induced by drugs in female rats

Results

Expressing control enzyme activity as "100%", aldrin and chlordane induced marked stimulation (200—600% of normal) of O-demethylase activity (I), O-dearylase activity (II), N-demethylase activity (III), and nitro-reductase activity (V). DDT and phenobarbital caused marked stimulation of I and II.

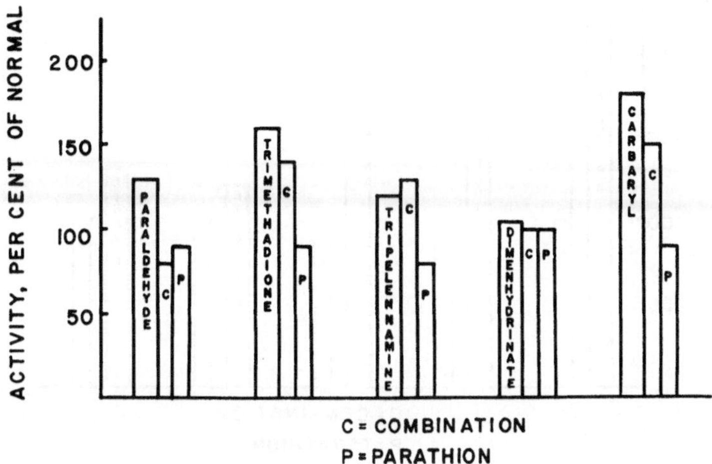

Fig. 3. Effect of parathion on O-demethylase activity induced by drugs in female rats

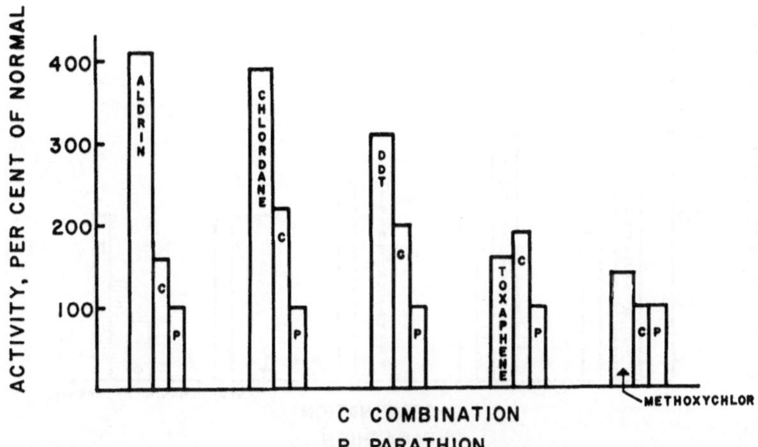

Fig. 4. Effect of parathion on O-dearylase activity induced by organochlorine compounds in female rats

Parathion induced mild inhibition (reduction to 70% of normal) of activities I, II, III, IV (azo-reductase activity), and V. Carbaryl, a carbamate pesticide, reduced activity II to 30%; III to 75%; IV to 80%; and V to 60% of normal. Activity I was stimulated to 180%. Sodium bromide reduced activity III to 20%.

Parathion, when administered with each of the organochlorine pesticides or drugs generally acted as a potent inhibitor of microsomal enzyme activity. The individual activities were reduced 50 ± 10% when

                    W. E. MacDonald *et al.*:

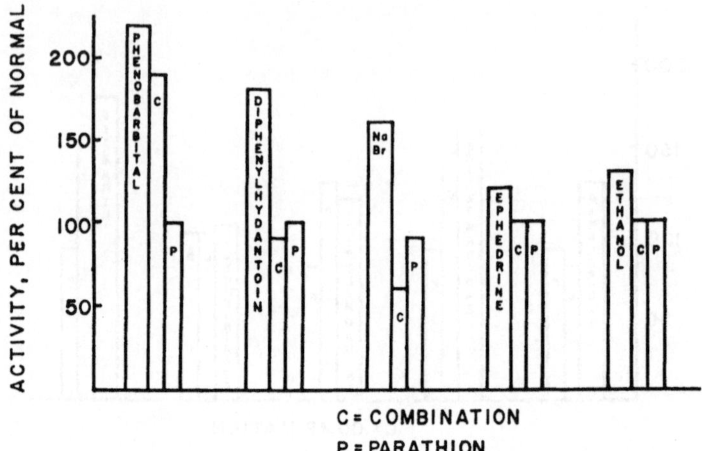

Fig. 5. Effect of parathion on O-dearylase activity induced by drugs in female rats

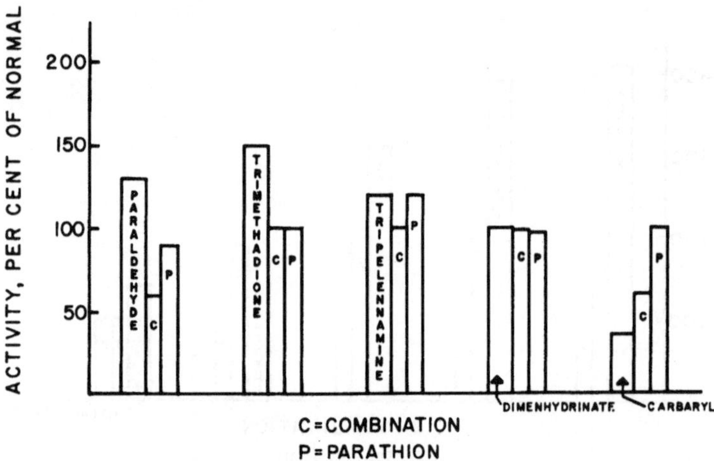

Fig. 6. Effect of parathion on O-dearylase activity induced by drugs in female rats

parathion was administered with aldrin (activities I, II, IV, V), chlordane (activities II, III, V), DDT (activity II), methoxychlor (activities II, IV), dimenhydrinate (activity III), diphenylhydantoin (activities I, II, IV), and paraldehyde (activities I and II).

When administered with certain microsomal stimulating organochlorine pesticides or drugs, parathion induced augmented (50—100%) stimulation as follows: aldrin (activity III), chlordane (activity IV), methoxychlor (activity I), dimenhydrinate (activities IV, V), phenobarbital (activity V), and trimethadione (activities IV, V). (Figs. 1—12).

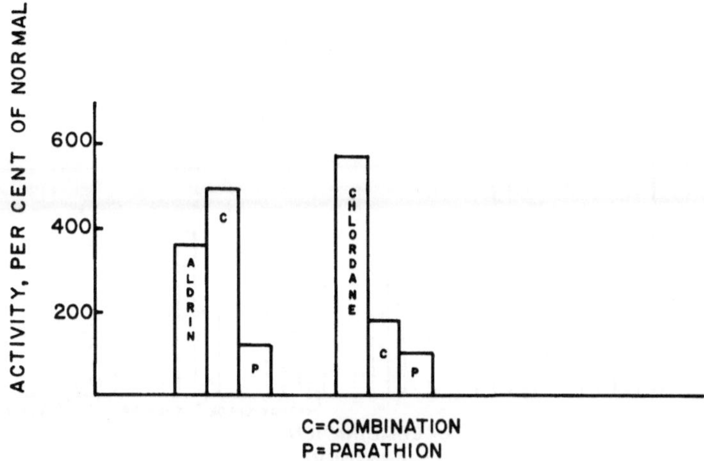

Fig. 7. Effect of parathion on N-demethylase activity induced by organochlorine pesticides in female rats

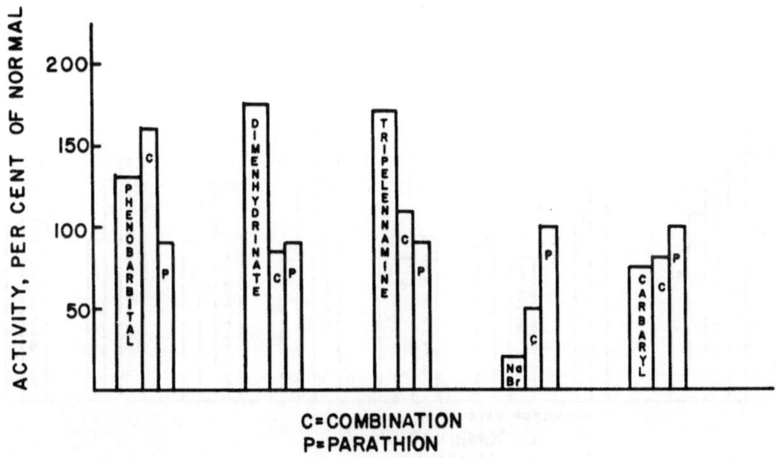

Fig. 8. Effect of parathion on N-demethylase activity induced by drugs in female rats

Conclusions

Female albino rats were treated with a single oral dose (25 % of LD_{50}) of parathion, carbaryl, or one of a series of organochlorine pesticides and drugs to determine effects on hepatic microsomal enzyme activity. The following systems were investigated: O-demethylase (I), O-dearylase (II), N-demethylase (III), azo-reductase (IV), and nitro-reductase (V).

A single oral dose of each of the compounds studied is sufficient to influence some or all of these enzyme systems.

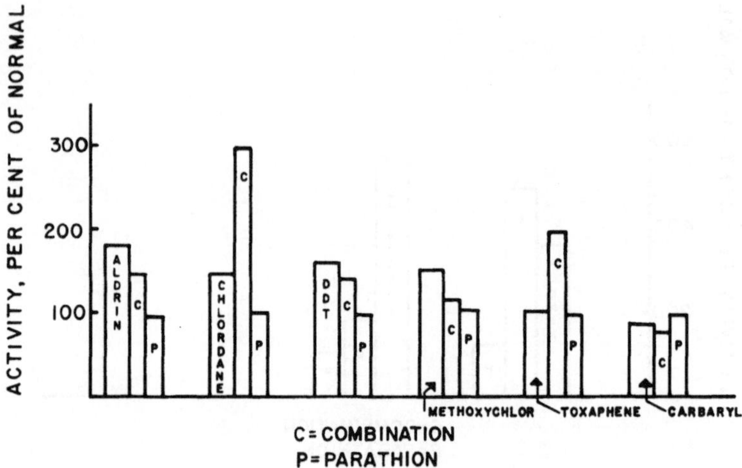

Fig. 9. Effect of parathion on azo-reductase activity induced by organochlorine compounds and carbaryl in female rats

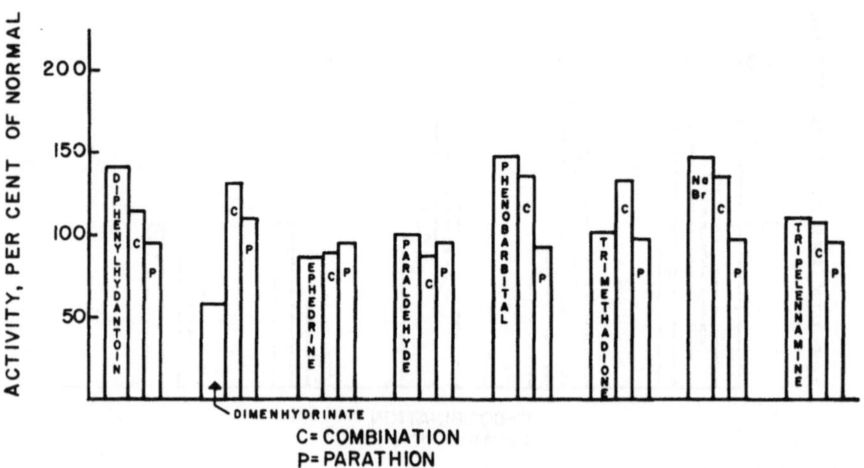

Fig. 10. Effect of parathion on azo-reductase activity induced by drugs in female rats

The net result of hepatic microsomal stimulation of two compounds cannot be predicted when one of the compounds is a microsomal stimulant and the other an inhibitor. While in many instances the net effect of two such compounds was related to an arithmetic mean of the activities; in some instances the inhibitor induced augmented stimulation.

The results are significant in light of the similarities related to the metabolism of drugs in man and rat.

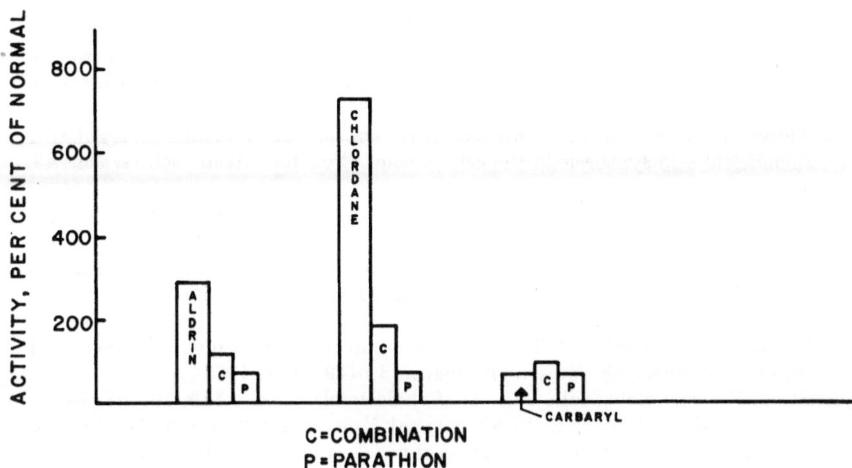

Fig. 11. Effect of parathion on nitro-reductase activity induced by aldrin, chlordane and carbaryl in female rats

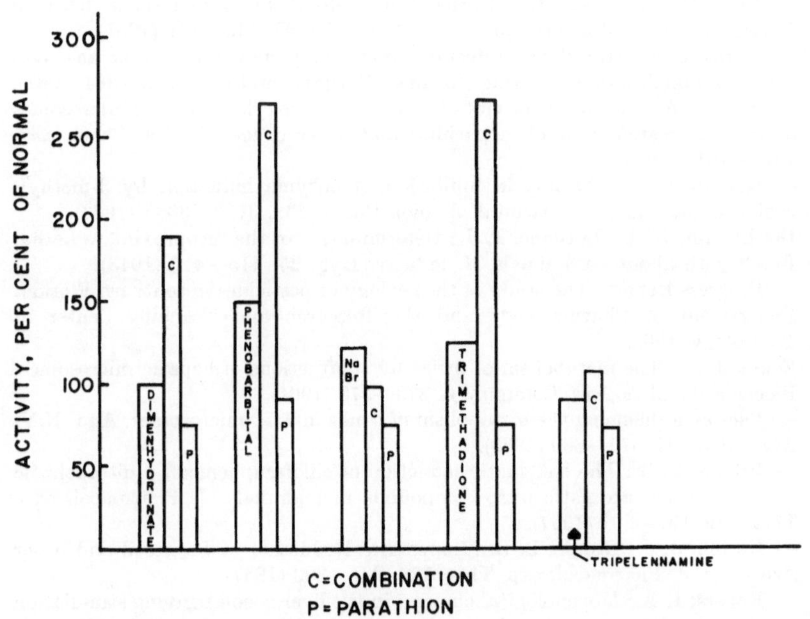

Fig. 12. Effect of parathion on nitro-reductase activity induced by drugs in female rats

References

1. Aarts, E. M.: Evidence for the function of D-glucaric acid as an indicator for drug-induced enhanced metabolism through the glucuronic acid pathway in man. Biochem. Pharmacol. **14**, 359—363 (1965).
2. Allfrey, V. G., Litteu, V. C., Mirsky, A. E.: On the role of histones in regulating ribonucleic acid synthesis in the cell nucleus. Proc. nat. Acad. Sci. (Wash.) **49**, 414—421 (1963).
3. Axelrod, J.: Enzymatic formation of adrenaline and other catechols from monophenols. Science **140**, 499—500 (1963).
4. Ball, W. L., Sinclair, J. W., Crevier, M., Kay, K.: Modification of parathion's toxicity for rats by treatment with chlorinated hydrocarbon insecticides. Canad. J. Biochem. **32**, 440—445 (1954).
5. Berlin, C. M., Schimke, R. T.: Influence of turnover rates on the responses of enzymes to cortisone. Molec. Pharmacol. **1**, 149—156 (1965).
6. Bloch, K.: The biological synthesis of cholesterol. Science **150**, 19—28 (1965).
7. Brouwers, J. J., Emmelet, P.: Microsomal N-demethylation and the effect of the hepatic carcinogen dimethylnitrosamine on amino acid incorporation into the proteins of rat livers and hepatomas. Exp. Cell Res. **19**, 467—474 (1960).
8. Brown, R. R., Miller, J. A., Miller, E. C.: The metabolism of methylated aminoazo dyes. IV. Dietary factors enhancing demethylation *in vitro*. J. biol. Chem. **209**, 211—222 (1954).
9. Buchner, N. L. R., McGarrahan, K.: The biosynthesis of cholesterol from acetate-1-C^{14} by cellular fractions of rat liver. J. biol. Chem. **222**, 1—15 (1956).
10. Conney, A. H.: Pharmacological implications of microsomal enzyme induction. Pharmacol. Rev. **19**, 317—366 (1967).
11. — Bray, G. A., Evans, C., Burns, J. J.: Metabolic interactions between L-ascorbic acid and drugs. Ann. N.Y. Acad. Sci. **92**, 115—127 (1961).
12. — Burns, J. J.: Stimulatory effect of foreign compounds on ascorbic acid synthesis and on drug-metabolizing enzymes. Nature (Lond.) **184**, 363—364 (1961).
13. — Klutch, A.: Increased activity of androgen hydroxylases in liver microsomes of rats pretreated with phenobarbital and other drugs. J. biol. Chem. **238**, 1611—1617 (1963).
14. — Gilman, A. G.: Puromycin inhibition of enzyme induction by 3-methylcholanthrene and phenobarbital. J. biol. Chem. **238**, 3682—3685 (1963).
15. Deichmann, W. B., LeBlanc, T. J.: Determination of the "Approximate Lethal Dose" with about six animals. J. industr. Hyg. **25**, 415—417 (1943).
16. — Progress Report: The study of the ecology of pesticides in southern Florida. Department of Pharmacology and the Research and Teaching Center of Toxicology, 1968.
17. Fouts, J. R.: The metabolism of drugs by subfractions of hepatic microsomes. Biochem. biophys. Res. Commun. **6**, 373—378 (1961).
18. — Factors influencing the metabolism of drugs in liver microsomes. Ann. N.Y. Acad. Sci. **104**, 875—880 (1963).
19. — Brodie, B. B.: The enzymatic reduction of chloramphenicol, p-nitrobenzoic acid, and other aromatic nitro compounds in mammals. J. Pharmacol. exp. Ther. **119**, 197—207 (1957).
20. — Kamm, J. J., Brodie, B. B.: Enzymatic Reduction of Prontosil and other Azo Dyes. J. Pharmacol. exp. Ther. **120**, 291—300 (1957).
21. — Rogers, L. A.: Morphological changes in the liver accompanying stimulation of microsomal drug metabolizing enzyme activity by phenobarbital, chlordane, benzpyrene or methylcholanthrene in rats. J. Pharmacol. exp. Ther. **147**, 112—119 (1965).

22. Gelboin, H. V., Sokoloff, L.: Effects of 3-methylcholanthrene and phenobarbital on amino acid incorporation into protein. Science **134**, 611—612 (1961).
23. Gillette, J. R.: Proceedings of Symposium of regulation of enzyme activity and synthesis in normal and neoplastic liver. ed. by G.Weber, vol. I, p. 215. New York: Pergamon Press 1963.
24. Hart, L. G., Fouts, J. R.: Effects of acute and chronic DDT administration on hepatic microsomal drug metabolism in the rat. Proc. Soc. exp. Biol. (N.Y.) **114**, 388—392 (1963).
25. — Shultice, R. W., Fouts, J. R.: Stimulatory effects of chlordane on hepatic microsomal drug metabolism in the rat. Toxicol. Appl. Pharmacol. **5**, 371—386 (1963).
26. Henderson, J. F., Mazel, P.: Demethylation of purine analogs by microsomal enzymes from mouse liver. Biochem. Pharmacol. **13**, 207—210 (1964).
27. Holtzman, J. L., Gillette, J. R.: The effect of phenobarbital on the synthesis of microsomal phospholipid in female and male rats. Biochem. biophys. Res. Commun. **24**, 639—643 (1966).
28. Inscoe, J. K., Daly, J., Axelrod, J.: Factors affecting the enzymatic formation of C-methylated dihydroxy derivatives. Biochem. Pharmacol. **14**, 1257—1263 (1965).
29. Jacob, F., Monod, J.: Genetic regulatory mechanisms in the synthesis of protein. J. molec. Biol. **3**, 318—356 (1961).
30. — — On the regulation of gene activity. Gold Spr. Harb. Symp. quant. Biol. **26**, 193—209 (1961).
31. Jepson, J. B., Zaltzman, P., Udenfriend, S.: Microsomal hydroxylation of tryptamine, indoleacetic acid and related compounds to 6-hydroxy derivatives. Biochim. biophys. Acta (Amst.) **62**, 91—102 (1962).
32. Kato, R., Jondorf, W. R., Loeb, L. A., Ben, T., Gelboin, H. V.: Studies on the mechanism of drug-induced microsomal enzyme activities. V. Phenobarbital stimulation of endogenous messenger RNA and polyuridylic acid-directed 1-C^{14}-phenylalanine incorporation. Mol. Pharmacol. **2**, 171—186 (1966).
33. — Vassanelli, P.: Induction of increased meprobamate metabolism in rats pretreated with some neurotropic drugs. Biochem. Pharmacol. **11**, 779—794 (1962).
34. Kinoshita, F. K., Frawley, J. P., DuBois, K. F.: Quantitative measurement of induction of hepatic microsomal enzymes by various dietary levels of DDT and toxapene in rats. Toxicol. Appl. Pharmacol. **09**, 505—513 (1966).
35. Kuntzman, R., Jacobson, M., Schneidman, K., Conney, A. H.: Similarities between oxidative drug-metabolizing enzymes and steroid hydroxylases in liver microsomes. J. Pharmacol. exp. Ther. **146**, 280—285 (1964).
36. LaDu, B. N., Gaudette, L., Trousof, N., Brodie, B. B.: Enzymatic dealkylation of aminopyrine (pyramidon and other alkylamines). J. biol. Chem. **214**, 741—752 (1955).
37. Lemberger, L., Kuntzman, R., Conney, A. H., Burns, J. J.: Metabolism of tyramine to dopamine by liver microsomes. J. Pharmacol. exp. Ther. **150**, 292—297 (1965).
38. Main, A. R.: The role of A-esterase in the acute toxicity of paraoxon, TEPP and parathion. Canad. J. Biochem. **34**, 197—216 (1956).
39. Marsh, C. A., Reid, L. M.: Changes in D-glucaric acid excretion induced by stimulators of ascorbic acid biosynthesis. Biochem. biophys. Acta (Amst.) **78**, 726—728 (1963).
40. Marsh, J. B., James, A. T.: The conversion of stearic to oleic acid by liver and yeast preparations. Biochim. biophys. Acta (Amst.) **60**, 320—328 (1962).

41. Mazel, P., Henderson, J. F., Axelrod, J.: S-demethylation by microsomal enzymes. J. Pharmacol. exp. Ther. **143**, 1—6 (1964).
42. — Kerza-Kwiatecki, A., Simanis, J.: Studies on the demethylation of puremycin and related compounds by liver microsomal enzymes. Biochim. biophys. Acta (Amst.) **114**, 72—82 (1966).
43. Murphy, J. D., DuBois, K. F.: The influence of various factors on the enzymatic conversion of organic thiophosphates to anticholinesterase agents. J. Pharmacol. exp. Ther. **124**, 194—202 (1958).
44. Neal, R. A., DuBois, K. F.: Studies on the mechanism of detoxification of cholinergic phosphorothioates. J. Pharmacol. exp. Ther. **148**, 185—192 (1965).
45. Netter, K. J., Seidel, G.: An adaptively stimulated O-demethylating system in rat liver microsomes and its kinetic properties. J. Pharmacol. exp. Ther. **146**, 61—65 (1964).
46. Olson, J. A., Jr., Lindberg, M., Bloch, K.: On the demethylation of lanosterol to cholesterol. J. biol. Chem. **226**, 941—956 (1957).
47. Remmer, H., Merker, H. J.: Drug-induced changes in liver endoplasmic reticulum: Association with drug-metabolizing enzymes. Science **142**, 1657—1658 (1963).
48. Samuelsson, B., Goodman, D. S.: Stereochemistry of the hydrogen transfer to aqualene during its biosynthesis from farnesy pyrophosphate. Biochem. biophys. Res. Commun. **11**, 125—128 (1963).
49. Schimke, R. T., Sweeney, E. W., Berlin, C. M.: An analysis of the kinetics of rat liver tryptophane pyrrolase induction. The significance of both enzyme synthesis and degradation. Biochem. biophys. Res. Commun. **15**, 214—219 (1964).
50. — — — The role of synthesis and degradation in the control of rat liver tryptophane pyrrolase. J. biol. Chem. **240**, 322—331 (1965).
51. — — — Studies of the stability *in vivo* and *in vitro* of rat liver tryptophane pyrrolase. J. biol. Chem. **240**, 4609—4620 (1965).
52. Schuster, L., Jick, H.: The turnover of microsomal protein in the livers of phenobarbitaltreated mice. J. biol. Chem. **241**, 5361—5365 (1966).
53. Stanbury, J. B., Norris, M. L., Corrigan, H. J., Lassiter, W. E.: Thyroxine deiodination by a microsomal preparation requiring ferrous ions, oxygen and cysteine or glutathione. Endocrinology **67**, 353—362 (1960).
54. Stoffel, W.: Biosynthesis of polyenoic fatty acids. Biochem. biophys. Res. Commun. **6**, 270—273 (1961).
55. Tchen, T. T., Bloch, K.: On the conversion of aqualene to lenosterol *in vitro*. J. biol. Chem. **226**, 921—930 (1957).
56. Welch, R. M., Coon, J. M.: Studies on the effect of chlorcyclizine and other drugs on the toxicity of several organophosphate anticholinesterases. J. Pharmacol. exp. Ther. **143**, 192—198 (1964).
57. — Levin, W., Conney, A. H.: Insecticide inhibition and stimulation of steroid hydroxylases in rat liver. J. Pharmacol. exp. Ther. **155**, 167—173 (1967).
58. Wynn, J., Gibbs, R., Royster, B.: Thyroxin degradation. Study of optimal reaction conditions of a rat liver throxin degrading system. J. biol. Chem. **237**, 1892—1897 (1962).

Prof. Wm. B. Deichmann, Ph. D.
Research and Teaching Center of Toxicology
School of Medicine, University of Miami
P.O. Box 932, Kendall Station
Miami, Florida 33156, USA

Int. Arch. Arbeitsmed. 26, 45—49 (1970)

Investigation
of Serum LDH and Its Isoenzymatic Model
in Carbon Disulphide Polyneuritis

P. MANU, IOANA LANCRANJAN and MARCELA ZAMFIRESCU

Clinic of Occupational Diseases, Hospital Colentina
(Head: Prof. P. Manu) and Institute of Internal Medicine (Head: Prof. I. Brukner)
Bucharest (Romania)

Received October 25, 1969

Summary. Serum LDH and its isoenzymatic model was determined in 20
in-patients with carbon disulphide poisoning.

56% out of 16 patients who had also a toxic polyneuritis showed an anodic
accentuation of the isoenzymatic model. The increase of the serum fraction LDH_1
found by authors was attributed to the toxic lesion of the peripheral neuron.

The investigation of serum LDH and its isoenzymatic model in carbon
disulphide polyneuritis was intended to provide more details concerning the metabolic disturbances occurring in this severe form of carbon disulphide poisoning.

Material and Methods

The total LDH was determined by spectrophotometric measurement at
340 mμ and the values were expressed in Wroblewski units/ml/min serum. (Normal
values: 70—300 U. W./ml/min serum).

The LDH isoenzymatic model was obtained by electrophoretic separation
in agar gel. For the visualization of the LDH fraction the Van der Helm method
was used, with sodium lactate as substrate, NAD as coenzyme, phenazin-meta-
sulphate as intermediary acceptor and nitro-blue tetrazolium as final acceptor of
electrons.

The evaluation of LDH per cent activity was made by densimetry and
planimetry of the electrophoretic separation zones. The mean normal serum values
of LDH electrophoretic fractions were (according to M. Zamfirescu-Gheorghiu
et al., 1967):

$$
\begin{aligned}
LDH_1 &\quad 40 \quad \text{per cent} \\
LDH_2 &\quad 45.1 \text{ per cent} \\
LDH_3 &\quad 11.2 \text{ per cent} \\
LDH_4 &\quad 2.2 \text{ per cent} \\
LDH_5 &\quad 1.5 \text{ per cent}
\end{aligned}
$$

The investigation was carried out on 20 workers, in patients of the Clinic of
Occupational Diseases, who presented the clinical picture of chronic carbon disulphide intoxication.

All the patients came from a viscose rayon plant, the majority of them working
in the spinning department of the factory.

Table. *Total serum LDH and its isoencymatic model in patients with carbon disulphide poisoning*

N.	Name	Age	Time of exposure (months)	Toxic poly-neuritis	Peripheral motor. neuron injury (E.M.G.)	Total LDH (U.W./ml/h)	LDH isoenzymatic	H/M
1	S.F.	19	7	+	+	230	34, 34, 19, 7, 6	2.41
2	S.C.	19	9	+	+	133	39, 35, 15, 8, 3	2.96
3	C.N.	18	10	+	+	200	48, 29, 15, 5, 3	3.44
4	N.N.	19	8	+	+	210	45, 32, 8, 2, 3	4.26
5	M.S.	21	9	+	+	150	43, 28, 15, 8, 6	2.77
6	K.P.	20	10	+	+	330	65, 26, 5, 3, 1	2.95
7	B.C.	21	24	+	+	160	51, 25, 12, 8, 4	3.50
8	B.J.	22	30	+	+	166	55, 26, 11, 6, 2	4.40
9	P.I.	29	28	+	+	160		
10	B.N.	38	60	+	+	250	44, 32, 17, 5, 2	3.48
11	S.S.	19	17	+	+	260	40, 34, 16, 6, 4	3.00
12	D.C.	28	48	+	+	260	32, 31, 16, 10, 11	1.89
13	P.S.	44	60	+	+	200	42, 39, 13, 4, 2	3.71
14	T.G.	19	12	+	+	150	38, 35, 17, 6, 4	2.89
15	V.I.	28	45	+	+	200	42, 33, 14, 6, 5	3.04
16	N.Z.	37	40	—	—	200	36, 31, 19, 10, 4	2.47
17	T.R.	28	48	—	—	155	38, 35, 22, 4, 1	3.21
18	S.V.	40	27	—	—	200	26, 30, 23, 3, 8	1.64
19	T.M.	31	10	+ (incip.)	+	130	30, 42, 15, 6, 7	1.35
20	P.T.	43	60	—	—	230	39, 38, 10, 6, 7	2.84

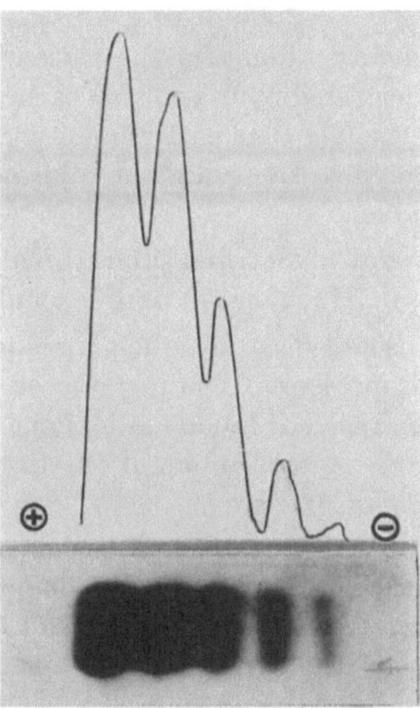

Fig. 1. The LDH zymogram of a patient with toxic polyneuritis

The carbon disulphide concentrations permanently exceeded 15—20 times the MAC (15 mg/m³ air) with additional peaks of concentrations that appeared during technical faults.

The majority of the patients were young men (70% under 30 years old) having a mean exposure of 2 years and six months. The patients had acute and subacute carbon disulphide poisoning episodes in their history.

All the patients had a neurasthenic syndrome characteristic of carbon disulphide poisoning, sixteen of them had also a motor-sensory polyneuritic syndrome.

The toxic polyneuritis of the arms and legs was established in all patients by the electromyographic method (E.M.G.).

Five of the patients with carbon disulphide polyneuritis had changes of the faradic excitability consisting of an increase of the excitability threshold (2 subjects), a partial reaction of degeneration (2 patients), or a total reaction of degeneration (1 patient).

Results

The increase of the total LDH was noticed in one patient with carbon disulphide polyneuritis (Table) our results being in agreement with Vertin's finding (1966) on 15 subjects with chronic carbon disulphide exposure.

The LDH zymograms evidenced in 56.2% out of 16 patients with polyneuritis an anodic accentuation of the isoenzymatic model (Fig. 1).

Comments

The "alpha-abnormality" found in the patients with carbon disulphide polyneuritis is considered by us as being caused by nervous lesions, a hypothesis based on the fact that patients poisoned with carbon disulphide without the polyneuritic syndrome did not show this LDH zymogram pattern (Table).

Hemolytic anemia and myocardial infarct, which could induce the same type of serum LDH changes, were excluded in our patients.

The serum LDH isoenzymes by their organospecificity indicate the site of the necrotic processes. The increase of the fractions LDH_1, LDH_2 points to the existence of lesions in a tissue with high oxidative metabolism. The nervous system is one of the tissues whose functions require a large quantity of oxygen.

The accentuation of the fastest LDH isoenzymic fractions on the zymogram of the patients with carbon disulphide polyneuritis represents an indication of the oxidative metabolic profile of the damaged organ, or of the peripheral neuron. The zymograms obtained from homogenates of rabbit sciatic nerve showed the prevalence of the rapid electrophoretic LDH fractions.

The lack of increase of the total LDH in patients with CS_2 polyneuritis could be attributed to a decrease of LDH synthesis through the inactivation of the enzymatic zinc by the dithiocarbamate and the thiazolidones resulting from the CS_2 metabolization.

The chelating efect of the polyvalent metal ions by the dithiocarbamates and thiazolidones was confirmed experimentally by Cohen *et al.* (1959) and Scheel (1966) for another enzyme: alkaline phosphatase.

Conclusions

The investigation of serum LDH and its isoenzymatic model in CS_2 polyneuritis has shown the existence of "alpha-abnormality" in 56.2% of the patients with polyneuritis.

This modification may be the biochemical expression of the necrotic process of the peripheral neuron.

An increase of total serum LDH was not found in these patients, probably due to inhibition of the enzymatic synthesis caused by the dithiocarbamates and thiazolidones which chelate the zinc ion.

References

Cohen, A. E., Scheel, L. D., Kopp, J. F., Stockell, F. R., Keenan, J. B. S., Mountain, J. T., Paulus, H. J.: Biochemical mechanism in chronic carbon disulphide poisoning. Ind. Hyg. 20 (1959).

Scheel, L. D.: Experimental carbon disulphide poisoning in rabbits. Its mechanism and similarities with human case reports. Toxicology of carbon disulphide. Excerpta med. Monogr. 107 (1966).
Vertin, P. G.: Biochemical and clinical studies of the pathophysiology of carbon disulphide. Toxicology of carbon disulphide. Excerpta med. Monogr. 94 (1966).
Zamfirescu-Gheorghiu, M., Serban, M., Vlădescu, C., Chivulescu, Z.: Organo-specificity of lactic dehydrogenase izoenzyme, their relationship with the energetic pattern and tissular differentiation. Rev. roum. méd. interne 4, 6 (1967).

Prof. Dr. Petru Manu
Clinic of Occupational Diseases
Spitalul Colentina
Sos. Stefan cel Mare Nr. 21
Bucuresti 10, Romania

Int. Arch. Arbeitsmed. 26, 50—62 (1970)

Corticoid-Therapie bei akuten Vergiftungen durch Carbaryl und phosphorhaltige Pesticide

C. López

Institut für Arbeitsmedizin der Universität des Saarlandes
(Leiter: Prof. Dr. med. habil H. Symanski)

Eingegangen am 10. November 1969

Therapy with Corticosteroid Compounds in Acute Poisoning with Carbamate and Organophosphate Pesticide

Summary. Twenty five cases of poisoning with organophosphate and Carbamate (Sevin®) compounds treated with different Corticosteroids are described. Most of the patients suffered from professional intoxications and some other cases had accidental poisoning.

With the exception of one patient who died with pulmonary edema and circulatory disturbances all the other cases had an uncomplicated restitution "ad integrum".

The efficiency of corticoids as causal treatment in poisoning with organophosphates and Carbamate (Sevin®) is discussed with the particular symptomatology of the kind of intoxication.

Zusammenfassung. Bei 25 Patienten mit akuter Vergiftung durch Carbaryl und phosphorhaltige Pesticide, die meistens beruflich, in einigen Fällen akzidentell bedingt war, wurde eine kausale Behandlung mit verschiedenen Corticoiden vorgenommen.

Mit Ausnahme eines Patienten, der 11 Std nach Beginn der Therapie infolge eines Lungenödems und Kreislaufversagens verstarb, trat bei allen Patienten eine vollkommene Heilung selbst nach schwerer Intoxikation innerhalb von maximal 19 Std ein. Die Wirksamkeit von Corticoiden als kausales Therapeuticum bei Vergiftungen durch Carbaryl und phosphorhaltige Pesticide wird durch die Ergebnisse dieser Untersuchung dargelegt.

1. Einleitung

Die steigende Verwendung von Schädlingsbekämpfungsmitteln in der Landwirtschaft und im Haushalt ist eine nicht unbedeutende Gefahrenquelle.

Bei Vergiftungen mit Phosphorsäureestern war Atropin durch lange Zeit das einzige Antidot. Atropin, als Gegenspieler des Acetylcholins speziell innerhalb des parasympathischen Nervensystems, ist jedoch nur ein symptomatisches Therapeuticum [20]. Erst 1954 wurden von Wilson [19] kausal wirksame Mittel in Form von esterasereaktivierenden Verbindungen (Nicotinhydroxansäure) in die Therapie eingeführt. Esterasereaktivatoren lösen den an der blockierten Esterase haftenden Phosphorsäurerest ab und stellen so deren Aktivität wieder her [4].

Obwohl der Wirkungsmechanismus dieser Stoffe bekannt ist, entstand eine gewisse Unsicherheit hinsichtlich der Verwendung von Esterasereaktivatoren, zumal festgestellt wurde, daß auch paradoxe Hemmungen der Cholinesterase durch diese Verbindungen auftreten können [4]. Es erschien daher notwendig, andere Wege der Therapie zu suchen.

Es ist bekannt, daß ein Stress bei verschiedenen traumatischen Zuständen eine Steigerung der Acetylcholinproduktion auslöst. Unter derartigen Bedingungen hat ACTH eine schützende Wirkung gegen Acetylcholin gezeigt [8]. ACTH kann daher auch das Krankheitsbild der Vergiftung mit Phosphorsäureestern im Tierversuch grundlegend verändern: Es verlängert die Überlebensdauer, es schwächt die nicotin- und muscarinartigen Veränderungen ab und verhindert das Auftreten eines Lungenödems. Ausgehend von diesen günstigen Versuchsergebnissen haben vor allem Frada u. Gucciardi [7] sowie andere Autoren [17, 18] ACTH allein oder in Kombination mit anderen Arzneimitteln bei Vergiftung von Menschen mit Phosphorsäureestern angewandt.

Es muß jedoch betont werden, daß Corticoide, wie z. B. ACTH, nur bei Vergiftungen durch phosphorhaltige Insecticide Anwendung fanden, daß jedoch die neueren Corticoide als kausales Therapeuticum bisher noch nicht bei Vergiftungen durch Carbaryl (Sevin®) oder durch Kombinationspräparate von Carbaryl mit phosphorhaltigen Insecticiden angewandt wurden.

In den folgenden Ausführungen wird nun über 25 Fälle von akuten Vergiftungen unterschiedlichen Schweregrades durch Carbaryl und phosphorhaltige Insecticide berichtet, die eine verschiedenartige Genese (beruflich, zufällig, Suicidversuch) hatten und zwischen Juni und September 1966 in Torreón Coahuila, Mexiko, aufgetreten waren.

Neben den allgemein bekannten symptomatischen Maßnahmen der Therapie wurden in der Mehrzahl der Fälle ausschließlich Corticoide (Prednisonacetat, Desoxycorticosteron, Paramethasonphosphat, Hydrocortisonsuccinat) als kausale Therapie angewandt.

2. Allgemeine Vorbemerkungen

Schädlingsbekämpfungsmittel können unter der Sammelbezeichnung „Pesticide" in vier Hauptgruppen eingeteilt werden [16]:

1. Chlorierte Kohlenwasserstoffe
2. Organisch-synthetische Stoffe
3. Organisch-natürliche Stoffe
4. Anorganische Stoffe

Carbaryl und phosphorhaltige Pesticide sind in der Gruppe der organisch-synthetischen Stoffe enthalten. Sie haben auf die Cholin-

4*

esterase eine mehr (Phosphorsäureester) oder weniger (Carbaryl) hemmende Wirkung und verursachen eine einseitige Steigerung des Acetylcholins und somit typische parasympathicomimetische Symptome.

Wege, auf denen die Pesticide in den Körper gelangen

Allen Cholinesterasehemmstoffen ist gemeinsam, daß sie sowohl durch die Atemwege, durch die Haut als auch über den Verdauungskanal in den Körper eindringen können. Besondere Bedeutung kommt der Atemluft zu, da bei Anwendung der Pesticide in Form von Aerosolen die feinen Partikel leicht inhalierbar sind. Vergiftungen, die auf peroralem Wege hervorgerufen werden, sind fast immer zufällig oder suicidal.

Wirkungsort

Die toxische Wirkung dieser Stoffe tritt an den Synapsen auf. An diesen Stellen befinden sich submikroskopische Bläschen, die Acetylcholin freisetzen. Freies Acetylcholin verursacht eine gewisse Depolarisation der postsynaptischen Membran. Dadurch werden Miniaturendplattenpotentiale gebahnt und verschiedene physiologische Wirkungen, wie Muskelkontraktion, Drüsensekretion, Pupillenverengungen usw. ausgelöst.

Bei normaler Reaktion der Cholinesterase mit Acetylcholin wird Acetylcholinesterase gebildet. Diese Verbindung ist sehr unbeständig, da bereits die Anwesenheit von Wassermolekülen ihre Spaltung bewirkt. Der pathologische Wirkungsmechanismus von phosphorhaltigen Pesticiden findet seine Erklärung darin, daß sich diese Verbindungen mit dem Anion- und Esteranteil der Cholinesterasemoleküle verbinden. Demgegenüber haben Phosphorsäureester, welche nur die Estergruppe des Enzyms angreifen, auf chemischem Wege einen phosphorylierenden und lähmenden Einfluß auf dessen Funktion, während die Carbarylmoleküle durch Adsorption an der Enzymoberfläche ihre Wirkung ausüben [9]. Da der Körper nicht in der Lage ist, seine Cholinesterase rasch zu ersetzen, steigt der Acetylcholinspiegel im Gewebe und im Blut laufend an, führt zu Dauerdepolarisation an vielen erregbaren Membranen und damit zum Erlöschen lebenswichtiger cholinergischer Erregungstransmissionen.

3. Zusammensetzung des Patientenkollektivs und Methodik

Zwischen Juni und September 1966 wurden 25 Patienten mit akuter Vergiftung durch phosphorhaltige Pesticide oder Carbaryl in der Unfallstation des Roten Kreuzes in Torreón Coahuila, Mexiko, untersucht und behandelt. Die Mehrzahl der Patienten hatte durch ihre Arbeit Kontakt mit den giftigen Stoffen, vor allem beim Besprühen von Baumwolle und Früchten mit Insecticiden. 9 Patienten kamen zufällig mit den Pesticiden in Berührung; in einem einzigen Fall war ein Suicidversuch einer 14jährigen Patientin die Ursache der Vergiftung. 16 Patienten kamen aus ländlichen Bezirken und 9 aus der Stadt Torreón Coahuila mit 350000 Einwohnern.

Die Blutcholinesterase wurde bei 13 Patienten vor und nach, sowie in einigen Fällen während der Therapie nach der Methode von Limperos u. Ranta bestimmt [15].

Tabelle 1. *Unterteilung der Patienten nach Geschlecht und Alter*

Jahre	♂	♀
10—14	1	1
15—19	7	
20—24	6	
25—29	5	1
30—34	1	
35—39	1	
40—44	1	
45—49	1	
Total	25	

Tabelle 2. *Eine Aufgliederung des Patientenkollektivs nach Berufen zeigt, daß 80% in der Landwirtschaft tätig waren*

Sprüher	8
Lastenträger	5
Landarbeiter	4
Pflücker	2
Hausfrau	2
Ingenieur für Landwirtschaftstechnik	1
Angestellte	1
Einpacker	1
Schüler	1
Total	25

Tabelle. 3. *Handelsnamen und chemische Zusammensetzung der Pesticide, die die akuten Vergiftungen auslösten*

Handelsname	Chemische Zusammensetzung
Sevin 10-2®	*Carbaryl 10%* (N-Methyl-1-naphthyl-carbamat) *Methylparathion 2%* (O,O-Dimethyl-O-p-nitrophenyl-thiophosphorsäureester)
Sevin 10-2-2®	*Carbaryl 10% — Methylparathion 2% — Äthylparathion 2%* (O,O-Diäthyl-O-p-nitrophenylthiophosphorsäureester)
Sevin® 80%	*Carbaryl 80%* (N-Methyl-1-naphthyl-carbamat)
Parathion® 50%	*E-605* (O,O-Diäthyl-O-p-nitrophenylthiophosphorsäureester)
Sevin-Folidol® 50%	*Carbaryl 50% — Parathion (E-605) 50%*
Metasystox® 25%	*Demeton-O-methylsulfoxyd*

C. López:

Tabelle 4

Fall	Expositionsmodus	E. W.[a]	D. E.[b]	V. G.[c]
1	Verladen von Säcken mit Sevin 10-2-Pulver über mehrere Stunden	H + I	4	+
2	Verladen von Säcken mit Sevin 10-2-Pulver über mehrere Stunden	H + I	4	+
3	Kontakt mit Parathion 50%-Lösung beim Versprühen	H	10	+ +
4	Zufällig besprüht mit Parathion 50%-Lösung von einem Flugzeug	H	—	+
5	Exponiert beim Versprühen von Sevin 10-2-Pulver	H + I	4	+ + +
6	Genuß von Trauben, die mit einem unbekannten Pesticid in Pulverform behandelt waren	P	—	+ +
7	Exponiert beim Versprühen von Sevin 10-2-Pulver	H + I	3	+
8	Genuß von 3 mit Metasystox 25% behandelten Tomaten	P	—	+ +
9	Exponiert beim Versprühen eines unbekannten Pesticids (Pulver)	I	10	+ +
10	Exponiert beim Versprühen von Sevin 10-2-Pulver	I	1	+ +
11	Genuß einer mit Sevin 80% besprühten Wassermelone	P	—	+
12	Exposition beim Auftrennen von Säcken, die Sevin 10-2-Pulver enthalten hatten	I	6	+ +
13	Verladen von Säcken mit Sevin 10-2-2-Pulver durch mehrere Stunden	H + I	4	+ + +
14	Kontakt mit Sevin 10-2-2-Pulver beim Versprühen	I	10	+ +
15	Versehentliches Trinken einer Lösung von Parathion 50%	P	—	+
16	Zufällig besprüht mit Sevin-Folidol 50%-Lösung von einem Flugzeug	H + I	—	+
17	Versehentliches Trinken einer Lösung von Sevin 80% (mehrere ml)	P	—	+
18	Verladen von Säcken mit Sevin 10-2-2-Pulver durch mehrere Stunden	H + I	4	+
19	Exponiert beim Einsacken von Talk in Säcke, die Sevin 10-2 enthalten hatten	P + I	8	+ +

Tabelle 4 (Fortsetzung)

Fall	Expositionsmodus	E. W.[a]	D. E.[b]	V. G.[c]
20	Suicidversuch mit mehreren Gramm eines unbekannten Pesticids	P	—	++++
21	Genuß von Trauben, die mit einem unbekannten Pesticid (Pulver) behandelt waren	P	—	++
22	Kontakt mit Sevin 10-2-Pulver beim Versprühen	I	2	+
23	Kontakt mit Parathion (50%-Lösung) beim Versprühen	H+I	13	++++
24	Kontakt mit Parathion (50%-Lösung) beim Versprühen	H+I	16	++++
25	Pflücken von Sevin-10-2-Pulver-bestäubter Baumwolle	H+I	18	+++

[a] E. W. = Eintrittsweg: H = Haut, I = Inhalation, P = Peroral.
[b] D. E. = Dauer der Exposition in Stunden.
[c] V. G. = Vergiftungsgrad: leicht = +, mittelschwer = ++, schwer = +++, sehr schwer = ++++

Definition des klinischen Schweregrades der Vergiftung

Für die Unterteilung der Vergiftungsgrade in 4 Stufen wurden die Erscheinungen herangezogen, die vom Angriff der toxischen Stoffe auf das Nervensystem abhängig sind. Die mit einem solchen Vorgehen verknüpfte subjektive Beeinflussung der Einteilung wurde bewußt in Kauf genommen, um eine Beurteilungsgrundlage für die Praxis zu erhalten. Bei leichten Parasympathicuserregungen sind muscarinähnliche Symptome vorherrschend, bei mittelschweren sind muscarinähnliche Symptome intensiver, es treten nicotinähnliche hinzu. Die muscarinartigen Symptome sind bei schweren Fällen am stärksten, die nicotinähnlichen erfahren gegenüber den mittelschweren eine weitere Steigerung. Das Zentralnervensystem ist bereits erheblich geschädigt, die Patienten sind jedoch bei Bewußtsein. Sehr schwer erkrankte Patienten befinden sich im Koma, es kommt zu Cheyne-Stokes-Symptom oder Atemlähmung, Cyanose, Tremor, tonisch-klonischen Krämpfen, vermehrter Schleimsekretion, schwerer Myosis sowie Blutdruckschwankungen. Komplikationen wie Lungenödem und Schock können hinzutreten [6, 11].

Definition des Begriffes „Erholungszeit"

In der Darstellung der Behandlungsergebnisse wird die Bezeichnung Erholungszeit verwendet. Damit ist der Zeitraum vom Beginn der Therapie bis zur vollkommenen subjektiven Beschwerdefreiheit definiert.

Tabelle 5

Symptome	Lfd. Nr. der Patienten									
	1	2	3	4	5	6	7	8	9	10
Übelkeit	+	+	+	+	+	+	+	+	+	+
Erbrechen	+	+	+	+	+	+		+	+	
Speichelsekretion	+	+	+		+	+	+	+	+	
Hyperreflexie			+		+	+	+	+	+	+
Asthenie		+	+		+		+	+		+
Kopfschmerzen	+	+	+	+		+		+	+	
Blässe			+		+			+		+
Tränen			+	+	+	+		+	+	+
Darmkoliken				+	+	+		+	+	+
Durchfall				+	+		+	+		+
Tremor					+	+				
Muskelzucken					+	+			+	+
Rasselgeräusche			+		+	+			+	
Akkommodationsstörungen	+	+			+	+	+		+	
Schweißsekretion					+	+	+			
Ataxie			+							
Tachykardie		+				+		+		
Rhinorrhoe						+				
Parästhesien										
Arterielle Hypertension										
Bradykardie						+			+	
Leichte Myosis									+	
Brustbeklemmung									+	
Schwäche des Sphincter ani					+					
Schwere Myosis										
Lähmung der Atemmuskulatur										
Cyanose										
Tonisch-klonische Krämpfe										
Koma										
Fieber						+				
Horizontaler Nystagmus										
Somnolenz								+		+
Dyspnoe							+			
Pyrosis										
Ängstlichkeit										
Hyporeflexie										

Komplikationen
  Atelektase
  Lungenödem

4. Ergebnisse

Expositionsmodus

Besondere Aufmerksamkeit wurde den näheren Umständen der Exposition gewidmet. Es ist bemerkenswert, daß *keiner der Patienten*, die beruflichen Kontakt mit einem Pesticid hatten, mit Arbeitsschutz-

Tabelle 5 (Fortsetzung)

11	12	13	14	15	16	17	18	19	20	21	22	23	24	25	Häufig-keit
+	+	+	+	+	+	+	+	+	+		+	+	+	+	24
+	+	+	+	+			+		+		+	+	+	+	19
	+	+	+			+	+	+	+			+	+	+	18
+	+	+	+	+			+	+		+				+	18
	+		+				+	+			+	+		+	13
	+		+			+				+		+			12
+		+		+							+	+	+	+	11
				+		+	+							+	11
+	+							+		+					10
	+	+							+	+					9
						+	+	+	+		+		+	+	9
		+							+			+		+	8
					+				+			+		+	8
		+												+	8
			+						+	+			+		7
	+		+				+	+						+	6
									+			+	+		6
+									+			+	+		5
					+			+		+				+	4
		+							+		+				4
	+	+													4
		+											+		3
												+	+		3
									+			+	+		3
									+			+	+		3
									+			+	+		3
							+					+	+		3
							+					+	+		3
							+						+		2
							+					+			2
												+			2
													+		1
												+			1
													+		1
												+			1
							+								1
												+			1

kleidung oder mit Atemschutzgeräten ausgerüstet war (Tabelle 4). Es fällt auf, daß keineswegs ein einheitlicher Expositionsmodus vorherrscht, sondern daß die Vergiftungen auf die verschiedenartigste Weise aufgetreten sind.

Eine eingehende Darstellung erscheint sowohl im Hinblick auf prophylaktische Maßnahmen der Arbeitshygiene als auch für die Differentialdiagnose unklarer Vergiftungszustände von allgemeinem Interesse.

Symptomatologie der beobachteten akuten Vergiftungen

In der Tabelle 5 sind die wichtigsten Symptome, die bei den 25 Patienten beobachtet wurden, zusammengestellt. Es fällt an dieser Tabelle auf, daß die Anzahl der beobachteten Symptome mit dem Schweregrad der Vergiftung parallel geht, die schweren und sehr schweren Vergiftungsfälle zeigen in der Regel mehr Symptome als mittelschwere oder leichte Vergiftungen (vgl. auch Tabellen 4 u. 6).

Behandlungsergebnisse

Bei leichten, mittelschweren und schweren Vergiftungen wurde eine kausale Behandlung mit Desoxycorticosteron, Hydrocortisonsuccinat, Prednisonacetat und Parametasonphosphat durchgeführt. Unter Prednisonacetatbehandlung wurden die günstigsten Erholungszeiten festgestellt. Dosen, Erholungszeit sowie die wichtigsten Ergebnisse der Behandlung sind in Tabelle 6 zusammengestellt.

Bei 3 Patienten (Fälle 20, 23 und 24) wurde eine kombinierte Behandlung mit Corticoiden und Atropin und/oder 2-PAM durchgeführt.

Eine 14jährige Patientin (Fall 20), die auf peroralem Wege eine unbekannte Dosis eines Pesticids eingenommen hatte, erholte sich nach Behandlung mit Hydrocortisonsuccinat und Atropin in 5 Std vollkommen. Ein Rückfall wurde nicht beobachtet.

Der Fall 23 zeigte nach Medikation von Hydrocortisonsuccinat, Atropin und 2-PAM einen komplikationslosen Verlauf.

Der Fall 24 zeigte zunächst unter 300 mg Hydrocortisonsuccinat und 1000 mg 2-PAM eine gute Erholung, die Symptome der Vergiftung gingen allmählich zurück. 11 Std nach Aufnahme im Krankenhaus erhielt er noch einmal 1000 mg 2-PAM. Wenige Minuten später entwickelte sich bei ihm ein Lungenödem und er verstarb, obwohl sofort die bei einer solchen Komplikation üblichen Maßnahmen eingeleitet wurden.

Blutcholinesterase

Die Blutcholinesterase wurde bei insgesamt 13 Patienten vor Einleitung der Kausalbehandlung und nach Abklingen der Symptome bestimmt; in 4 Fällen erfolgte auch während der Therapie eine Analyse. Bemerkenswert ist die Tatsache, daß es unter der Behandlung mit Corticoiden in 10 von 13 Fällen zu einem mehr oder weniger ausgeprägten

Tabelle 6. *Therapie*

Nr.	Geschlecht	Alter (Jahre)	Pesticid	Vergiftungsgrad[a]	Angewandte Arzneimittel[b]	Gesamtdosis (mg)	Erholungszeit	Krankenhausaufenthalt (Tage)	Blutcholinesterase (%)
1	♂	16	Sevin 10-2	+	1	25	30 min	1	—
2	♂	16	Sevin 10-2	+	1	25	55 min	1	—
3	♂	40	Parathion 50%	++	2	15	4 Std 55 min	2	75–100
4	♂	27	Parathion 50%	+	2	15	4 Std	1	100–100
5	♂	19	Sevin 10-2	+++	1	50	4 Std	1	50–50–75
6	♂	24	Unbekannt	++	2+3	15; 100	19 Std	3	—
7	♂	35	Sevin 10-2	+	3	100	4 Std	1	100–100
8	♂	13	Metasystox 25%	++	2+3	5; 100	15 Std	3	75–85–90
9	♂	24	Unbekannt	++	2	15	14 Std 50 min	1	—
10	♂	19	Sevin 10-2	++	3	100	9 Std	2	75–90
11	♂	19	Sevin 80%	+	2	20	18 Std	1	—
12	♂	18	Sevin 10-2	++	3	100	9 Std	1	75–90
13	♂	24	Sevin 10-2-2	+++	1	50	1 Std 25 min	2	75–100
14	♂	29	Sevin 10-2-2	++	1	7	2 Std	2	—
15	♀	28	Parathion 50%	+	2	5	3 Std 45 min	2	—
16	♂	54	Sevin-Parathion 50%	+	1	25	2 Std	1	—
17	♂	33	Sevin 80%	+	2	5	1 Std 30 min	1	—
18	♂	21	Sevin 10-2-2	+	2	10	6 Std	1	75–75
19	♂	22	Sevin 10-2	++	1	50	2 Std	2	—
20	♀	14	Unbekannt	++++	2+5	200; 20	5 Std	4	—
21	♂	47	Unbekannt	++	1	25	9 Std 30 min	2	—
22	♂	28	Sevin 10-2	+	3	100	7 Std 45 min	2	75–100
23	♂	16	Parathion 50%	++++	3+5+6	100; 10; 1000	2 Std 55 min	3	0–50–75
24	♂	20	Parathion 50%	++++	3+6	300; 2×1000	11 Std 30 min	1[c]	0–50–75
25	♂	28	Sevin 10-2	+++	4	24	4 Std 15 min	3	75–100

[a] Vergiftungsgrad: leicht = +, mittelschwer = ++, schwer = +++, sehr schwer = ++++ (Koma).

[b] 1 = Prednisonacetat, 2 = Desoxycorticosteron, 3 = Hydrocortisonsuccinat, 4 = Parametasonphosphat, 5 = Atropinsulfat, 6 = 2-PAM

[c] Tod nach der 2. 2-PAM-Medikation, nachdem zuvor eine weitgehende Rückbildung der Symptome eingetreten war.

Anstieg der Blutcholinesterase kam, lediglich bei 3 Patienten blieb der Blutcholinesterasespiegel unverändert. In 2 Fällen lag bereits ein Anfangswert von 100% vor (vgl. Tabelle 6).

5. Diskussion

Erst kürzlich wurde über eine Reihe von Komplikationen berichtet, die unter Verwendung von Cholinesterasereaktivatoren bei der Behandlung von Vergiftungen durch phosphorhaltige Pesticide auftraten, wie z.B. *Koma*, wenn hohe Dosen von DAM angewandt wurden [14], *paradoxe Hemmung* der Cholinesterase [4], *negative Reaktivierung* des Enzyms (Alterungsphänomen) [13], Freisetzung von *Cyaniden* aus älteren Wirkstoffen [1, 3]. Durch 2-PAM (Jodide) sowie DAM-Injektion [12] werden verschiedene *lokale* und *allgemeine Symptome* hervorgerufen. Wahrscheinliche *cholestatische Hepatosen* wurden bei Anwendung von hohen Dosen von Obidoxim (Toxogonin®) [10] beobachtet.

Diese therapeutischen Unsicherheiten gaben den Anlaß, Corticoide als kausale Therapie anzuwenden. Die grundsätzliche Frage, ob mit Corticoiden eine kausale Therapie von Vergiftungen durch phosphorhaltige Pesticide und Carbaryl möglich ist, kann nach den oben dargelegten Verlaufsbeobachtungen bejaht werden und zwar aufgrund folgender Überlegungen:

1. Nach Behandlung mit Corticoiden wurde eine rasche und vollkommene Besserung der Symptome bei leichten, mittelschweren und schweren Vergiftungen beobachtet. Bei einem Fall (Fall 6), der zunächst mit Desoxycorticosteron behandelt wurde, erfolgte die Rückbildung der Symptome nur zögernd. Nach Verabreichung von Hydrocortisonsuccinat klangen die Erscheinungen in 1 Std ab (Tabelle 6). Es wäre denkbar, daß hier eine Potenzierung der Wirkung zweier Corticoide vorlag.

2. Die Symptome, die durch die Corticoide rückgebildet wurden, waren vor allem muscarinartig. Die Rückbildung der Symptome ließ eine Gesetzmäßigkeit nicht erkennen.

3. Bei zwei sehr schweren Fällen mit Koma (Fall 20, 23) wurden Kombinationen von Hydrocortisonsuccinat, Atropin und 2-PAM angewandt. Nach einigen Stunden waren die Patienten wieder bei Bewußtsein und fast frei von Vergiftungserscheinungen (Tabelle 6). In diesen beiden Fällen ist an die Möglichkeit zu denken, daß die therapeutische Wirkung der Reaktivatoren der Cholinesterase sowie des Atropins durch die Corticoide verstärkt wurde.

4. Bei einem sehr schweren Fall mit Koma (Fall 24) wurde eine Kombination von 2-PAM und Hydrocortisonsuccinat angewandt (Tabelle 6). Obwohl eine entsprechende Behandlung sofort eingeleitet und eine Reaktivierung der Cholinesterase sowie ein Rückgang der Symptome

der Vergiftung nach Einleitung der Therapie beobachtet wurde, trat als Komplikation ein Lungenödem auf und hatte den Tod zur Folge.

Im vorliegenden Falle ist es durchaus möglich, daß eine Retention von Körperflüssigkeit durch die Corticoide ausgelöst wurde und so ein Lungenödem auftrat; es ist jedoch auch in Betracht zu ziehen, daß die angewandte Therapie im Hinblick auf den Schweregrad der Vergiftung nicht wirksam wurde.

Im Zusammenhang mit diesem Verlauf muß betont werden, daß unter Anwendung von Corticoiden bei sehr schweren Vergiftungen auch die Flüssigkeitsbilanz bei den Patienten kontrolliert werden muß. Einer Kombinationsbehandlung mit Atropin und Corticoiden oder mit Atropin, Corticoiden und 2-PAM sollte der Vorzug vor der alleinigen Anwendung von Corticoiden oder Esterasereaktivatoren gegeben werden.

5. Es wurden auch Steigerungen der Cholinesterase unter Corticoid-Therapie beobachtet (Tabelle 6). Bezüglich des Wirkungsmechanismus können vorerst nur einige hypothetische Überlegungen erörtert werden. Es besteht die Möglichkeit, daß die Cholinesterase, die an Serumproteine gebunden ist, durch die Corticoide freigesetzt wird oder eine neue Produktion dieses Enzyms durch die Corticoide ausgelöst wird.

Die vorliegenden Ergebnisse erlauben jedoch noch keine verbindliche Aussage, da die Blutcholinesterase nicht bei allen Fällen gemessen werden konnte.

Herrn Privatdozent Dr. H. Drasche danke ich für seine Hilfe bei der redaktionellen Bearbeitung des deutschen Textes.

Literatur

1. Askew, B. M., Davies, D. R., Green, A. L., Holmes, E. L.: The nature of the toxicity of 2-oxo-oximes. Brit. J. Pharmacol. 11, 424 (1956).
2. Batchelor, G. S., Walker, K. C.: Health hazards involed in use of parathion in fruit orchards of north central Washington. Arch. industr. Hyg. 10, 522 (1954).
3. Brown, R. V.: The effects of intracisternal sarin and pyridin-2-aldoxime methyl methane sulfonate in anaesthetized dogs. Brit. J. Pharmacol. 15, 170 (1960).
4. Campbell: Protopam Chloride Brochure. New York: Inc. Campbell Pharmaceuticals 1961.
5. Culver, D., Caplan, P., Batchelor, G. S.: Studies of human exposure during aerosol application of malathion. Arch. industr. Hlth 13, 37 (1956).
6. Du Bois, K. P., Doull, J., Salerno, P. R., Coon, J. M.: Studies on toxicity and mechanism of action of p-nitro-phenyl diethyl thionophosphate (Parathion). J. Pharm. exp. Ther. 95, 79 (1949).
7. Frada, G., Gucciardi, G.: Efetti terapeutici nell'uomo del trattamento associato A.C.T.H., Cloropromazina ed Atropina nell intossicazione da esteri fosforici. Med. d. Lavoro 50, 645 (1959).
8. — — Trattamento associato con A.C.T.H., Cloropromazina ed Atropina nell intossicazione con esteri fosforici. Med. d. Lavoro 49, 81 (1958).

9. Fukuto, T. R.: The chemistry and action of organic phosphorous insecticides. In: Metcalf, R. L., Advances in pest control research. I. New York: Interscience 1957.

10. Gaisberg, U. V., Dieterle, K.: Organ-Parenchymschäden nach E-605 Vergiftung bzw. hochdosierter Toxogoninbehandlung. Dtsch. Ärztebl. **64**, 1791 (1967).

11. Grob, D.: Pharmacology and toxicology of certain organic phosphorus insecticides toxicology. J. Amer. med. Ass. **144**, 105 (1950).

12. —. Johns, R. J.: Use of oximes in the treatment of intoxication by anticholinesterase compounds in normal subjects. Amer. J. Med. **241**, 497 (1958).

13. Holmstead, B.: Pharmacology of organophosphorous cholinesterase inhibitors. Pharmacol. Rev. **11**, 567 (1959).

14. Jager, B. V., Stagg, G. N.: Toxicity of diacetyl monoxim and pyridin-2-aldoxim methiodide in man. Bull. Johns Hopk. Hosp. **102**, 203 (1958).

15. Limperos, G., Ranta, K. E.: A rapid screening test for the determination of the approximate cholinesterase activity of human blood. Science **117**, 453 (1953).

16. Md en Español.: Ciencia contra Plagas. Vol. 1, No 15. New York: Int. Inc. 1963.

17. Pani, A.: Therapeutic possibilities of cortisone derivates in parathion poisoning. Folia Med. **44**, 155 (1961).

18. Rossi, L., Argento, A.: Terapia del'intossicazione acuta da esteri fosforici. Recenti Progr. Med. **37**, 378 (1964).

19. Wilson, B.: Reactivation of enzimes inhibited by certain hihgly toxic agents. Science **120**, 750 (1954).

20. Wirth, W.: Schädigungsmöglichkeiten durch Antidote. Arch. Toxikol. **24**, 71 (1968).

Dr. med. Carlos López
D-6600 Saarbrücken 1
Malstatterstr. 17

Int. Arch. Arbeitsmed. 26, 63—70 (1970)

Klinische Bedeutung der Aktivitätsbestimmung der Blut-Cholinesterasen bei neurologischen Patienten und bei mit Organophosphaten arbeitenden Personen

M. Šercl, V. Kyral, J. Kovařík, A. Jakl, J. Tulach
und J. Jindřichová

Neurologische Klinik der Medizinischen Fakultät in Hradec Králové
(Direktor: Prof. Dr. med. Miroslav Šercl, DrSc)
Medizinisches Forschungs- und Fortbildungsinstitut J. Ev. Purkyně
in Hradec Králové
Klinik für Berufskrankheiten der Medizinischen Fakultät der Karlsuniversität
in Hradec Králové (Direktor: Doz. Dr. med. Jiřina Jindřichová, CSc)

Eingegangen am 6. Oktober 1969

Clinical Significance of Acetylcholinesterase Levels in Neurological Patients and in Subjects in Contact with Organophosphate Compounds

Summary. A survey of erythrocyte and plasma cholinesterase levels in the group of 826 neurological patients with various diagnoses, and of 69 workers exposed for a long time to subtoxic doses of organophosphate compounds. In the control group there were 51 healthy subjects. An analysis was made of the etiology of the significant decrease in erythrocyte cholinesterase levels both in the group of the neurological patients and that of the exposed workers.

Zusammenfassung. Es wurden die Ergebnisse der Erythrocyten-Acetylcholinesterase- und der plasmatischen Cholinesterase-Untersuchung bei 826 Patienten der Nervenklinik mit verschiedener Diagnose und bei 69 Risikoarbeitern, die mit subtoxischen Organophosphatdosen chronisch in Berührung kamen, mitgeteilt. In der Kontrollgruppe waren 51 gesunde Personen. Die Ursachen der signifikanten Herabsetzung der Erythrocyten-Acetylcholinesterase in der Gruppe der Risikoarbeiter wurden besprochen.

Die Bestimmung der Aktivitätsänderungen der Blutcholinesterasen (Che) stellt eine wertvolle und allgemein angewandte klinisch-diagnostische Probe bei akuten Vergiftungen durch organische Phosphatverbindungen dar (Craig und Woodson, 1959; Erdmann und von Clarmann, 1963; Jakl und Ochrymovič, 1968; Barckow und Neuhaus, 1969). Von geringerer Bedeutung ist diese Methode für die Diagnostik anderer pathologischer Zustände. Herabgesetzte Che-Werte im Serum finden sich bei Lebererkrankungen (Vorhaus und Kark, 1953; Holander et al., 1954; Robertson, 1966), Herzinsuffizienz, schweren akuten Infektionen,

Unterernährungszuständen, Tuberkulose, Urämie, Schock (Robertson, 1966) und Myokardinfarkt. Nach den Erfahrungen von Vorhaus et al. (1950) stellt die Aktivitätsbestimmung der Serum-Che eine anwendbare differentialdiagnostische Probe zwischen dem Verschlußikterus und dem hepatocellulär bedingten Ikterus dar. Ein aktuelles klinisches Problem im Gebiete der Anaesthesiologie ist die genetisch bedingte Anenzymie im Serum oder auch in der Leber, die bei Anwendung von Lokalanaesthetica und depolarisierenden Relaxantien (Nixon und Thiel, 1964; Doenicke et al., 1964; Whittaker, 1968; Robertson, 1966) lebensgefährliche Komplikationen hervorruft.

Die diagnostische Bedeutung der Aktivitätsänderungen der Blut-Che bei einzelnen Erkrankungstypen des Nervensystems ist im Weltschrifttum bisher nicht nachgewiesen worden. Sehr wenige Angaben sind auch über die eine chronische Exposition den subtoxischen Organophosphatdosen (OF) begleitenden Änderungen zu finden (Šercl et al., 1965; Jindřichová et al., 1963). In dieser Mitteilung haben wir unsere Erfahrungen aus 4 Jahre dauernden Beobachtungen von Patienten der Neurologischen Klinik in Hradec Králové und zweier Arbeitsplätze, an denen mit OF gearbeitet wird, zusammengefaßt.

Methodik

Das Blut zur Bestimmung der Che wurde mit einer Injektionsspritze in heparinisierte Probiergläser entnommen. Nach 10 min dauerndem Zentrifugieren bei 3000 Touren/min wurde das Plasma getrennt und die übriggebliebenen Erythrocyten auf das ursprüngliche Volumen, d. h. auf 0,01 % durch Saponin ergänzt. Die Che-Aktivität im nicht verdünnten Plasma und Erythrocyten-Hämolysat wurde in einem automatischen Colorimeter vom Typus Auto-Analyzer Technicon (Technicon Instruments Corporation, Chauncey, New York) mit der Methode nach Winter (1960) gemessen. Die Ergebnisse wurden in Mikromolen Essigsäure kalibriert.

Material, Ergebnisse und Auswertung

Wir untersuchten 826 Patienten, die in 27 diagnostische Gruppen mit einer unterschiedlichen Personenzahl eingeteilt wurden. Die durchschnittliche Enzymaktivität bei den einzelnen Gruppen wurde mittels nicht parametrischem t-Test mit derjenigen der aus 51 gesunden Personen bestehenden Kontrollgruppe verglichen. Die Ergebnisse zeigen Tabellen 1 und 2. Diejenigen Gruppen, die eine signifikante Herabsetzung des Acetylcholinesterasespiegels (AChe) in Erythrocyten ($P < 0,05$) aufweisen, sind mit einem Stern (*) bezeichnet. Die im Plasma-Che-Spiegel festgestellten Unterschiede waren nicht signifikant. In dieser ersten Auswertung sind die Patientengruppen unausgelesen. Mit Rücksicht darauf, daß die Che-Änderungen nicht sehr ausgeprägt waren, konnte der interferierende Einfluß von weiteren Faktoren nicht ausgeschlossen werden. Aus den

Tabelle 1. *Aktivität der erythrocytären Acetylcholinesterase in einzelnen diagnostischen Gruppen eines nicht ausgelesenen Patientengutes*

Erkrankung	Zahl der Untersuchten	Durchschnittliche Aktivität $\pm$ 95% Konfidenzintervall
Norma	51	49,90 $\pm$ 1,50
Trauma CNS	10	49,10 $\pm$ 2,14
Lues CNS	6	46,48 $\pm$ 3,90
Cephalea	51	48,00 $\pm$ 1,08
Neuralgia	19	46,71 $\pm$ 1,80*
Neurosis	19	46,40 $\pm$ 2,80*
Encephalopathia perinatalis	8	49,00 $\pm$ 2,70
Affectiones otorhinolaryng. orig.	16	47,50 $\pm$ 1,87
Affectiones ophthal. orig.	7	46,94 $\pm$ 2,54
Affectiones parainf. orig.	13	44,73 $\pm$ 4,72
Affectiones inf. orig.	10	47,68 $\pm$ 1,55
Paresis NN. periph.	39	45,50 $\pm$ 2,00*
Spondylosis, Discopathia	108	46,85 $\pm$ 0,90*
Diabetes	6	46,72 $\pm$ 2,68*
Affectiones orig. incertae	77	46,60 $\pm$ 1,07*

* $P < 0,05$.

Tabelle 2. *Aktivität der erythrocytären Acetylcholinesterase in einzelnen diagnostischen Gruppen eines nicht ausgelesenen Patientengutes*

Erkrankung	Zahl der Untersuchten	Durchschnittliche Aktivität $\pm$ 95% Konfidenzintervall
Norma	51	49,90 $\pm$ 1,50
Sclerosis multiplex	75	46,93 $\pm$ 1,03*
Syringomyelia	23	47,35 $\pm$ 2,02*
Sclerosis lat. amyotrophica, M. Aran-Duchenne, M. Friedreich	40	49,0 $\pm$ 1,20
Myasthenia gravis pseudoparalytica	7	47,96 $\pm$ 3,50
Myopathia, Myotonia	9	46,86 $\pm$ 2,56
Epilepsia	67	47,00 $\pm$ 1,26*
Status comatosus paroxysmalis orig. incertae	12	49,10 $\pm$ 2,30
Hyperkinesis	17	46,50 $\pm$ 1,56
M. Parkinsoni	12	47,33 $\pm$ 2,46
Haemorrhagia cerebri et Thrombosis cerebri	99	47,13 $\pm$ 1,01*
Arteriosclerosis cerebri	19	45,00 $\pm$ 2,84
Tumor cerebri	47	47,80 $\pm$ 1,08
Hypertensio intracranialis	8	46,16 $\pm$ 2,90

* $P < 0,05$.

einzelnen Gruppen wurden daher diejenigen Kranken ausgeschlossen, bei denen der Blut-Che-Spiegel wahrscheinlich nicht durch eine Schädigung des Nervensystems bedingt war. Aus diesem homogenen Krankengut wurden ohne Rücksicht auf die Diagnose zwei Gruppen zusammengestellt, und zwar Männer und Frauen; diese wurden in weitere Gruppen entsprechend dem Alter der Patienten eingeteilt. Die zwischen den einzelnen Männer- und Frauengruppen festgestellten Unterschiede wurden mit dem nicht parametrischen t-Test ausgewertet. Die bei Männern festgestellten Werte der Erythrocyten-Acetylcholinesterase lagen in 3 von 5 untersuchten Gruppen signifikant höher. Die Aktivitätsänderungen in Abhängigkeit vom Alter der Patienten wurden mit der Zerstreuungsanalyse ausgewertet und erwiesen sich als vernachlässigbar, was mit dem Schrifttum in Einklang steht (Rider et al., 1957).

Die zweite untersuchte Gruppe bestand aus 69 Arbeitern, die mit subtoxischen Organophosphatdosen chronisch in Berührung kamen. Die Durchschnittswerte der Erythrocyten-Acetylcholinesterase unterschieden sich signifikant von denen der Kontrollgruppen; bei den Werten der Serum-Cholinesterase war es jedoch umgekehrt. Tabelle 3 zeigt die Durchschnittswerte der Erythrocyten-Che und deren entsprechende 95% Verläßlichkeitsintervalle bei den beiden zu vergleichenden Gruppen. Der mit dem nicht parametrischen t-Test ausgewertete Unterschied ist für $p = 0,01$ signifikant.

Tabelle 3. *Unterschied der Erythrocyten-Acetylcholinesteraseaktivität einer Arbeitergruppe und Kontrollgruppe bei einmaliger Bestimmung*

Versuchspersonen	Zahl der Untersuchten	Durchschnittliche Aktivität $\pm$ 95% Konfidenzintervall
Kontrollgruppe	51	$50,06 \pm 1,50$
Arbeiter	69	$47,40 \pm 0,55$

Die individuellen Normen der Blut-Che-Aktivität unterliegen nach einigen Autoren bei gesunden Personen nur geringen Änderungen, und zwar in Abhängigkeit von Zeit und verschiedenen Saisonfaktoren (Vorhaus und Kark, 1953). Bei den mit OF arbeitenden Personen stellen daher die Zufallsexpositionen einen empfindlichen Index dar. In Abb. 1 sind die Aktivitätsänderungen der Erythrocyten-AChe bei 17 Männern von demselben toxikologischen Arbeitsplatz festgehalten, die 3mal in einem Zeitabschnitt von 6 Monaten untersucht wurden. Durch die Streuungsanalyse wurde die Signifikanz der Unterschiede für $p = 0,01$ nachgewiesen.

Weit ausgeprägter sind die bei den einzelnen exponierten Arbeitern nachweisbaren Änderungen. Aus Tabelle 4 sind die Schwankungen der

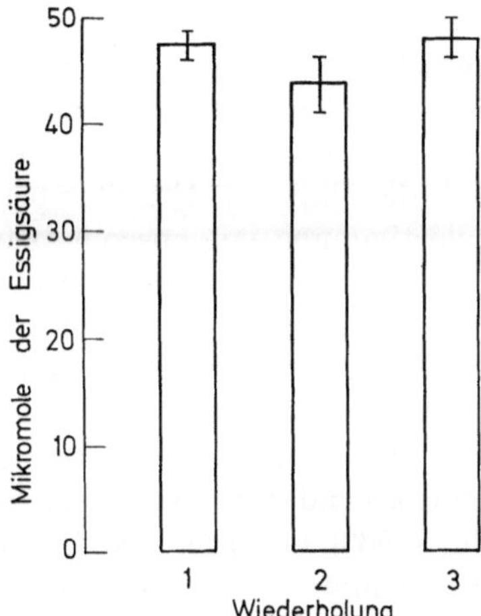

Abb. 1. Wiederholte Untersuchung der Arbeitergruppe in 6monatigen Intervallen

Tabelle 4. *Veränderungen der Individualnorm bei Arbeitern im Verlaufe von 4 Jahren*

Arbeiter	November 1964	Juli 1965	Oktober 1965	Dezember 1967	November 1968
O. O.	48,2	43,3*	50,0	49,4	49,7
V. K.	46,8	46,3	52,5	49,0	48,9
V. H.	48,8	43,9	—	48,0	43,4
A. J.	50,2	—	35,7*	52,5	53,9
J. V.	47,6	42,4*	37,3*	49,4	49,7
F. O.	48,2	—	31,8*	47,5	51,1
V. J.	—	43,6	39,7*	47,6	46,1
R. T.	44,8	34,2*	33,0*	36,2*	44,2
V. T.	47,5	46,0	52,0	—	49,7
L. H.	—	—	—	49,4	33,0*
E. P.	43,9	40,1*	48,0	49,0	33,0*
E. S.	51,1	48,3	50,6	53,0	47,9
V. M.	47,1	—	47,5	41,5*	52,9
L. B.	49,4	42,1	48,6	41,5	48,9

* $P < 0{,}05$.

individuellen Normen bei den Arbeitern von demselben Arbeitsplatz im Laufe von 4 Jahren zu ersehen. Die mit einem Stern bezeichneten Werte entsprechen den Zeitabschnitten mit einem erhöhten Risiko bei einzelnen Typen der Laborarbeit mit OF und sind als zufällige Intoxikationen eines leichteren Grades anzusehen. Aus der Tabelle ist auch die Veränderlichkeit der individuellen Normen für die einzelnen Arbeiter zu sehen.

Diskussion

Bei keiner neurologischen Erkrankung wurde nach der Zurecht-
stellung der Gruppe eine signifikante Herabsetzung der Blutcholinesterasen nachgewiesen. Im Schrifttum sind wenige Arbeiten zu finden, die
sich mit der Problematik der Blut-Che-Aktivität bei Nervenerkrankun-
gen befassen. In Übereinstimmung mit unseren Befunden wurden von
Dawson und Lindsey (1961) keine signifikanten Abweichungen bei 53 an
Sclerosis multiplex leidenden Personen festgestellt. Von Broser (1964)
wurden bei den an Myasthenie leidenden Kranken außer Normalwerten
auch signifikant höhere Werte gefunden; er zog einen eventuellen Zusammenhang mit der Thymus-Hyperplasie in Erwägung. Wir konnten
bei unseren an Myasthenie leidenden Kranken keine signifikant erhöhten
Werte feststellen. Kahn (1963) beschrieb die Herabsetzung der Blut-
Che-Werte bei ernsteren Bleiintoxikationen. Derartige Fälle kamen in
unserem Krankengut nicht vor. Obwohl in der von uns beobachteten
Gruppe der neurologischen Patienten mehrere gefäß-, entzündungs-,
expansions-, degenerativ und traumatisch bedingte Läsionen festzustellen waren, kam es in keinem Fall zu einer ausgeprägten Herabsetzung
der Blutcholinesterasespiegel. Hier kam der nichtspezifische Einfluß des
Geschlechtes zur Geltung. Wir sind daher der Meinung, daß die im
Organismus verlaufenden enzymatischen Vorgänge im Gegenteil zu
den beschriebenen internistischen, gynäkologischen u.a. Erkrankungen
durch die in unserem Krankengut vertretenen Schäden des Nervensystems nicht ausgeprägter beeinflußt wurden.

Bei der zweiten verfolgten Gruppe, und zwar bei 69 mit OF arbeitenden Personen wurde durch die einmalige Untersuchung der Blut-
Che eine signifikante Herabsetzung der Erythrocyten-Che nachgewiesen.
Die diagnostische Bedeutung der Aktivitätsbestimmung der Blut-Che
ist im Schrifttum bisher nicht bei Arbeitern bestätigt worden, die subtoxischen OF-Dosen ausgesetzt waren. So wurde von Wolfsie (1957)
eine Kumulation der enzymatischen Änderungen im Organismus angenommen, was nach einer gewissen Zeit zu ausgeprägteren Vergiftungserscheinungen führen kann. Bei einer gewissen gegenseitigen Beziehung
zwischen der Inhibitionsschnelligkeit im Blut und der Schnelligkeit der
enzymatischen Intoxikation der Organophosphate in der Interaktion
kann die Möglichkeit erwogen werden, daß es zu einem Gleichgewichts-
zustand mit einem niedrigeren Enzymspiegel kommen könnte, als dies
der Norm in der diesbezüglichen Population entspricht. Mit einem derartigen Schluß dürfte das Ergebnis des einmaligen Vergleiches der
Gruppe von gefährdeten Arbeitern mit der Kontrollgruppe übereinstimmen.

Andererseits können die positiven Ergebnisse mit dem herabgesetzten
Che-Spiegel auch durch leichtere Zufallsintoxikationen bedingt sein,

wie wir mit der laufenden Beobachtung der exponierten Arbeiter gezeigt haben. Bei denjenigen Personen, bei denen es zu einer Herabsetzung ihrer individuellen Che-Norm gekommen ist, konnten geringere Intoxikationen anamnestisch festgestellt werden. Auf Grund dieser Erfahrungen betrachten wir die wiederholte Verfolgung der individuellen Che-Normen bei den belasteten Arbeitern als das wertvollste Kriterium zur Aufdeckung leichterer Intoxikationen.

Schluß

Durch die Untersuchung der Blut-, Erythrocyten- und Plasma-Cholinesterase bei verschiedenen Erkrankungen des Nervensystems wurde keine spezifische Herabsetzung der Che-Aktivität nachgewiesen. Demgegenüber kam es bei der Gruppe der mit organischen Phosphaten beschäftigten Arbeitern zu einer signifikanten Herabsetzung der Erythrocyten-AChe-Aktivität. Durch wiederholte Untersuchungen der individuellen Blut-Che-Normen wurden zusätzlich Intoxikationen bei diesen Arbeitern festgestellt. Wiederholte Untersuchungen der individuellen Blut-Che-Norm stellen daher einen empfindlichen Index der Intoxikationen durch Organophosphate dar.

Literatur

Barckow, D., Neuhaus, G.: Zur Behandlung der schweren Parathion-(E 605®)-Vergiftung mit dem Cholinesterase-Reaktivator Obidoxim (Toxogonin®). Arch. Toxikol. 24, 133—146 (1969).

Broser, F.: The behaviour of serum cholinesterase in the course of pseudoparalytic myasthenia gravis. A contribution to the distinction of various forms of the myasthenic syndrome. Nervenarzt 55, 49—64 (1964).

Craig, A. B., Woodson, G. S.: Observations on the effect of exposure to nerve gas. I. Clinical observations and cholinesterase depression. Amer. J. med. Sci. 238, 13—17 (1959).

Dawson, R. L., Linelsey, H. A.: Serum cholinesterase in patients with multiple sclerosis. Arch. int. Pharmacodyn. 133, 16—19 (1961).

Doenicke, A., Gürtner, T., Kreutzberg, G., Remes, I., Spiess, W., Steinbereithner, K.: Serum cholinesterase anenzymia. Acta anaesth. scand. 7, 59—68 (1963).

Erdmann, W. D.: Klinische Erfahrungen mit dem Antidot Pyridin-2-aldoxim-methyljodid (2-PAM) bei E 605-Vergiftungen. Dtsch. med. Wschr. 85, 1014—1016 (1960).

— Clarmann, M. v.: Ein neuer Esterase-Reaktivator für die Behandlung von Vergiftungen mit Alkylphosphaten. Dtsch. med. Wschr. 88, 2201—2206 (1963).

Jakl, A., Ochrymovič, O.: Veränderungen der Aktivitäten der Cholinesterase von Plasma und Erythrocyten im Verlauf einer Malathionvergiftung in selbstmörderischer Absicht. [Tschech.] Voj. zdravotn. Listy 27, 151—153 (1968).

Jindřichová, J., Pultarová, H., Rükl, V.: Gesundheitsprobleme der Arbeit mit Organophosphaten in der Landwirtschaft des ostböhmischen Landes. [Tschech.] Pracov. Lék. 19, 403—408 (1967).

Kakhn, Kh. A.: Cholinesterase activity of the blood serum in patients with chronic lead poisoning and its dynamic during the $CaNa_2$, EDTA treatment. Opig. Tr. Prof. Zahal. 7, 50—51 (1963).

Meyer, R. M., Jawitsky, A., Ritz, N. D., Fitch, H. N.: A study of cholinesterase activity of the blood of patients with pernicious anemia. J. Lab. clin. Med. **33**, 189—202 (1948).

Molander, D. W., Friedman, M. M., La Due, J. S.: Serum cholinesterase in hepatic and neoplastic diseases. Ann. intern. Med. **41**, 1139 (1954).

Nixon, J. C., Thiel, C. J.: Apnoe due to inheritance of atypical pseudocholinesterase. Canad. med. Ass. J. **90**, 1125—1127 (1964).

Pritchard, J. A., Weisman, R. J.: Erythrocyte cholinesterase activity in normal pregnancy and in megaloblastic and other anemias pregnancy and the puerperium. J. Lab. clin. Med. **47**, 98—107 (1956).

Rider, J. A., Hodges, J. L., Swader, J.: Plasma and red cell cholinesterase in 800 "Healthy" blood donors. J. Lab. clin. Med. **50**, 376—383 (1957).

Robertson, G. S.: Serum cholinesterase deficiency. I. Disease and inheritance. Brit. J. Anaesth. **38**, 355—360 (1966).

Sabine, J. C.: Erythrocyte cholinesterase titers in hematologic disease state. Amer. J. Med. **27**, 81—96 (1959).

Šercl, M., Jechová, D., Komrska, M., Kovařík, J., Kyral, V., Lichá, H., Lichý, J., Nettl, S., Šimková, D., Štovíček, J., Vrcha, L., Zdráhal, L.: Vergleich des neurologischen Befundes und der Serumcholinesterase bei Spätwirkungen von Organophosphat-Insecticiden auf den menschlichen Organismus. [Tschech.] Suppl. Sbor. věd. prací Hradec Král 8, 415—433 (1965).

Vorhaus, L. J., Kark, R. M.: Serum cholinesterase in health and disease. Amer. J. Med. **14**, 707 (1953).

— Scudamore, H. H., Kark, R. M.: Measurement of serum cholinesterase activity in the study of diseases of the liver and biliary system. Gastroenterology **15**, 304—315 (1950).

Whittaker, M.: An additional pseudocholinesterase phenotype occurring in suxamethonium apnoea. Brit. J. Anaesth. **40**, 579—582 (1968).

Winter, G. D.: Cholinesterase activity determination in an automated analysis system. Ann. N.Y. Acad. Sci. **87**, 629—635 (1960).

Wolfsie, J. H.: Blood cholinesterase activity. (Practical considerations in routine testing programs.) Arch. industr. Hlth **16**, 403—410 (1957).

Prof. Dr. Sc. Dr. med. habil. M. Šercl
Neurologische Klinik der Karlsuniversität
Hradec Králové, ČSSR

Int. Arch. Arbeitsmed. 26, 71—83 (1970)

Humanpathologische und tierexperimentelle Beobachtungen nach Intoxikation mit einer organischen Quecksilberverbindung („Fusariol")

H. Schmidt und R. Harzmann *

Pathologisches Institut der Universität Erlangen-Nürnberg
(Direktor: Prof. Dr. E. Müller)

Eingegangen am 29. November 1969

Observations from Autopsy of a Patient after Poisoning with an Organic Mercury Compound ("Fusariol") and from Animal Experiments

Summary. The authors on a case of poisoning through inhalation of an organic mercury compound (trade name "Fusariol") used for treating seeds.

18 years after the poisoning the patient died and an autopsy was performed when the authors found the rarely commented-on situation of a selective atrophy of the visual cortex in both hemispheres and came to think about the toxic effect organic mercury compounds might have in this respect.

The authors in an animal experiment had the pathogenesis of poisoning by organic mercurial compounds investigated into. Acute, subacute and chronic states of poisoning were induced in rabbits injected varying doses of a solution of "Fusariol", i.e. ethyl-mercury-acetone. Comparable lesions of the CNS could not be induced which may be due to a lesser sensitivity of the rabbit brain, yet in addition to the well-known typical alterations in the kidneys they found fatty degeneration and necroses of the heart muscle which up to the present time has hardly been recognized. The authors discuss why mercury would cause lesions in the CNS, the heart and the kidneys, but not in other organs. The authors assume that the organ-specific lesion is a function of the number of capillaries that particular organ has. Furthermore the strong cytotoxic effect of mercury on these organs may be due to their being rich in enzymes that may be inhibited by the SH-group-binding activity of mercury. For these reasons the CNS, the heart and the kidneys, and within these organs in particular the visual cortex, viz. the subendocardial region, viz. the proximal and distal convoluted tubules which all three have an abundant supply of capillaries and are especially rich in enzymes may be the sites of predilection for mercury-induced lesions. No evidence could be found for mercury-induced blood vessel spasms having lead to the described pathological alterations of the CNS.

Zusammenfassung. Es wird von einem Vergiftungsfall berichtet, der nach Einatmung von Stauben des Organo-Hg-haltigen Saatbeizmittels „Fusariol" eingetreten war. Der beim Tod 18 Jahre nach der Vergiftung erhobene, bisher selten beschriebene Befund einer elektiven Atrophie der Sehrinde beider Hemisphären war Ausgangspunkt von Überlegungen über den toxischen Wirkungsmechanismus organisch gebundenen Quecksilbers. Sie gaben Anlaß, durch Erzeugung feingeweblicher Organschäden im Tierexperiment nähere Einblicke in die

---

* D_{29}.

Pathogenese der Organo-Hg-Vergiftung zu erhalten. Als Versuchstiere dienten Kaninchen, die durch i.p. Injektionen von verschieden hohen Dosen des in Lösung gebrachten „Fusariol"-Wirkstoffes Äthyl-Hg-Aceton akut, subakut und chronisch vergiftet wurden. Hierdurch waren vergleichbare Schäden am ZNS — wohl infolge einer geringeren Empfindlichkeit des Kaninchengehirns — nicht zu erzeugen, statt dessen aber neben typischen Veränderungen an den Nieren bisher als Folge einer Intoxikation mit Organo-Hg kaum bekannt gewordene Herzmuskelschäden in Form von Verfettungen und Nekrosen. Es wird zu klären versucht, warum das Hg vor allem ZNS, Herz und Nieren, kaum aber andere Organe schädigt. Es wird vermutet, daß dies mit einer starken Hg-Konzentration in diesen Organen als Folge ihrer Capillardichte zusammenhängt. Darüber hinaus wird die starke cytotoxische Wirkung des Hg diesen Organen gegenüber darauf zurückgeführt, daß es sich bei diesen um enzymreiche Organe handelt, die durch die Eigenschaft des Hg, Enzyme durch Bindung an ihre SH-Gruppen in ihrer Aktivität zu hemmen, einer besonderen Gefährdung unterliegen. Aus diesem Grund dürften ZNS, Herz und Nieren und innerhalb dieser Organe vor allem die Sehrinde, die subendokardialen Bezirke sowie die Hauptstückepithelien, die alle hinsichtlich Capillardichte und Enzymreichtum deutlich exponiert sind, durch das Hg besonders schwer geschädigt werden. Die Vorstellung, daß durch Hg ausgelöste Gefäßspasmen zu den geschilderten pathologischen Veränderungen am ZNS führen könnten, ließ sich nicht stützen.

Im Gegensatz zur Vergiftung mit ionisiertem Quecksilber sind durch organisch gebundenes Hg verursachte Schäden erst seit der Verbreitung des Knallquecksilbers (ab 1830), des Dimethyl-Hg (Edwards, 1861) und ähnlicher Verbindungen beschrieben worden. Um die Jahrhundertwende stieg mit der Entwicklung von Organo-Hg-haltigen Diuretica und Salben, Desinfektions-, Insektenschutz-, Holzkonservierungs- und Saatbeizmitteln die Zahl solcher Vergiftungen sprunghaft an. In den meisten Fällen handelte es sich dabei um Erkrankungen des Personals der Saatbeizmittelindustrie.

Während die ersten Saatbeizmittel auf Hg-Basis („Uspulum", „Germisan" u.a.) wegen ihres relativ hohen Hg-Gehaltes noch stark toxische Substanzen darstellten, konnten durch die Entdeckung der besonders großen Fungicidität merkurierter Alkylverbindungen (Klages) der Hg-Gehalt und damit die Toxicität neuerer Präparate bei gleichbleibender Wirksamkeit erheblich verringert werden. So enthalten moderne Saatbeizmittel wie „Abavit", „Fungicid", „Fusariol", „Fusatin", „Segetan" u.a. Hg nur noch zu 1,5—3%. Ihre große Wirksamkeit bei der Bekämpfung der durch Pilzbefall hervorgerufenen Getreidekrankheiten (Weizensteinbrand, Schneeschimmel, Streifenkrankheit und Haferflugbrand) beruht unter anderem auf ihrer Fähigkeit, langsam zu verdampfen und so auch versteckt sitzende Sporen zu erreichen (Gassner).

In den Herstellerbetrieben wird die Trockenbeize dem Saatgut als eine mit Pudern versetzte organische Hg-Verbindung beigemischt. Beim Abpacken des gebeizten Saatgutes und bei der Aussaat durch den Landwirt ist eine Saatbeizmittelverstäubung meist unvermeidbar.

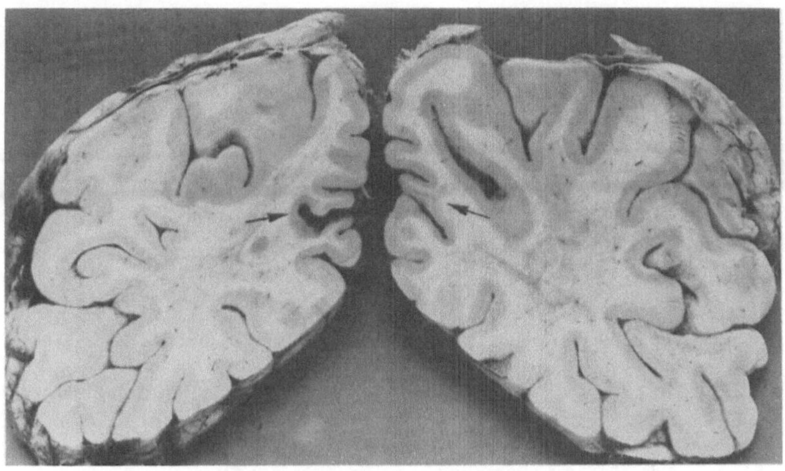

Abb. 1. Symmetrische Atrophie der Sehrinde beiderseits (Pfeile)

In diesen Arbeitsvorgängen eingesetzte Personen haben als besonders vergiftungsgefährdet zu gelten, wobei die Gefahr für Landwirte relativ gering ist, da diese die Aussaat des gebeizten Getreides bei ständiger Lufterneuerung vornehmen. In Übereinstimmung damit handelt es sich bei den in der Literatur beschriebenen Vergiftungen zumeist um solche von Arbeitern, die mit dem Beizen oder Abpacken des Saatgutes beschäftigt waren. Neben den Symptomen einer Vergiftung mit ionisiertem Hg standen bei ihnen zentralnervöse Symptome im Vordergrund, wie Pelzigkeit und Parästhesien an Händen, Mund und Gaumen, Gang- und Sprachstörungen, Abnahme des Hörvermögens, konzentrische Einengung des Gesichtsfeldes, Verwirrtheitszustände, Erethismus und psychische Labilität (Ahlmark; Baldi u. Mitarb.; Hill; Höök u. Mitarb.; Koelsch; Welter, u.a.). Hunter u. Mitarb., die 4 gewerbliche Dimethyl-Hg-Vergiftungen mit Ataxie, Dysarthrie und konzentrischer Gesichtsfeldeinengung als führenden Symptomen über einen Zeitraum von 15 Jahren beobachteten, fanden pathologisch-anatomisch in einem Fall neben einer symmetrischen Kleinhirnrindenatrophie vom Körnertyp eine hochgradige Occipitalrindenatrophie mit Prädilektion im Bereich der Fissura calcarina. Ähnliche Beobachtungen machten Hay u. Mitarb. sowie Okinaka u. Mitarb.; bei insgesamt 3 pathologisch-anatomisch untersuchten Fällen von Organo-Hg-Intoxikation ergab sich als Hauptbefund ein symmetrischer Ganglienzellschwund in der 2. und 3. Occipitalrindenschicht bei auffallend starker Schädigung der Sehrinde.

Unseres Wissens sind diese Autoren bis heute die einzigen, die mit den erwähnten Kleinhirnrinden- und Sehrindenatrophien ein morpho-

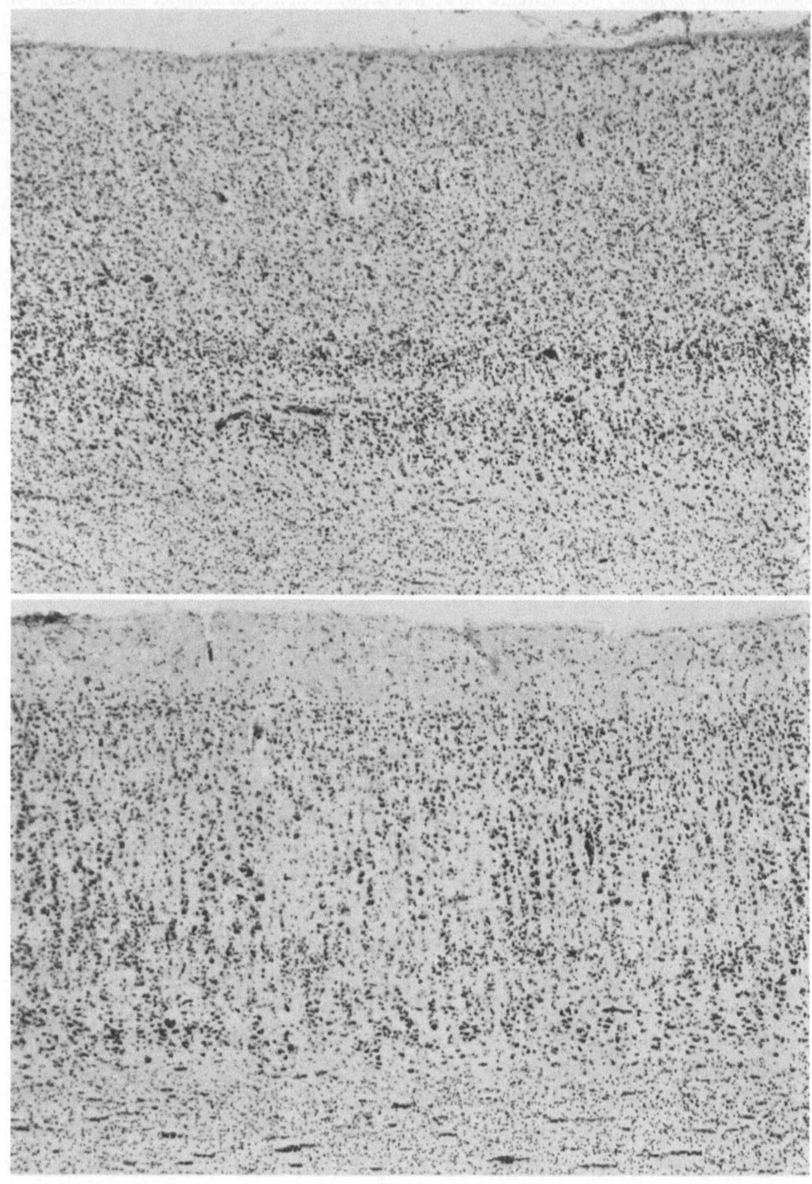

Abb. 2. Hochgradiger Nervenzellausfall vor allem in der 2. und 3. Sehrindenschicht (oben), der Sehrinde benachbarter Rindenabschnitt mit erhaltenen Nervenzellen zum Vergleich (unten). Kresylviolettfärbung am Gefrierschnitt, Vergr. ca. 40×

logisches Substrat bei Organo-Hg-Vergiftungen mit zentralnervösen Ausfallserscheinungen vorlegen konnten. Das veranlaßt uns, nachfolgend über eine elektive symmetrische Sehrindenatrophie nach Vergiftung mit dem Saatbeizmittel „Fusariol" zu berichten.

Kasuistik

1. Krankengeschichte und klinische Befunde

Der beim Tode im Jahre 1965 50 Jahre alte Arbeiter R. S. war Anfang 1947 in der Saatbeizmittelabteilung eines oberbayerischen Chemie-Werkes etwa 2 Monate lang beschäftigt. An seinem Arbeitsplatz, wo das gebeizte Getreide in Säcke abgefüllt wurde, war S. Stäuben der Universaltrockenbeize „Fusariol", die als wirksamen Bestandteil Äthyl-Hg-Aceton (Hg-Anteil 1,5%) enthält, ausgesetzt. Dabei soll S. die damals vorgeschriebene Schwammfiltermaske ständig getragen haben.

Etwa 2 Monate nach Arbeitsbeginn stellten sich die ersten Vergiftungserscheinungen ein: S. klagte über Zahnfleischschmerzen, Salivation, Appetitlosigkeit, Konzentrationsschwäche und heftige, von der Stirn zum Hinterkopf ziehende Schmerzen. Hinzu gesellten sich ein rapider Gewichtsverlust, eine Binde- und Hornhautentzündung beider Augen sowie Hyp- und Parästhesien der Finger 3—5 links und 4—5 rechts (mit späterer Ausdehnung auf ulnare Unterarmanteile), der Zunge und Lippen. Daneben bestanden Störungen von Sprache und Schrift. Der Blutdruck war normal, im Urin fanden sich Erythrocyten und Eiweiß. 4 Monate nach der Erstexposition trat zusätzlich eine immer weiter fortschreitende Verschlechterung des Sehvermögens auf. Diese schon sehr bald auf eine Organo-Hg-Vergiftung zurückgeführten Erscheinungen konnten auch durch drei stationäre Behandlungen (bis Anfang 1948) mit Thiosulfatinjektionen und anderen damals üblichen Maßnahmen kaum beeinflußt werden. Etwa 10 Monate nach der Vergiftung wurden durch wiederholte Untersuchungen eine beidseitige Conjunctivitis, eine konzentrische Gesichtsfeldeinengung beider Augen für Rot und Blau (bis auf 20%) bei rechtsseitiger homonymer Erweiterung für Weiß sowie beiderseits eine scharf begrenzte, temporal abgeblaßte Papille festgestellt. Außerdem bestand eine erhebliche Herabsetzung der Dunkeladaptation. Es wurde eine Schädigung der Sehstrahlung und der Sehrinde durch Einwirkung von „Fusariol"-Stauben mit einer Erwerbseinschränkung um 60—70% angenommen. Nachdem sich die Krankheitserscheinungen bis auf die weiterhin starke Einschränkung des Sehvermögens weitgehend zurückgebildet hatten, konnte S. im Dezember 1948 wieder eine leichte Arbeit in einem anderen Betrieb aufnehmen. 1965, 18 Jahre nach der Vergiftung, starb S. an einem Blasencarcinom. Die konzentrische Gesichtsfeldeinengung hatte sich bis zu seinem Tode nicht zurückgebildet.

2. Pathologisch-anatomischer und histologischer Hirnbefund

Bei der Sektion des formolfixierten Gehirns war die Sehrinde beider Hemisphären nahezu spiegelbildlich in ein gleichmäßig verschmälertes, dabei deutlich verhärtetes und leicht braungelblich verfärbtes Rindenband verwandelt (Abb. 1). Sehnerv, Chiasma optici, Corpus geniculatum laterale, Pulvinar thalami, das Ventrikelsystem, das Kleinhirn und der tiefe Hirnstamm boten makroskopisch keinen pathologischen Befund.

In der histologisch eingehend untersuchten Sehrinde beider Hemisphären zeigte sich ein starker, in der Intensität nicht ganz gleichmäßiger Ausfall an Ganglienzellen, von dem weitaus am stärksten die 2. und 3. Rindenschicht betroffen war; in den Schichten 4—6 ergab sich demgegenüber nur ein geringer, manchmal auch nur angedeuteter Nervenzellausfall (Abb. 2). Hinsichtlich der Ausdehnung der Ausfälle zeigte sich eine elektive Beschränkung auf die gesamte Sehrinde beider Seiten (Abb. 3). Die Makrogliazellen waren leicht vermehrt. Abbauerscheinungen und Gefäßveränderungen ließen sich nicht nachweisen. Im Markscheidenpräparat

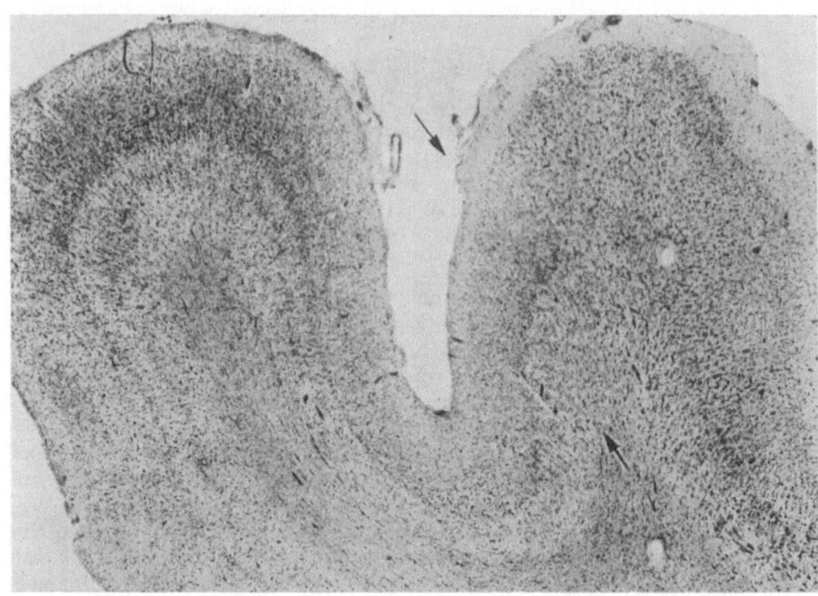

Abb. 3. Übersichtsaufnahme von der Sehrinde mit elektiver Beschränkung der
Nervenzellausfälle auf die atrophische Sehrinde (in der linken Bildhälfte), Grenze
zur intakten benachbarten Rinde durch Pfeile markiert. Kresylviolettfärbung
am Gefrierschnitt, Vergr. 17×

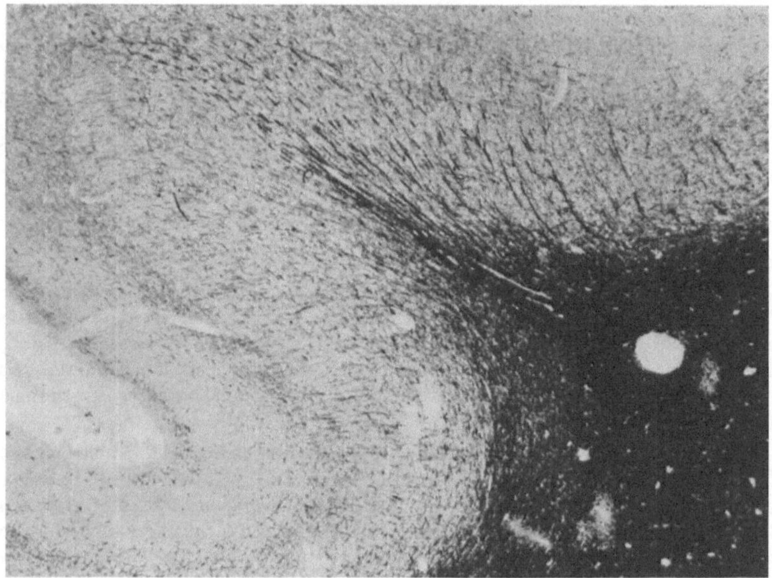

Abb. 4. Weitgehender Verlust der Markfaserung innerhalb der Sehrinde (linke
Bildhälfte). Markscheidenfärbung am Gefrierschnitt nach Schröder, Vergr. ca. 30×

(Schröder) ergab sich eine deutliche Rarefizierung der Rindenfaserung in der 2. und 3. Schicht (Abb. 4). In allen anderen histologisch untersuchten Hirnabschnitten wurden krankhafte Veränderungen vermißt.

Diskussion

Wegen des eindeutigen zeitlichen Zusammenhanges zwischen Organo-Hg-Exposition und Ausbildung der typischen Symptomatik ist nicht daran zu zweifeln, daß das Krankheitsbild durch eine Vergiftung mit „Fusariol" verursacht war. Insbesondere die Parästhesien, die Sprach- und Schriftstörungen sowie die während des 15jährigen Verlaufes im Gegensatz zu diesen Symptomen nicht mehr rückbildungsfähige Gesichtsfeldeinschränkung entsprechen den bei gesicherten Organo-Hg-Vergiftungen gemachten Beobachtungen. Lediglich die sonst oft vorkommenden Ataxien fehlten. Dementsprechend war neben der beidseitigen Sehrindenatrophie als dem morphologischen Korrelat zu der zeitlebens vorhandenen Gesichtsfeldeinschränkung eine Kleinhirnrindenatrophie, wie sie in den Fällen von Hunter u. Mitarb. vorlag, histopathologisch auch nicht nachweisbar.

Neben diesen durch Organo-Hg verursachten Schäden lagen in Gingivitis, Salivation, pathologischen Urinbefunden und Gewichtsabnahme Befunde vor, die seit langem als Folgen einer Vergiftung mit anorganisch gebundenem Hg bekannt sind. Dieses Nebeneinander zweier verschiedener Vergiftungsbilder beruht nach allgemeiner Ansicht auf einer Zweiphasenwirkung des organischen Hg-Moleküls. Nach Applikation der zunächst wirksamen organischen Verbindung wird aus dieser immer mehr ionisiertes Hg freigesetzt, das dann die dafür typischen Schäden hervorruft (Welter).

Über den Intoxikationsmodus bei Einatmung staubförmiger Organo-Hg-haltiger Verbindungen gehen die Vorstellungen dahin, daß der Staub zunächst in die Bronchien und Bronchiolen gelangt und von dort teilweise wieder hinausgeflimmert wird, wobei ein direkter Übergang ins Blutgefäßsystem nicht stattfindet, da die Teilchengröße des Äthyl-Hg-Moleküls von 1540 μ (Hagen, Koelsch) das nicht gestattet. Vielmehr bleiben diese relativ großen Partikel an den Wänden von Bronchien und Bronchiolen haften und werden von hier aus langsam resorbiert. Daraus ergibt sich ein Depoteffekt, der die Tatsache, daß bei Äthyl-Hg-Vergiftungen überwiegend chronische Erkrankungen mit schleichender Verschlechterung auftreten, verständlich macht. Das nach der Resorption auf dem Blutweg transportierte Hg wird dann in Abhängigkeit von lokalen Durchblutungsgrößen im Organismus verteilt (H. Bauer), wobei Organe mit besonders hoher Blutdurchflutung wie Leber, Herz, Niere und Gehirn am stärksten mit Hg belastet werden. Die dabei im Vordergrund stehenden Schäden am ZNS beruhen auf der Bindung des

Hg an Kohlenwasserstoffe, die dem Molekül lipophile Eigenschaften verleihen und es damit in die Lage versetzen, die Bluthirnschranke zu passieren und auf das ZNS direkt einzuwirken. Den Nachweis für diesen Verteilungsmechanismus lieferten Friberg u. Mitarb., die nach experimentellen Vergiftungen mit Methyl-Hg-Präparaten im ZNS eine 10mal höhere Hg-Konzentration als nach Verabreichung von Sublimat fanden.

Noch ungeklärt ist jedoch die Frage nach den Ursachen der — wie es die wenigen anatomisch untersuchten Fälle von Organo-Hg-Vergiftungen zweifellos ausweisen — unterschiedlichen Vulnerabilität des ZNS mit bevorzugter Schädigung der Kleinhirnrinde und der Sehrinde (in unserem Fall elektiv der Sehrinde).

Diese regional verschiedene Empfindlichkeit gegenüber Hg könnte damit erklärt werden, daß die Hg-Konzentration dort am größten ist, wo eine besonders hohe Gewebsdurchblutung vorliegt (H. Bauer). Das aber trifft nach Pfeiffers Untersuchungen über die Angioarchitektonik des ZNS in auffälliger Weise für die Sehrinde zu (innerhalb dieser besonders für die Ganglienzellschichten 2, 3 und 5), die erheblich stärker als umgebende Rindenfelder vascularisiert ist und somit ihre bevorzugte Schädigung bei Vergiftungen mit Organo-Hg-Substanzen durch hohe lokale Hg-Konzentrationen zu erklären vermag. Da neben der Zahl der Ganglienzellen vor allem Art und Größe des Energieumsatzes die Capillardichte eines Areales bestimmen, kann andererseits von der Capillardichte der Sehrinde auf deren große Stoffwechselleistung und von dieser auf einen besonderen Enzymreichtum geschlossen werden. Wahrscheinlich ist es dieser, der die starke Empfindlichkeit der Sehrinde gegenüber Hg ausmacht. Nach neuerer Ansicht (Cafrung u. Mitarb., Timm u. Mitarb., Wirth u. Mitarb., Kosmider) beruhen nämlich die durch Hg gesetzten Gewebsschädigungen auf der Verbindung von diesem mit SH-haltigen Gruppen zu HgS, wodurch wichtige energieliefernde Enzymsysteme blockiert werden. Zu diesen Fermenten gehört auch die Succinodehydrogenase, durch deren Blockierung der Zitronensäurecyclus und damit der Zellstoffwechsel empfindlich gestört werden.

Neben dieser Vorstellung von der Pathogenese der Organo-Hg-Vergiftung besteht eine ältere Theorie, die besagt, daß Hg über vasomotorische Störungen zu Gewebsschädigungen führt. Während Moeschlin — neben Enzymhemmung — eine vasculäre Sensibilisierung annimmt, vermuten Ricker u.a. den Hauptangriffsort des Hg im Arteriolen-Capillarengebiet. Dort soll es über Spasmen und toxische Gefäßschädigung zu einer Mangeldurchblutung des nachgeschalteten Gewebes und dadurch bedingtem Parenchymuntergang kommen. Nach unseren Befunden ist diese These nicht zu stützen, da für eine vasculär bedingte Schädigung kennzeichnende Veränderungen fehlten.

Um experimentell Aufschlüsse über die Pathogenese der Organo-Hg-Vergiftung zu erhalten, injizierten wir 13 Kaninchen annähernd gleichen Alters und Gewichtes das in der „Fusariol"-Tockenbeize wirksame Äthyl-Hg-Aceton in wässeriger, glukosehaltiger Lösung in die Bauchhöhle. Abweichend vom Fall S. wurde dieser einfach zu praktizierende Vergiftungsmodus gewählt, weil nach Okinaka, Koelsch u. a. die Resorptionsgeschwindigkeiten und die histologischen Veränderungen sowohl nach i. p. Applikation als auch nach Inhalation des Giftes die gleichen sind. 4 Kaninchen wurden durch einmalige Applikation hoher Äthyl-Hg-Aceton-Dosen von 50, 100 und 160 mg, die z. T. erheblich über der in Vorversuchen ermittelten LD von 20 mg/kg lagen, vergiftet; sie überlebten die Vergiftung 4—10 Std. Eine zweite Gruppe von 9 Tieren wurde mit wesentlich niedrigeren Giftmengen behandelt; in täglicher Applikation kamen Einzeldosen zwischen 3 und 24 mg zur Anwendung, wobei sich während der 6—53 Tage betragenden Überlebenszeit Gesamtdosen von 80—160 mg ergaben.

Bei allen Tieren entwickelten sich in verschiedener Zeit nach der Hg-Verabreichung Agitiertheit, Tremor, Krämpfe und Koordinationsstörungen, also Verhaltensveränderungen, die nach allgemeiner Ansicht (Koelsch, Borbély, u. a.) für Vergiftungen mit organischen Hg-Verbindungen typisch sind und als Symptome einer Hirnparenchymschädigung zu der Annahme verleiten, es handele sich hierbei um Folgezustände einer direkten Einwirkung des Hg auf zentralnervöse Strukturen.

Entgegen den Erwartungen wurden bei der histologischen Untersuchung des Gehirns entsprechende Befunde vermißt, wie überhaupt am Gehirn krankhafte Veränderungen nicht festzustellen waren. Da sich bei allen Tieren durch Hg verursachte schwere Nierenschäden ergaben, ist zu vermuten, daß eine daraus resultierende Urämie für die von den Tieren gebotene zentralnervöse Symptomatik verantwortlich war. Ein solcher Schluß wird auch durch Beobachtungen von Wilkening u. Mitarb. nahegelegt, die bei 3 durch „Abavit"-Saatbeize vergifteten Personen mit Tremor, Krämpfen und Erethismus erhebliche Rest-N-Erhöhungen feststellten.

Das Ausbleiben zentralnervöser Schäden erklären wir uns durch eine im Vergleich mit dem menschlichen Gehirn geringere Organo-Hg-Empfindlichkeit des weniger ausdifferenzierten und capillarisierten Kaninchengehirns. Es ist dies um so wahrscheinlicher, als nach Berichten über ähnliche Tierexperimente (Hunter u. a.) cerebral höher differenzierte Tiere wie Hunde und Katzen, insbesondere aber Affen, als Versuchstiere wesentlich geeigneter zu sein scheinen.

Die genannten Nierenparenchymschäden — Verfettungen und Nekrosen vor allem der Hauptstückepithelien — entsprechen in Art und Lokalisation denen, die bei der sogenannten „Sublimatniere" gefunden werden. Sie dürften demnach auf eine Vergiftung mit ionisiertem Hg zurückzuführen sein, das sekundär durch Abbauvorgänge aus dem verabreichten organischen Molekül freigesetzt wird (Zweiphasenwirkung, s. o.). Gleichlautende Befunde erhoben Friberg u. Mitarb., die nach experimentellen Hg-Vergiftungen hohe Hg-Konzentrationen im proximalen Teil der Tubuli contorti und im weiten Teil der Henleschen Schleifen feststellten. Die Erklärung dafür liegt in der bekannt starken Affinität des Hg zu den Gewebsenzymen, die in den Hauptstück-epithelien in besonders großer Zahl vorkommen. Infolge der — wahrscheinlich reversiblen — Verbindung zwischen Enzym-SH und Hg zu HgS werden die Enzymaktivitäten gehemmt und damit Energie-versorgung und Funktion dieser Zellen gestört. Die Höhe der lokalen Hg-Konzentration entscheidet dann darüber, ob reversible (Verfettungen) oder irreversible Schäden (Nekrosen) an diesen Zellen auftreten.

Neben diesen allgemein bekannten Nierenveränderungen ergaben sich zu unserer Überraschung bei allen Tieren noch schwere Herz-muskelschäden, deren Verifizierung wir, da ihnen vergleichbare tier-experimentelle oder humanpathologische Befunde unseres Wissens — mit einer Ausnahme — bislang nicht bekannt geworden sind, als das Hauptergebnis unserer Versuche ansehen.

In gleicher Abhängigkeit von Versuchsdauer, Tiergewicht und Hg-Dosis offenbarten sie sich als Schäden, die von disseminierten über fleckförmige Verfettungen bis zu ausgedehnten infarktähnlichen Ne-krosen reichten. Dabei waren Intensität und Ausdehnung im linken und rechten Ventrikel gleich. Die Nekrosen befanden sich in z. T. lebhafter mesenchymaler Organisation und bevorzugten, wie auch die Ver-fettungen, vor allem die subendocardialen Bezirke (Abb. 5).

Angaben über Alterationen des Herzmuskels bei Organo-Hg-Ver-giftung fanden wir allein bei Welter; er sah bei einem Mann, der einer chronischen Vergiftung mit „Fusariol"-Stauben erlegen war, eine trübe Schwellung und Verfettung von Herzmuskelfasern. Mehrfach wurde demgegenüber schon auf klinische Erscheinungen von seiten des Herzens bei Organo-Hg-Vergifteten aufmerksam gemacht, wobei über auriculäre und ventriculäre Extrasystolien, Vorhofflimmern mit absoluter Arrhyth-mie, Überleitungsstörungen und Kammerflimmern berichtet wurde (Müller u. Mitarb.; Cafrung u. Mitarb.; Kähler; Laschtschenko). Flacke u. Mitarb. bestätigten diese Beobachtungen elektrokardiographisch an mit Hg-Diuretica behandelten Tieren.

Als Ursache der so auffallend schweren Myokardschädigung wird man neben der durch die lipophilen Eigenschaften organischer Hg-Verbindungen gegebenen Affinität des Hg zum Myokard vor allem die aus der starken lokalen Durchblutung resultierende hohe Hg-Konzen-tration im Myokard anzusehen haben. Ihre Höhe dürfte Grad und

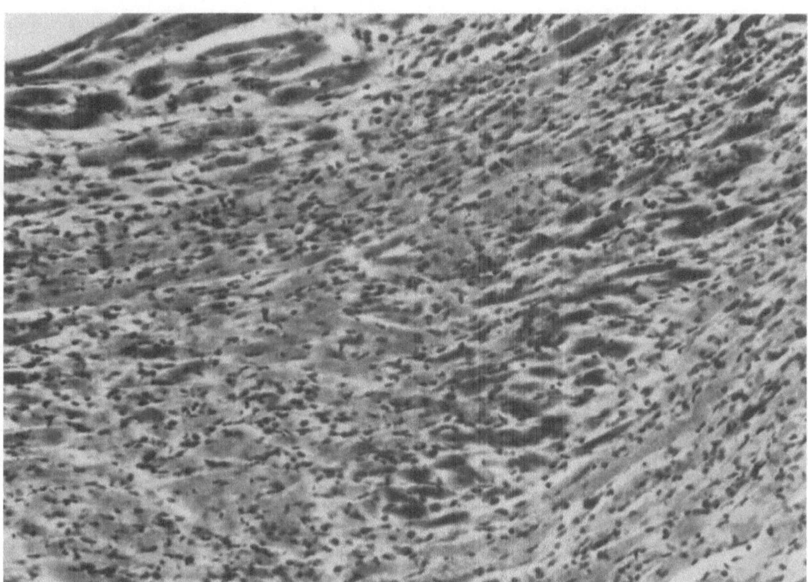

Abb. 5. Herdförmige, infarktartige Myokardnekrose in lebhafter mesenchymaler
Organisation nach Verabreichung von 144 mg Äthyl-Hg-Aceton innerhalb von
42 Tagen. HE-Färbung am Paraffinschnitt, Vergr. ca. 160×

Ausdehnung der Myokardschädigung bei unseren Versuchstieren wesentlich bestimmt haben; darauf weist die Tatsache hin, daß die Myokardschädigung um so schwerer vorgefunden wurde, je längere Zeit die
Versuchsdauer betrug. Die zellschädigende Wirkung des Hg wird dabei
wiederum in seiner Fähigkeit zu suchen sein, SH-Gruppen-haltige
Enzyme in ihrer Aktivität zu hemmen. In erster Linie scheint davon
am Herzen die Succinodehydrogenase betroffen zu sein, deren Blockierung eine erhebliche Beeinträchtigung der Funktion des Herzmuskels
bedeutet (Moeschlin; Kähler). Aus all dem erklärt sich, warum sub-
endocardiale Bezirke, die bekanntlich den größten Stoffwechsel am
Herzen zu bewältigen haben, bei unseren Tieren am schwersten geschädigt waren.

Zur Frage, ob die Herzmuskelschäden durch metallisches oder
organisch gebundenes Hg (hier: Äthyl-Hg-Aceton) verursacht worden
sind, weisen die Befunde bei den akut vergifteten Tieren unserer Versuchsreihe auf eine primäre Schädigung des Myokards durch Äthyl-Hg-
Aceton hin. Nur so läßt sich erklären, daß bei diesen wenige Stunden
nach der Vergiftung gestorbenen Tieren schon schwere Blutstauungen
in Lungen, Leber und Nieren sowie weit dilatierte Herzkammern als
Zeichen einer schweren Funktionsstörung des Herzmuskels nachweisbar

waren. Zu einem solch frühen Zeitpunkt kann ein Abbau des organischen Moleküls noch nicht stattgefunden haben, so daß nur dieses wirksam werden konnte.

Literatur

Ahlborg, G., Ahlmark, A.: Den kliniska bilden vit förgiftning med Alkylkuicksilver-föreninger samt expositionsrisker. Nord. Med. **41**, 503 (1949).

Ahlmark, A.: Poisoning by methyl mercuric compounds. Brit. J. industr. Med. **5**, 117 (1948).

Baldi, G., Marenghi, B., Picollo, A.: Alterazioni oculari nel mercurialismo cronico. Med. d. Lavoro **45**, 214—224 (1954).

Bauer, H.: Neuere Vorstellungen über die Bluthirnschrankenfunktion und deren Bedeutung für die Pathogenese beruflicher Vergiftungen. Int. Arch. Gewerbepath. Gewerbehyg. **19**, 482—506 (1962).

Borbély, F.: Die Quecksilbervergiftung. Schweiz. Z. Unfallmed. **53** (1960).

Cafrung, E. J., Farah, A., Di Stefano, H. S.: Effects of the mercurial diuretic mersalyl on protein-bound sulfhydryl-groups in the cytoplasm of rat kidney cells. J. Pharmacol. exp. Ther. **115**, 390 (1955).

Edwards, G.: Two cases of poisoning bei mercuric methyle. St Bart. Hosp. Rep. I/II (1866).

Flacke, W., Petrides, P., Schild, W.: Klinisch-experimenteller Beitrag zur Frage der cardiotoxischen Wirkung der Hg-Diuretica. Med. Klin. **49**, 1324 (1954).

Friberg, L., Odeblad, E., Forssmann, S.: Distribution of two mercury compounds in rabbits after a single subcutaneous injection. Arch. industr. Hlth **16**, 163—168 (1957).

Gassner, G.: Über die Gaswirkungen quecksilberhaltiger Beizmittel. Nachrichtenbl. dtsch. Pflanzenschutzdienstes **3**, 113 (1951).

Hagen, U.: Toxicologie organischer Quecksilberverbindungen. Naunyn-Schmiedebergs Arch. exp. Path. u. Pharmak. **224**, 193—205 (1955).

Hay, W. J., Rickards, A. G., McMenemy, W. H., Cumings, J. N.: Organic mercurial encephalopathie. J. Neurol. Neurosurg. Psychiat., N. S. **26**, 199—202 (1963).

Hill, W. H.: A report on two deaths from exposure to the fumes of diethyl mercury. J. industr. Hyg. **22**, 197 (1940).

Höök, O., Lundgreen, K. D.: Vergiftung mit Alkyl-Quecksilber. Acta med. scand. **150**, 131 (1954).

Hunter, D., Bomford, R. R., Russel, D. S.: Poisoning by methyl-mercuric compounds. Industr. J. Med. **9**, 193 (1940).

— Russel, D. S.: Focal cerebral and cerebellar atrophy in a human subject due to organic mercury compounds. J. Neurol. Neurosurg. Psychiat. **17**, 235 (1954).

Kähler, H. J.: Zur Frage der cardiotoxischen Wirkung des Quecksilbers, insbesondere des Saatbeizmittels „Ceresan" (Begutachtung). Zbl. Arbeitsmed. **10**, 25—31 (1960).

Klages, A.: Bekämpfung der Getreidekrankheiten durch chemische Mittel. Z. angew. Chem. **41** (1943).

Koelsch, F.: Vergiftungen durch organische Quecksilberverbindungen. Estratto dal volume Atti del convegno Internationale Milano Giugo 1950.

Kósmider, St.: Untersuchungen über den toxischen Wirkungsmechanismus des metallischen Quecksilbers. Int. Arch. Gewerbepath. Gewerbehyg. **22**, 236—245 (1966).

Laschtschenko, N. S.: Die Dynamik der toxischen Veränderungen am Herz-Kreislaufsystem bei chronischer Intoxikation durch organische Hg-Verbindungen. [Jugosl.] Gig. Tr. prof. Zabol. **5**, 23 (1961).

Moeschlin, S.: Klinik und Therapie der Vergiftungen, 4. Aufl., S. 110—111. Stuttgart: Thieme 1964.

Müller, R., Schild, W.: Zur Frage der cardiotoxischen Wirkung von Quecksilberverbindungen. Med. Welt **1955**, 1747.

Okinaka, S., Yoshihaka, M., Mozai, T., Mizumo, Y., Terao, T., Watanabe, H., Ogihara, K., Hirai, S., Yoshino, Y.: Encephalomyelopathy due to an organic mercuric compound. Neurology (Minneap.) **14**, 69—76 (1964).

Pfeiffer, R. A.: Zit. nach Lindenberg, R. (Baltimore USA) im Handbuch der speziellen pathologischen Anatomie und Histologie, Bd. XIII/1b, S. 1108—1109. Berlin-Göttingen-Heidelberg: Springer 1957.

Ricker, G.: Spezial- und Allgemeinpathologisches über den Angriffsort und die Wirkungsweise des Hg-Sublimates und des Arsenobenzols (Salvarsan). Allgemeinpath. Schr. **6**, 70—97 (1947).

Timm, F., Naundorf, Ch., Kraft, M.: Zur Histochemie und Genese der chronischen Quecksilbervergiftung. Int. Arch. Gewerbepath. Gewerbehyg. **22**, 236—245 (1966).

Vesterberg, R.: Microdetermination of mercury in biological material. Microchim. Acta **36/37**, 967 (1951).

Welter, A.: Vergiftungen durch organische Quecksilberverbindungen. Diss. München (1949).

Wilkening, H., Litzener, St.: Über Erkrankungen insbesondere der Niere durch Alkylquecksilberverbindungen. Dtsch. med. Wschr. **1952**, 432.

Wirth, W., Hecht, G., Glockshuber, Chr.: Toxicologie-Fibel. Stuttgart: Thieme 1967.

Prof. Dr. H. Schmidt
Dr. Rolf Harzmann
Pathologisches Institut
der Universität Erlangen-Nürnberg
D-8520 Erlangen

Int. Arch. Arbeitsmed. 26, 84—97 (1970)

Akute und chronische Wirkung von Straßenluft an verkehrsreicher Kreuzung auf die Lungenfunktion des Menschen, den CO-, Hb- und Bleigehalt des Blutes*

G. Reichel, F. Wobith und W.T. Ulmer

Institut für Lungenfunktionsforschung in Bochum in Verbindung mit der Universität Münster (Chefarzt: Prof. Dr. W.T. Ulmer)

Eingegangen am 9. Februar 1970

Acute and Chronic Effects of Air Pollution Produced by Traffic at a Busy Crossing on Lung Function in Humans. Determination of CO, Hb and Pb in Blood

Summary. To elucidate the question whether a sojourn of some hours in the street traffic of a large town would lead to an immediate lung function restriction, 44 persons had been subjected to a blood-gas analysis and whole-body plethysmographic examination each time before and after an exposure of three hours at a busy crossing in October 1966 and February 1968. Simultaneously, the carbon monoxide content and the lead-level were determined. In the course of investigating the breathing mechanism and blood-gases, no insufficiencies or functional restrictions of the lungs could be verified as result of the acute exposure. These findings were also confirmed when examining 10 police officers exposed permanently to the air pollution of a large town. In our case, they had been doing outdoor service for 15.2 years in the average.

A suspicious saturation of the blood with carbon monoxide could not be verified. In smokers, we even observed a decrease of the CO-level during the testing time when smoking had not been allowed.

The increase of the blood-lead-level appears to be in need of further investigation. Even if the lead-level after exposure does not exceed the limit value considered as toxic, the problem of lead additives in petrol needs our further attention.

Zusammenfassung. Zur Klärung der Frage, ob ein mehrstündiger Aufenthalt im Straßenverkehr einer Großstadt zu einer unmittelbaren Lungenfunktionseinschränkung führt, wurden im Oktober 1966 und im Februar 1968 44 Personen jeweils vor und nach einer 3stündigen Exposition an einer verkehrsreichen Kreuzung blutgasanalytisch und körperplethysmographisch untersucht. Gleichzeitig wurden der Kohlenmonoxydgehalt und der Bleispiegel des Blutes bestimmt. Es ließen sich bei der atemmechanischen und blutgasanalytischen Untersuchung keine Ausfälle oder Funktionseinschränkungen der Lunge nachweisen, die auf die akute Exposition zurückgeführt werden könnten. Dieses Ergebnis fanden wir auch bei 10 Polizisten bestätigt, die chronisch den Luftverunreinigungen der Großstadt ausgesetzt waren. In unserem Fall standen sie im Durchschnitt 15,2 Jahre im Außendienst.

---

* Diese Forschung wurde mit Unterstützung des Vereins zur Untersuchung von Einwirkungen der Luftverschmutzung auf die Volksgesundheit e.V. durchgeführt.

Eine bedenkliche Aufsättigung des Blutes mit Kohlenmonoxyd ließ sich nicht zeigen. Bei Rauchern beobachteten wir während der mit Rauchverbot verbundenen Versuchszeit sogar ein Absinken des CO-Spiegels.

Einer weiteren Untersuchung und Klärung scheint uns der Anstieg des Blut-Blei-spiegels zu bedürfen. Auch wenn der Bleispiegel nach der Exposition den als toxisch angesehenen Grenzwert nicht übersteigt, bedarf das Bleibenzinproblem unserer weiteren Aufmerksamkeit.

Die Verschmutzung der Luft ist eine unerwünschte Begleiterscheinung unseres technischen Fortschrittes. Industriekonzentration, große Bevölkerungsdichte in den Städten sowie ständig anwachsender Straßenverkehr haben in den letzten Jahren zu einer starken Vermehrung der Luftverunreinigung geführt. Umfangreiche Untersuchungen über den Gehalt der Luft an Abgasebestandteilen von Kraftfahrzeugen zeigen das Ausmaß dieses Problems. Die wichtigsten Komponenten sind Kohlenmonoxyd, Stickoxyde, Kohlenwasserstoffe, SO_2, Ruß, Bleiverbindungen, Staub und carcinogene Stoffe, wie die 3,4-Benzpyrene, wobei die ausgeworfene Menge an Schadstoffen je nach Fahrcyclus, Fahrzeugtyp und Motorzustand variiert [1, 20—23, 37, 39].

Wir stellten uns zur Aufgabe zu untersuchen, welche Auswirkungen die Emission der Kraftfahrzeuge auf die Lungenfunktion derjenigen Menschen haben, die berufsmäßig über Jahre oder als Straßenpassanten kürzere Zeit diesen Luftverunreinigungen in einer Großstadt ausgesetzt sind, wobei wir das Problem der Krebsentstehung bewußt ausklammerten.

Methodik

Zur Prüfung der Lungenfunktion bestimmten wir die arteriellen Blutgase, den pH-Wert, das Standardbicarbonat sowie den Strömungswiderstand der Atemwege.

Die Messung der Blutgase erfolgte aus dem Capillarblut des hyperämisierten Ohrläppchens in mehrfach beschriebener Weise [63, 65, 70]. Die Messung des bronchialen Strömungswiderstandes wurde mittels des Ganzkörperplethysmographen nach der Modifikation von Ulmer [68, 69], die eine Registrierung des Strömungswiderstandes bei Spontanatmung zuläßt, durchgeführt.

Die Messung des Kohlenmonoxydgehaltes im Blut erfolgte nach der von Rossmann und Helwert [19, 51] vorgeschlagenen Methode und wurde von uns in der von Wobith [71] beschriebenen Weise etwas modifiziert. Die Extraktion des Gases erfolgte in einer Van Slykschen Apparatur. Zur Messung der CO-Gaskonzentration verwendeten wir einen Ultrarotabsorptionsschreiber der Firma Hartmann & Braun, Frankfurt.

Der Bleigehalt im Blut wurde von Einbrodt[1] im Institut für Staublungenforschung und Arbeitsmedizin der Westfälischen Wilhelms-Universität Münster bestimmt. Die Untersuchung erfolgte colorimetrisch nach Fischer und Leopoldi [14].

Zur Untersuchung dienten uns drei verschiedene Kollektive:

Gruppe I: Normale Verkehrsteilnehmer, 44 Studenten und männliche Krankenhausangestellte im Durchschnittsalter von 28 Jahren (21—54).

---

1 Herrn Professor Dr. Einbrodt sind wir für die Durchführung der Untersuchungen dankbar.

Gruppe II: 10 Polizisten, die schon berufsmäßig über 10 Jahre hinaus an verkehrsreichen Straßenkreuzungen Dienst getan hatten. Die Polizisten hatten ein Durchschnittsalter von 38,8 Jahren (35—48) und standen im Mittel 15,2 Jahre im Außendienst.

Gruppe II: Da die Rauchergewohnheiten der Untersuchten die Ergebnisse entscheidend beeinflußten, untersuchten wir zusätzlich 9 männliche Raucher im mittleren Alter von 31 Jahren (20—40).

Als Untersuchungsort wählten wir eine Kreuzung in der Innenstadt Bochums, einer mittelgroßen Industriestadt im Ruhrgebiet mit 350000 Einwohnern. Die gewählte Kreuzung (Viktoriastraße/Südring) zählt zu den Hauptverkehrsknotenpunkten der Stadt. Während der Versuchsdauer von täglich 15.30—18.30 Uhr befuhren 2400—2800 Fahrzeuge pro Stunde, vorwiegend Personenkraftwagen die Kreuzung. Hinzukommen etwa 50 Straßenbahnen pro Stunde, die durch Aufwirbeln von Streusand zur Luftverschmutzung beitragen können. Der Verkehr auf der Kreuzung wird durch eine Ampelanlage geregelt.

Zur Zeit der Untersuchung herrschte an der Kreuzung eine Staubkonzentration (Staubteilchen unter 10 μ Tyndalloskop) im Mittel von 1,8 mg/m³ (1,0—2,2) sowie eine Gesamtteilchenzahl im Mittel von 21 T/cm³ (16—26), von der 98% kleiner als 5 μ waren[2].

Die Mittelwertsdifferenzen wurden im t-Test geprüft. Das Signifikanzniveau ist in den verschiedenen Abbildungen angegeben.

Untersuchungsverlauf

Während die Versuchspersonen der Gruppe I sich an der Kreuzung aufhielten, versahen die Polizisten (Gruppe II) ihren normalen Streifendienst in der Nähe dieser Kreuzung. Innerhalb der Versuchszeit bestand absolutes Rauchverbot. Unmittelbar vor Versuchsbeginn wurden allen Untersuchungspersonen 10 ml Blut zur CO-Bestimmung und 20 ml Blut zur Bleibestimmung aus der V. cubitalis entnommen. Anschließend wurden die Blutgase und der Atemwiderstand gemessen. Nach Beendigung der akuten Exposition wurden die Versuchspersonen ins Krankenhausgelände gebracht, wo wir diese Untersuchungen wiederholten. Zwischen Beendigung der Exposition und Beginn der zweiten Blutentnahme vergingen in der Regel nicht mehr als 10 min.

Ergebnisse

Tabelle 1, 2 und 3 enthalten neben den Einzelwerten für den arteriellen Sauerstoffdruck, den arteriellen Kohlensäuredruck, den pH- Wert und das Standardbicarbonat Angaben über die Höhe des Atemwiderstandes, den Kohlenmonoxydgehalt des Blutes und des Lebensalters der Untersuchungskollektive I und II. In der Gruppe I (normale Verkehrsteilnehmer) beträgt der Mittelwert des arteriellen Sauerstoffdruckes vor der Exposition 91 mm Hg. Die Differenz zwischen diesem und dem Mittelwert des arteriellen Sauerstoffdruckes nach der Exposition (93,2 mm Hg) läßt sich statistisch nicht sichern ($0,3 < 2p < 0,4$).

Auch die Verkehrspolizisten (Kollektiv II) zeigen vor und nach der Exposition keine statistisch zu verwertenden Differenzen ($0,2 < 2p < 0,3$) (Tabelle 2).

---

2 Die Staubmessungen wurden durch Herrn Bergassessor Dr. Ing. H.-D. Bauer vom Silikose-Forschungsinstitut in Bochum durchgeführt.

Tabelle 1. *Arterieller Sauerstoffdruck (PaO_2), arterieller Kohlensäuredruck ($PaCO_2$) pH-Wert, Standardbicarbonat, Strömungswiderstand und Kohlenmonoxydgehalt des Blutes sowie das Alter bei rauchenden (R) und nichtrauchenden (NR) normalen Verkehrsteilnehmern vor (v) und nach (n) akuter Exposition an einer Straßenkreuzung*

		Al- ter	PaO_2 (mm Hg)		$PaCO_2$ (mm Hg)		pH		Standard- bicarbonat		Resistance (cm H_2O/ (l/sec)		CO-Gehalt (Vol.-%)	
			v	n	v	n	v	n	v	n	v	n	v	n
R	1	21	93	105	41,0	36,5	7,40	7,40	24,3	23,0	1,00	1,11	0,157	0,193
	2	22	91	91	43,0	37,5	7,38	7,40	24,0	23,0	1,18	0,98	1,093	0,497
R	3	24	90	92	36,5	40,0	7,40	7,40	23,0	23,9	1,83	1,43	0,166	0,215
R	4	21	92	99	41,0	42,0	7,38	7,37	23,0	22,9	0,76	0,63	0,193	0,193
	5	43	86	99	37,5	33,0	7,39	7,33	22,5	21,2	1,94	1,94	0,337	0,230
R	6	43	86	78	37,0	33,0	7,39	7,39	22,8	21,2	2,08	3,38	0,128	0,177
R	7	26	93	95	41,0	31,5	7,40	7,43	23,5	22,8	1,40	2,33	0,190	0,275
	8	22	93	89	34,0	38,5	7,39	7,38	21,5	22,3	1,81	1,58	0,540	0,700
R	9	48	75	78	34,0	38,5	7,42	7,38	22,9	22,5	1,26	2,04	0,414	0,536
	10	54	76	81	32,5	35,5	7,39	7,38	20,9	21,6	2,46	3,76	0,582	0,449
R	11	23	96	97	43,0	43,0	7,40	7,39	25,0	24,5	1,24	1,82	0,268	0,449
R	12	24	86	95	39,0	38,5	7,40	7,40	23,4	23,1	2,69	2,31	0,201	0,335
R	13	24	95	92	39,5	37,0	7,39	7,37	23,2	21,3	0,75	1,01	0,138	0,250
	14	24	93	93	33,5	34,0	7,40	7,38	21,9	21,2	1,34	2,91	0,669	0,535
	15	19	93	92	38,0	40,0	7,38	7,39	22,2	23,4	0,96	1,66	0,691	0,518
R	16	29	95	94	48,0	39,0	7,38	7,38	24,9	22,4	1,60	1,93	0,169	0,321
R	17	25	97	102	38,5	37,0	7,40	7,40	23,4	22,7	1,28	1,78	0,210	0,380
R	18	23	93	102	38,0	40,0	7,40	7,34	23,3	20,8	2,00	2,20	0,183	0,282
R	19	21	99	98	41,0	43,5	7,39	7,33	23,3	21,5	1,25	1,13	0,371	0,421
R	20	25	97	91	35,0	34,5	7,41	7,35	22,7	19,7	1,95	2,12	0,147	0,295
		28	91,0	93,2	38,6	37,6	7,39	7,38	23,1	22,3	1,54	1,90		

Auffällig ist, daß der mittlere arterielle Sauerstoffdruck der Polizisten vor Beginn der Exposition um 9,0 mm Hg und nach der Exposition sogar um 9,4 mm Hg niedriger liegt als der Sauerstoffdruck der Gruppe I (Verkehrsteilnehmer). Diese Differenz ist signifikant ($2p>0,001$) und auf das unterschiedliche Lebensalter der Untersuchungsgruppen zurückzuführen. Für den arteriellen Kohlensäuredruck, den pH-Wert und das Standardbicarbonat ergeben sich zwischen beiden Gruppen keine Unterschiede.

Die Mittelwerte des bronchialen Strömungswiderstandes bei normalen Verkehrsteilnehmern (Gruppe I, Tabelle 1), bei Polizisten (Gruppe II, Tabelle 2) zeigen nach der Exposition einen geringfügigen Anstieg. Aber auch hier ergibt die statistische Berechnung innerhalb der Gruppen keine auffälligen Differenzen zwischen dem Wert vor und nach der Exposition ($0,2 < 2p > 0,3$).

Tabelle 2. *Arterieller Sauerstoffdruck (PaO_2), arterieller Kohlensäuredruck ($PaCO_2$), pH-Wert, Standardbicarbonat, Strömungswiderstand in den Atemwegen (Resistance) und CO-Gehalt des Blutes sowie das Alter bei rauchenden (R) und nichtrauchenden (N R) Polizisten vor (v) und nach (n) akuter Exposition an einer Straßenkreuzung*

		Al-ter	PaO_2 (mm Hg)		$PaCO_2$ (mm Hg)		pH		Standard-bicarbonat		Resistance (cm H_2O/ (l/sec)		CO-Gehalt (Vol.-%)	
			v	n	v	n	v	n	v	n	v	n	v	n
R	1	36	80	80	46,0	39,0	7,38	7,39	25,0	23,0	1,70	1,50	0,34	0,20
R	2	41	82	82	41,0	47,0	7,39	7,37	23,9	24,5	1,58	1,60	0,98	0,43
R	3	35	85	85	37,0	40,0	7,40	7,37	22,5	22,2	2,57	3,03	0,55	0,36
NR	4	35	89	88	43,5	43,0	7,40	7,37	25,0	23,0	1,49	1,27	0,23	0,35
NR	5	38	87	87	43,5	44,0	7,40	7,38	25,0	24,0	2,60	1,69	0,19	0,26
R	6	45	77	83	33,5	38,0	7,39	7,39	21,5	22,8	3,02	2,99	1,37	0,86
R	7	39	79	79	46,0	45,0	7,40	7,37	25,5	23,9	1,39	1,50	1,28	0,84
R	8	48	76	88	41,0	42,0	7,39	7,38	23,6	23,5	1,48	1,50	0,69	0,55
R	9	35	83	85	40,0	40,0	7,40	7,38	23,9	23,1	2,64	3,59	1,59	1,12
R	10	36	82	81	43,0	40,5	7,38	7,40	23,9	24,1	0,98	0,90	0,91	0,50
$\bar{x}$		38,8	82,0	83,8	41,5	41,9	7,39	7,38	24,0	23,4	1,95	1,96		

Tabelle 3. *Arterieller Sauerstoffdruck (PaO_2), arterieller Kohlensäuredruck ($PaCO_2$), pH-Wert, Standardbicarbonat, Strömungswiderstand in den Atemwegen (Resistance) und CO-Gehalt des Blutes sowie das Alter bei Rauchern (R) vor (v) und nach (n) Rauchen von 2 Zigarren oder 3 Zigaretten*

		Al-ter	PaO_2 (mm Hg)		$PaCO_2$ (mm Hg)		pH		Standard-bicarbonat		Resistance (cm H_2O/ (l/sec)		CO-Gehalt (Vol.-%)	
			v	n	v	n	v	n	v	n	v	n	v	n
R	1	26	95	88	41,0	41,0	7,40	7,39	24,4	23,5	1,59	2,34	1,15	1,26
R	2	42	89	86	46,0	35,5	7,40	7,42	25,7	24,1	1,69	2,72	1,57	2,21
R	3	26	98	92	35,0	36,0	7,38	7,39	21,2	22,6	2,34	2,34	0,76	0,86
R	4	20	92	96	43,0	44,0	7,39	7,39	24,4	24,3	1,08	1,14	0,41	0,53
R	5	40	91	93	37,0	42,5	7,44	7,40	25,0	24,6	2,60	3,15	0,89	1,02
R	6	25	97	101	38,5	37,0	7,40	7,40	23,4	22,4	0,99	1,57	0,52	0,68
R	7	32	93	79	41,0	40,5	7,38	7,39	23,1	23,7	1,43	1,83	0,12	0,27
R	8	28	98	97	40,0	40,5	7,40	7,40	23,7	24,1			0,42	0,99
R	9	40	78	88	38,0	40,0	7,37	7,38	21,6	22,6	2,11	2,08	1,57	1,43
$\bar{x}$		31	92,3	89,1	39,9	39,7	7,39	7,39	23,6	23,5	1,73	2,15	0,823	1,03

Die Kohlenmonoxyd-Verhältnisse im Blut vor und nach Exposition geben die Abb. 1 sowie Tabelle 1 und 2 wieder. Bei den nichtrauchenden Verkehrsteilnehmern (Gruppe I) ist nach der akuten Exposition ein signifikanter Anstieg des Kohlenmonoxydspiegels im Mittel von 0,2 auf

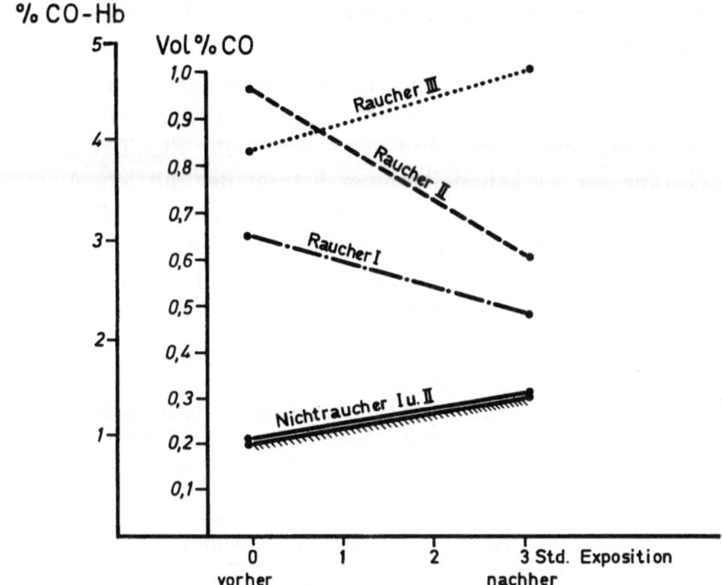

Abb. 1. Anstieg und Abfall des CO-Spiegels im Blut bei rauchenden und nicht-rauchenden normalen Verkehrsteilnehmern (*I*) und Polizisten (*II*) nach 3stündigem Aufenthalt an einer verkehrsreichen Kreuzung. Zum Vergleich ist der Anstieg des Kohlenmonoxydgehaltes des Blutes nach Rauchen von 2 Zigarren oder 3 Zigaretten eingezeichnet (*III*). Auf der Ordinate sind zur besseren Übersicht die Einheiten in Vol.-% und % CO-Hb angegeben

0,3 Vol.-% festzustellen ($2p < 0,02$). Entsprechende Ergebnisse finden sich bei den nichtrauchenden Polizisten (Gruppe II). Für die Raucher unter den Verkehrsteilnehmern (Gruppe I) und unter den Polizisten (Gruppe II) ergibt sich eine Abnahme des Kohlenmonoxydspiegels im Blut, der jedoch wegen der geringen Zahl innerhalb der Stichproben auf einem Signifikanzniveau von $2p = 0,05$ statistisch nicht zu sichern ist. Faßt man jedoch die Raucher der Gruppe I und II zusammen, so ergibt sich während der Expositionszeit, in der nicht geraucht werden durfte, eine signifikante Abnahme des Kohlenmonoxydspiegels von 0,83 auf 0,56 Vol.-% ($2p < 0,05$). Diese Werte liegen wesentlich höher als die der nichtrauchenden Polizisten und Verkehrsteilnehmer. Auch diese Differenz ist signifikant ($2p < 0,001$).

Bei den Rauchern der Gruppe III, die nicht im Straßenverkehr expo-niert wurden, entsprechen die Ausgangswerte denen der Raucher in Gruppe I und II. Nach dem Rauchen von 2 Zigarren oder 3 Zigaretten ist jedoch ein Anstieg des Kohlenmonoxydspiegels zu bemerken, der steiler ist als derjenige der Nichtraucher während der akuten

Exposition im Straßenverkehr (Tabelle 3). Die Differenz ist signifikant ($2p < 0,04$).

Die Tabelle 4 gibt die Mittelwerte für den Bleigehalt des Blutes in µg-%, die Standardabweichung vom Mittelwert, die Standardabweichung der Differenz der Mittelwerte und deren eventuelle Signifikanz wieder. In der Gruppe der Verkehrsteilnehmer beträgt der mittlere Ausgangswert vor der Exposition 15,1 µg-%, nach der Exposition 23 µg-%. Der prozentuale Anstieg liegt im Mittel bei 56,8%. Die entsprechenden Werte bei den Polizisten sind 12,2 und 26,2 µg-% mit einem prozentualen Anstieg der Einzelwerte im Mittel von 116 %. In allen Gruppen besteht ein signifikanter Anstieg des Bleispiegels nach Exposition.

Tabelle 4. *Die Mittelwerte ($\bar{x}$) des Bleigehaltes im Blut, die Standardabweichung (s), die Standardabweichung der Differenz der Mittelwerte (S_d) und ihre Signifikanz für normale Verkehrsteilnehmer (I) und Polizisten (II), die 3 Std im Straßenverkehr exponiert waren*

	Alter	Blei im Vollblut in µg-%	
		vor der Exposition	nach der Exposition
Normale Verkehrsteilnehmer (Gruppe I)			
$\bar{x}$	28	15,1	23,0
s	10,2	3,6	5,5
n	44	43	43
d		I 17,9	
S_d		4,64	
t		7,92	
		$2p < 0,001$ [a]	
Polizisten (Gruppe II)			
$\bar{x}$	37	12,2	26,2
s	2,5	5,9	8,3
n	5	5	5
d		14,0	
S_d		7,2	
t		3,07	
		$2p < 0,02$ [a]	

[a] Die Differenzen der Mittelwerte sind signifikant.

Diskussion

Die in der Atmosphäre vorkommenden Schadstoffe werden als inhalative Noxen in erster Linie an den Schleimhäuten der oberen und tiefen Atemwege wirksam und gelangen von hier in den Organismus. Das Interesse, ob diese Stoffe bei ihrem Weg durch die Lunge eine Atemfunktionsstörung hervorrufen, ist schon alt [5—8, 12, 13, 31, 32, 38, 47,

48, 53, 66]. Schwefeldioxyd [2, 3, 32, 33], Staub [5—7, 49], kalte Luft [42], erhöhte Luftfeuchtigkeit [71] sind geeignet, bei empfindlichen Personen Funktionsstörungen in der Lunge auszulösen. Die Konzentrationen, mit denen im Experiment Ausfallserscheinungen induziert wurden, sind jedoch um vieles höher als die bisher im Straßenverkehr gemessenen Werte. So liegt z. B. die schädigende Staubkonzentration bei 10 mg/m³, während im Straßenverkehr wesentlich niedrigere Werte zu erwarten sind. Auch die in der Großstadtluft beobachtete SO_2-Konzentration liegt mit Spitzen um 0,2—0,3 ppm [63] weit niedriger als der von Frank [16] und Lawther [32] mit 5—10 ppm angegebene Schwellenwert. Da die Schadstoffe in der Atmosphäre nie isoliert auftreten, sondern Gemische von Stäuben, Gasen, Dämpfen und flüssigen Schwebestoffen darstellen, die sich gegenseitig beeinflussen, lassen sich diese experimentellen Arbeiten nur bedingt auf unser Problem anwenden.

Die in der vorliegenden Untersuchungsreihe überprüfte akute und chronische Exposition mit im Straßenverkehr auftretenden Schadstoffen bestätigen jedoch die Erfahrung dieser Autoren, daß eine die Lungenfunktion schädigende Wirkung erst bei Konzentrationen zu erwarten ist, die normalerweise im Straßenverkehr nicht auftritt. Der Kohlensäuredruck des arteriellen Blutes, der ein Maßstab für die Ventilation des Alveolarraumes darstellt, sowie der arterielle Sauerstoffdruck als veränderliche Größe bei Verteilungs- und Diffusionsstörungen zeigten in allen Gruppen keine Abweichung von der Norm und stimmten unter Berücksichtigung des Lebensalters mit denen von [35 und 67] bei Gesunden erhaltenen Werte überein. Ein signifikanter Unterschied nach 3stündiger Exposition im Straßenverkehr war bei akut exponierten Verkehrsteilnehmern ebensowenig wie bei den Polizisten, die Jahrzehnte im Straßenverkehr tätig gewesen waren, nachweisbar. Auch die Bestimmung des Strömungswiderstandes der Atemwege zeigte im Mittel keine Steigerung in den entsprechenden Gruppen.

Die Befunde scheinen den statistischen Erhebungen an verschiedenen Bevölkerungsgruppen von Langmann und Faerber in Deutschland und den großen englischen und amerikanischen Mortalitäts- und Morbiditätsstatistiken der chronischen Bronchitis, die zwischen der Luftverunreinigung und der chronischen Bronchitis ursächliche Beziehungen vermuten lassen, zu widersprechen [8, 26, 33, 38, 50, 59, 60]. Dabei muß jedoch berücksichtigt werden, daß bei den erwähnten Untersuchungen extreme klimatische Bedingungen, wie Nässe, Kälte und Nebelbildung sowie epidemieartig sich ausbreitende virale und bakterielle Infekte der oberen Luftwege eine besondere Bedeutung gespielt haben. Diese Einflüsse lassen sich in diesen Untersuchungen vom Grad der Luftverunreinigung nicht abgrenzen.

In der Diskussion über die möglichen Schäden, die im Großstadtverkehr auftreten, spielen immer wieder zwei Einzelkomponenten der Luftverunreinigung eine besondere Rolle. Das Kohlenmonoxyd und im Benzin vorhandene Bleiverbindungen, die nach der Verbrennung im Zylinder als Bleihalogenide in die Luft entweichen [1, 9, 11, 24, 27]. Bei diesen Stoffen handelt es sich zweifellos neben den Benzpyrenen [21—23] um die toxikologisch bedeutungsvollsten Schädigungsmöglichkeiten.

Der *Kohlenmonoxyd*gehalt des Blutes kann als gutes Maß für das Eindringen dieses Giftes in den Körper betrachtet werden. Schon Goldsmith, Rühl, Seyfert, Parmeggiani, Petry, Effenberger und Portheine [9, 18, 43—46] wiesen jedoch darauf hin, daß dies nur unter Berücksichtigung der Rauchergewohnheiten möglich ist. Auch in unseren Ergebnissen zeigten sich zwischen Rauchern und Nichtrauchern hoch signifikante Unterschiede. Die Höhe des Kohlenmonoxydgehaltes im Blut ist dabei um so größer, je größer der Tabakkonsum ist. Nach der 3stündigen Exposition im Straßenverkehr konnten wir dagegen einen signifikanten Anstieg des CO-Spiegels nur bei den Nichtrauchern feststellen. Für die Beurteilung dieses Anstieges ist von Bedeutung, daß der mittlere CO-Spiegel der Nichtraucher nach der Exposition im Straßenverkehr weit niedriger liegt als bei Rauchern. Nur in Einzelfällen werden entsprechende Werte, die bei Rauchern üblich sind, erreicht. Auch diese Ergebnisse stehen in gutem Einklang mit den Angaben des Schrifttums [17, 41, 46]. Weiterhin zeigte die Untersuchung, daß bei Rauchern während des kontrollierten Rauchverbotes der CO-Spiegel des Blutes deutlich abfällt (Abb. 1). Er lag nach 3stündiger Exposition jedoch noch wesentlich höher als der entsprechende Endwert bei Nichtrauchern. Nach diesen Ergebnissen besteht zur Annahme einer Gefahr im Sinne einer akuten CO-Vergiftung, die im allgemeinen erst ab 20% CO-Hb in Erscheinung tritt [28, 44, 45], oder einer sog. chronischen CO-Vergiftung sicherlich kein Anlaß. Auch die von Lindgren [34] durchgeführten Untersuchungen bestärken uns in der Annahme, daß die bisher bei Verkehrsbelastung im Blut gefundene CO-Menge für die Gesundheit unschädlich ist. Dies gilt auch für die von Schulte [55] aufgeworfene Befürchtung einer Beeinträchtigung der Psychomotorik bei niedriger CO-Konzentration.

Zu bedenken ist jedoch, daß die Messung an Kreislaufgesunden mit normalem Hb-Gehalt durchgeführt wurde. Bei Kranken, die an einer starken Anämie oder cardialen Störung leiden, könnten auch niedrigere CO-Konzentrationen eine gewisse Bedeutung erlangen. Hier sei an die Versuche von Fodor [15] erinnert, der im Tierexperiment nach Verminderung der Durchblutung einer Hemisphäre und 15minütiger Begasung mit geringen CO-Konzentrationen schwere funktionelle Hirnschädigungen auf dieser Hirnseite feststellte. Weiterhin soll bedacht werden, daß Nitrogase, die ebenfalls in den Auspuffgasen auftreten, als Methämoglobinbildner die Wirkung des Kohlenmonoxyds verstärken können [28]. Wir müssen jedoch darauf hinweisen, daß die Belastung durch das Kohlenmonoxyd im Straßenverkehr gegenüber der individuellen CO-Belastung durch das Rauchen von untergeordneter Bedeutung ist. Eine Gefährdung für Kranke besteht somit eher beim Rauchen oder beim Aufenthalt in unbelüfteten Räumen durch passives Mitrauchen.

Die zweite Einzelkomponente der Luftverunreinigung, die von uns im Blut geprüft wurde, ist das *Blei*. Nach den Messungen von [10, 21, 22, 30, 47, 64] ist im Straßenverkehr je nach Windgeschwindigkeit und klimatischen Bedingungen mit Bleikonzentrationen zu rechnen, die zwischen 2 und 20 $\mu g/m^3$ schwanken können. Bei den von uns exponierten Personen steigt der Blut-Blei-Spiegel von 15,1 auf 23 μg-% oder 12,2 auf 26,2 μg-% (Tabelle 4). Dementsprechend haben auch Hofreuter [25] bei Städtern mit durchschnittlich 20 μg-% einen höheren Bleispiegel im Blut nachgewiesen als bei der Landbevölkerung mit 14 μg-%. Auch Ludwig et al. [36] fanden bei der ländlichen Bevölkerung in Kalifornien einen Bleispiegel von 12 μg-% gegenüber 19 μg-% bei städtischen Angestellten. Noch höhere Werte zeigten Parkwächter (34 μg-%) und Automechaniker (38 μg-%).

Für unsere Ergebnisse können aber die Bleikonzentrationen der Luft nicht allein die Ursache des Bleispiegelanstieges im Blut sein. Die Erhöhung, wie wir sie bei unseren Untersuchungen nach 3stündiger Exposition fanden, ist sehr beträchtlich, wenn man bedenkt, daß eine Bleispiegelerhöhung von 10 μg-% eine Bleiaufnahme von 500 μg in 5 Liter Blut entspricht. Da in 3 Std bei einer mittleren Atmung (AMW-10 Liter) etwa 2 m^3 Luft eingeatmet werden, müßte, wenn alles Blei in den Lungen retiniert und vom Blut aufgenommen und gleichzeitig kein Blei aus dem Blut ausgeschieden würde, die Luft mindestens 250 $\mu g\text{-Pb}/m^3$ enthalten. So hohe Bleikonzentrationen sind jedoch in der Straßenluft nicht zu vermuten. Möglicherweise führt das lungengängige Blei zu einer Mobilisierung von Bleidepots, wie dies von Portheine [46] angenommen wurde.

Wenn auch nach den bisherigen Erfahrungen Bleiwerte unter 40 μg-% als ungefährlich angesehen werden [40, 56], halten wir es dennoch für angebracht, das Blei-Benzin-Problem weiter zu untersuchen. So ist bei der Beurteilung unserer Ergebnisse daran zu denken, daß nach russischen poliklinischen Untersuchungen einer Bevölkerungsgruppe, die längere Zeit in einer mit Blei verunreinigten Luft gelebt hat, es häufiger zu Erkrankungen des Verdauungstraktes, des kardiovasculären Systems und zu Störungen des vegetativen Nervensystems kommt als bei einer entsprechenden nichtexponierten Kontrollgruppe [73].

Literatur

1. Alt, E.: Abgase von Otto-Motoren. Staub **21**, 101 (1961).
2. Amdur, M. O.: The influence of aerosols upon the respiratory response of guinea pigs to sulfur dioxide. Amer. industr. Hyg. Ass. Quart. **18**, 149 (1957).
3. — Melvin, W. M., Jr., Drinker, P.: Effects of inhalation of sulfur dioxide by man. Lancet **1953** II, 758.
4. Bericht der Eidg. Bleibenzin-Kommission an den Bundesrat über ihre Tätigkeit im Zeitraum 1947—1960. Mitt. Lebensmitt. Hyg. **52**, 135 (1961).
5. Biebricher, W., Reif, E.: Der Einfluß von staubhaltiger Luft auf die Atemmechanik (Resistance-Bestimmung an Katzen). Fortschr. Staublungenforsch. Bericht über die IV. Int. Staublungentagg., Münster 1962. Dinslaken: Niederrhein. Druckerei 1963.
6. — Ulmer, W.T.: Irritabilität des Bronchialsystems und Staubbelastung (Untersuchungen an Bergleuten und Nichtbergleuten). Med. thorac. **20**, 358 (1963).
7. — — Untersuchungen zur Frage der verstärkten Reizbarkeit des Bronchialsystems. Verh. dtsch. Ges. inn. Med. **69**, 676 (1963).
8. Bradley, W. H., Logan, W. P. D., Martin, A. E.: The London fog of December 2nd—5th, 1957. Mth. Bull. Minist. Hlth Lab. Serv. **17**, 156 (1958).
9. Effenberger, E.: Das Kohlenmonoxyd und dessen Bedeutung in der Hygiene. Mediz.-Meteorol. Hefte **12**, 1 (1957).
10. Einbrodt, H. J., Liffers, R.: Vergleichende Bleioxydbestimmungen im Schwebestaub westdeutscher Großstädte. Städtehygiene **8**, 179 (1967).
11. Elliot, M. A., Nebel, G. J., Rounds, F. G.: The composition of exhaust gases from diesel, gasoline und propane powered motor coaches. J. Air Pollut. Control Ass. **5**, 103 (1955).
12. Faerber, K. P., Hoffmann, A.: Weitere Untersuchungen über Einflüsse von Luftverunreinigungen auf die menschliche Gesundheit. Öff. Gesundh.-Dienst **23**, 17 (1961).
13. — — Schmitz, G.: Untersuchungen zum Nachweis schädigender Einflüsse von Luftverunreinigungen auf die Gesundheit des Menschen an größeren Bevölkerungsgruppen. Öff. Gesundh.-Dienst **20**, 493 (1959).
14. Fischer, H., Leopoldi, G.: Zit. in Kilchling, H.: Photometrische Analysen Medizin. Carl Zeiss 1961.
15. Fodor, G. G., Malorny, G., Colmant, H. J.: Über die Beeinflussung des Elektroencephalogramms der Albinoratte nach einseitiger Carotisunterbindung und nachfolgender CO-Vergiftung. Naunyn-Schmiedebergs Arch. exp. Path. Pharmak. **249**, 215 (1964).
16. Frank, N. R., Amdur, M. O., Worcester, J., Whittenberger, J. L.: Effects of acute controlled exposure to SO_2 on respiratory mechanics in healthly male adults. J. appl. Physiol. **17**, 252 (1962).
17. Giuliani, V., Belli, R.: Ricerche sull'ossicarbonismo. Inquinamento da ossido di carbonio dell' aria urbana e possibilita di intossicazione. Folia med. (Napoli) **38**, 238 (1955).
18. Goldsmith, I., Terzaghi, R., Hackney, D.: Evaluation of fluctuating carbon monoxide exposures. Theoretical approach and a preliminary test of methods for studying effects on human population of fluctuating exposures from multiple sources. Arch. environm. Hlth **7**, 647 (1963).
19. Helwert, G.: Über eine empfindliche Methode zur quantitativen Bestimmung von CO im Blut. Inaug.-Diss. Frankfurt 1949.
20. Hettche, H. O.: Gesundheit und Großstadtluft. Staub **21**, 48 (1961).

21. Hettche, H. O.: Benzpyrene und Spurenelemente in Großstadtluft. Int. J. Air Wat. Pollut. 8, 185 (1964).
22. — Gesundheitsgefährdung durch Kraftfahrzeugabgase. Öff. Gesundh.-Dienst 26, 480 (1964).
23. — Die Verunreinigung der Atmosphäre an verkehrsreichen Punkten in Großstädten. Z. Präv.-Med. 11, 122 (1966).
24. Högger, D.: Die Tätigkeit der eidgenössischen Bleikommission von 1947—1957. Z. Unfallmed. Berufskr. 51, 152 (1958).
25. Hofreuter, D. H., Catcott, E. J., Keenan, R. G., Xintáras, C.: The public health significance of atmospheric lead. Arch. environm. Hlth 3, 568 (1961).
26. Holland, W.W., Reid, D. D., Seltser, R., Stone, R. W.: Respiratory disease in England and United States. Studies of comparative prevalence. Arch. environm Hlth 10, 338 (1965).
27. Hontschick, H., Marterstock, R., Reuter, A.: Maßnahmen gegen Belästigung und Gefährdung durch Abgase von Dieselmotoren. Dtsch. Kraftfahrtforsch. Straßenverkehrstechn. 138, 1 (1960). Düsseldorf: VDI-Verlag
28. Koelsch, F.: Handbuch der Berufskrankheiten, 3. Aufl. Stuttgart: Gustav Fischer 1962.
29. Krüger, P. D., Zorn, O., Portheine, F.: Probleme akuter und chronischer Kohlenoxydvergiftung. Arch. Gewerbepath. Gewerbehyg. 18, 1 (1960).
30. Lahmann, E., Möller, M.: Die Bestimmung von Blei und Staub der atmosphärischen Luft. Gesund.-Ing. 88, 182 (1967).
31. Langmann, R.: Die Wirkungen von Luftverunreinigungen auf ausgesuchte Bevölkerungsgruppen. Öff. Gesundh.-Dienst 22, 178 (1960).
32. Lawther, P. J.: Effects of inhalation of sulphur dioxide on respiration and pulse-rate in normal subjects. Lancet 1955 II, 745.
33. — Waller, R. E., Coulson, J.: Air pollution and bronchitis. Bronchitis II. Second Internat. symposium Groningen, Royal Vangorcum Publ. Assen, Netherlands, p. 319 (1964).
34. Lindgren, S. A.: A Study of the effect of protracted occupational exposure to carbon monoxide. Acta med. scand., Suppl. 356 (1960).
35. Loew, P. G., Thews, G.: Die Altersabhängigkeit des arteriellen Sauerstoffdruckes bei der berufstätigen Bevölkerung. Klin. Wschr. 40, 1093 (1962).
36. Ludwig, I. H., Diggs, D. R., Hesselberg, H. E., Maga, J. A.: Survey of lead in the atmosphere of three urban communities: A summary. Amer. industr. Hyg. Ass. J. 26, 270 (1965).
37. Marterstock, R., Reuter, A., Jone, K.: Untersuchung von Kraftfahrzeug-Auspuffgasen auf gesundheitsschädliche Substanzen. Dtsch. Kraftfahrzeugforsch., Straßenverkehrstechn. 126 (1959).
38. Martin, A. E.: Mortality and morbidity statistics and air pollution. Proc. roy. Soc. Med. 57, 969 (1964).
39. Matthes, D.: Luftverunreinigung durch Kraftfahrzeuge. Techn. Überwachung 2, 415 (1961).
40. Moeschlin, S.: Klinik und Therapie der Vergiftungen, 4. Aufl. Stuttgart: Georg Thieme 1965.
41. Moureu, H.: Carbon monoxide as a test for pollution in Paris due to motor-vehicle traffic (Symposium). Proc. roy. Soc. Med. 57, 1015 (1964).
42. Nolte, D., Ulmer, W.T.: Der Einfluß kalten Wetters auf die Lungenresistance. Untersuchungen mittels Ganzkörperplethysmographie an Lungengesunden, Staubbelasteten und Kranken mit obstruktiver Bronchitis. Beitr. Klin. Tuberk. 134, 54 (1966).

43. Parmeggiani, L., Gilardi, F.: Rilievi sulla Ossicarbonemia Fisiologia. Med. d. Lavoro **43**, 179 (1952).
44. Petry, H.: Die chronische Kohlenoxydvergiftung. Arbeitsmed. **29** (1953).
45. — Kohlenoxyvergiftung. In: Baader, E. W., Handbuch der gesamten Arbeitsmedizin Bd. 2, I, S. 391. Berlin-München-Wien: Urban & Schwarzenberg 1961.
46. Portheine, F.: Luftverunreinigungen in unseren Straßen durch Autoabgase. Therapiewoche **9**, 348 (1959).
47. Primavesi, C. A.: Die Autoabgase und ihre Bedeutung für die menschliche Gesundheit. Z. Präv.-Med. **9**, 148 (1964).
48. Prindle, R. A., Landau, E.: Gesundheitsschädliche Folgen wiederholter Einwirkungen niedriger Konzentrationen von Luftverunreinigungen. Staub **22**, 392 (1962).
49. Reichel, G.: Untersuchungen zur Frage der Überempfindlichkeit des Bronchialsystems. Allergie u. Asthma **10**, 130 (1964).
50. Reid, D. D.: General epidemiology of chronic bronchitis Proc. roy. Soc. Med. **49**, 767 (1956).
51. Rossmann, H.: Über eine neue empfindliche Methode der Bestimmung von Kohlenmonoxyd im Blut. Klin. Wschr. **27**, 280 (1949).
52. Rühl, A., Liu, P.: Zur Frage der Kohlenoxydintoxikation bei starken Rauchern. Dtsch. med. Wschr. **62**, 493 (1936).
53. Schlipköter, H.-W.: Gefahren der Großstadtluft. Öff. Gesundh.-Wes. **3**, 117 (1967).
54. Schmidt, O. P., Günthner, W., Bottke, H.: Das bronchitische Syndrom. München: I. F. Lehmanns 1965.
55. Schulte, J. H.: Effects of mild carbon monoxide intoxications. Arch. environm. Hlth. **7**, 524 (1963).
56. Schwerd, W.: Bleibefunde bei tödlichen Bleivergiftungen. Arch. Toxikol. **18**, 177 (1960).
57. Scott, J.-A.: Atmospheric pollution and health. Anual Report of the County Medical Officer of Health 1956. London: County Council 1957.
58. — The London fog of December 1957. Med. Offr. **99**, 367 (1958).
59. — Fog and atmospheric pollution in London, Winter 1958/59. Med. Offr. **102**, 191 (1959).
60. — The London fog of December 1962. Med. Offr. **109**, 250 (1963).
61. Seifert, P.: Der physiologische CO-Gehalt des Blutes. Dtsch. med. Wschr. **76**, 1344 (1951).
62. Siggaard Anderson, O., Engel, K.: Ein neues Säure-Base-Nomogramm. Scand. J. clin. Lab. Invest. **12**, 177 (1960).
63. Stratmann, H., Ixfeld, H.: Schwefeldioxid-Immissionsmessungen im Lande Nordrhein-Westfalen. Schriftenreihe der Landesanstalt für Immissions- und Bodennutzungsschutz des Landes Nordrhein-Westfalen in Essen, H. 8 (1967). Essen: Giradet 1967.
64. — — Technical Report of California Standards for Ambient Air Quality and Motor Vehicle Exhaust. Dep. Publ. Hlth, (Berkeley) **4**, 98 (1960).
65. Thews, G.: Ein Mikrogasanalyse-Verfahren zur Bestimmung der Sauerstoffdrucke in kleinen Blutproben. Pflügers Arch. ges. Physiol. **276**, 89 (1962).
66. Ulmer, W.T.: Die Wirkung der Luftverunreinigung auf die menschliche Gesundheit. Staub **23**, 141 (1963).
67. — Reichel, G.: Untersuchungen über die Altersabhängigkeit der alveolären und arteriellen Sauerstoff- und Kohlensäuredrucke. Klin. Wschr. **41**, 1 (1963).

68. Ulmer, W.T., Reif, E.: Die obstruktiven Erkrankungen der Atemwege. Klinische Bedeutung und objektiver Nachweis mit der Ganzkörperplethysmographie. Dtsch. med. Wschr. **90**, 1803 (1965).
69. — — Weller, W.: Die obstruktiven Atemwegserkrankungen. Stuttgart: Thieme 1966.
70. — Thews, G., Reichel, G.: Klinische Anwendbarkeit einer Mikroanalysenmethode zur Bestimmung des Sauerstoff- und Kohlensäuredruckes im arteriellen Blut aus hyperämisierten Kapillaren. Verh. dtsch. Ges. inn. Med. **69**, 670 (1963).
71. Ulmer, W.T.: Unspezifische chemisch-physikalische Reize als Ursache von Asthmaanfällen. Schweiz. med. Wschr. **96**, 941 (1966).
72. Wobith, F.: Akute und chronische Wirkung von Straßenluft an verkehrsreicher Kreuzung auf die Lungenfunktion des Menschen. Diss. Bochum 1968.
73. Zykowa, A. S.: Gig. i. Sanit. **22**, 12 (1957) russisch. zit. in Stöfen, D.: Die Verunreinigung der atmosphärischen Luft mit Blei und ihr Einfluß auf die Gesundheit der Bevölkerung. Zbl. Arbeitsmed. **13**, 39 (1963).

Prof. Dr. G. Reichel
Institut für Lungenfunktionsforschung
D-4630 Bochum, Hunscheidtstr. 12

Int. Arch. Arbeitsmed. 26, 98—102 (1970)

Ausscheidung der Chrom-VI-Verbindungen
aus dem Organismus mittels künstlicher Niere

V. KRCH, J. JINDŘICHOVÁ und I. ROČKOVÁ

I. Medizinische Klinik der Medizinischen Fakultät der Karlsuniversität,
Hradec Králové (Vorstand: Prof. Dr. med. F. Černík)
Universitätsklinik für Berufskrankheiten der Medizinischen Fakultät
der Karlsuniversität, Hradec Králové
(Vorstand: Doz. Dr. med. J. Jindřichová, CSc)

Eingegangen am 11. Oktober 1969

Elimination of Chromium[VI] Compounds from the Organism
by Means of an Artificial Kidney

Summary. A model dialysis was carried out to determine the relative dialysability of potassium bichromate ($K_2Cr_2O_7$) from aqueous solution, plasma and whole blood. The authors found that the dialysance of Cr^{VI} from aqueous solution was 62—73% of the dialysance of urea, from plasma 58—64%, whereas from the whole blood it was only 11—34%. With regard to the rapid incorporation of Cr^{VI} in erythrocytes and in the cells of the parenchyma organs, this fact offers in the opinion of the authors only a small change of eliminating any decisive amount of toxic Cr^{VI} compounds from the organism of intoxicated persons.

Zusammenfassung. In der Modellordnung der Dialyse wurde die relative Dialysanz von Kalium-Dichromat ($K_2Cr_2O_7$) aus wäßriger Lösung, Plasma und Vollblut gemessen. Verfasser stellten fest, daß die Cr^{VI}-Dialysanz aus der wäßrigen Lösung 62—73% der Harnstoff-Dialysanz, aus Plasma 58—64%, aus Vollblut jedoch nur 11—34% ausmacht.

Akute Vergiftungen durch Cr^{VI}-Verbindungen sind verhältnismäßig selten. In der neueren Literatur wurden 4 akute Dichromatvergiftungen beschrieben, und zwar 3 gewerbliche und 1 zufällige (Kuhle et al., 1958; Fritz et al., 1960; Fristed et al., 1965). Unlängst haben wir 3 perorale Kalium-Dichromatvergiftungen beschrieben, von denen zwei suicidal und eine zufällig war (Krch et al., 1969). Mit Ausnahme eines von Fristedt et al. (1965) angeführten Falles haben alle diese Intoxikationen einschließlich unserer Fälle trotz der Dialysebehandlung einen letalen Ausgang genommen. Die Hämodialysen wurden immer erst im Stadium der urämischen Erscheinungen auf Grund eines schweren Schadens der Nierentubuli durchgeführt.

Der dramatische Verlauf der akuten Intoxikationen durch Cr^{VI} Verbindungen führte uns zur Überprüfung der Wirksamkeit der Dialyse bereits in der ersten Phase der Vergiftung. Wir stellten uns die Frage, inwieweit das Dichromat vom Organismus mittels künstlicher Niere entfernt werden kann und ob die durch Dialyse entfernte Menge des toxischen Stoffes für den weiteren Verlauf der Vergiftung ausschlaggebend ist.

Methodik

Wir waren bemüht, in der Modelldialyse des Kalium-Dichromats aus wäßriger Lösung, Plasma und Vollblut den Versuch so anzustellen, daß er der bei unseren Kranken im Hämodialysezentrum Hradec Králové angewandten Behandlungsmethode (Erben u. Máša, 1969) ähnelt. Wir haben die modifizierte Kolff-Spulenniere mit einem Cellophanschlauch in einer Fläche von 0,48 bzw. 0,36 m² bei einem Null-Ausflußdruck angewandt. Die Chrom- und Harnstofflösungen wurden in den Dialysator mittels der Rotationspumpe eingebracht. Die Durchflußgeschwindigkeit der zu prüfenden Lösungen haben wir mit der direkten Methode gemessen. Die Spulen wurden in einen Behälter mit einem Inhalt von 13 Liter eingetaucht, wo eine Dialysierflüssigkeit üblicher Zusammensetzung bei einer Temperatur von 35—37° C mit einer Geschwindigkeit von etwa 25 l/min rezirkulierte. Der Zufluß neuer Dialysierflüssigkeit in den Rezirkulator wurde eingestellt. Es wurde die Durchflußmethode der Dialysierlösung durch die künstliche Niere angewandt. In der mit der Dialysierflüssigkeit isoosmolaren Wasserlösung, im Plasma und im Blut betrug die Cr^{VI}-Konzentration (umgerechnet von der verabreichten $K_2Cr_2O_7$-Menge) 1000 µg/100 ml und die des Harnstoffes 200 mg und 400 mg/100 ml, damit die Dialysanz von Cr^{VI} mit der von Urea verglichen werden kann. Die gesamte Chrommenge wurde colorimetrisch nach Cahnmann (1952) und polarographisch nach Vašák und Šedivec (Teisinger, 1956), und zwar im Vollblut, ferner gesondert in Plasma und Erythrocyten gemessen. Zur Auswertung wurden die Durchschnittswerte der Cr-Konzentrationen von 2—4 Proben benutzt.

Im weiteren Versuch haben wir den Einbau von $^{51}Cr^{VI}$ festgestellt, mit dem $K_2Cr_2O_7$ markiert war, und zwar in Zeitabständen von 15 min nach anfänglicher Applikation von 300 mCi $^{51}Cr^{VI}$/500 ml Vollblut nach der Zentrifugierung der 8 ml-Proben, und zwar gesondert in Plasma und Erythrocyten mit dem Duovidgraph-Rechner der Fa. Acec.

Die Dialysanz (D) von Cr und Urea haben wir folgendermaßen errechnet:

$$D = \frac{A - V}{A - C} \cdot \text{Durchfluß ml/min},$$

wobei A die Konzentration der untersuchten Substanz in der in den Dialysator zufließenden Lösung, V die Konzentration der untersuchten Substanz in der vom Dialysator ausfließenden Lösung und C die Konzentration der Substanz in der Dialysierflüssigkeit bezeichnen.

Ergebnisse

Für die wäßrige Lösung von $K_2Cr_2O_7$ haben wir bei 6 Untersuchungen eine verhältnismäßige Dialysanz von Cr^{VI} zu der im Prozentsatz ausgedrückten Urea-Dialysanz zwischen 62—73% festgestellt (wenn die Urea-Dialysanz 100% beträgt) (Tabelle).

Für die Lösung $K_2Cr_2O_7$ in Plasma haben wir in zwei Untersuchungen eine relative Dialysanz des Cr^{VI} zu der Harnstoff-Dialysanz von 58—64% festgestellt (wenn die letztere = 100% gesetzt wird).

7*

Tabelle. *Relative Dialysanz (in %) von Kalium-Dichromat ($K_2Cr_2O_7$), bezogen auf Harnstoff-Dialysanz = 100 %*

aus wäßriger Lösung	62—73 %
aus Blutplasma	58—64 %
aus Vollblut	11—34 %

Bei der Dialyse aus Vollblut haben wir zunächst colorimetrisch und polarographisch gemessen, wieviel Cr^{VI} in die Erythrocyten eingebaut worden ist. Nach Zugabe von 1000 µg Cr^{VI} (umgerechnet aus $K_2Cr_2O_7$) zu 100 ml Blut wurden nach 30 min Inkubation bei 37° C 87—91 % des zugegebenen Cr^{VI} eingebaut. Der Hämatokrit betrug 37 %. Mittels $^{51}Cr^{VI}$, mit dem $K_2Cr_2O_7$ auf die im methodischen Teil angeführte Art markiert war, wurde der Wert des Cr^{VI}-Einbaues in den Erythrocyten in 15 min festgestellt, und zwar in 15 min 94,7 % der verabreichten Gesamtmenge und in 2 Std sogar 98 %.

Für die Lösung $K_2Cr_2O_7$ in Vollblut (Hämatokrit 37 %) haben wir in 5 Untersuchungen eine relative Cr^{VI}-Dialysanz zu der Harnstoff-Dialysanz (die letztere = 100 %) von 11—34 % festgestellt, wobei diese Dialysanz fast ausschließlich den Cr-Gehalt der Erythrocyten betraf. Während der 2 Std dauernden Dialyse bei einem Blutdurchfluß von 130 ml/min und einer Dialysierfläche von 0,48 m² (Hämatokrit: anfangs 29 %, schließlich 30 %) haben wir von den anfangs festgestellten 903 µg/ 100 ml 80 µg Cr/100 ml, d.h. 8,9 % des Ausgangswertes eliminiert. Auf 6 Liter Blut und eine 8—12stündige Dialyse umgerechnet entspricht das einer eliminierten Menge von 16—24 mg Cr bzw. einer Menge von 45 bis 68 mg Kalium-Dichromat.

Diskussion

Von Fritz et al. (1960) sowie von Fristed et al. (1965) wurde nachgewiesen, daß Chrom durch Hämodialyse entfernt werden kann. Fritz et al. (1960) dialysierten einen der Vergifteten, der sich beim Chromieren mit einer glühenden Dichromatlösung verbrüht hat, $7^1/_2$ Std. Der Chromspiegel im Blutplasma ist von 0,190 mg/100 ml auf 0,170 mg/ 100 ml gesunken, der letale Ausgang konnte jedoch nicht mehr verhindert werden. In der Modell-Anordnung der Dialyse mit der Methode eines Durchflusses durch die künstliche Niere eliminierten Fritz et al. (1960) (umgerechnet auf 8 Std dauernde Dialyse) von der Wasserlösung $K_2Cr_2O_7$ bei Chromspiegeln von 140—150 µg-% 5—16 mg Chrom, was einer Menge von 14—45 mg Kalium-Dichromat entspräche.

Von Fristed et al. (1965) wurden bei einem Kranken, der die Vergiftung nach versehentlicher Einnahme von Chromsäure überlebt hatte, bei der ersten Dialyse 24 mg Chrom entfernt, und im Laufe der dritten Dialyse wurde der Chromspiegel von 0,195 mg-% auf 0,135 mg-%, d.h. um volle 30% herabgesetzt. Bei einem unserer Vergifteten wurde der Chromspiegel im Blut vor der Dialyse in einer Höhe von 0,600 mg-% und nach 6 Std seit der Beendigung der 5 Std dauernden Dialyse bei dem bereits toten Patienten in einem Wert von 0,200 mg-% festgestellt.

Aus den erwähnten Befunden ergibt sich, daß der Chromspiegel in der dialysierten Flüssigkeit durch die Hämodialyse in gewisser Weise beeinflußt wird. Nach unseren Ergebnissen lassen sich die Dichromate durch Dialyse von Wasserlösung sowie von Plasma sehr gut entfernen, und ihre Dialysanzen stellen 62 und 67% der Urea-Dialysanz dar. Die Eliminierung der Cr^{VI}-Verbindungen vom Vollblut erfolgt 2—6 mal schwieriger. Dies ergibt sich aus der bekannten Tatsache, daß das Cr^{VI}-Anion gegenüber dem Cr^{III}-Kation, durch das es an die Blutplasma-Eiweißkörper 7mal mehr als Cr^{VI} gebunden wird, geschwind die Erythrocyten-Membran durchdringt und an das Hämoglobin gebunden wird. Zur Bindung dürfte es erst nach der Reduzierung an das dreiwertige Kation kommen. Eine weitere Erkenntnis stellt die Tatsache dar, daß der Cr^{VI}-Einbau in die Erythrocyten sehr rasch erfolgt, und zwar etwa 90% des absorbierten Chroms bereits innerhalb von 30 min (dieser Umstand muß in Abhängigkeit von der Gesamtmenge des absorbierten Chroms und der Erythrocyten-„Masse" sein), wie wir es mittels des markierten $^{51}Cr^{VI}$ sowie durch die colorimetrische und polarographische Cr-Untersuchung bestätigen konnten. Trotzdem betrifft die Cr^{VI}-Dialysanz im Blut vorwiegend die Herabsetzung des Cr-Gehaltes in den Erythrocyten. Dies spräche für die Annahme, daß die gesamte Cr-Menge in den Erythrocyten nicht unbedingt auf Cr^{III} reduziert werden muß. Dessen geringerer Teil kann als Cr^{VI} vorhanden sein, das von den Erythrocyten wieder ins Plasma übergeht, woraus es durch die Dialyse entfernt wird. Eine weitere Eventualität besteht darin, daß die Bindung von Cr an das Hämoglobin unvollständig irreversibel ist. Es ist interessant, daß die von Fristedt et al. (1965) bei ihrem Patienten durch die Hämodialyse entfernte Chrommenge verhältnismäßig gut mit der Chrommenge übereinstimmt, die in unserem Modellversuch durch die Dialyse entfernt wurde (die Blutmenge wurde auf das Blutvolumen eines Erwachsenen sowie auf eine 12 Std dauernde Dialyse umgerechnet). Wenn die Erythrocyten ein Modell für die übrigen Körperzellen sind, dann bedeuten diese Ergebnisse, daß Cr^{VI} so rasch in die Organzellen eingebaut wird, daß schon aus diesem Grunde nur geringe Möglichkeiten bestehen, Cr^{VI}-Verbindungen in entscheidendem Ausmaße durch Hämodialyse aus dem vergifteten Organismus zu eliminieren.

Nach diesen Ergebnissen vermag also auch eine frühzeitige Hämodialyse eine Schädigung der verschiedenen Organe des mit Cr^{VI}-Verbindungen vergifteten Organismus, vor allem der Leber und der Nieren, nicht zu verhindern. Bei der Allgemeinbehandlung der peroralen Kalium-Dichromat-Vergiftungen, d.h. bei rechtzeitiger Magenspülung und bei Klysma sowie bei parenteral und per os verabreichten höheren Vitamin C-Dosen (durch Vitamin C wird Cr^{VI} in Cr^{III} überführt) könnte jedoch eine langzeitige, rechtzeitig indizierte und mit einem Blutaustausch verbundene Hämodialyse die Prognose bessern.

Literatur

Cahnmann, H. J., Bisen, R.: Microdetermination of chromium in blood. Ann. Chem. **24**, 1341—1345 (1952).

Erben, J., Máša, J.: Simultanes Hämodialysesystem [Tschechisch]. Služba Zdrav. **10**, 2—9 (1969).

Fristedt, B., Lindquist, B., Schütz, A., Övrum, P.: Survival in a case of acute oral chromic acid poisoning with acute renal failure treated by haemodialysis. Acta med. scand. **177**, 153—159 (1965).

Fritz, K. W., Böhm, P., Buntru, G., Löwen, C. H.: Die akute gewerbliche Dichromatvergiftung und ihre Behandlung. Klin. Wschr. **38**, 856—861 (1960).

Krch, V., Jindřichová, J., Nožička, Z. Erben, J., David, I., Boleslav, J., Bělobrádková, J.: Perorale durch Hämodialyse behandelte Kalium-Dichromatvergiftungen [Tschechisch]. Pracov. Lék. **21**, 150—157 (1969).

Teisinger, J., Škramovský, St., Srbová, J.: Chemische Methoden zur Untersuchung des biologischen Materials in der Gewerbe-Toxikologie, S. 127 [Tschechisch]. Prag: SZdN (Gesundheitsverlag) 1956.

MUDr. Václav Krch
I. Medizinische Klinik der Medizinischen
Fakultät der Karlsuniversität
Hradec Králové, ČSSR

Int. Arch. Arbeitsmed. 26, 103—110 (1970)
© by Springer-Verlag 1970

Criteria for Return to Work*

Case Study of Hypertensives

Edward K. Chook**

University of California, Berkeley, California

Received April 20, 1970

Summary. This paper presents a step by step crieteria for returning a hypertensive to work. The importance of differential diagnosis of hypertension was discussed in terms of a definitive and proper diagnosis. A table of symptoms was presented to help the determination of the effect of primary hypertension. It was emphasized that in uncomplicated cases of primary hypertension, there is no impairment since impairment is always the result of a complication. Factors influencing prognosis, considerations upon return to work and drug side effects were outlined to guide the industrial physician in the management of the patient upon his return to work. The need for a close cooperative relationship between the patient's own treating physician and the industrial physician to facilitate the proper treatment and management of an illness was stressed.

Returning to employment by a worker who has been out for an illness may be very difficult if the treating and industrial physicians are not entirely in accord regarding the state of physiological recovery and the effect of work on the convalescence of the patient. Return to work is facilitated if the occupational physician has established rapport with the treating physician who will turn his patient over to the industrial physician upon the end of physiologic impairment and the beginning of convalescence. To establish this rapport, the industrial physician must have special knowledge on diagnosis, prognosis, and the work environment. A key point at which to initiate these discussions are the ACID's action criteria for impairment and disability, which describe the minimum length of disability for a given illness or injury. Essential hyper-

---

* Read before the Thirteenth Annual Western Industrial Health Conference, October 17-18, 1969; San Francisco, California. Supported in part by USPHS Grant 8 TO1 00020-04.

** Dr. Chook (Major, Medical Corps, United States Army) is currently on assignment at the Occupational Health Division of the United States Army Environmental Hygiene Agency, Edgewood, Maryland 21010. He was formerly with the Occupational Medical Group in the School of Public Health, University of California, Berkeley.

The views of the author do not purport to reflect the position of the Department of the Army or the Department of Defense.

tension, a common disabling cause, illustrates the use of this concept in returning a patient to work.

A simple classification of hypertension is used in Osler's principles and practice of medicine; it is as follows: 1. Essential Hypertension, 2. Correctable Secondary, and 3. Secondary, amenable to medical therapy only (Osler, 1968). For our discussion, we will emphasize the fact that in uncomplicated cases of primary or essential hypertension there is no impairment since impairment is always the result of a complication (Stamler, 1967). Primary or essential hypertension is a systematic disease of unknown etiology, characterized by sustained elevation of diastolic and systolic blood pressures (Pickering, 1961, 1967). Although the disease is not reversible with any known treatment, proper managment of mild and moderate benign essential hypertension will avert or delay the development of the malignant stage and prevent complications. The malignant stage is one of rapid deterioration and should not be managed at work; hence, it is outside the practice of industrial physicians (Harrington, 1964).

When an abnormal finding reaches the industrial physician, either through routine checkup, pre-employment physical examination, or referral, he must first ascertain the proper and definitive diagnosis (Pickering, 1967; Wilson, 1964). In primary hypertension, diagnosis is only possible by ruling out all of the conditions outlined in Table 1.

Table 1. *Differential diagnosis*

Anemia	Renal artery stenosis
Arteriosclerosis	Primary renal disease
Cerebral edema	Polycystic kidneys
Cerebrovascular disease	Psychosomatic hypertension
Coarctation of the aorta	Miscellaneous:
Pheochromocytoma	Beriberi
Cushing's disease	Hyperkinetic heart syndrome
Hyperaldosteronism	Thyrotoxicosis

Table 1 shows a list of secondary diseases which may complicate the diagnosis of primary or essential hypertension. A routine blood count will reveal if the patient is severely anemic; if he is, the anemia should be treated first. A physical examination will reveal signs and symptoms which may indicate the presence of organic diseases; for example, abdominal bruit raises the possibility of arteriosclerosis of the abdominal aorta; retinal hemorrhage or CNS involvement are indications of cerebrovascular complications. In patients who are 40 years or younger, one must be aware of the possibility of pheochromocytoma, Cushing's syndrome, hyperaldosteronism, renal artery stenosis, and thyroid dysfunctions. A positive finding of RBC's and casts in urine strongly suggests renal complications. Finally, if all organic diseases are ruled out and the hypertension is complicated by functional disorders such as tachycardia, dyspnea and emotioaal upsets, a comprehensive psychological evaluation is necessary to rule out psychosomatic hypertension.

Once the diagnosis of primary hypertension is made, the industrial doctor must then determine the degree of hypertension and the possible impairment of the worker. The severity of hypertension should not be made on the basis of the level of blood pressure alone but should include the other signs and symptoms listed in Table 2. All signs and symptoms must be taken into consideration; the rate of progression is empirical, the severity and frequency of headaches, degree of renal involvement and ECG abnormality should be the prime factors in determining the level of hypertension.

Action criteria for impairment disability are based upon the information obtained through differential diagnosis and classificatiin. A patient with stabilized high blood pressure will require no further action if urinalysis and ECG findings are normal and he has no cardiomegaly or secondary diseases; there is no impairment in this case. However, if any one of the action criteria was positive, further action would be needed to determine the possibility of impairment of the patient.

The most crucial consideration facing the industrial physician in the management of the hypertensive worker is prognosis. Factors influencing prognosis are listed in Table 4. Life expectancy enables the industrial physician to determine the feasibility of retiring the patient, especially elderly workers. The mode of onset becomes significant since it would indicate whether complications, such as cerebrovascular or cardiovascular diseases, are involved. Rapid progress of blood pressure and advancing age increase the possibility of complications. Male Negroids and heavy smokers are most disadvantageous in prognosis. Mongoloids are more advantageous. Prolonged physical and emotional stress are undesirable.

Table 5 shows a life expectancy chart which is developed from mass statistics. Although mass statistics may be useful to the insurance industry, they should not be applied to an individual in initial employment or re-employment after an illness episode related to hypertension. The life expectancy chart may serve as a tool of prognosis but never as a guide for employment. However, it may serve a useful function for the older employee with the "arteriosclerotic" type of essential hypertension without significant end-organ involvement. Otherwise, this person may ill-advisedly take prolonged sick leave and thereby shorten his life expectancy significantly be jeopardizing his prospects for re-employment and possibly undergo over-zealous treatment with drugs whose side effects may be more disabling than the hypertension.

8*

Table 2. *Classification of hypertension*

	Mild hypertension (Stable)	Moderate hypertension (Slow progression)	Malignant hypertension (Rapid progression)
Headache	—	—	×
Papilledema	—	—	×
Blood pressure (casual)[a]	160/90 ± 10 mm Hg	180/100 ± 10 mm Hg	190/110 over
Blood pressure (basal)[b]	109/70 ± 10 mm Hg	120/70 ± 10 mm Hg	140/80 over
Near basal blood pressure[c]	99/60 ± 10 mm Hg	110/60 ± 10 mm Hg	130/70 over
Cardiomegaly	—	—	×
Vertigo	variable	variable	variable
Urine RBC	—	—	×
Proteinuria	—	×	× ×
Urine RBC	—	—	—
ECG abnormality	—	slight or none	× ×
Acid	0	0	0
Prognosis	return to work	replacement or return to work	replacement

[a] Slightly higher in age 50 or over, or females.

[b] Basal blood pressure (from Smirk): Basal blood pressure is to be measured following a night's rest in the hospital with a sedative; it involves repeated measurements of blood pressure at half minute intervals for a period of 15 to 20 minutes the next morning in a single room under very quiet conditions.

[c] Near basal blood pressure (to be used when hospitalization is not feasible): After half an hour's rest and relaxation in a very quiet room, repeated blood pressures may be measured in half minute intervals for a period of 15—20 minutes with no disturbances; this will provide the "near basal blood pressure". In such case, appropriate adjustments should be made before using the estimation chart.

Table 3. *Action criteria for impairment disability*

	No impairment	Further investigation necessary
Progression of blood pressure	absent	present
Urine	negative	positive + RBC casts
ECG	normal	abnormal
Cardiomegaly	absent	present
Secondary diseases	absent	present

Table 4

Factors influencing prognosis	*Factors not significant*
Life expectancy (basal blood pressure)	Acute anxiety
Onset:	Short-time physical exertion
Insidious	Occupation
Stroke	
Angina	Obesity
Secondary disease	Caffeine
Rate of Progression	
Advancing age	*Conflicting factors* Bodyframe
Sex	Personality
Race	
Prolonged exhaustion	
Chronic depression	
Smoking	

Table 5. *Life expectancy chart*[a]

Mean basal blood pressure. Male: 110/80; Female: 135/90. The following table shows decrease in month for each mm Hg increase of blood pressure from baseline (mean basal blood pressure).

Male Age	Basal systolic 1 mm Hg increase	Basal diastolic 1 mm Hg increase
Under 39	not applicable	not applicable
40—49	1.39 month decrease	0.75 month decrease
50—59	0.72 month decrease	1.20 month decrease
60—69	0.28 month decrease	0.25 month decrease
70 over	0.98 month decrease	0.98 month decrease
Mean (overall average)	0.68 month decrease	0.77 month decrease
Female mean overall average (not adjusted to age)	0.64 month decrease	0.74 month decrease

[a] 1. Systolic pressure is more accurate in estimating life expectancy. 2. Each population may have a different baseline, use mean value of normotensive workers (overall average of normotension) of the same population as baseline.

Prior to sending the worker to his job, the industrial doctor must consider the regimen of the workers as well as the possibilities of drug side effects while at work, if drugs have been prescribed.

Table 6 lists the considerations for the industrial physician upon returning the hypertensive to work. If there is no cardiovascular complication, there should be no restriction in manual labor. No special measures

Table 6. Considerations upon return to work

I. Work environment	II. Personal health regimen
A. Manual labor	A. Bed rest
B. Safety measures	B. Indulgent habits
1. Mechanical agents	C. Salt intake
2. Biological agents	D. Exercise
3. Chemical agents	III. Medical management
4. Physical agents	A. Periodic medical examinations
5. Human relations	B. Antihypertensive drugs

need be taken to protect the worker from mechanical or biological agents. However, the worker should not be allowed to expose himself to prolonged heat, cold, loud noises, or angiotensive agents. Although there is no specific personal health regimen prescribed for the worker, he should be instructed to avoid indulgent habits and get adequate exercise. In medical management, drug side effects should be considered thoroughly; periodic followup is also necessary.

The following two cases are illustrative of the criteria for return to work which I have outlined:

Patient A

Patient A is a 21 year old, Caucasian male. He began working in the insulating trade in 1965 as an apprentice. He takes vitamin pills regularly because he feels tired all the time, and he smokes a pack of cigarettes per day.

In May of 1969, in a routine pre-employment examination, he was found to have a pulse rate of 120 beats per minute and a systolic hypertension of 150/70 mm/Hg. His past history revealed that his blood pressure had elevated to but remained at this level since 1962.

In 1964, he was reported to have dizzy spells accompanied with emotional upsets; no organic abnormality was found to have caused the dizziness; and it has not recurred since. He was known to be a frequent visitor of the clinic for "reassurances" (quoting his family physician).

His most recent physical examination was essentially negative; chest x-ray showed no cardiomegaly; and ECG was normal except that it showed an increased heart rate. Hemoglobin 16.0 gm-%; Hematocrit 48%. Blood chemistries were all within normal limits. He is 5'11" tall and weighs. At the request of the industrial physician, the family doctor carried out a series of studies which revealed no positive finding to support a diagnosis of any of the secondary diseases. The only possible exception is that in 1958 he had rheumatic fever and has been given prophylactic penicillin on a regular basis.

Since the history and the observations of the examining and family physicians revealed no organic disease, he was diagnosed an essential hypertensive.

What is his prognosis? The first consideration is basal blood pressure. Since he is only 21, the mildly elevated systolic pressure has little ot no effect on prognosis. There was no complication during the onset of the hypertension, and the blood pressure did not progress but has remained on the same level since 1962. He gave up smoking cigarettes. His prognosis is good.

His physical activity was not restricted; he was encouraged not to indulge in alcohol; no drug therapy was given. He was permitted to work.

We believe that this type of hypertension does not cause impairment and should not be a factor in determining employment.

Patient B

Patient B is a 42 year old, Oriental female. She came to the United States in 1953 and began to work immediately as a librarian. She first complained of dizziness in 1962. A routine blood pressure check revealed her pressure to be 164/100 mm/Hg. Physical examination was essentially negative. She is 4 feet $10^1/_2$ inches tall and weighs 141 pounds. Hemoglobin 17.0gm-% ; Hematocrit 51%. Her blood chemistries were all within normal limits. Urinalysis was essentially negative. She neither smoked cigarettes nor drank alcohol. Past history was negative. She was admitted to the hospital for a complete workup.

She was diagnosed as a moderate essential hypertensive although one might raise the issue of her high hematocrit as a possible indicator of some condition associated with over-production of erythropoietin, such as a tumor of the liver. A detailed differential diagnostic study would establish the proper diagnosis. Her prognosis is considered good providing her pressure remains constant and no complications develop. She was placed on a weight reduction program. She was given Serpasil 0.25 mg two times a day. Since this drug may cause emotional depression, nasal symptoms and loss of mental alertness, her immediate supervisor was informed of this. These side effects did not impair her work function, so she was permitted to return to work with no restrictions.

Both of these cases illustrate that a close working relationship between the industrial and the family physician needs to be established. For example, in the case of Patient A, both the industrial and family physicians may wish to know whether there was a familial or genetic trend for his hypertension or whether there were some determinants in his life situation accountable for the conditions. Proper coordination between the treating and industrial physicians will undoubtedly facilitate the diagnosis of a condition but also ensure an appropriate prognosis for the patient. In the case of acute complications, the role of the treating physician is paramount in managing the patient to recovery or improvement, followed by suitable placement for return to work. Here, the industrial physician's role is primary, assuming a cooperative and understanding employer as well as worker with such attributes. It is only by such joint venture that we may conserve the employability of a worker.

References

Harrington, M.: Malignant hypertension. Practitioner **193**, 35—42 (1964).
Heart Disease and Drugs. Chem. and Eng. News, March 8 and March 22.
Osler N.J.: Principles and practice of medicine. New York: Appleton 1968.
Pickering, G.W.: Nature of essential hypertension, London: J. & A. Churchill, Ltd. 1961.
Bliss, H.A., Grunnar, R.M. (*eds.*): Vascular diseases. Med. Clin. N. Amer. **51**, No 1 (1967).
Smirk, F.H.: High arterial pressure. Oxford: Oxford Press 1957.

— Veale, A. M. O., Alstad, K. S.: Basal and supplemental blood pressures in relationship to life expectancy and hypertension symptomatology. N. Z. med. 58, 711—735 (1959).

Stamler, J., ed.: Lectures on preventive cardiology. New York: Gruen & Stratton 1967.

— The epidemiology of hypertension. New York: Gruen & Stratton 1967.

Wilson, C.: Recent advances in hypertension. Canad. med. Ass. J. 91, 964—970 (1964).

Dr. Edward K. Chook, M. D.
Department of the Army
Occupational Health Division
U.S. Army Environmental Hygiene Ag.
Edgewood Arsenal
Maryland 21010, U.S.A.

Int. Arch. Arbeitsmed. 26, 111—116 (1970)
© by Springer-Verlag 1970

Reduction of Cold-Influenza Absenteeism in a Factory

J. G. Ladányi

Csepel Iron and Metal Works, Budapest

Received November 3, 1969

Summary. The Foundry of one of the largest factories of Hungary was the second section in which we succeeded in reducing the number of lost working days resulting from common cold and influenza, partly by restoring obstructed nasal breathing in the case of common cold and influenza and partly by screening and eliminating chronic pathological processes that often develop a predisposition for acute diseases.

In a report recently published in the Journal of Laryngology and Otology I have given account of economies made in working days lost by common cold and influenza, at the Designing Bureau of one of the largest factories of Hungary, the Csepel Iron and Metal Works. The health and economic significance of absence is supported by a few statistical data and references to relevant literature (Cawthorne and Edwards, 1966; Logan and Cushion) and also the present state of virology is discussed in some detail (Tyrrell, 1965; Stuart-Harris, 1965) as well as feasible methods to be expected from research in virology. The necessity of availing ourselves of other possibilities and making use of acceptable methods based on my own research work and developed at the Csepel Works is emphasized, as long as virology does not come forward with means applicable in practice on a large scale.

One of such possibilities is the restoration of free nasal breathing, which in the case of common cold does not only break the well-known vicious circle (obstruction — proliferation of bacteria — further obstruction) but also may stop the pathological process itself. As regards influenza, the method reported on my hamper the formation of complications resulting from ascending and descending processes. The method is a result of may experiments in the nasal cavity. Another possibility suggested by Epstein's investigations is the screening and elimination of chronic processes (sinusitis, pharyngitis, tonsillitis, bronchitis, otitis, etc.) which although not always causing complaints, may develop a predisposition to acute catarrhs.

I made use of the above opportunities at the Designing Bureau and now also at the Foundry of the same factory.

Material and Methods

Patients with acute catarrhs were sent in by the welfare nurses of the factory. Managers of sections were requested to send over for screening both those often ill and those often absent. We also made public the aim of our activity at the sectional meetings of the factory.

We introduced into the nasal cavity of patients reporting with acute symptoms fine-fibre cotton wool tampons free of man-made fibres and soaked into distilled water so that the tampon contacted the inferior concha. The tampon was left there for ten minutes. Upon the effect of the hypotonic solution going by the rules of surfaces-of-contact, salts and water pass from the tissues into the tampon considerably reducing the volume of the tissues and producing a decrease of lasting effect.

The method is described in detail in the report mentioned above. Theoretical considerations have been discussed in the study "Some viewpoints of the colloid chemistry of the common cold" (Journal of Laryngology and Otology, 1960, VII, July).

The examination of those often ill went beyond the general usage in laryngology. Especially sinusitis was judged more rigorously as, if the patient reported on clearing coughs in the morning, also "open" sinusitis was taken as a pathological process, even in case of negative X-ray examinations. In the therapy we followed the general rules of oto-laryngology.

It is interesting how many we found walking about with complaints without having seen a doctor, and also that there were many who did not avail themselves of medical services free of charge, offered in a most convenient form, either.

Experiments in the Foundry

We started work in the Foundry in 1965, but because of initial difficulties and some obstacles, screening and therapy could be completed only in 1966. We saw 316 patients from among which only 198 were subjected to a therapy. Twenty-two patients reported with acute complaints. The chronic processes of the frequent absentees fall into the following categories: 18 middle-ear processes, 189 nasal and sinus processes, 159 processes of the pharynx, larynx and the bronchi. The total of the above figures is above the number of patients examined as some of them belonged to several categories.

Operations were performed in 37 cases, five on the ear, 28 on the tonsils and four on the nasal septum. Therapy consisted, for the most part, in nasal treatment, i. e. pantocain-tonogen tampons or sprays. No sinus operations were made, probably because the patients urged by their complaints went to see a doctor earlier and the operations, if necessary, had already been made.

Results

We had to follow rather unusual ways in collecting data on the efficiency of our method, since patients at work and moving about cannot be considered by the same standards as those hospitalized.

Three methods were applied:

1. After a time we called in the patients again and tried to find out whether complaints and symptoms showed any changes without treatment or after it.

2. We tried to collect data for information about absenteeism among patients who had subjected themselves to the suggested therapy and among those who had not.

3. We asked the Labour Department to make up a list of cases of absenteeism caused by illness in comparison with the similar data of previous years. The approach to the problem by the health service and industry is different, and so it was not easy, often impossible, to obtain the necessary information.

ad 1. Patients were called in small groups. There appeared 104. Fifty four of them had been subjected to therapy, treated on at least two occasions:

15 were free of complaint and symptoms
27 showed improvement
12 remained unchanged
54 (total)

Fifty were not subjected to treatment. Among them:

1 was free of complaint and symptoms
49 showed no change
50 (total)

ad 2 and 3. Time spent on sick-pay has been controlled also individually. Partly on account of the frequent changes of job site, we could get data concerning only 217 patients. 76 were treated at least on two occasions, 141 only once or not at all. Among the patients treated

9 were on sick-pay with troubles of the respiratory tract
67 were not on sick-pay on account of the troubles of the respiratory tract
76 (total)

Among the 141 patients who received no treatment

102 were on sick-pay with troubles of the respiratory tract
39 were not on sick-pay on account of the troubles of respiratory tract
141 (total)

The above comparisons permit the conclusion that in the cases where the necessary therapy could be performed, complaints and symptoms were less, and fewer patients were put on sick-pay than in the group where no therapy was applied. This may indicate that a useful method has been established.

So far the facts. However, certain further data may also be of some interest, namely the total absenteeism in the Foundry including figures representing other illnesses besides those of the respiratory tract, though the latter group surely is responsible for a great part of absenteeisms. Per capita absenteeisms were as follows:

in 1962: 19.3   in 1964: 18.3
in 1963: 20.5   in 1965: 19.2

with an average of 19.3;

in 1966, the year of experiment the figure was 15.2.

The average of the five years above and the year of experiment compared shows a decrease of 4.1.

So far the Foundry. Let us compare the above data with those of the whole factory as follows:

in 1962: 14.6   in 1964: 15.2
in 1963: 15.7   in 1965: 15.2

with an average of 15.4;

in 1966, the year of experiment, the figure was 14.6.

The average of the five years above and the year of experiment compared shows a decrease of only 0.8 which is far more less than that of the Foundry.

The table made up by the Labour Department has nothing to do with patients' reports or with the most natural prejudice of the physician's judgement.

As shown also by the records of the Labour Department, absenteeism has decreased. As compared to the average of the previous four years: 19.3, the decrease amount to 4.1 working days per worker. Economies in sick-pay are quite considerable and the production value saved, amount to important figures.

Discussion

The first problem to be cleared up was whether the decrease in the number of absences was not a part phenomenon of a general trend. In fact, as a result of developing health services in the industry, there was a decrease in the factory as a whole (11 sections). In comparison with the average of the previous four years it meant 0.8 sick-pay days per worker. This is, however, so much less than the decrease seen in the Foundry that the latter cannot be considered as a part phenomenon of the general situation.

We also studied the question whether there was any important technological innovation in the Foundry that by decreasing occupational harm might have resulted in a decrease of relevant illnesses. We were informed by the Management of the factory that industrial health protection was continuous and its effect felt uniformly over several years all over the Works. Thus, it could not play any part in the outstanding results achieved in the Foundry.

Another question raised was, whether such a spectacular decrease in absenteeism could be attributed to the relatively small number of patients subjected to medical treatment. Provided that Shepard's figures (1961) are correct, it is very well possible.

Shepard (1961) says that half of the factory absenteeism caused by various diseases are found in 10 per cent of the workers falling ill again and again. The rate in the Foundry was as follows: The number of patients treated by us is not far from 10 per cent of the total of employees. If it is really these workers who are often absent, they may be well responsible for half of the total absenteeism in the Foundry, which means 16—17 thousand working days. The number of actually economized working days is in the vicinity of 7,000. Thus we have no reason to doubt the possibility of an interconnection between decreasing absenteeism and pro-tective-curing medical activity.

It shall be remembered that in the year before similarly considerable economies were achieved along the same principles in another section, in the Designing Bureau of the factory. Estimations were made also in that case by the Labour Department not informed about the know-how of me-dical activity going on.

Conclusion

Summing up the foregoing, we may report that as a result of preven-tive-curing medical activity the number of lost working days has been cut down in two sections of the factory, first in the designing Bureau then in the Foundry. In the Designing Bureau, free of occupational harm, medical assistance was given during an influenza epidemic, in the Foun-dry there was no epidemic in the period of our activity, but the possi-bility of occupational harm war rather high.

By way of conclusion, perhaps it can be said that there are ways to reduce work losses caused by common cold and influenza. The method may be less simple than what virology promises, but its employment is simple enough for any factory with an active health service of its own.

References

Cawthorne, T., Edwards, W.: The respiratory system in health and disease. J. Laryng. 80, 359 (1966).
Epstein, F. G.: Klinik der Grippe und des Katharrhs der Atmungswege. Klin. Med. (Mosk.) 27, 28 (1949).

Ladányi, J. G.: Some viewpoints of the colloid chemistry of the common cold.
    J. Laryng. **74**, 447 (1960).
— Die akuten und chronischen katarrhalischen Erkrankungen der oberen Luftwege
    in ihrer Beziehung zum Arbeitszeitverlust. Allergie u. Asthma **10**, 181 (1964).
— Laryngological approach to cold-influenza absenteeism. J. Laryng. **81**, 1373
    (1967).
Logan, W. P. D., Cushion, A. A.: Cit. by Cawthorne and Edwards.
Shepard, W. P.: The physician in industry. New York-Toronto-London: MacGraw,
    HillBook Co. Inc. 1961.
Stuart-Harris, C. H.: Influenza. London: Edward Arnold Ltd. 1953, 1965.
Tyrrell, D. A. J.: Common colds and related diseases. London: Edward Arnold Ltd.
    1965.

J. G. Ladányi
Budapest VIII/Hungary
Üllöi-út 16/b

Int. Arch. Arbeitsmed. 26, 117—144 (1970)

Tierexperimentelle Untersuchungen zur Toxicität der Bleistearate*

P. Schmidt, R. Gohlke und H.-J. Naumann

unter technischer Mitarbeit von
D. Burck, H. Jäger und R. Michna

Deutsches Zentralinstitut für Arbeitsmedizin, 1134 Berlin-Lichtenberg
(Direktor: OMR Dr. med. H.-G. Häublein) Fachbereich Industrietoxikologie
(Leiter: MR Dr. med. W. Grund)

Eingegangen am 17. November 1969

Investigations about Toxicity of Lead Stearates by Animal Experiments

Summary. The toxicity of lead stearates after application by inhalation, by cutaneous, oral and intraperitoneal application was determined in experiments with mice, rats, guinea pigs and rabbits. Stearates of lead are producing typical lead intoxications where by after intake by inhalation the intensive reaction of the liver in the histological picture is striking.

After cutaneous application the lead stearates are penetrating very rapidly into the organism.

The safety measures necessary for the handling of lead stearates are described.

Zusammenfassung. In Versuchen an Mäusen, Ratten, Meerschweinchen und Kaninchen wurde die Toxicität der Bleistearate bei inhalativer, percutaner, oraler und intraperitonealer Zufuhr bestimmt. Bleistearate verursachen typische Bleivergiftungen, wobei nach inhalativer Aufnahme die intensive Reaktion der Leber im histologischen Bild auffällt. Bei percutaner Verabfolgung dringen die Bleistearate sehr rasch in den Organismus ein. Die für den Umgang mit Bleistearaten erforderlichen Arbeitsschutzmaßnahmen werden dargelegt.

Über Intoxikationen oder Zeichen der Bleiaufnahme nach beruflichem Umgang mit Bleistearaten (BS) berichteten Guerdjikoff und Desbaumes (1958); Fleischhacker und Skurič (1959); Villa u. Mitarb., Lob (1961); Sassi u. Mitarb. (1961); Zannini und Lombardi (1961); Chiesura u. Mitarb. (1963); Coscia u. Mitarb. (1963); Maljkovič (1964); Tolot (1965); Stavri u. Mitarb. (1966); Zedda (1967); Gambini und Farmia (1968) sowie Schmidt u. Mitarb (1968).

---

* Wir danken dem VEB Chemiewerk Greiz-Dölau für die materielle Hilfe bei der Durchführung der Untersuchungen.

Aus ihren Arbeiten läßt sich ersehen, daß rein bleistearatbedingte Bleivergiftungen (BV) nicht sehr häufig vorkommen, da bei der Herstellung der BS immer und bei ihrer Verarbeitung in den meisten Fällen anorganische Bleiverbindungen gleichzeitig zum Einsatz gelangen. Es fällt aber auch auf, daß sich BV besonders rasch entwickeln, wenn unter nicht arbeitsschutzgerechten Bedingungen mit BS hantiert wird. Ferner ist der Prozentsatz zu beachten, in dem bei BV nach Kontakten mit BS Hepatomegalien auftreten.

Tierexperimentelle Toxicitätsstudien mit BS liegen nur in begrenztem Umfang vor.

Tartler verfütterte an Meerschweinchen neutrales, in Roggenmehlkugeln eingearbeitetes BS, erreichte aber auch mit Einzeldosen von 20 g/kg Körpergewicht (KG) keine hundertprozentige Letalität. Klimmer und Nebel sahen nach oraler Gabe von 6 g dibasischem BS/kg KG bei Ratten keine Todesfälle. Valade und Coste beatmeten Hunde und Kaninchen subakut mit BS und Bleiacetylsalicylat in verhältnismäßig hohen Konzentrationen. Sie erzielten dadurch in kurzer Zeit BV mit schweren Leber- und Nierenschäden.

Goss und Ross (1953) gaben für den Arbeitsschutz beim Umgang mit BS beachtenswerte Vorschläge. Sie betreffen das Anzeigen und Portionieren der Stearate in gesondert belüfteten Räumen, ihre staubdichte Verpakkung in sich selbst auflösende Plastbeutel vor der Eingabe in die Mischer und die Ausrüstung besonders gefährdeter Arbeitsplätze mit Frischlufthelmen.

Auf Arbeiten von Grandjean und Wüthrich (1960); Suzuki u. Mitarb. (1965); Guerdjikoff und Desbaumes (1958); Smolčič (1966) sowie Schmutzler (1966) zum Umgang mit BS sei verwiesen.

BS besitzen große Bedeutung für die Stabilisierung thermoplastischer Kunststoffe (PVC) und von Kabelmänteln gegen Wärmeeinwirkung sowie als Gleitmittel in der Kabelindustrie. Möglichkeiten der Vergiftung durch BS bestehen während der Herstellung beim Trocknen, Mahlen und Absacken sowie während der Verarbeitung beim Wiegen, Portionieren, Eintragen in Mischer und bei der Eingabe der Mischungen in die Verarbeitungsmaschinen. Im Kunststoff eingebaute BS bilden kein industrietoxikologisches Problem. Das gilt auch für vermahlene Thermoplaste.

Obwohl über die Wirkung der BS auf den menschlichen Organismus verschiedene Berichte vorliegen und die Bleivergiftung selbst gut bekannt ist, hielten wir im Hinblick auf die große industrielle Bedeutung dieser Verbindungen die Klärung und Verdeutlichung einiger Probleme der Einwirkung von BS auf Lebewesen im Tierversuch für richtig. Wir prüften unter diesem Gesichtspunkt die Wirkung einer massiven akuten Inhalation auf Ratten, die Hautresorption an verschiedenen Species und die subchronische orale Toxicität an Ratten.

1. Material, Methoden und Versuchsgestaltnng

1.1 Material

1.1.1. Substanzen. Technische BS sind feinvermahlene, leicht gelbliche, in Wasser und in den meisten organischen Solventien unlösliche Pulver. Wichtige Eigenschaften der drei bekannten BS finden sich in Tabelle 1. Die percutane, perorale und intraperitoneale Gabe ließ sich am besten mit Sonnenblumenöl als Vehikel vornehmen. Als Bleisalz mit anorganischem Anion wurde in einigen Versuchen Bleinitrat p.a. (BN) vergleichsweise geprüft. Als Lösemittel diente Aqua dest.

1.1.2. Tiere. Die männlichen und weiblichen Mäuse (M), Ratten (R), Meerschweinchen (MS) oder Kaninchen (K) entstammten hauseigenen konventionellen Randomzuchten. Sie wurden in Gruppen zu 5 M, 10 R oder einzeln im Falle der MS und K gehalten. M und R erhielten pelletiertes Standardfutter (Sorte K) des VEB Mischfutterwerk Altglienicke sowie Leitungswasser ad libitum. MS und K wurden mit Mischfutter versorgt.

Untersuchungen an lebenden Tieren erfolgten von 8—12 Uhr. Nach einer oralen Giftzufuhr durften die Tiere sofort fressen. Die Tötungen nahmen wir durch Entbluten aus der Bauchaorta in Äther- (M, R, MS) oder in Hexobarbitalnarkose (K) vor.

1.2 Methoden

Verhalten der Tiere; Bruttokörpergewicht (KG) mit einer Genauigkeit von ± 1 g bei M, ± 5 g bei R und MS, ± 50 g bei K; Blutbild im peripheren Venenblut mit *Erythrocyten* (E) in $10^6/mm^3$ (Zählkammer), *Hämoglobin* (Hb) in g Hb/100 ml Blut (Cyan-Hb-Methode), Hämoglobingehalt pro Erythrocyt (Hb_E) in 10^{-12} g Hb/E, *basophil punktierte Erythrocyten* (bpE) in $1000/10^6$ E (Brillantkresylblau), Leukocyten (L) in $10^3/mm^3$ Blut (Zählkammer), Differentialblutbild

9   Int. Arch. Arbeitsmed., Bd. 26

Tabelle 1. Eigenschaften der Bleistearate *(nach Angaben des VEB Chemiewerk Greiz-Dölau)*

Bleistearat Nr.	Formel [a]	Bleigehalt (Gew.-%)	Freie Fettsäuren (Gew.-%)	Wasserlösliche Salze als NaNO$_3$ (Gew.-%)	Wassergehalt (Gew.-%)	Schüttdichte (g/l)	Schmelzintervall (°C)	Mittlerer Korndurchmesser (μm) [b]
5001	(R·COO)$_2$·Pb	27—30	2	1,5	2	150	95—120	1,8
5003	(R·COO)·PbOH	39—42				200		1,6
5004	(R·COO)$_2$·Pb·2 PbO	48—52				250	Zersetzung	2,3

[a] Die Kürzung R·COO steht für die Fettsäuren des Stearins (Stearin- und Palmitinsäure).

[b] Die lichtmikroskopische Korngrößenanalyse wurde mit Präparaten des im Deutschen Zentralinstitut für Arbeitsmedizin entwickelten Thermalpräzipitators vorgenommen (Objektiv 40/0,65; Gesamtvergrößerung 600fach) zur Bestimmung des mittleren Korndurchmessers. Herrn Dipl.-Phys. H. Thürmer sei auch an dieser Stelle für seine Hilfe bei der Durchführung der Messungen gedankt.

(Dbb) mit Angabe der prozentualen Verteilung der L (Pappenheim); *relatives Organgewicht* (rO) in g Organ/100 g KG; *Organtrockengewicht* (Trg) in % des Feuchtgewichtes, bestimmt durch 24stündige Trocknung der Organe bei 95° C im Trockenschrank und anschließendes Aufbewahren im Exsiccator über $CaCl_2$ bis zur Gewichtskonstanz; *Bleigehalt* in den Organen (μg Pb/g Trg) und im Vollblut (μg Pb/g Blut) mit der Dithizonmethode in der Modifikation von Keenan; Aktivitäten der *Aminotransferasen* GOT (E.C. 2.6.1.1) und GPT (E.C. 2.6.1.2) kolorimetrisch und der *Aldolase* (E.C. 4.1.2.13) nach Bruns, alles im Serum; lichtmikroskopische Beurteilung formalin- oder alkoholfixierter Präparate in den Färbungen Hämatoxylin-Eosin, Elastica-van Gieson, Sudan III, Ceresschwarz und in einigen Spezialfärbungen.

Die statistische Sicherung der Versuchsergebnisse erfolgte mit dem *t*-Test. Die Signifikanzangaben beziehen sich auf die Differenzen zwischen Versuchs- und korrespondierenden Kontrollwerten zum angegebenen Zeitpunkt. Auf andere Vergleiche wird an Ort und Stelle verwiesen. Unterschiede wurden als echt angesehen, wenn $p \leq 0,05$ war. Zur Berechnung der Letaldosen benutzten wir die Methode von Litchfield und Wilcoxon (1949).

1.3 Versuchsgestaltung

1.3.1. Letaldosen. Oral wurden an R (18 Std Nahrungsentzug) und an M eine ölige Zubereitung von 265 mg BS 5004/ml oder an R eine Lösung von 200 mg BN/ml mit der starren Schlundsonde verabfolgt. BS 5004 erhielten (in geometrischer Reihenfolge abgestufte Dosen) 3×10 männliche R im Gewicht von 250—320 g (Mittelwert 293 g) und 3×10 männliche M im Gewicht von 20—28 g (Mittelwert 23 g). BN wurde an 8×10 männliche R im Gewicht von 240—280 g (Mittelwert 260 g) gegeben. Die intraperitoneale Toxicität bestimmten wir mit einer öligen Zubereitung von 135 mg BS 5004/ml an 10×10 männlichen Ratten im Gewicht von 260—345 g (Mittelwert 300 g) und an der gleichen Zahl männlicher M im Gewicht von 24—34 g (Mittelwert 30 g). Die intraperitoneale Toxicität von BN wurde an 10×10 männlichen R mit einer Lösung von 200 mg BN/ml geprüft.

Zur Ermittlung der inhalativen BS-Toxicität brachten wir immobilisierte R 2 Std mit den Köpfen in einen stearatbeladenen Luftstrom. Verschmutzungen des Körpers waren ausgeschlossen. Die BS kamen durch Einblasen gemessener Luftmengen (Rotameter) in einen Vorratsbehälter zur Verstäubung und gelangten von dort zu den Tieren. Bei dieser Staubaufgabetechnik läßt sich die Konzentration des Schadstoffes durch Änderung des Luftdurchsatzes im Staubvorratsbehälter, durch Zugabe von Frischluft und durch Variation des BS-Angebotes im Vorratsbehälter einstellen. Die BS-Konzentrationen (mg/l) kontrollierten wir gravimetrisch durch Ansaugen eines definierten Luftvolumens über einen FPP-Filter und Ermittlung der Differenz zwischen den unter konstanten Bedingungen erhaltenen Gewichten vor und nach seiner Beaufschlagung mit dem Stearat. Insgesamt wurden 14×10 weibliche R im Gewicht von 185—225 g (Mittelwert 206 g) mit verschiedenen Konzentrationen an BS 5001, 5003 und 5004 beatmet.

Überlebende Tiere aus den DL_{50}- oder CL_{50}-Bestimmungen wurden wöchentlich gewogen, nach 28 Tagen getötet und makroskopisch befundet.

1.3.2. Einmalige inhalative Vergiftung. Da beim Umgang mit BS massive Verstaubungen auftreten können (wir erfuhren kürzlich von einer 300fachen Überschreitung des MAK-Wertes), interessierte es, welche Veränderungen nach einer starken inhalativen BS-Belastung in der Rattenlunge aufteten können.

Zur Klärung der Frage wurden 40 weibliche R (je Versuch zuzüglich 20 unbehandelte Kontrolltiere) gegen BS 5001, BS 5003 oder BS 5004 in der oben beschriebenen Weise (1.3.1.) exponiert. Die KG der 180 Tiere lagen zwischen 180—225 g (Mittelwert 198 g). 12, 24, 48, 96 und 192 Std nach der zweistündigen Beatmung wurden jeweils 8 Versuchs- und 4 Kontrolltiere getötet. Vor Beatmungsbeginn und nach den genannten Fristen bestimmten wir bei allen R das KG, die L, das Dbb sowie bei den getöteten die rO und Trg der Lungen sowie den Pb-Gehalt der Lungen und des Blutes. Zur histologischen Untersuchung kamen Lungen, Leber und Nieren (Hämatoxylin-Eosin, Elastica-van Gieson, Lepehne, Sudan III, Ceresschwarz und Eisen).

1.3.3. Subchronische percutane Resorption. Die BS wurden auf die mechanisch enthaarte Rückenhaut von R (4 ×4cm) und MS (5 ×5cm), bei K auf die Innenseite des linken Ohres gebracht. Die Haut der immobilisierten R wurde nach 2 Std gesäubert, bei den MS und K unterblieb dies. Zum Versuchsablauf s. Tabelle 2. Außerdem beurteilten wir das Verhalten und wöchentlich das KG (bei K alle 2 Wochen); an getöteten Tieren der Gruppen R_1 nach 2 und 5 Wochen das rO der Leber, der Nieren und der Nebennieren, das Trg der Leber und der Nieren, den Pb-Gehalt in der Leber, den Nieren und im Blut; in den Gruppen R_2, MS und K nach 4 und 8 Wochen das rO des Gehirns (bei K für Groß- und Kleinhirn getrennt), der Lunge, der Leber, der Nieren, der Milz, der Ovarien oder der Hoden, das Trg der Leber, der Nieren und des Gehirns, die Aktivitäten der SGPT und SGOT bei MS und K, bei R nach vier Wochen nur die der SGPT, nach acht Wochen auch die der SGOT, den Pb-Gehalt in der Leber und in den Nieren bei MS, R und K, im Blut und im Gehirn bei MS und K, im Knochen nur bei R; histologische Präparate der Leber und der Nieren (Hämatoxylin-Eosin, Elastica-van Gieson, Lepehne, Sudan III, Ceresschwarz und Eisen).

1.3.4. Subchronische orale Applikation. BS 5004 in verschiedenen Dosen und BN, äquivalent der Dosis dBS_2, wurden per os mit der Schlundsonde zweimal wöchentlich über sieben Wochen an 175 nicht nüchterne männliche R (minus 75 Kontrolltiere) verabreicht. Die Gewichte lagen zwischen 255—280 g (Mittelwert 269 g). Die Tiere der Kontrollgruppen erhielten jeweils 12 ml Aqua dest. (G_1) oder 12 ml Sonnenblumenöl/kg KG (G_2). Die Kontrollgruppe G_3 wurde lediglich alle zwei Wochen gewogen. Die Gruppe BN erhielt 500 mg Pb^{++} als Bleinitrat in 12 ml wäßriger Lösung/kg KG. BS 5004 verabfolgten wir, die Dosis jeweils eingestellt auf 12 ml Öl-BS-Zubereitung/kg KG und umgerechnet auf Pb^{++} in Mengen zu etwa 100 mg (dBS_1), 500 mg (dBS_2) und 2000 mg (dBS_3). Jede Gruppe bestand aus 25 Tieren.

Geprüft wurden das KG vor Beginn des Versuches, dann wöchentlich (außer G_3); das Verhalten der Tiere; die Parameter Hb, E, Hb_E und bpE in der 4., 8. und 16. Woche nach Versuchsbeginn; in der 4. Woche töteten wir aus jeder Gruppe 5 (außer G_3), in der 8. Woche 8 (außer G_3) und in der 16. Woche die restlichen Tiere einschließlich der aus G_3 und bestimmten die rO des Gehirns, der Lungen, des Herzens, der Leber, der Milz, der Nieren, der Nebennieren und der Hoden; die Trg der Leber; den Pb-Gehalt der Leber, in der 16. Woche zusätzlich den der Nieren, des Blutes und der Knochen; die Aktivitäten der SGOT, der SGPT und der Aldolase; die histologischen Befunde der Leber und der Nieren (Hämatoxylin-Eosin, Elastica-van Gieson, Sudan III, Ceresschwarz).

2. Ergebnisse

2.1 Letaldosen

Die höchste oral verabfolgte BS 5004-Dosis betrug 4000 mg/kg KG. Sie wurde von allen R und M ohne äußerlich erkennbare Reaktion vertragen. Alle Tiere gediehen in der vierwöchigen Nachbeobachtungs-

Tabelle 2. *Versuchsgestaltung zur Prüfung der percutanen Resorption von Blei-*

Gruppe	Species und Geschlecht	Anfangsgewichte (g)	Expositionsmodus	
			Zubereitung[a]	Applikationsweise
R_1	Ratten männl.	210—230	5004_I 5004_{II} Kontrolle	je 0,5 ml 2 Std pro Tag, 5 Tage pro Woche, 2 Wochen
R_2	Ratten weibl.	220—250	5001 5004_I Kontrolle	je 0,5 ml 2 Std pro Tag, 5 Tage pro Woche, 4 Wochen
MS	Meerschweinchen weibl.	600—900	5001 5004_I Kontrolle	je 0,5 ml einmal pro Tag, 5 Tage pro Woche, 4 Wochen
K	Kaninchen männl. weibl.	2200—3500	5001 5004_I Kontrolle	je 0,1 ml einmal pro Tag, 5 Tage pro Woche, 4 Wochen

[a] $5001 = 20\%$ige (w/v), $5004_I = 20\%$ige (w/v) und $5004_{II} = 40\%$ige (w/v) Ver-
Reihenfolge, Bleigehalten von 60, 250 und 400 mg/ml Zubereitung.

periode normal und boten bei Versuchsende keine makroskopischen Organveränderungen.

Nach der intraperitonealen Zufuhr von BS 5004 kam es zu einem sehr zögernd einsetzenden, erst am 10. Tag beendeten Absterben. Die Tiere (R und M) waren adynam, freßunlustig, zeigten ein gesträubtes und schmutziges Fell und erreichten ihr Anfangsgewicht erst 3 Wochen nach der Giftzufuhr. Im Abdomen führte die Injektion von BS 5004, wie auch die von BN, zu einer grünlich-grauen bis schwärzlichen Verfärbung aller Oberflächen, schmierigen Belägen auf den Darmschlingen und teilweise beträchtlichen Flüssigkeitsansammlungen. Die meisten überlebenden Tiere zeigten bei der Sektion nach vier Wochen sehr derbe, fast kapselartige weiße Beläge auf der Leber, den Nieren und der Milz. Besonders die Injektion von BS 5004 verursachte durch Strangbildung (Restzustand nach Peritonitis) erhebliche Segmentierungen der Leber und Dislokationen anderer Organe. Vereinzelt bestanden noch Flüssigkeitsansammlungen im Abdomen sowie, neu hinzugetreten, auch im Thorax. Alle inneren Organe waren blaß.

Für die Ratte beträgt die DL_{50} des BS 5004 bei intraperitonealer Zufuhr 345 mg/kg KG (279—406), für die Maus 510 mg/ KG (418—622). Beide Werte gelten für den 10. Tag nach der Injektion.

Die orale Gabe von BN führte bei der Ratte zu Freßunlust, gesträubtem Fell, Adynamie und erheblichem Gewichtsverlust, der erst nach drei Wochen ausgeglichen war. Die DL_{50} beträgt 3100 mg/kg KG (2820—3410)

stearat 5001 und 5004 bei Ratten, Meerschweinchen und Kaninchen (1.3.3.)

Zahl der Tiere pro Gruppe	Untersuchungstermine in Wochen nach Versuchsbeginn, Zahl der jeweils getöteten Tiere, hämatologische Untersuchungen			
	2	4	5	8
9	4	—	5	—
9	4	—	5	—
9	3	—	6 (Hb etc. wie 2. Woche)	—
6	—	3	—	3
12	—	6	—	6
6	— (Hb, Hb$_E$, E, bpE)	3	—	3
5	—	2	—	3
10	—	5 (Hb etc. wie 2. Woche)	—	5 (Hb etc. wie 2. Woche)
5	—	2	—	3
5	—	2	—	3
10	—	5	—	5
5	—	2	—	3

reibung des jeweiligen Stearats in Sonnenblumenöl. Das entspricht, in der genannten

und gilt für den 3. Tag nach der Sondierung. Die akut an der Vergiftung gestorbenen Tiere zeigten Blässe der inneren Organe. Die Sektion der überlebenden R am Ende der vierwöchigen Nachbeobachtungsfrist ergab keine Hinweise für Organveränderungen.

Bei intraperitonealer BN-Injetion beträgt die DL_{50} an der Ratte 117 mg/kg KG (103—132). Der Wert gilt für den 5. Tag der Vergiftung. Das Bild der Intoxikation gleicht dem nach BS 5004-Zufuhr weitgehend. Lediglich die Gewichtsverluste waren noch intensiver und wurden innerhalb von 4 Wochen nicht aufgeholt.

Die Inhalation der BS führte i.a. zu einer leichten, in den ersten Stunden nach Versuchsende vorhandenen Dyspnoe. Todesfälle traten nicht auf. Die höchsten geprüften Konzentrationen betrugen für BS 5001 1,90 mg/l (0,55 mg Pb/l), für BS 5003 1,90 mg/l (0,77 mg Pb/l) und für BS 5004 1,97 mg/l (1,00 mg Pb/l). In der 1. Woche nach der Beatmung kam es zu leichten Gewichtsreduktionen, später aber zu einem befriedigenden Gedeihen. Die Sektionen nach 4 Wochen Beobachtungszeit ergaben normale Befunde.

2.2 Einmalige inhalative Vergiftung

Nach der Beatmung boten die Tiere nur eine leichte Dyspnoe (2.1.). Die KG in den Gruppen BS 5001 und BS 5003 fielen 12, 24, und 48 Std nach Expositionsende statistisch gesichert ab, das Minimum lag für BS 5001 mit 93,3% des Ausgangsgewichtes bei 48 Std (Kontrollgruppe

Tabelle 3. *Relative Lungengewichte (g Lunge/100 g KG) von Ratten zu verschiedenen Zeitpunkten nach der Beatmung mit Bleistearat 5001, 5003 und 5004 sowie in den Kontrollgruppen (Mittelwert, mittlerer Fehler, Zahl der Lungen, Prüfergebnis im t-Test)*

Blei-stearat-Nr.	Zeit in Stunden nach Beatmungsende				
	12	24	48	96	192
5001	$0,59 \pm 0,02$ (8)	$0,63 \pm 0,02$ (8)	$0,67 \pm 0,02$ (8) $p < 0,001$	$0,71 \pm 0,06$ (8)	$0,62 \pm 0,03$ (7) $p < 0,01$
Kontrolle	$0,53 \pm 0,02$ (4)	$0,56 \pm 0,03$ (4)	$0,49 \pm 0,01$ (4)	$0,54 \pm 0,02$ (4)	$0,47 \pm 0,01$ (4)
5003	$0,71 \pm 0,03$ (8) $p < 0,001$	$0,73 \pm 0,06$ (7) $p < 0,02$	$0,71 \pm 0,05$ (8)	$0,66 \pm 0,02$ (7) $p < 0,001$	$0,68 \pm 0,05$ (5)
Kontrolle	$0,51 \pm 0,01$ (4)	$0,48 \pm 0,01$ (4)	$0,56 \pm 0,03$ (4)	$0,51 \pm 0,01$ (4)	$0,52 \pm 0,04$ (4)
5004	$0,65 \pm 0,02$ (7) $p < 0,01$	$0,66 \pm 0,02$ (8) $p < 0,001$	$0,69 \pm 0,06$ (7)	$0,67 \pm 0,03$ (7) $p < 0,02$	$0,56 \pm 0,03$ (7)
Kontrolle	$0,53 \pm 0,02$ (4)	$0,53 \pm 0,01$ (4)	$0,51 \pm 0,01$ (4)	$0,52 \pm 0,04$ (4)	$0,49 \pm 0,02$ (4)

Sofern im t-Test $p > 0,05$ ist, unterbleibt diese Angabe in der Tabelle.

101%), für BS 5003 mit 93,1% bei 24 Std (Kontrollgruppe 100%). Nach der 48. Std waren die Differenzen nicht signifikant. In der Gruppe BS 5004 entwickelte sich kein gesicherter Gewichtsrückgang, das Minimum lag mit 97% des Ausgangswertes (Kontrollgruppe 103%) bei 24 Std. Während die rO der Lungen signifikante Abweichungen von der Norm boten (Tabelle 3), blieben die Trg unbeeinflußt. Die Leukocyten stiegen bis 192 Std laufend, wenn auch nicht immer statistisch zu sichern, an (Tabelle 4). Die Veränderungen im Differentialblutbild waren weniger nachhaltig. In allen Gruppen traten nach 12 Std ein Anstieg der Segmentkernigen ($p < 0,001$) und ein Abfall der Lymphocyten ($p < 0,001$) auf. Nach 24 Std war dies nicht mehr nachweisbar. In der Gruppe BS 5004 stiegen die Segmentkernigen nach 48 Std nochmals kräftig an ($p < 0,002$). Für die Gruppe BS 5001 waren gleichsinnige Veränderungen nach der 12. Std nicht zu sichern. Im übrigen traten nur die Monocyten gelegentlich vermehrt auf. Über die Pb-Gehalte in den Lungen und im Blut gibt Tabelle 5 Auskunft.

Histologisch konnte in den *Lungen* bei allen Versuchstieren die feinkristalline inhalierte Substanz in Form von farblosen oder gelblichen Nadeln (5—7 μm), in unterschiedlichster Dichte im Lumen von Bron-

Tabelle 4. *Leukocyten (10³/mm Blut) im peripheren Blut von Ratten zu verschiedenen Zeitpunkten nach der Beatmung mit Bleistearat 5001, 5003 und 5004 sowie in den Kontrollgruppen (Mittelwert, mittlerer Fehler, Zahl der Tiere, Prüfergebnis im t-Test)*

Blei-stearat-Nr.	Zeit in Stunden nach Beatmungsende				
	12	24	48	96	192
5001	$16,1 \pm 0,44$ (39) $p < 0,05$	$17,9 \pm 0,67$ (31) $p < 0,05$	$21,3 \pm 0,89$ (23) $p < 0,001$	$18,5 \pm 0,81$ (15) $p < 0,02$	$23,5 \pm 2,36$ (7) $p < 0,05$
Kontrolle	$14,5 \pm 0,68$ (20)	$15,7 \pm 0,75$ (16)	$16,1 \pm 0,83$ (12)	$14,3 \pm 0,74$ (8)	$15,1 \pm 1,19$ (4)
5003	$18,6 \pm 0,6$ (36) $p < 0,001$	$19,2 \pm 0,84$ (28) $p < 0,01$	$19,7 \pm 0,99$ (20) $p < 0,02$	$19,8 \pm 0,81$ (12) $p < 0,01$	$21,5 \pm 1,36$ (5) $p < 0,01$
Kontrolle	$15,2 \pm 0,47$ (20)	$15,8 \pm 0,60$ (16)	$16,3 \pm 0,61$ (12)	$15,7 \pm 0,89$ (8)	$15,2 \pm 0,76$ (4)
5004	$17,2 \pm 0,86$ (39) $p < 0,02$	$18,5 \pm 1,14$ (31)	$21,6 \pm 0,90$ (22)	$22,4 \pm 2,32$ (14)	$28,5 \pm 4,59$ (7)
Kontrolle	$13,5 \pm 1,04$ (20)	$16,8 \pm 1,05$ (16)	$18,4 \pm 1,51$ (12)	$17,7 \pm 1,27$ (8)	$17,2 \pm 3,37$ (3)

Sofern im *t*-Test $p > 0,05$ ist, unterbleibt diese Angabe in der Tabelle.

chien, Bronchiolen und Alveolen liegend, nachgewiesen werden. Während sie in den Lungenbläschen nur vereinzelt mehr extra- als intracellulär auftrat, lag sie im Bronchiallumen und in tieferen Atemwegen, vermengt mit desquamierten Epithelien, Granulocyten, Lymphocyten, Schleim- und Zelldetritus, vielfach dicht geballt, so daß es verschiedentlich zu einer mechanischen Verstopfung von Bronchiolen kam. Frühestens nach 96 Std, überwiegend aber nach 192 Std konnte man an diesen Stellen eine Einsprossung von Granulationsgewebe beobachten. Das führte zur Organisation des zunächst nur mechanisch hineingepreßten Inhalts der Bronchiolen und zu deren Obliteration. Hieraus wieder resultierten Alveolenüberblähungen und häufig Resorptionsatelektasen. Schon nach 24 Std konnte man Kernanomalien der Alveolarepithelien in Form sehr dichter Riesenkerne erkennen, ab 48 Std Epithelatypien in wechselnden Anteilen des Bronchialbaumes und seiner Endaufzweigungen, wie adenomartige Proliferation, Metaplasie, gestörte Kern-Plasma-Relation zugunsten des Kernes, vereinzelt Mitosen. Zu einem immer wiederkehrenden Befund gehörten eisenpositive Alveolarphagocyten. Unterschiede zwischen den verschiedenen BS-Gruppen konnten nicht festgestellt werden, wohl aber eine Abhängigkeit der Veränderungen vom Zeitpunkt der Tötung. Die

Tabelle 5. *Bleigehalte absolut und in Prozent des 12 Std-Wertes (kursiv) in den Lungen (µg Pb/g Lunge trocken) und im Blut (µg Pb/g Vollblut) von Ratten zu verschiedenen Zeitpunkten nach der Beatmung mit Bleistearat 5001, 5003 und 5004 (Mittelwert, mittlerer Fehler, Zahl der Proben, Prüfergebnis im t-Test — 2.2 und Tabelle 9)*

Blei-stearat Nr.	Stearatkonzentration mg BS/l ($\approx$ mg Pb/l)	Mittlerer Durchmesser der Stearatpartikel (µm)	Zeit in Stunden nach Beatmungsende				
			12	24	48	96	192
5001	1,45 (0,41)	1,8					
Lunge			1233 ± 176 (8) *100%*	470 ± 101 (6) *38%*	432 ± 77 (6) *35%*	382 ± 80 (7) *31%*	123 ± 45 (7) *10%*
Blut			$1,53 \pm 0,25$ (8) *100%*	$0,59 \pm 0,18$ (7) *39%*	$0,74 \pm 0,48$ (4) *48%*	$0,48 \pm 0,15$ (7) *31%*	$0,32 \pm 0,16$ (6) *21%* $p < 0,01$
5003	1,55 (0,63)	1,6					
Lunge			5010 ± 912 (6) *100%*	2630 ± 437 (7) *53%*	2097 ± 559 (5) *42%*	1868 ± 328 (6) *37%*	518 ± 213 (4) *20%*
Blut			$1,21 \pm 0,36$ (8) *100%*	$1,82 \pm 0,84$ (7) *150%*	$1,07 \pm 0,25$ (8) *88%*	$0,65 \pm 0,25$ (5) *55%*	$0,24 \pm 0,08$ (4) *20%* $p < 0,05$
5004	1,46 (0,73)	2,3					
Lunge			1603 ± 339 (7) *100%*	1362 ± 251 (8) *85%*	966 ± 163 (7) *60%*	1043 ± 209 (8) *65%*	949 ± 189 (7) *59%*
Blut			$1,65 \pm 0,62$ (7) *100%*	$1,40 \pm 0,45$ (8) *85%*	$0,59 \pm 0,15$ (8) *36%* $p < 0,02$	$0,46 \pm 0,18$ (7) *28%*	$0,33 \pm 0,09$ (6) *20%* $p < 0,05$

Alle nicht in der Tabelle aufgeführten p sind $< 0,001$.

Lebern der Versuchstiere waren vorwiegend mitteltropfig peripher bis intermediär verfettet. Man konnte mehrfach, besonders aber nach 12 und 48 Std, ungewöhnlich große, basophile, homogene, atypisch geformte Leberzellen am Läppchenrand sowie in Zusammenhang mit ihnen, aber auch unabhängig davon in noch regelrecht erscheinenden Hepatocyten,

Tabelle 6. *Das Verhalten des Hämoglobins (g Hb/100 ml Blut) und der basophil punktierten Erythrocyten ($10^3/10^6$ Erythrocyten) bei Meerschweinchen und Kaninchen während und nach einer Periode der perkutanen Resorption von Bleistearaten (Mittelwert, mittlerer Fehler, Zahl der Tiere, Prüfergebnis im t-Test)*

Untersuchungstermin in Wochen nach Versuchsbeginn	Parameter	Kontrolle		Bleistearat 5001		Bleistearat 5004	
		Kaninchen	Meerschweinchen	Kaninnen	Meerschweinchen	Kaninchen	Meerschweinchen
2	Hämoglobin	$12,9 \pm 0,34$ (10)	$14,5 \pm 0,26$ (10)	$11,5 \pm 0,67$ (5)	$12,0 \pm 0,19$ (5) $p < 0,001$	$11,2 \pm 0,34$ (10) $p < 0,01$	$11,4 \pm 0,22$ (10) $p < 0,001$
	basoph. p.E.	—	—	$0,6 \pm 0,4$ (5)	$12,3 \pm 3,08$ (5)	$2,0 \pm 0,77$ (10)	$10,0 \pm 2,75$ (10)
4	Hämoglobin	$12,9 \pm 0,29$ (10)	$15,9 \pm 0,25$ (10)	$10,8 \pm 0,74$ (5) $p < 0,01$	$9,4 \pm 0,44$ (5) $p < 0,001$	$10,4 \pm 0,39$ (10) $p < 0,001$	$8,1 \pm 0,42$ (8) $p < 0,001$
	basoph. p.E.	—	—	—	$67,8 \pm 17,0$ (5)	$5,0 \pm 4,46$ (10)	$29,0 \pm 5,21$ (10)
8	Hämoglobin	$12,8 \pm 0,44$ (5)	$13,3 \pm 0,36$ (5)	$11,1 \pm 0,14$ (3) $p < 0,05$	$11,4 \pm 0,49$ (3) $p < 0,01$	$9,6 \pm 0,28$ (5) $p < 0,001$	$11,6 \pm 0,33$ (5) $p < 0,01$
	basoph. p.E.	—	—	—	$15,2 \pm 6,4$ (3)	—	$12,0 \pm 4,35$ (5)

Für die bpE-Werte erfolgte keine Signifikanzprüfung.

blasige Riesenkerne, Karyorrhexis, Mitosen und Vielkernigkeit (bis zu 8 Nuclei) nachweisen. Kerneinschlüsse konnten nicht gefunden werden. Auch hier bestanden zwischen den verschiedenen BS keine Unterschiede. Die Nieren der Versuchstiere boten keine von den Kontrolltieren abweichenden Befunde.

2.3 Subchronische percutane Resorption

Während der Expositionsperiode boten nur die MS Verhaltensänderungen. In der Gruppe MS 5001 traten vom 21.—25. Versuchstag bei einem Tier wiederholt starke Krämpfe auf. Am 10. Tag begannen 2 Tiere der Gruppe MS 5004$_\mathrm{I}$ ihre Hinterpfoten nachzuschleppen. Sie und alle anderen MS waren ständig sehr schreckhaft und reagierten auf geringe Reize mit einem generalisierten feinschlägigen Zittern. Am 16. Tag traten bei einem Tier der Gruppe MS 5004$_\mathrm{I}$ wiederholt, und am 20. Tag bei zwei weiteren, fortgesetzt schwerste Krämpfe auf. Eines dieser MS

Tabelle 7. *Relative Organgewichte (g Organ/100 g KG) von Leber, Nieren und Milz*
Resorption von Bleistearaten (Mittelwerte, mittlerer

Gruppe	Leber			
	Untersuchungstermine in Wochen nach Versuchsbeginn			
	2	4	5	8
Kaninchen				
Kontrolle	—	$2,60 \pm 0,18$ (5)	—	$2,48 \pm 0,2$ (5)
K 5001	—	$3,76 \pm 0,2$ (2) $p < 0,02$	—	$3,16 \pm 0,08$ (3) $p < 0,05$
K 5004_I	—	$2,89 \pm 0,12$ (5)	—	$2,99 \pm 0,15$ (5)
Meerschweinchen				
Kontrolle	—	$3,43 \pm 0,11$ (5)	—	$3,21 \pm 0,12$ (5)
MS 5001	—	$5,07 \pm 0,18$ (2) $p < 0,002$	—	$4,57 \pm 0,25$ (3) $p < 0,002$
MS 5004_I	—	$4,77 \pm 1,12$ (5) $p < 0,05$	—	$4,12 \pm 0,33$ (5) $p < 0,001$
Ratten				
Kontrolle R_1	$3,24 \pm 0,17$ (3)	—	$3,06 \pm 0,09$ (6)	—
Kontrolle R_2	—	$3,55 \pm 0,11$ (3)	—	$3,71 \pm 0,27$ (3)
R_2 5001	—	$3,88 \pm 0,41$ (2)	—	$3,39 \pm 0,09$ (4)
R_1 5004_I	$4,23 \pm 0,29$ (4) $p < 0,05$	—	$3,54 \pm 0,08$ (4) $p < 0,01$	—
R_2 5004_I	—	$4,29 \pm 0,09$ (4) $p < 0,01$	—	$3,59 \pm 0,15$ (6)
R_1 5004_{II}	$3,63 \pm 0,13$ (4)	—	$3,85 \pm 0,1$ (5) $p < 0,001$	—

Sofern im *t*-Test $p > 0,05$ ist, unterbleibt diese Angabe in der Tabelle.

bei Kaninchen, Meerschweinchen und Ratten während und nach der perkutanen Fehler, Zahl der Organe, Prüfergebnis im t-Test)

Niere				Milz	
Untersuchungstermine in Wochen nach Versuchsbeginn					
2	4	5	8	4	8
—	$0,43 \pm 0,02$ (5)	—	$0,48 \pm 0,02$ (5)	$0,051 \pm 0,006$ (5)	$0,026 \pm 0,002$ (5)
—	$0,48 \pm 0,01$ (2)	—	$0,52 \pm 0,014$ (3)	$0,039 \pm 0,004$ (2)	$0,049 \pm 0,005$ (3)
—	$0,56 \pm 0,03$ (5) $p < 0,01$	—	$0,49 \pm 0,03$ (5)	$0,028 \pm 0,004$ (5) $p < 0,02$	$0,062 \pm 0,008$ (5) $p < 0,001$
—	$0,56 \pm 0,02$ (5)	—	$0,54 \pm 0,02$ (5)	$0,10 \pm 0,02$ (5)	$0,11 \pm 0,02$ (5)
—	$0,74 \pm 0,03$ (2) $p < 0,002$	—	$0,61 \pm 0,01$ (3) $p < 0,05$	$0,68 \pm 0,09$ (2) $p < 0,001$	$0,20 \pm 0,056$ (3)
—	$0,86 \pm 0,11$ (5) $p < 0,05$	—	$0,66 \pm 0,04$ (5) $p < 0,05$	$0,47 \pm 0,29$ (5) $p < 0,001$	$0,18 \pm 0,01$ (5) $p < 0,01$
$0,65 \pm 0,08$ (3)	—	$0,69 \pm 0,02$ (6)	—	—	—
—	$0,54 \pm 0,02$ (3)	—	$0,57 \pm 0,02$ (3)	$0,38 \pm 0,02$ (3)	$0,41 \pm 0,04$ (3)
—	$0,60 \pm 0,03$ (2)	—	$0,62 \pm 0,02$ (4)	$0,49 \pm 0,05$ (2)	$0,35 \pm 0,02$ (4)
$0,82 \pm 0,05$ (4) $p < 0,05$	—	$0,62 \pm 0,09$ (5) $p < 0,05$	—	—	—
—	$0,68 \pm 0,02$ (4) $p < 0,01$	—	$0,59 \pm 0,02$ (6)	$0,46 \pm 0,07$ (4)	$0,39 \pm 0,03$ (6)
$0,81 \pm 0,02$ (4) $p < 0,001$	—	$0,66 \pm 0,02$ (5)	—	—	—

Tabelle 8. *Bleigehalt in verschiedenen Organen (µg Pb/g Organ trocken) und im Blut (µg Pb/g Vollblut) percutan mit Bleistearat 5001 und 5004 behandelter Kaninchen, Meerschweinchen und Ratten, die während und nach der Exposition getötet wurden (Mittelwert, mittlerer Fehler, Zahl der Proben, Prüfergebnis im t-Test)*

Gruppe	Leber				Niere			
	Untersuchungstermin in Wochen nach Versuchsbeginn							
	2	4	5	8	2	4	5	8
K 5001	—	6,55 ± 5,64 (2)	—	6,13 ± 0,85 (3) $p < 0,001$	—	13,76 ± 10,74 (2) $p < 0,02$	—	8,56 ± 0,81 (3) $p < 0,001$
K 5004$_I$	—	23,02 ± 9,17 (5) $p < 0,01$	—	4,91 ± 2,80 (5)	—	59,83 ± 16,04 (5) $p < 0,001$	—	23,10 ± 3,87 (5) $p < 0,001$
MS 5001	—	32,77 ± 22,6 (2) $p < 0,001$	—	5,60 ± 2,85 (3) $p < 0,05$	—	115,60 ± 42,97 (2) $p < 0,001$	—	37,15 ± 30,8 (3)
MS 5004$_I$	—	69,41 ± 7,29 (5) $p < 0,001$	—	14,05 ± 1,44 (5) $p < 0,001$	—	93,05 ± 49,5 (5) $p < 0,05$	—	218,5 ± 74,6 (5) $p < 0,01$
R$_2$5001	—	3,93 ± 0,39 (2) $p < 0,001$	—	1,67 ± 0,70 (4)	—	48,94 ± 5,93 (2) $p < 0,001$	—	13,51 ± 2,27 (4) $p < 0,001$
R$_1$5004$_I$	6,17 ± 1,34 (4) $p < 0,001$	—	2,37 ± 0,63 (5) $p < 0,001$	—	20,45 ± 6,54 (4) $p < 0,001$	—	13,3 ± 1,74 (5) $p < 0,001$	—
R$_2$5004$_I$	—	16,73 ± 9,35 (4) $p < 0,001$	—	5,66 ± 1,11 (6) $p < 0,001$	—	65,99 ± 5,20 (4) $p < 0,001$	—	23,97 ± 2,82 (6) $p < 0,001$
R$_1$5004$_{II}$	8,41 ± 2,39 (4) $p < 0,001$	—	2,92 ± 0,97 (5) $p < 0,001$	—	35,72 ± 10,28 (4) $p < 0,001$	—	15,09 ± 4,75 (5) $p < 0,001$	—

Gruppe	Blut				Knochen		Gehirn	
	Untersuchungstermin in Wochen nach Versuchsbeginn							
	2	4	5	8	4	8	4	8
K 5001	—	0,47 ± 0,0 (2) $p < 0,001$	—	0,18 ± 0,07 (3)	—	—	2,10 ± 1,78 (2)	1,44 ± 0,73 (3)
K 5004$_I$	—	1,64 ± 0,44 (5) $p < 0,001$	—	0,50 ± 0,14 (4) $p < 0,001$	—	—	2,12 ± 0,49 (5)	2,12 ± 0,40 (5)
MS 5001	—	2,08 ± 1,0 (2) $p < 0,001$	—	1,23 ± 0,34 (3) $p < 0,001$	—	—	—	7,02 ± 3,57 (3) $p < 0,05$
MS 5004$_I$	—	—	—	2,09 ± 0,73 (5) $p < 0,01$	—	—	6,41 ± 1,98 (4) $p < 0,05$	5,17 ± 2,26 (4)
$R_2$5001	—	—	—	—	29,63 ± 2,21 (2) $p < 0,001$	24,63 ± 9,88 (4) $p < 0,001$	—	—
$R_1$5004$_I$	0,81 ± 0,08 (4) $p < 0,001$	—	0,09 ± 0,03 (4)	—	—	—	—	—
$R_2$5004$_I$	—	—	—	--	30,80 ± 2,43 (3) $p < 0,001$	33,60 ± 8,0 (6) $p < 0,001$	—	—
$R_1$5004$_{II}$	1,29 ± 0,13 (4) $p < 0,001$	—	0,16 ± 0, .1 (5)	--	—	—	—	—

Alle nicht in der Tabelle aufgeführten p sind $> 0,05$. Die zugehörigen Kontrollwerte finden sich in Tabelle 9.

Tabelle 9. *Bleigehalt in Organen (μg Pb/g Gewebe trocken) und im Blut (μg Pb/g Vollblut) unbehandelter Kaninchen, Meerschweinchen und Ratten (Mittelwert, mittlerer Fehler, Zahl der Proben)*

Spezies	Organ					
	Blut	Leber	Niere	Knochen	Lunge	Gehirn
Kaninchen	$0{,}07 \pm 0{,}03$ (10)	$2{,}09 \pm 0{,}32$ (9)	$2{,}33 \pm 0{,}47$ (10)	—	—	$1{,}46 \pm 0{,}22$ (8) nur Groß-hirn
Meer-schweinchen	$0{,}18 \pm 0{,}023$ (9)	$1{,}83 \pm 0{,}26$ (9)	$2{,}32 \pm 0{,}49$ (8)	—	—	$1{,}61 \pm 0{,}28$ (6)
Ratten	$0{,}15 \pm 0{,}02$ (64)	$0{,}89 \pm 0{,}12$ (38)	$1{,}20 \pm 0{,}21$ (25)	$2{,}73 \pm 0{,}71$ (16)	$4{,}40 \pm 0{,}57$ (51)	—

verendete im Krampfzustand, ein weiteres in der Nacht zum 21. Tag. Den Krämpfen ging eine Periode sich steigernder Erregung (z. B. durch Herantreten an den Käfig auszulösen) voraus, die schließlich in eine Phase ziellosen Umherjagens und Springens überging. Dem schloß sich fließend der eigentliche tonisch-klonische Krampfzustand an, wobei es zu einer starken Dorsalflexion der Wirbelsäule und heftigen Laufbewegungen in Seitenlage kam. In diesem Zustand reagierten die Tiere nicht auf äußere Reize. Nach 1—3 min trat Erschlaffung ein, der eine längere reaktionslose Phase folgte. Die Krampfbereitschaft klang mitunter noch während der Expositions-, regelmäßig aber während der Erholungsperiode wieder ab.

Die KG blieben in den Gruppen R_1, MS 5001 und K unbeeinträchtigt. Einen gesicherten Abfall zeigten sie in der Gruppe R_2 bis 1 Woche nach dem Ende der Expositionen (Gruppe R_2 5001 weniger deutlich als Gruppe R_2 5004_I). Der Mittelwert der KG fiel in der Gruppe MS 5004_I maximal auf 75% des Ausgangswertes ab. Die Differenz zu den Kontrolltieren war bereits nach der 3. Bleiapplikation mit $p < 0{,}01$ zu sichern und blieb später immer mit $p < 0{,}001$ signifikant. Die Hb-, E- und Hb_E-Werte zeigten in den Gruppen R_1 und R_2 keine Normabweichungen. Die E-Gehalte in den Gruppen MS und K waren mäßig, aber signifikant reduziert. Sie normalisierten sich schnell nach Beendigung der Bleizufuhr. Das Verhalten der Hb- und bpE-Werte bei K und MS weist Tabelle 6 aus. Signifikante SGPT-Aktivitätsänderungen bei den R und MS fanden sich nicht, obwohl in der Gruppe R_2 eine Tendenz zu erhöhten Werten auffiel. Dahingegen war die SGPT-Aktivität bei den K 4 Wochen nach Beginn des Versuches mit $p < 0{,}02$ (K 5004_I) und mit $p < 0{,}001$ (K 5001) erhöht. Am Ende der Nachbeobachtungsphase ließen sich keine Differenzen feststellen. Die SGOT-Aktivitäten waren nie verändert. Die rO blieben unbeeinflußt (Gehirn, Herz, Lungen, Gonaden und Nebennieren) oder zeigten deutliche Veränderungen wie die der Leber, der Nieren und der Milz (Tabelle 7). Die Trg der Leber und der Nieren waren stets im Normbereich. Die Bleigehalte verschiedener Organe gehen aus Tabelle 8 hervor, und die Bleinormalwerte unseres Tiermaterials finden sich in Tabelle 9. Mit diesen Werten verglichen wir die Gehalte in den Organen vergifteter Tiere. Altersabhängige Schwankungen des Bleigehaltes konnten wir bei unseren erwachsenen Tieren nicht finden. Nur die Werte für den Knochen (Femur der Ratte) stammen von gleichaltrigen männlichen Tieren im Gewicht über 350 g.

Histologisch fanden wir zum ersten Tötungstermin bei den K und R keine Veränderungen der Lebern und Nieren. Lediglich die MS zeigten stärker verfettete Lebern und in den Nieren gehäuft pyknotische Kerne, Kerwandhyperchromatose, Karyorrhexis, seltener herdförmige Nekrosen der Tubulusepithelien. Im Lumen der gewundenen Harnkanälchen konnte man bei einem der Tiere die im Abschnitt (2.4.) beschriebenen, konzentrisch geschichteten 5—20 µm großen Konkremente erkennen. In den Lebersinusoiden und -venenverzweigungen sowie in der Nierenbeckenschleimhaut fielen leucostatische Ansammlungen mononucleärer Blutzellelemente auf, die das ohnehin bei MS normalerweise erhöhte Vorkommen von Blutmonocyten und großen Lymphocyten bei weitem überstieg. Sogenannte Kurloff-Körper konnten wir nicht erkennen. Bei dem 4 Wochen später liegenden zweiten Tötungstermin (Ende der Restitutionsphase) zeigten die K wiederum keinen Unterschied zwischen Versuchs- und Kontrollgruppen. Die MS-Lebern und -Nieren wiesen die gleichen Veränderungen wie beim ersten Tötungstermin auf; zu den beschriebenen Kernanomalien von Tubulusepithelien der gewundenen Harnkanälchenabschnitte kamen Riesen- und Lochkerne, der sog. glänzende Kerntyp und Mitosen hinzu. Die Lebern der R waren zumeist großtropfig verfettet, und bei den Nieren konnte man die bei den MS erwähnten Kernveränderungen von Tubulusepithelien einschließlich deren Nekrose erkennen. Im Verlauf der percutanen Resorption bewirkte BS 5004 die stärksten Veränderungen.

2.4. Subchronische orale Applikation

Hinsichtlich des Verhaltens zeigten sich nur die Tiere der Gruppe dBS_3 beeinträchtigt. Sie waren apathisch und ungepflegt, erholten sich aber nach Beendigung der Bleizufuhr rasch. Zu den KG s. Abb. 1. Die E- und Hb_E-Werte sanken in Abhängigkeit von der Dauer und vom Ausmaß der Bleizufuhr langsam ab, erholten sich aber nach der 7. Woche rasch. In Tabelle 10 finden sich die viel ausgeprägteren Veränderungen der Hb-Gehalte und die bpE-Zahlen. Ohne signifikante Abweichungen blieben die rO von Hirn, Herz, Lungen, Hoden und Nebennieren. Die

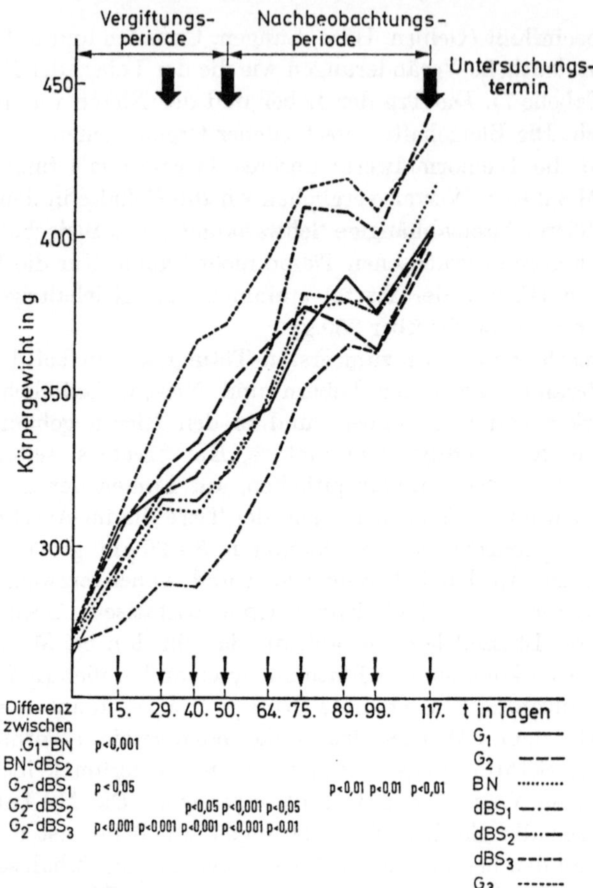

Abb. 1. Verhalten der Körpergewichte von Ratten während und nach einer siebenwöchigen Zwangsfütterung mit BS 5004 oder BN (s. 1.3.4. und 2.4.). Die Tabelle am Fuße der Abb. weist alle $p \leq 0,05$ (t-Test) für die angezeigten Differenzen und Wiegetermine aus. Untersuchungstermine sind durch dicke Pfeile gekennzeichnet

deutliche Erhöhung des rO vieler Milzen war wegen der starken Streuung der Einzelwerte nicht statistisch zu sichern (Tabelle 12). Regelmäßig entwickelte sich eine deutliche Leber- und Nierenvergrößerung (Tabelle 11 und 12). Die Leber-Trg blieben unverändert. Über die Bleigehalte in der Leber und in verschiedenen Organen geben die Tabellen 13 und 14 Auskunft. Die Aktivitäten der SGOT, SGPT und Aldolase waren nie signifikant verändert, wenngleich bei der SGOT und der SGPT 4 Wochen nach Versuchsbeginn eine Tendenz zu erniedrigten Werten auffiel, die aber nach 8 Wochen nicht mehr zu beobachten war. BN und dBS ergaben gleichsinnige Veränderungen, am geringsten war die Tendenz in der Gruppe dBS₃ ausgeprägt.

Tabelle 10. *Das Verhalten des Hämoglobins (g Hb/100 ml Blut) und der basophil punktierten Erythrocyten ($10^3/10^6$ Erythrocyten) bei Ratten während und nach der Zwangsverfütterung von Bleistearat 5004 in verschiedenen Dosen oder von Bleinitrat (Mittelwert, mittlerer Fehler, Zahl der Tiere, Prüfergebnis im t-Test — s. auch 2.4)*

Gruppe	Untersuchungstermin in Wochen nach Versuchsbeginn					
	4 (Hb)	4 (bpE)	8 (Hb)	8 (bpE)	16 (Hb)	16 (bpE)
G_1 und G_2	$15{,}7 \pm 0{,}21$ (47)	—	$14{,}4 \pm 0{,}27$ (35)	—	$13{,}7 \pm 0{,}26$ (18)	—
BN	$15{,}0 \pm 0{,}41$ (23)	$0{,}5 \pm 0{,}27$ (23)	$12{,}3 \pm 0{,}40$ (17) $p < 0{,}001$	$8{,}0 \pm 1{,}55$ (17)	$13{,}6 \pm 0{,}21$ (9)	—
dBS_1	$14{,}4 \pm 0{,}34$ (25) $p < 0{,}001$	$0{,}66 \pm 0{,}41$ (19)	$12{,}6 \pm 0{,}63$ (19) $p < 0{,}01$	$5{,}9 \pm 1{,}43$ (19)	$13{,}3 \pm 0{,}21$ (9)	—
dBS_2	$13{,}7 \pm 0{,}36$ (22) $p < 0{,}001$	$2{,}48 \pm 0{,}61$ (22)	$11{,}8 \pm 0{,}41$ (17) $p < 0{,}001$	$11{,}6 \pm 2{,}52$ (17)	$13{,}3 \pm 0{,}34$ (9)	—
dBS_3	$10{,}0 \pm 0{,}59$ (21) $p < 0{,}001$	$13{,}45 \pm 2{,}26$ (21)	$9{,}0 \pm 0{,}79$ (15) $p < 0{,}001$	$47{,}0 \pm 7{,}56$ (15)	$12{,}7 \pm 0{,}24$ (7) $p < 0{,}05$	$1{,}07 \pm 0{,}40$ (7)

Sofern im *t*-Test $p > 0{,}05$ ist, unterbleibt die Angabe. Für die bpE-Werte erfolgte keine Signifikanzprüfung.

Bei der statistischen Auswertung des Versuchs wurden, soweit nichts anderes vermerkt ist, die Befunde der Gruppen G_1 und G_2 zusammengefaßt. Wir hielten das wegen der vollkommen gleichsinnigen Reaktion der Tiere für zulässig.

Bei der histologischen Untersuchung ließen sich folgende Befunde erheben:

Die *Lebern* der Gruppe G_1 zeigten nach 4 Wochen eine geringfügige periphere Verfettung, nach 8 und 16 Wochen kamen etliche geschwollene Sternzellen sowie ein Ödem der Periportalfelder hinzu. Die Tiere der Gruppe G_2 wiesen bei allen Untersuchungsterminen eine wechselnd lokalisierte feintropfige Verfettung auf und gelegentlich vergrößerte Sternzellen an den beiden letzten Terminen. Die von Marsden (1955) sowie Zawirska und Medraš (1968) beschriebenen Leberverfettungen konnten wir in unterschiedlicher Stärke auch bei unseren Versuchstieren nachweisen. Die Lebern der BN-Gruppe ließen nach 4 und nach 16 Wochen eine wechselnd lokalisierte feintropfige Verfettung erkennen, nach 8 Wochen zeigten sich zusätzlich disseminierte Einzelzellnekrosen, kleine Sternzellgranulome und geschwollene Kupfferzellen. In den Gruppen dBS_1 und

Tabelle 11. *Relative Leber- und Nierengewichte (g Organ/100 g Körpergewicht) bei Ratten, die während oder nach der Zwangsfütterung von Bleistearat 5004 in verschiedenen Dosen oder von Bleinitrat getötet wurden (Mittelwert, mittlerer Fehler, Zahl der Tiere, Prüfergebnis im t-Test)*

| Gruppe | Untersuchungstermin in Wochen nach Versuchsbeginn | | | | | |
| | 4 | | 8 | | 16 | |
	Leber ($n=5$)	Nieren ($n=5$)	Leber ($n=8$)	Nieren ($n=8$)	Leber ($n=9$)	Nieren ($n=9$)
G_1	$3{,}66 \pm 0{,}08$	$0{,}58 \pm 0{,}04$	$3{,}21 \pm 0{,}06$	$0{,}63 \pm 0{,}02$	$3{,}24 \pm 0{,}07$	$0{,}63 \pm 0{,}03$
G_2	$3{,}87 \pm 0{,}11$	$0{,}61 \pm 0{,}02$	$3{,}22 \pm 0{,}09$	$0{,}60 \pm 0{,}03$	$3{,}26 \pm 0{,}16$	$0{,}56 \pm 0{,}02$
BN	$3{,}88 \pm 0{,}23$	$0{,}69 \pm 0{,}03$	$3{,}72 \pm 0{,}13$ $p<0{,}01$	$0{,}72 \pm 0{,}01$ $p<0{,}01$	$3{,}51 \pm 0{,}07$ $p<0{,}02$	$0{,}65 \pm 0{,}02$
dBS_1	$3{,}73 \pm 0{,}11$	$0{,}69 \pm 0{,}05$	$3{,}91 \pm 0{,}12$ $p<0{,}001$	$0{,}75 \pm 0{,}02$ $p<0{,}001$	$3{,}46 \pm 0{,}09$	$0{,}63 \pm 0{,}01$ $p<0{,}01$
dBS_2	$3{,}95 \pm 0{,}10$ $p<0{,}05$	$0{,}67 \pm 0{,}01$	$4{,}24 \pm 0{,}12$ $p<0{,}001$	$0{,}86 \pm 0{,}05$ $p<0{,}001$	$3{,}26 \pm 0{,}09$	$0{,}63 \pm 0{,}03$
dBS_3	$4{,}72 \pm 0{,}24$ $p<0{,}02$	$1{,}04 \pm 0{,}03$ $p<0{,}001$	$4{,}99 \pm 0{,}16$ $p<0{,}001$	$1{,}21 \pm 0{,}08$ $p<0{,}001$	$3{,}51 \pm 0{,}17$ $(n=7)$	$0{,}72 \pm 0{,}02$ $(n=7)$ $p<0{,}001$

Sofern im *t*-Test $p>0{,}05$, unterbleibt die Angabe.

dBS_2 fand sich nach 4 und nach 8 Wochen eine fein-, selten mitteltropfige, vorwiegend zentrale Verfettung, zu der sich beim 2. Termin auffallend weite, blutarme Sinusoide, eine allgemeine Sternzellmobilisation sowie sog. hyaline bodies gesellten. In den Lebern der Gruppe dBS_3 konnten nach 4 und nach 8 Wochen eine intermediäre, eher mitteltropfige Verfettung, dazu neben einer erheblichen diffusen Vermehrung von Leberendothelien häufig große, Kerne und Kernmaterial enthaltende Sternzellen, Einzelzellnekrosen, Leberzellmitosen und kleine Kupferzellgranulome, jedoch keine entzündlichen Infiltrate in den Periportalfeldern nachgewiesen werden. Die genannten Leberveränderungen waren nach 16 Wochen bei allen dBS-Gruppen nur noch in geringem Maße nachweisbar. Insbesondere ging die Verfettung über eine feintropfige mit wechselnder Lokalisation nicht mehr hinaus. Die Sternzellaktivität war deutlich schwächer ausgeprägt.

Die *Nieren* der Kontrolltiere (G_1 und G_2) waren teils ohne pathologische Befunde, teils unbedeutend verändert. Sie wiesen ganz vereinzelt eine Schwellung der Endothelien der Bowmanschen Kapsel, Zelldetritus und strukturlose basophile Zylinder in den Tubuluslichtungen, selten kleine interstitielle Zellinfiltrate oder Fibrosierungen, keine nennenswerten Lipoideinlagerungen in den Tubulusepithelien auf. Das BN führte im Gebiet

Tabelle 12. *Relative Leber-, Nieren- und Milzgewichte (g Organ/100 g Körpergewicht) bei Ratten, die während oder nach der Zwangsfütterung von Bleistearat 5004 in verschiedenen Dosen oder von Bleinitrat getötet wurden — in Prozent der Kontrollwerte sowie Gewichte der dBS$_2$-Gruppe in Prozent der Werte bleinitratbehandelter Tiere (s. 2.4)*

| Gruppe | Untersuchungstermin in Wochen nach Versuchsbeginn | | | | | | | | |
| | 4 | | | 8 | | | 16 | | |
	Leber	Nieren	Milz	Leber	Nieren	Milz	Leber	Nieren	Milz
BN	106	119	119	116	114	105	108	103	83
dBS$_1$	96	113	123	121	125	121	106	113	86
dBS$_2$	102	110	125	132	143	112	100	113	86
dBS$_3$	122	170	173	155	202	215	108	129	89
dBS$_2$ in % von BN	102	97	125	114	119	91	93	97	103

Tabelle 13. *Bleigehalte (µg Pb/g Leber trocken) in den Lebern von Ratten, die während oder nach der Zwangsfütterung mit Bleistearat 5004 in verschiedenen Dosen oder mit Bleinitrat getötet wurden (Mittelwert, mittlerer Fehler, Zahl der Lebern, Prüfergebnis im t-Test)*

| Gruppe | Untersuchungstermin in Wochen nach Versuchsbeginn | | |
	4	8	16
BN	$6,54 \pm 0,78$ (5)	$9,54 \pm 0,78$ (8)	$4,11 \pm 0,64$ (9)
dBS$_1$	$4,84 \pm 0,94$ (4)	$8,91 \pm 0,64$ (8)	$2,54 \pm 0,84$ (8)
dBS$_2$	$8,63 \pm 0,85$ (5)	$13,44 \pm 0,59$ (8)	$3,49 \pm 0,56$ (9)
dBS$_3$	$10,49 \pm 1,17$ (5)	$22,39 \pm 1,25$ (8)	$14,95 \pm 3,62$ (7)

Sämtliche Bleigehalte unterscheiden sich mit einem $p < 0,001$ von dem in Tabelle 9 genannten Bleinormalwert der Rattenleber.

der Mark-Rinden-Grenze zu einer nach 8 Wochen am deutlichsten, sonst wesentlich schwächer ausgebildeten Poikilocytose sowie Anisokaryose von Tubulusepithelien mit Kern- und Plasmaveränderungen, die bei den dBS-behandelten Tieren noch ausführlicher beschrieben werden. Erwähnt sei das auch von Eger (1937); Wachstein (1949); Totovič (1965); Angevine u. Mitarb. (1962) beobachtete Vorkommen von runden, z. T. konzentrisch geschichteten, im Durchschnitt 5—20 µm großen Konkrementen, die

10*

Tabelle 14. *Bleigehalte (µg Pb/g Gewebe trocken) in den Nieren und Knochen sowie im Blut (µg Pb/g Vollblut) von Ratten, 9 Wochen nach Beendigung einer Zwangsfütterung mit Bleistearat 5004 in verschiedenen Dosen und mit Bleinitrat (Mittelwert, mittlerer Fehler, Zahl der Proben, Prüfergebnis im t-Test)*

Gruppe	Nieren	Knochen	Blut
BN	$27,90 \pm 8,2$ (4)	$196,60 \pm 27,3$ (4)	$0,50 \pm 0,19$ (4)
dBS_1	$24,52 \pm 6,3$ (4)	$84,7 \pm 8,9$ (4)	$0,48 \pm 0,22$ (4)
dBS_2	$38,84 \pm 14,6$ (4)	$121,6 \pm 7,5$ (4)	$0,82 \pm 0,57$ (4)
dBS_3	—	$321,4 \pm 17,5$ (3)	$0,98 \pm 0,21$ (3)

Sämtliche Bleigehalte unterscheiden sich mit einem $p < 0,001$ von den in Tabelle 9 angegebenen Normalwerten für Ratten.

einzeln oder in kleinen Zusammenballungen im Tubuluslumen, selten auch im Interstitium lagen. Sie waren licht-, aber nicht doppelbrechend, in ungefärbten Schnitten farblos bis bräunlich, im HE-Schnitt bläulich-grün, van Gieson-rot, Eisen- und Kossa-negativ und konnten nur nach 8 Wochen gelegentlich beobachtet werden. Ganz vereinzelt wurden die von Landing und Nakai (1959); Wachstein (1949); Marsden (1955); Angevine u. Mitarb. (1962); Porte und Batzenschlager (1961); Dallenbach (1964) und Totovič (1965) erwähnten und untersuchten Kerneinschluß. körper in geschädigten Tubulusepithelien nachgewiesen. Weiter kamen die bei den Kontrolltieren bereits beschriebenen Veränderungen hinzu. Der Lipoidnachweis mit Ceresschwarz fiel jedoch in den geschädigten Bezirken stärker positiv aus. Glomerula und Gefäße waren intakt.

In allen drei dBS-Gruppen waren die Veränderungen nach 8 Wochen am ausgeprägtesten. Die Befunde in den Nieren der Gruppe dBS_1 blieben hinter denen der BN-Gruppe zurück. Im Vordergrund der Veränderungen in den Gruppen dBS_2 und dBS_3 standen die Befunde an den Tubuli der Mark-Rinden-Grenze, insbesondere der gewundenen Anteile der Mittelstücke und der geraden von Haupt- und Mittelstücken in den Markstrahlen. Selten waren die partes contortae der Hauptstücke oder die Überleitungsstücke dieser Grenzregion betroffen. In schweren Fällen konnte eine Differenzierung in bestimmte Nephronabschnitte gar nicht mehr vorgenommen werden und lediglich die Lokalisation im Gesamtabschnitt bestimmt werden. Am wenigsten zeigten sich äußere Rinde und Mark verändert.

In den genannten Prädilektionsstellen fanden sich reichlich bis massenhaft die bereits beschriebenen runden Konkremente, spärlicher aber auch in den geraden Abschnitten des Marks, zuweilen auch in den äußeren Rindenbezirken. Sie lagen z.T. verklumpt im Tubuluslumen, vermischt mit desquamierten Epithelien, sezerniertem Eiweiß, Zelldetritus, z.T. in kleinen Gruppen oder einzeln im Zellplasma und Interstitium. Parallel zur Häufigkeit ihres Vorkommens ging die Schwere der cytologischen Veränderungen an den Tubulusepithelzellen. Letztere waren oft erheblich vergrößert. Ihr Cytoplasma zeigte optisch leere Vacuolen, dichte feintropfige hyaline sowie Lipoideinlagerungen, oft völlig verwaschene Strukturen ohne erkennbare Zellgrenzen, Verlust von Stäbchenzeichnung und Bürstensaum, aber auch kräftige Eosinophilie, die manchmal granulären Charakter hatte. So unterschiedlich wie die Tingierung erwies sich auch die Zell- und damit die Tubulusform. Von flach kubischem Epithel bei weitem Lumen bis zu riesenzellartigen oder onkocytären Formationen mit vollständiger Lichtungseinengung, erhaltenem, aber auch völlig dissoziiertem Zellverband, Verlust der Darstellbarkeit der Basalmembran, Tubulorrhexis und -schrumpfung fanden sich alle Übergänge.

Der Eindruck einer hochgradigen, von den bereits genannten Autoren beschriebenen Degeneration wurde noch vermehrt durch die erheblichen Unterschiede der Zellkerngröße und -struktur. Die Skala reichte hier von ballonartig aufgetriebenen leeren Kernen mit scharf konturierter Kernmembran, Riesenkernen mit mehreren Nucleoli, Chromatinverklumpungen, eosinophilen Kerneinschlüssen über etliche intakte Kerne bis zu kleinen dunklen pyknotischen Kernen und völligem Kernverlust. Im Interstitium konnte man besonders in den Markstrahlen eine herdförmige Vermehrung von Histiocyten, Fibroblasten und Rundzellen ohne eine nennenswerte Kollagenfaserbildung erkennen.

Die wenig eindrucksvollen gelegentlich vorkommenden Glomerulumveränderungen äußerten sich in einem hohen, kubisch bis zylindrisch geformten Epithel der inneren Bowmanschen Kapsel, weiten, teilweise coaguliertes Eiweiß enthaltenden Kapselräumen und Schrumpfung des Gefäßknäuls. Die Blutgefäße waren völlig unversehrt.

Besprechung der Ergebnisse

Die von uns an Bleistearaten bestimmten Letaldosen und applizierten Höchstdosen ohne letale Folgen reihen sich gut in die bereits bekannten Angaben über die akute Toxicität von Bleiverbindungen ein (Tartler, 1941; Spector, 1956; Klimmer und Nebel, 1960). Ein Vergleich der Toxicitätswerte von BS 5004 und BN nach intraperitonealer oder oraler Zufuhr macht deutlich, wie schlecht auch diese Bleisalze aus dem Magen-Darm-Kanal resorbiert werden. Die bei intraperitonealer Verabfolgung wesentlich höhere Toxicität des BN gegenüber dem BS 5004 möchten wir vor allem auf eine protrahierte Abgabe des Blei aus dem Öldepot zurückführen.

Die inhalative Toxicität der BS ist bei einmaliger zweistündiger Beatmung nicht erheblich. Jedoch muß man bedenken, daß diese Substanzen sehr leicht zu verstäuben sind. Beim Absacken, Wiegen oder Umfüllen kann es dadurch zur Bildung dichter Staubschwaden kommen, die eine erhebliche Belastung für die Beschäftigten darstellen. Selbstverständlich kann das kein Dauerzustand sein, da sonst innerhalb weniger Wochen Bleivergiftungen entstehen würden. Immerhin ist es aber vorstellbar, daß in bestimmten Situationen (z. B. auch bei Verpuffungen, beim Platzen von Schlauchfiltern) kurzfristig BS-Konzentrationen erreicht werden, die in der Lage sind, mechanisch-irritative und toxische Schäden des Lungengewebes zu verursachen.

Darüber hinaus fällt die rasche Reaktion der Leber auf. Sie ist um so auffälliger, als die gegen Blei wenig empfindliche Ratte bei percutaner und peroraler Zufuhr ganz anderer Bleidosen und Applikationszeiträume bedarf, ehe sich ähnlich intensive Leberveränderungen einstellen. Wir glauben hieraus den Schluß ziehen zu können, daß bei sehr raschem Anfluten von Bleistearaten über die Atemwege die Leber stärker angegriffen wird als dies bei der Passage über andere Aufnahmewege der Fall ist. Wir erinnern in diesem Zusammenhang auch an die eingangs erwähnte große Zahl von Hepatomegalien bei Bleivergiftungen durch BS und an die von Valade und Coste (1953) erzeugten Leberschäden nach Ganztierbeatmungen mit BS. (Zur Hepatomegalie nach Bleigaben s. a. bei Pardoe, 1952.) Die Vermutung Goidins, daß BS cirrhotische Leberveränderungen auslösen können, halten wir allerdings nicht für zutreffend. Wahrscheinlich sind die hämatologischen Störungen beim Menschen immer der zwingende Grund zu Herausnahme aus dem gefährdenden Milieu.

Auf dem Wege der percutanen Resorption konnten wir mit BS in kurzer Zeit Bleivergiftungen auslösen. Obwohl die Bleiaufnahme über die Haut gut bekannt ist, beeindruckte doch die Schnelligkeit, mit der die Intoxikationen auftraten (signifikanter Gewichtsverlust bei MS nach drei Applikationen!).

Die richtige Einschätzung der Hautresorption von Bleiverbindungen, speziell der BS, hat große praktische Bedeutung. Nur zu oft wird in der Produktion der Atemschutz mit dem Schutz des gesamten Körpers vor Schadstoffeinflüssen gleichgesetzt. Im besonderen Falle wird dabei aber vergessen, daß sich die BS-Stäube leicht auf Oberflächen, also auch auf der Haut niederschlagen können. Meist sind in den stearatverarbeitenden Betrieben erhöhte Raumtemperaturen anzutreffen (Reaktionsgefäße, Trockner, Kalander, Extruder). Die schweißbedeckte Haut überzieht sich schnell mit einer bleistearathaltigen Schmutzschicht, und infolge der guten Hautdurchblutung wird die Bleiresorption lebhaft gefördert. Die gründliche und schnellstmögliche Reinigung verschmutzter Körper-

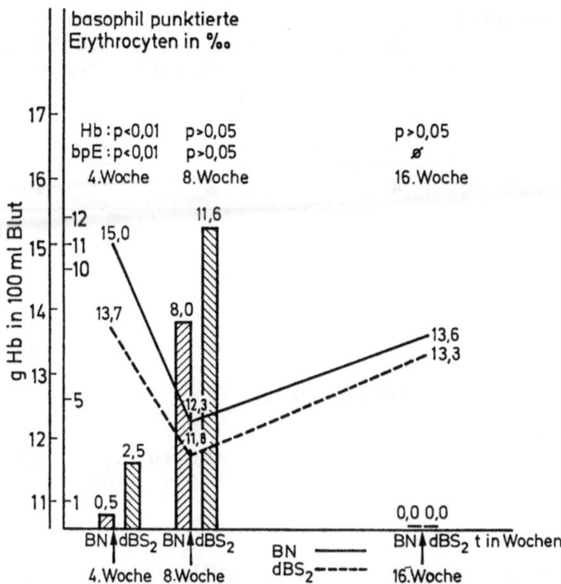

Abb. 2. Verhalten des Hämoglobins und der basophil punktierten Erythrocyten bei Ratten während und nach einer siebenwöchigen Zwangsfütterung mit BS 5004 (Gruppe dBS₂) oder BN (Gruppe BN) in hinsichtlich des Bleigehaltes äquivalenten Dosen (s. 1.3.4., Tabelle 15 und 3.). Die p (t-Test) gelten für die Differenzen zwischen dBS₂ und BN

teile beim Umgang mit BS ist deshalb äußerst wichtig. Auch eine möglichst staubdichte Arbeitskleidung muß gefordert werden.

Die längerfristige orale Verabfolgung von BS 5004 in hohen Dosen an Ratten hatte typische Bleivergiftungen zur Folge. Qualitativ gesehen verursacht BS 5004 hierbei die gleichen Erscheinungen wie BN, und auch bei einer Gegenüberstellung der Effekte nach der Gabe äquivalenter Bleimengen als BS 5004 oder als BN fällt auf, daß trotz unterschiedlicher Vehikel keine wesentlichen quantitativen Wirkungsunterschiede auftraten (Tabelle 15 und Abb. 2). Besondere Leberveränderungen konnten wir nach der oralen Verabfolgung von BS 5004 im Vergleich zu BN nicht ermitteln.

Von besonderer praktischer Bedeutung ist unsere Feststellung, daß mit ungefähr äquivalenten BS 5004-Dosen bei percutaner Zufuhr Bleivergiftungen an der Ratte eher zu erzeugen sind als bei oraler Gabe. Das ergibt sich aus einem Vergleich der Befunde in den Gruppen R_2 5004$_I$ (2.3) und dBS$_{1-3}$ (2.4) 4 Wochen nach Beginn der Versuche.

Zur arbeitshygienisch richtigen Gestaltung des Umgangs mit BS läßt sich über die bisher genannten Schutzmaßnahmen hinaus folgendes

Tabelle 15. *Bewertung (t-Test) der Differenzen zwischen den Untersuchungsergebnissen an Ratten, die mit im Bleigehalt einander äquivalenten Mengen BS 5004 oder BN behandelt wurden (Gruppen dBS_2 und BN — s. 2.4 und 3.). Die stärker beeinflußte Gruppe wird genannt*

Parameter	Untersuchungstermin in Wochen nach Versuchsbeginn		
	4	8	16
Gewicht	◯	◯	◯
Hämoglobin	dBS_2 $(p < 0{,}01)$	◯	◯
Erythrocyten	◯	◯	◯
Hb_E	◯	◯	◯
Basoph. p. Erythrocyten	dBS_2 $(p < 0{,}01)$	◯	◯
Rel. Organgewichte			
Leber	◯	dBS_2 $(p < 0{,}02)$	BN $(p < 0{,}05)$
Nieren	◯	dBS_2 $(p < 0{,}02)$	◯
Milz, Nebennieren,	◯	◯	◯
Hoden, Lungen, Hirn, Herz			
Lebergewicht trocken	◯	BN $(p < 0{,}05)$	◯
Bleigehalt			
Leber	◯	◯	◯
Nieren, Blut	—	—	◯
Knochen	—	—	BN $(p < 0{,}05)$
SGOT, SGPT, Aldolase	◯	◯	◯

Histologische Befunde s. unter 2.4.

◯ $= p < 0{,}05$ im t-Test; — $=$ kein Untersuchungsergebnis.

sagen. Als MAK-Wert sollte der für Blei in Höhe von 0,2 mg Pb/m^3, unter Umrechnung auf das Stearatmolekül, benutzt werden. Im Giftgesetz der DDR sollten Bleistearate in die Abteilung III eingegliedert werden. Hier befinden sich bis auf die Alkylbleiverbindungen alle übrigen bleihaltigen Substanzen. Arbeitsstätten, in denen mit BS gearbeitet wird, sind peinlich sauber zu halten. Wir verweisen diesbezüglich nochmals auf die Veröffentlichung von Goss und Ross (1953).

Literatur

Angevine, J. M., Kappas, A., Gowin, R. L. de, Spargo, B. H.: Renal tubular nuclear inclusions of lead poisoning. Arch. Path. (Chic.) **73**, 486—494 (1962).

Bruns, F.: Bestimmung und Eigenschaften der Serumaldolase. Biochem. Z. **325**, 156—162 (1953/54).

Chiesura, P., Brugnone, F., Selmi, G.: L'intossicazione da stearato di piombo nella fabbricazione di materie plastiche. Lav. umano **15**, 114—122 (1963).

Coscia, G. C., Perelli, G., Meo, G.: Aspetti dell' éliminazione fecale ed urinaria del piombo in due casi di intossicazione da stearato di piombo. Folia med. (Napoli) **46**, 1125—1130 (1963).

Dallenbach, F. D.: Phenolrotausscheidung und Trypanblauspeicherung bei der Bleinephropathie der Ratte. Virchows Arch. path. Anat. 338, 91—110 (1964).

Eger, W.: Experimentelle Bleischrumpfnieren. Virchows Arch. path. Anat. 299, 654—666 (1937).

Fleischhacker, M., Skurič, Z.: Profesionalno otrovanje olovnim stearatom. Arh. Hig. Rada 10, 187—189 (1959).

Gambini, G., Farmia, G.: Su di un caso di saturnismo associato a sclerosi laterale amiotrofica. Med. d. Lavoro 59, 599—603 (1968).

Goidin: Persönliche Mitteilung. Zit. nach Valade und Coste.

Goss, A. E., Ross, A. M.: Effective control of lead dust in the manufacture of vinyl plastics. Amer. industr. Hyg. Ass. Quart. 14, 41—49 (1953).

Grandjean, E., Wüthrich, M.: Untersuchungen über die Bleigefährdung von Spleißern. Zbl. Arbeitsmed. 10, 153—158 (1960).

Guerdjikoff, G.: Étude de quelques risques de saturnisme en Suisse. Z. Unfallmed. Berufskr. 51, 85—112 (1958).

— Desbaumes, P.: Un problème peu connu d'hygiène industrielle: l'intoxication professionelle par le stéarate de plomb. Rev. méd. Suisse rom. 78, 320 (1958).

Keenan, R. G., Byers, D. H., Saltzman, B. E., Hyslop, F. L.: The "USPHS" method for determining lead in air and in biological materials. Amer. industr. Hyg. Ass. J. 24, 481—491 (1963).

Klimmer, O. R., Nebel, I. U.: Experimentelle Untersuchungen zur Frage der Toxizität einiger Stabilisatoren in Kunststoffen aus Polyvinylchlorid. ArzneimittelForsch. 10, 44—48 (1960).

Landing, B. H., Nakai, H.: Histochemical properties of renal lead-inclusions and their demonstration in urinary sediment. Amer. J. clin. Path. 31, 499—503 (1959).

Litchfield jr., J. T., Wilcoxon, F.: A simplified method of evaluating dose-effect experiments. J. Pharmacol. exp. Ther. 96, 99—113 (1949).

Lob, M.: Le saturnisme dans l'industrie des matières plastiques. Rev. lyon. Méd. 10, 1193—1198 (1961).

Maljkovič, I.: Slučaj kroničnog profesionalnog otrovanja olovnim stearatom i karbonatom. Arh. Hig. Rada 15, 393—397 (1964).

Marsden, H. B., Wilson, V. K.: Lead-poisoning in children. Brit. med. J. 1, 324—326 (1955).

Pardoe, A. U.: Renal function in lead poisoning. Brit. J. Pharmacol. 7, 349—357 (1952).

Porte, A., Batzenschlager, A.: Sur la formation d'inclusions intranucléaires provoquées par les sels de plomb dans les cellules des tubes contournés du rein. Ultrastructure et histochimie. C. R. Soc. Biol. (Paris) 155, 1, 125—127 (1961).

Sassi, C., Finulli, M., Nava, C.: Il saturnismo nella lavorazione della stearato di piombo. Med. d. Lavoro 52, 658—667 (1961).

Schmidt, P., Schmutzler, G., Wetzel, H.: Zum Arbeitsschutz bei der Herstellung von Bleistearaten. Chem. Techn. 20, 307—310 (1968).

Schmutzler, G.: Arbeitsschutzprobleme bei der Herstellung und Verarbeitung von Plasthilfsstoffen, speziell von Metallseifen. Plaste u. Kautschuk 13, 155—160 (1966).

Smolčič, V.: Ocjena ekspozicije olovu pri preradi polivinila i prijedlog zaštitnik mjera. Arh. Hig. Rada 17, 309—316 (1966).

Spector, W. S. (ed.): Handbook of toxicology, vol. 1. Philadelphia and London: W. B. Saunders Company 1956.

Stavri, G. R., Sandulesco, G., Iliesco, S., Vasiliu, A., Mazilu, V., Petrusca, R., Mihalache, C.: Considerations sur le risque saturnisme dans une entreprise de fabrication des matieres plastiques. 15. Internat. Kongr. für Arbeitsmedizin, Wien II-1, 187—190 (1966).

Suzuki, S. Suzuki, T., Ashizawa, A.: Proteinuria due to inhalation of cadmium stearate dust. Industr. Hlth 3, 73—85 (1965).
Tartler, G.: Die akute Bleivergiftung. Ein experimenteller Beitrag zur Klärung der Frage der Giftigkeit von Bleiverbindungen in quantitativen Versuchen. Arch. Hyg. (Berl.) 125, 273—292 (1941).
Tolot, F.: L'azotemie des saturnins la propos de 24 observations. Arch. Mal. prof. 6, 333—335 (1965).
Totovič, V.: Elektronenmikroskopische Untersuchungen an dem Tubulusapparat der Niere bei experimenteller chronischer Bleivergiftung der Ratte. Virchows Arch. path. Anat. 339, 151—167 (1965).
Valade, P., Coste, E.: Toxicité de sels organiques de plomb (Etude experimentale). Arch. Mal. prof. 14, 584—593 (1953).
Villa, T., Straneo, C., Andri, L.: Zit. nach Sassi und Mitarb.
Wachstein, M.: Studies on inclusion bodies. Amer. J. clin. Path. 19, 608—614 (1949).
Zannini, D., Lombardi, E.: Intossicazione saturnina da uso di stabilizzanti con sali di piombo per materie plastiche. Lav. umano 13, 146—153 (1961).
Zawirska, B., Medraš, K.: Tumoren und Störungen des Porphyrinstoffwechsels bei Ratten mit chronischer experimenteller Bleiintoxikation. Zbl. allg. Path. Anat. 111, 1—12 (1968).
Zedda, S.: La prevenzione del saturnismo in un'industria di materie plastiche. Med. d. Lavoro 58, 370—375 (1967).

Dr. med. Peter Schmidt
Dr. med. R. Gohlke
Deutsches Zentralinstitut für Arbeits-
medizin
DDR-1134 Berlin-Lichtenberg 4
Nöldnerstr. 40—42

Dr. med. H.-J. Naumann
derzeit Institut für Arbeitshygiene der
Medizinischen Akadmie
„Carl Gustav Carus" Dresden
DDR-8019 Dresden
Fetscherstr. 74

Int. Arch. Arbeitsmed. 26, 145—156 (1970)

Berufsvasoneurose
bei Schleifern von medizinischen Instrumenten

T. Kákosy, I. Rózsahegyi und G. Soós

Staatliches Institut für Arbeitsmedizin Budapest
(Direktor: Prof. Dr. Miklós Timár)

Eingegangen am 3. November 1969

Occupational Vasoneurosis in Medical Instrument Grinders

Summary. Frequent occurrence of vasoneurosis, as an occupational disease was observed at a workshop of medical instrument grinders. The danger of this occupational disease had not been regarded characteristic of such jobs. A short account is given of the applicability of investigations concerning vascular function in the diagnosis of the disease. Arrangements, made for the prevention, are described, too.

Zusammenfassung. Verfasser haben häufige Erscheinung der professionellen Vasoneurose bei Schleifern von medizinischen Instrumenten beobachtet. Sie haben 49 Arbeiter untersucht. Bei 14 Personen haben sie mittels der Abkühlungsprobe objektivierbare vasoneurotische Symptome wahrgenommen. Sie erörtern die klinische Symptomatologie und die diagnostischen Probleme der Krankheit, die Wirkung der Art der Exposition auf die Lokalisation der Symptome und die Möglichkeiten der Prophylaxe.

Die Entwicklung einer Berufsvasoneurose bei Arbeiten mit Preßluftwerkzeugen, Anklopfmaschinen und Motorsägen ist aus der Literatur und Praxis wohl bekannt. Das Vorkommen der Krankheit bei Arbeiten mit rotierenden Maschinen wurde verhältnismäßig seltener beschrieben: von Iljizkij und Reizen (1963); Stolbun (1964); früher Agate (cit. Somogyi u. Rácz) bei Polierern, von Malinskaja u. Mitarb. (1963, 1964) bei Polierschlossern, von Somogyi und Rácz (1961) bei Raspelschleifern, von Deli u. Mitarb. (1967) bei Schärfschleifern, von Kerekes und Tóth (1963) bei Hauern, die mit elektrischen Bohrmaschinen gearbeitet haben. Magos (1957) beobachtete bei Arbeiten mit Drehmaschinen eine niedrige Morbiditätsquote: das Raynaud-Phänomen kam bei Bohrern nur in einigen Fällen, bei Polierschlossern in keinem Fall vor. Auch Grosse-Brockhoff (1954) hielt nur die Schlagwerkzeuge für gefährlich.

Unseren Erfahrungen nach ist die Möglichkeit der Berufsvasoneurose von Schleifern nicht genügend bekannt, darum scheint es zweckmäßig, die Resultate unserer Reihenuntersuchungen bei Schleifern von medizinischen Instrumenten mitzuteilen.

Untersuchungsmaterial und Methodik

Wir haben unsere Untersuchungen bei Schleifern einer Fabrik für medizinische Instrumente ausgeführt. Die Arbeiter haben Scheren, Pinzetten, Messer, Zahnzangen und Gefäßklemmen — durchschnittlich 5 Std täglich — auf Schleifmaschinen (Typ CSK-74/4) geschliffen. Sie haben die Arbeitsstücke sitzend mit beiden Händen an die Schleifsteine gepreßt. Der Durchmesser der Schleifsteine war 288—400 mm, die Umdrehungszahl derselben 1465—1488/min. Die *Erschütterungsmessungen* hatten wir mittels eines Präzisionsinstrumentes Brüell-Kjaer (Typ 2203), das mit einem ZR-0020 Typ- Integrator kombiniert war, ausgeführt. Den Beschleunigungsmesserkopf hatten wir immer auf dem gleichen Punkt (an der Stelle, wo die Hand das Instrument anfaßte) magnetisch befestigt. Nach unseren Messungsergebnissen war die Frequenz der Vibration, die auf die Hände der Arbeiter fortgepflanzt wurde, 35—48 Hz, die Amplitude 0,66—1,66 mm. Die Frequenz war der Umdrehungszahl, der Frequenz der Exzentrizität entsprechend 24,4—24,7 Hz, die Acceleration der Erschütterungen 427,5—590 m/sec^2.

Im Rahmen unserer *klinischen Untersuchungen* haben wir eine detaillierte Vorgeschichte und Berufsanamnese aufgenommen. Über die internistische Untersuchung hinaus haben wir die folgenden *angiologischen* Untersuchungen ausgeführt: die Messung des *oscillometrischen Indexes* auf den Unterarmen, oberhalb der Handgelenke mit dem Boulitte-Apparat in Pachon-Einheiten, die Messung der *reaktiven Hyperämie* am III. Finger beider Hände mittels der Methode von Bugár-Mészáros-Okos (1961) und die *Abkühlungsprobe* nach der in einer früheren Mitteilung von uns beschriebenen Methode (Kákosy, 1967). Um die Veränderungen der cervicalen Wirbelsäule, die ähnliche Symptome produzieren können, auszuschließen, haben wir *Röntgenaufnahmen* der cervicalen Wirbelsäule mit transversalem Strahlengang angefertigt.

Wir haben 49 Arbeiter untersucht. Unter diesen arbeiteten 44 noch zu der Zeit der Untersuchung als Schleifer, 5 waren schon seit $^1/_2$—10 Jahren in anderen Arbeitskreisen beschäftigt. Das durchschnittliche *Lebensalter* der Arbeiter war 26,3 (17—41) Jahre, die durchschnittliche *Expositionsdauer* 4,6 ($^1/_2$—15) Arbeitsjahre.

Ergebnisse

Von den 44 Arbeitern, die auch zu der Zeit der Untersuchung noch als Schleifer arbeiteten, klagten 35 Personen über die Entwicklung eines Raynaud-Phänomens der Hände. Die wohlbekannten vasoneurotischen Symptome — das Erblassen, die Unempfindlichkeit, in 7 Fällen auch eine Cyanose der Finger auf Kälteeinwirkung — hauptsächlich bei gleichzeitiger Einwirkung von Erschütterungen (z. B. bei Radfahren) — bestanden in 32 Fällen beiderseitig, in 3 Fällen nur rechtsseitig. Eine isolierte Erkrankung der linken Hand haben wir nicht beobachtet. Von den 32 bilateralen Fällen waren die Beschwerden in 29 Fällen symmetrisch. Einer der 3 Arbeiter mit asymmetrischem Befall litt an mehrfachen Entwicklungsstörungen der Finger. Tabelle 1 zeigt das zahlenmäßige Betroffensein der Finger auf Grund der Klagen. Weitere, bei der Vasoneurose vorkommende Beschwerden waren nur in seltenen Fällen zu beobachten; Handzittern in 4 Fällen, Rigidität der Hände in 4 Fällen, Handschmerz in 2 Fällen, erhöhte Kälteempfindlichkeit in 2 Fällen.

Tabelle 1. *Die Lokalisation und die Ausdehnung der vasoneurotischen Beschwerden*

| | Lokalisation | | Ausdehnung | |
	Finger	Zahl der Fälle	Zahl der lädierten Finger	Zahl der Fälle
Rechte Hand	I.	13	10	2
	II.	32	9	—
	III.	26	8	12
	IV.	16	7	—
	V.	11	6	7
Linke Hand	I.	13	5	—
	II.	31	4	8
	III.	26	3	1
	IV.	17	2	2
	V.	14	1	3

Die vasoneurotischen Symptome erschienen durchschnittlich erst nach zweijähriger Exposition, am frühesten nach zweiwöchiger Expositionsdauer. Nach einer Expositionsdauer über 8 Jahren war keine Person beschwerdefrei gewesen (Tabelle 2).

Tabelle 2. *Der Zusammenhang der vasoneurotischen Beschwerden und der objektivierten Symptome mit der Expositionsdauer*

| Expositionsdauer (Jahre) | Beschwerdefreie Personen[a] | Personen mit Beschwerden | | |
| | | zusammen | Abkühlungsprobe | |
			negativ	positiv (obj. Läsion)
$^1/_2$—2	7	14	11	3
2—5	1	10	5	5
5—10	1	5	2	3[b]
10—15	—	6	3	3[c]

[a] Abkühlungsprobe in allen Fällen negativ.
[b] In 2 Fällen cyanotische Reaktion.
[c] In 1 Fall cyanotische Reaktion.

Die Berufsvasoneurose ist in Ungarn eine entschädigungspflichtige Berufskrankheit, darum haben wir diese Diagnose auf Grund von außergewöhnlich strengen Kriterien gestellt. Die Grundbedingung der Diagnose ist die Beobachtung der Symptome mit dem Kälteprovokationstest gewesen. Das ist — bei einmaliger Provokation — in 14 Fällen gelungen. Die Ausdehnung der mit der Abkühlungsprobe objektivierten Symptome stimmte in keinem Fall mit der bei den Beschwerden angegebenen überein. Alle 14 Kranken klagten über bilaterale Erscheinungen, dagegen zeigte die Abkühlungsprobe in 4 Fällen nur einseitige Symptome. Die Ausdehnung der objektivierten Symptome — nach der Zahl der lädierten Finger — überschritt die bei den Beschwerden angegebene nur in einem einzigen Fall. In den anderen 13 Fällen wurde eine größere Ausdehnung angegeben, als mittels der Kälteprovokation objektivierbar war. Hinsichtlich der betroffenen Phalangen stimmte die Lokalisation der Klagen und der objektivierten Symptome in 5 Fällen überein. Die Ausdehnung der Symptome war in 4 Fällen objektiv, in 5 Fällen anamnestisch größer. Eine Diskrepanz zeigte sich zwischen den Klagen und den objektivierten Symptomen auch in der *qualitativen* Beziehung: Die Cyanose war bei 5 der darüber klagenden Patienten nicht auslösbar, dagegen zeigte sie sich bei 2 Kranken, die darüber nicht geklagt haben. Bei 7 hospitalisierten Arbeitern haben wir die Abkühlungsprobe je 3mal (an verschiedenen Tagen) ausgeführt. Das Ergebnis war nur bei einem einzigen Patienten zweimal identisch. Bei allen weiteren Fällen änderte sich die Ausdehnung und Lokalisation der Symptome bei jeder Probe, zwischendurch waren auch negative Proben wahrnehmbar! Darum halten wir es nicht für zweckmäßig, die Lokalisation der objektivierten Symptome auf einer Tabelle zu zeigen. Wir möchten aber bemerken, daß es uns einmal gelang, auch das Erblassen der Endphalange des Daumens auszulösen, was eine seltene Erscheinung ist.

Wir haben unsere Patienten nach den Beschwerden und objektivierten Symptomen in 3 Gruppen geteilt: I. Beschwerdefreie Personen, II. Personen mit subjektiven Beschwerden, III. objektiv lädierte Patienten. Tabelle 2 demonstriert, daß die Beschwerden und die objektivierten Symptome sich parallel mit der Zunahme der Expositionsdauer vermehren. Die durchschnittliche Expositionsdauer war bei der I. Gruppe: 2,1 Jahre, bei der II. Gruppe 5,3 Jahre, bei der III. Gruppe 6,3 Arbeitsjahre.

Das durchschnittliche Lebensalter bei den 3 Gruppen war 24,5, 23,3 und 29 Lebensjahre. Wir glauben, daß das höhere Lebensalter bei der III. Gruppe nur eine höhere Expositionsdauer anzeigt und nicht den Zusammenhang zwischen dem Lebensalter und der Entwicklung der Krankheit.

Hier bemerken wir, daß ein *spondylogener* Ursprung der Symptome auf Grund der Röntgenaufnahmen in allen Fällen mit Sicherheit ausgeschlossen werden konnte.

Oscillometrische Abweichungen haben wir in 4 Fällen auf den Unterarmen beobachtet. Die untere Grenze des Normalen haben wir in unseren Untersuchungen laut Bugár-Mészáros (1961) bei 2,0 PE angenommen. Einen pathologischen oscillometrischen Index haben wir in 2 Fällen linksseitig, in je einem Fall rechtsseitig oder beiderseitig gefunden. Ein Patient war beschwerdefrei, einer klagte über vasoneurotische Sensationen und zwei waren objektiv lädiert. Ein Kranker zeigte 1,2 PE oscillometrischen Index, litt aber an einer Entwicklungsstörung der oberen Gliedmaßen, die den pathologischen Befund auch erklären kann. Nur dieser Patient allein zeigte auch eine wesentliche Differenz zwischen den beiden Seiten: Auf dem anderen Unterarm haben wir 2,5 PE gemessen.

Der zahlenmäßige Wert der anderen 3 Patienten war 1,8 PE. Zwei von ihnen waren 17 Jahre alt. Außerdem haben wir noch in je 3 Fällen links oder rechts den Grenzwert (2,0 PE) beobachtet. Der Durchschnittswert der oscillometrischen Indices war rechts 3,2 PE, links 3,3 PE.

Als die obere Grenze des Normalwertes der *reaktiven Hyperämie* am III. Finger betrachteten wir laut Bugár-Mészáros (1961) 2,5 sec. Pathologische Befunde haben wir bei 20 Personen gefunden: in 10 Fällen beiderseitig, in 4 Fällen rechts und in 6 Fällen links. Die *zahlenmäßigen Werte* waren die folgenden: 2,5—5 sec bei 6 Personen, 5—30 sec bei 13 Personen, über 30 sec nur in einem einzigen Fall. Unter den Personen, die einen pathologischen Befund zeigten, waren 5 beschwerdefrei, 8 klagten über vasoneurotische Symptome, 7 waren objektiv lädiert. Das *Durchschnittsalter* von Personen mit verlängerter reaktiver Hyperämie ist 23,1 Lebensjahre, das von den den Normalwert zeigenden Personen 28,9 Lebensjahre gewesen. Diese Erscheinung ist überraschend, der Zusammenhang scheint ein inverser zu sein (Tabellen 3 und 4).

Die *reaktive Erwärmung* nach der Methode von Bugár-Mészáros (1961) haben wir in 13 Fällen mittels eines thermoelektrischen Hauttemperaturmessers bestimmt. Als die obere Grenze des Normalwertes betrach-

Tabelle 3. *Der Zusammenhang der reaktiven Hyperämie mit der Expositionsdauer*

Expositions-dauer (Jahre)	Reaktive Hyperämie	
	normal	verlängert
¹/₂—2	6	15
2—5	8	3
5—10	6	—
10—15	4	2

Tabelle 4. *Der Zusammenhang der reaktiven Hyperämie mit dem Lebensalter bei den Schleifern*

Lebens- alter (Jahre)	Reaktive Hyperämia	
	normal	verlängert
15—20	—	4
21—25	8	12
26—30	6	3
31—35	7	—
36—40	2	1
40 und mehr	1	—
Zusammen	24	20

teten wir 75 sec. Pathologischen Befund haben wir nur bei 3 objektiv lädierten Personen beobachtet: 105 und 90—90 sec am III. Finger der linken Hand. Von den weiteren 10 untersuchten Personen gehörte eine zu der I., 5 zu der II. und 4 zu der III. Gruppe.

In 5 Fällen haben wir die *capillarmikroskopische* Untersuchung der Finger ausgeführt, die dysplasische (vasoneurotische) Capillaren zeigte. Alle Kranken waren objektiv lädiert.

Bei 2 objektiv erkrankten Patienten haben wir auch eine percutane cubitale *Serioangiographie* mit Jodamid 380 ausgeführt. Der Befund war sehr charakteristisch; er zeigte schwere spastische Veränderungen in der Gegend des Unterarmes, der Hand und der Finger. Die Füllung des Arteriensystems der II.—V. Finger war sehr dürftig, auch noch in der Zeit der venösen Phase. Außerdem war auch eine ausgedehnte arteriovenöse Shuntbildung wahrnehmbar.

Bei 5 objektiv erkrankten Patienten haben wir auch *EMG*-Untersuchungen der kleinen Handmuskeln ausgeführt. Der Befund war in 2 Fällen pathologisch, in 3 Fällen normal.

Die Abkühlungsprobe, die Bestimmung der reaktiven Hyperämie und die Messung des oscillometrischen Indexes haben wir bei allen untersuchten Personen durchgeführt. Zwei von diesen ergaben einen pathologischen Befund bei 9 Patienten in folgenden Kombinationen:

Abkühlungsprobe und oscillometrischer Index	1 Fall
Abkühlungsprobe und reaktive Hyperämie	5 Fälle
Reaktive Hyperämie und oscillometrischer Index	2 Fälle
Alle Proben positiv	1 Fall

Es ist nicht ohne Interesse, die Untersuchungsergebnisse der Funktionsprüfungen der 3 Jugendlichen in unserem Material — zwischen 17 und 18 Jahren — gesondert zu betrachten. Sie alle zeigten eine verlängerte reaktive Hyperämie und 2 von ihnen einen verminderten oscillometrischen Index. Einer von ihnen klagte schon nach zweiwöchiger Expositionszeit über vasoneurotische Symptome. Die anderen waren beschwerdefrei, aber ihre Expositionsdauer war auch kurz ($^1/_2$ und $^3/_4$ Arbeitsjahr). Die Abkühlungsprobe war bei ihnen negativ, was darauf hinweist, daß ihre pathologischen Befunde nicht auf eine Arbeitsschädigung, sondern auf einen noch nicht genügendausgereiften anatomischen oder eher noch funktionellen Zustand ihres Gefäß-Systems zurückzuführen sind.

Wir halten es für interessant, die Befunde der 5 Arbeiter, die schon seit $^1/_2$ Jahr bis zu 10 Jahren in anderen Arbeitskreisen arbeiteten, auch gesondert zu schildern. Sie alle hatten anamnestisch ein Raynaud-Phänomen, das sich aber parallel mit der zeitlichen Entfernung von der Vibrationsexposition spontan besserte. Die vasospastischen Anfälle wurden seltener und blieben schließlich ganz weg. Ähnliche Beobachtungen haben wir bei 2 Arbeitern gemacht, die zwar zur Zeit der Untersuchung als Schleifer arbeiteten, aber zwischendurch vorübergehend in anderen Arbeitskreisen beschäftigt waren. Das Zurückkehren in die Vibrationsexposition verursachte bei ihnen das erneute Auftreten oder die Verschlimmerung der vasoneurotischen Beschwerden. Nur ein Arbeiter klagte auch nach zehnjähriger Arbeit ohne Vibrationsexposition über unveränderte vasoneurotische Symptome. Die Objektivität seiner Beschwerden bewies die positive Abkühlungsprobe und die verlängerte rechtsseitige reaktive Hyperämie (14 sec). Bei den anderen 4 Arbeitern waren die angiologischen Untersuchungen negativ, nur die reaktive Hyperämie und die reaktive Erwärmung war in je einem Fall gering verlängert.

Von dem Gesichtspunkte der *Arbeitstauglichkeit* waren unsere Ergebnisse die folgenden:

Wir qualifizierten 7 Arbeiter als *endgültig untauglich* für eine weitere Arbeit in Vibrationsexposition. Die Gründe für das endgültige Verbot waren die folgenden:

Entwicklungsanomalie der oberen Extremitäten und eingeengter oscillometrischer Index:	1 Fall
Verminderung des oscillometrischen Indexes und Akrocyanose	1 Fall
Verminderung des oscillometrischen Indexes	2 Fälle
Cyanotische Reaktion bei der Abkühlungsprobe	3 Fälle

Als *vorübergehend untauglich* qualifizierten wir 8 Arbeiter, bei denen die Abkühlungsprobe das Erblassen der Finger zeigte. Eine erneute Beurteilung ihrer Arbeitstauglichkeit wird nach einem Jahr auf Grund der Ergebnisse der angiologischen Untersuchungen stattfinden.

Tabelle 5. *Der Zusammenhang der reaktiven Hyperämie mit dem Lebensalter bei 50 Kontrollpersonen*

Altersgruppen	Reaktive Hyperämie	
	normal	verlängert
15—20	3	2
21—25	9	1
26—30	8	—
31—40	7	—
41—50	4	4
51—	9	3
Zusammen	40	10

Als *vorübergehend tauglich* beurteilten wir 20 Arbeiter, die über vasoneurotische Symptome klagten, bei denen aber die Resultate der angiologischen Untersuchungen negativ waren. Bei ihnen haben wir vorgeschlagen, die Untersuchung nach einem halben Jahr zu wiederholen.

Als *tauglich* ohne irgendwelche Beschränkung haben wir nur 6 Personen begutachten können. Sie waren beschwerdefrei, ihre Abkühlungsprobe war negativ, ihr oscillometrischer Index war normal und sie litten an keiner Erkrankung, die eine Kontraindikation gegen die Vibrationsexposition gewesen wäre.

Die Arbeitstauglichkeit von 2 Arbeitern haben wir nicht begutachtet. Sie haben nämlich bei der Untersuchung einen erhöhten Blutdruck gehabt. Wir haben bei ihnen vorgeschlagen, die Kontrolle des Blutdruckes häufiger auszuführen. Falls eine ständige Hypertension besteht, sind auch sie untauglich, weil diese Krankheit auch eine Kontraindikation gegen die Vibrationseinwirkung bildet.

Besprechung

Die Resultate unserer Untersuchungen beweisen zweifellos, daß sich bei Schleifern von medizinischen Instrumenten eine typische professionelle Vasoneurose (Raynaud-Phänomen) entwickeln kann. Der entscheidende *ätiologische* Faktor der Erkrankung ist — auf Grund der Ergebnisse unserer Erschütterungsmessungen — die *Vibration*. Es ist aber wahrscheinlich, daß auch die dauernde einseitige statische Belastung der Hände, die mit dem Arbeitsprozeß einhergehende krampfhafte Pressung bei der Entwicklung des Krankheitsbildes eine Rolle mitspielt, wie es auch Deli u. Mitarb. (1967) beobachtet hatten.

Ein schönes Beispiel für die Entwicklung von angiospastischen Erscheinungen bei gleichzeitiger Einwirkung einer dauernden einseitigen Belastung oder unphysiologischen Haltung der Hände und einer chronischen Mikrotraumatisation ist die Beobachtung des ungarischen Autors Vámos (1960). Er hat nämlich angiospastische Erscheinungen bei Schreibmaschinenschreiberinnen wahrgenommen, die keiner Vibrationsexposition ausgesetzt sind.

Die großen Unterschiede im Zeitpunkt des Auftretens der Beschwerden (2 Wochen bis 8 Jahre) beweisen die Bedeutung der individuellen Disposition bei der Entwicklung der Erkrankung. Solche Zusammenhänge wurden bei fast allen Beschäftigungen, die eine Vasoneurose hervorrufen können, beschrieben.

Unsere Beobachtungen demonstrieren schön auch die modifizierende Wirkung der Arbeitsweise auf die Lokalisation der vasoneurotischen Symptome. Bei Beschäftigungen, bei denen die physische, statische und Vibrations-Belastung beider Hände asymmetrisch ist, treten auch die Symptome asymmetrisch auf.

Okos, Magos, Kovács (1954) beobachteten bei Gußputzern das überwiegende Betroffensein der linken Hand, dagegen haben wir bei Motorsägern (Kákosy, 1967) das der rechten Hand wahrgenommen. Die Arbeit der Schleifer verursacht eine symmetrische Exposition; bei ihnen treten auch die vasoneurotischen Symptome symmetrisch auf. Auch die Lokalisation der lädierten Finger wich von der bei anderen Beschäftigungen ab. Bei Motorsägern lokalisierten sich die Symptome hauptsächlich auf die ulnare Seite der Hände, sie erschienen zuerst an den IV.—V. Fingern. Demgegenüber sehen wir bei den Schleifern in erster Linie die Läsion der radialen Seite der Hände. Bei den meisten der Kranken erschienen die Beschwerden am frühesten an den II.—III. und sogar — was eine seltene Beobachtung ist — an dem I. Finger der Hände.

In der Diagnostik der Erkrankung war — genau, wie bei der Untersuchung der Motorsäger (Kákosy, 1967) — die Abkühlungsprobe die nützlichste. Diese Probe gibt eine exakte Diagnose und zeigt eine gute Korrelation mit den Beschwerden und der Expositionsdauer. Unseren Erfahrungen nach, gewonnen bei den hospitalisierten Kranken, darf man sich nicht mit einer einmaligen negativen Probe begnügen. Haben wir einen berechtigten Verdacht, daß die Beschwerden objektiv begründet sind, so ist es angebracht, die Probe mehrmals zu wiederholen. Wenn das Wetter kühl ist, können wir auch die Abkühlung des ganzen Körpers versuchen: Der Patient spaziert 10—15 min ohne Handschuhe im Freien, zwischendurch faßt er kalte Gegenstände (Geländer, Zaun) an. Die Kranken, die bei einer negativen Abkühlungsprobe Beschwerden haben, müssen unter strenger Kontrolle sein. Wahrscheinlich besteht nämlich bei diesen Kranken ein früheres Stadium der Vasoneurose, die wir mittels der oben erwähnten Funktionsprüfungen noch nicht objektivieren können.

11*

Die Abnahme der oscillometrischen Indices halten wir nicht für eine
Folge der Vibrationsschädigung. Die Verminderung war mäßig, zeigte
eine wesentliche Asymmetrie nur in einem einzigen Fall und zeigt
keine Parallelität mit der Expositionsdauer. Außerdem können wir die
verminderten Werte fast in allen Fällen mit anderen Faktoren (Ent-
wicklungsanomalie, niedriges Lebensalter) erklären. Die bisherigen Daten
der Literatur weisen darauf hin, daß die großen Arterien bei Vibrationsschädigungen intakt bleiben. Allerdings zeigt die Änderung des
oszillometrischen Indexes keine Parallelität mit der Änderung des Krankheitsbildes. Die Verminderung des oscillometrischen Indexes — hauptsächlich bei einseitiger Lokalisation — wies auf eine organische Obliteration, eine Neigung zu Spasmen oder eine Dysplasie der Arterien hin,
darum bedeutet sie eine endgültige Untauglichkeit zur Vibrationsexposition. Die oscillometrische Untersuchung gibt also nur wenig diagnostische Hilfe, sie ist aber vom Gesichtspunkte der Arbeitstauglichkeit
von größter Bedeutung.

Die Messung der reaktiven Hyperämie ist — obgleich sie in einer
größeren Prozentzahl als die Abkühlungsprobe einen pathologischen Befund ergab — auch ein weniger zuverlässiges Mittel bei der Beurteilung
der einzelnen Fälle. Die Verlängerung der reaktiven Hyperaemie-Zeit
zeigt keine konsequente Parallelität mit den Beschwerden und der Expositionsdauer, die Korrelation mit der letzteren und dem Lebensalter
ist sogar umgekehrt. Um weitgehende Konsequenzen zu ziehen, halten
wir die Zahl unserer Fälle für nicht ausreichend, aber die in Tabelle 3
gezeigten Zusammenhänge lassen die Annahme zu, daß die Verlängerung
der reaktiven Hyperämie eine frühe Antwort des Arteriensystems und
gleichzeitig ein frühes Symptom der Schädigung ist, das dann später
verschwindet. Zur endgültigen Entscheidung dieser Frage ist eine lange
Beobachtung eines großen Materials nötig.

Zwecks des Studiums des Zusammenhanges zwischen der reaktiven
Hyperämie und dem Lebensalter haben wir die reaktive Hyperämie
von 50 Kontrollpersonen gemessen, die seitens des Arteriensystems
beschwerde- und symptomfrei gewesen sind (Tabelle 5). Einen ver-
längerten Wert haben wir bei 20% dieser Personen, dagegen bei 45,4%
der Vibrationsarbeiter gefunden. Die geringste Zahl der pathologischen
Befunde haben wir sowohl bei den Kontrollpersonen als auch bei Schleifern in der Altersgruppe von 26—40 Lebensjahren beobachtet. In der
jüngsten Altersgruppe (15—25 Lebensjahre) war bei 20% der Kontrollpersonen und bei 66% der Exponierten der Wert verlängert. Auch diese
Beobachtung wies auf eine höhere Empfindlichkeit der Jugendlichen
gegenüber der Vibrationsnoxe hin (Grotjahn, 1930; Tsysare, 1966). Die
pathologischen Befunde der Kontrollpersonen können bei jüngeren
durch die Vasolabilität, bei älteren dagegen durch die Verminderung
der Elastizität der Schlagadern erklärt werden.

Unserer Meinung nach darf man allein auf Grund der Positivität dieser Funktionsprobe nicht die Diagnose der professionellen Vasoneurose stellen, aber wir müssen den Arbeiter oft kontrollieren.

Für die Auswertung der anderen angiologischen Untersuchungen ist die Zahl der Untersuchungen zu gering. Allerdings können wir behaupten, daß die bisher angewandten Untersuchungsmethoden nicht ausreichend sind und wir auch andere Methoden ausprobieren müssen.

Von der Prognose her gesehen ist — auf Grund des Fehlens von trophischen Störungen und der Erfahrungen, gewonnen bei den aus der Exposition enthobenen Arbeitern — die Krankheit relativ gutartig und reversibel. Zum vollkommenen Aufhören der vasoneurotischen Anfälle ist aber eine lange Zeit nötig, im allgemeinen mehrere Jahre.

Nach der Entdeckung dieser Berufskrankheit haben wir — in Zusammenarbeit mit den Arbeitsschutzorganen des Betriebes — *prophylaktische Maßnahmen* vorgeschlagen.

Die Mittel der *medizinischen* Prophylaxe sind obligatorische Arbeitstauglichkeitsuntersuchungen und systematische Reihenuntersuchungen (Kákosy u. Mitarb., 1967, 1968; Timar, 1960). Bisher sind solche Untersuchungen in dieser Fabrik nicht vorgenommen worden, weil die Gefahr der Entwicklung der Berufsvasoneurose nicht bekannt war.

Um die Wichtigkeit der medizinischen Reihenuntersuchungen zu demonstrieren, sei auf den Arbeiter verwiesen, der an einer schweren Entwicklungsstörung der oberen Extremitäten litt. Rechts waren u.a. die Finger III und IV am Grunde verwachsen, links fehlten die Finger IV und V. Dennoch war er 12 Jahre in einer Vibrationsexposition beschäftigt gewesen und — man kann wohl sagen, ganz naturgemäß — ist er an einer schweren professionellen Vasoneurose erkrankt.

Die Resultate der angiologischen Untersuchungen der 3 Jugendlichen unterstreichen die Richtigkeit der in Ungarn geübten Praxis. In Ungarn dürfen nämlich Jugendliche unter 20 Jahren nicht in Vibrationsexposition arbeiten, weil sie besonders empfindlich gegen die Wirkung der Vibration sind (Grotjahn, 1930; Tsysare 1966).

Wir haben auch Maßnahmen auf dem Gebiete der *Arbeitsorganisation* in der Form der Verminderung der Expositionszeit vorgeschlagen. Die Arbeiter dürfen täglich nur 3 Std mit Schleifen beschäftigt sein und es soll nach 1 Std Vibrationsexposition eine Pause von 15 min zwecks Regeneration des Organismus folgen.

Außerdem tragen die Arbeiter beim Schleifen Handschuhe und wenden die gefäßerweiternde Salbe *Trafuril* an den Händen an.

Literatur

1. Agate, J. N.: Cit. Somogyi-Rácz.
2. Bugár-Mészáros, K.: Periphere Durchblutungsstörungen. Budapest: Medicina 1961.

3. Deli, L., Nagy, Gy., Kondor, L., Nagy, K.: Über gehäufte Erscheinung von angiospastischen Symptomen in dem gleichen Arbeitskreis. Orv. Hetil. **108**, 1499 (1967).
4. Grosse-Brockhoff, F.: Schädigungen durch Erschütterungen und Vibrationen. In: Bergmann, G., Frey, W., Schwiegk, H., Handbuch der inneren Medizin, Bd. VI, Teil II, S. 127—138. Berlin-Göttingen-Heidelberg: Springer 1954.
5. Grotjahn, M.: Untersuchungen bei Anklopfern in der Schuhindustrie. Arch. Gewerbepath. Gewerbehyg. **1**, 687 (1930).
6. Iljizkij, R. B., Reizen, A. P.: Über die Frage der Entwicklung der Vibrationskrankheit bei Schleifern. Gig. Tr. prof. Zabol. **7**, 53 (1963).
7. Kákosy, T.: Vibrationsschädigungen bei Motorsägern. Munkavédelem **13**, 38 (1967).
8. —, Rózsahegyi, I., Román, E., Soós, G.: Über die Bedeutung der Anstellungsuntersuchung bei der Vorbeugung der Vibrationsschäden. Orv. Hetil. **108**, 1749 (1967).
9. — — — Soós, G.: Über die Bedeutung der periodischen ärztlichen Kontrolluntersuchungen in der Vorbeugung des Vibrationsschadens. Orv. Hetil. **110**, 781 (1969).
10. Kerekes, L., Tóth, M. G.: Über Vibrationsschädigungen verursacht durch elektrische Bohrmaschinen. Münch. med. Wschr. **105**, 1145 (1963).
11. Magos, L.: Vibrationsbedingte Raynaud-Phänomene in der Eisen- und Maschinenindustrie. Diss. Budapest, 1957.
12. Malinskaja, L. N., Skarinov, L. N., Tschemnij, A. B., Kovschov, N. I.: Über die hygienische Bedeutung der hochfrequenten Vibration der mechanisierten Instrumente, die in der Maschinenbauindustrie angewendet werden. Gig. Tr. prof. Zabol. **7**, 17 (1963).
13. —, Filin, A. P., Skarinov, L. N.: Die Frage der Arbeitshygiene bei Arbeit mit mechanisierten Instrumenten. Vestn. Med. Nauk **19**, 31 (1964).
14. Okos, G., Magos, L., Kovács, Gy.: Vibrationsbedingte Gefäßveränderungen. I. Die Anwendung der Untersuchungsmethoden der peripheren Gefäßkrankheiten in der Diagnostik des vibrationsbedingten Raynaud'schen Syndroms.
15. — — — Vibrationsbedingte Gefäßveränderungen. II. Die Frequenz der Erkrankung und die mikroskopische Untersuchung der Capillaren bei Stahlgußputzern. Orv. Hetil. **95**, 1262 (1954).
16. Somogyi, Zs., Rácz, I.: Über die lokalen Blutzirkulationsstörungen verursacht durch professionelle Vibration. Die Schädigung der Schleifer. Bőrgyógy. vener. Szle **37**, 246 (1961).
17. Stolbun, B. M.: Über den funktionellen Zustand der Hautarterien bei der Vibrationskrankheit. Gig. Tr. prof. Zabol. **8**, 46 (1964).
18. Timár, M.: Berufskrankheiten. Budapest: Medicina 1960.
19. Tsysare, A. I.: Über die Reaktion des Cardiovascular-Systems der Jugendlichen auf die Lärm- und Vibrationsbelastung. Gig. i. Sanit. **31**, 33 (1966).
20. Vámos, L.: Oszillometrische Untersuchungen bei Hautkrankheiten. Bőrgyógy. vener. Szle **36**, 102 (1960).

Dr. T. Kákosy
Budapest, IX.
Nagyvárad tér 2

Int. Arch. Arbeitsmed. 26, 157—166 (1970)
© by Springer-Verlag 1970

Relationships between Morphological Changes and Content of Silica and Hydroxyproline in Bronchi and Lungs of Coal Miners

J. Vyskočil, J. Tůma and M. Macek

Department of Occupational Diseases of Medical School, J. E. Purkyně University, Brno (Head: Prof. MUDr. Jiří Vyskočil, DrSc.)

Department of Anatomy and Pathology of Medical School, J. E. Purkyně University, Brno (Head: Prof. MUDr. Jaroslav Švejda, DrSc.)

Received December 16, 1969

Summary. The authors examined the lungs of 29 coal miners with various grades of pneumoconiosis for histological changes and for the content of silica, hydroxyproline and hexosamine. The changes found in lungs were classified into the following groups: interstitial focal pneumoconiosis (simple pneumoconiosis), progressive massive fibrosis and coniotuberculosis.

The changes found in bronchi occurred in foci and the most serious of them were noticed in the neighborhood of peribronchial granulomas that adhered to or proliferated in bronchial walls.

The content of silica in progressive massive fibrosis lesions was three times higher than that in the pulmonary tissue with simple pneumoconiosis. The walls of bronchi of the 1st, 2nd and 3rd order contained comparatively very little silica — only one third of the content found in the pulmonary tissue with simple pneumoconiosis.

The content of hydroxyproline in progressive massive fibrosis lesions was equal to that in the pulmonary tissue with simple pneumoconiosis despite the fact that dust was accumulated in the lesions. The content of hydroxyproline in the bronchi of coal miners with pneumoconiosis was equal to that found in control subjects of the same age; it decreased from the bronchi of the 1st order to the bronchi of the 3rd order but was always higher there than in pulmonary tissue.

The attention of physicians and pathologists has been recently drawn to the question of the frequency of chronic bronchitis in coal miners as compared to the general population and the occurrence of distinguishing features in coal miner's bronchitis.

Physicians mostly assume that chronic bronchitis occurs more frequently in coal miners, particularly in those with pneumoconiosis, than in the general population and that it shows no special clinical manifestations (Vyskočil, 1964). On the other hand, the opinion of pathologists is not uniform. According to our experience, which is in good agreement with that of Dobiáš (1968), some pathological changes of airways can be always found in pneumoconiotic lungs and their frequency increases downwards in the trachea, upper bronchi, lower bronchi, bronchioli and ducti alveoli. It is necessary to emphasize that the changes in the bronchial cover and walls occur usually in foci and are not morphologically uniform. Both slight and serious changes are found in the same lung. We assume that only some of the changes, mostly in the bronchial cover, may be ascribed directly to inhaling of dust particles. Most of the changes, the serious ones in particular, are brought about by coniofibrotic and inflammatory reactions that occur in the neighborhood of respiratory ways. The bronchial cover in pneumoconiotic lungs shows no specific manifestations of bronchitis and the focal changes found in bronchial walls derive from adjacent dust granulomas and are quite different from the changes found in bronchitis.

Experimental

Material and Methods

Lungs. The lungs were examined of seven miners, of average age 66, with various grades of pneumoconiosis. The miners had spent their working life in the Rosice coal mines (ČSSR). Progressive massive fibrosis (PMF) was found in 3 lungs, coniotuberculosis in 2 lungs and simple pneumoconiosis in 2 lungs. Portions of the bronchi of the 1st, 2nd and 3rd order were dissected in the same manner from all the lungs and peribronchial tissue was removed, starting from tunica fibrocartilaginea. The control group consisted of 8 men without pulmonary disease, matched for age. The bronchi and lungs were examined histologically and for content of silica and hydroxyproline. In addition, a separate study was undertaken on the content of silica, hydroxyproline and hexosamine in lungs of 22 coal miners with various grades of pneumoconiosis. A detailed report on the results of that study was given in a separate paper (Vyskočil, Tůma, Macek, Sklenský, 1969).

Hydroxyproline determinations were carried out according to the colorimetric method of Stegemann (1958) after hydrolysing the tissue in 6 N HCl at 135° C for 7 hours.

Hexosamine determinations were carried out according to the method of Blix (1948) after hydrolysing the tissue in 2N HCl at 100° C for 16 hours.

Silica (total SiO_2) determinations were carried out according to the colorimetric method of King *et al.* (1956) as used by Tůma (1962).

Results

Histological Findings

The frequency of histological changes increased downwards from the larger bronchi, smaller bronchi, bronchioli to parenchymatous tissue. The most serious changes were observed in the neighborhood of peribronchial dust granulomas that adhered to and or proliferated in the bronchial walls. The changes occurred in foci.

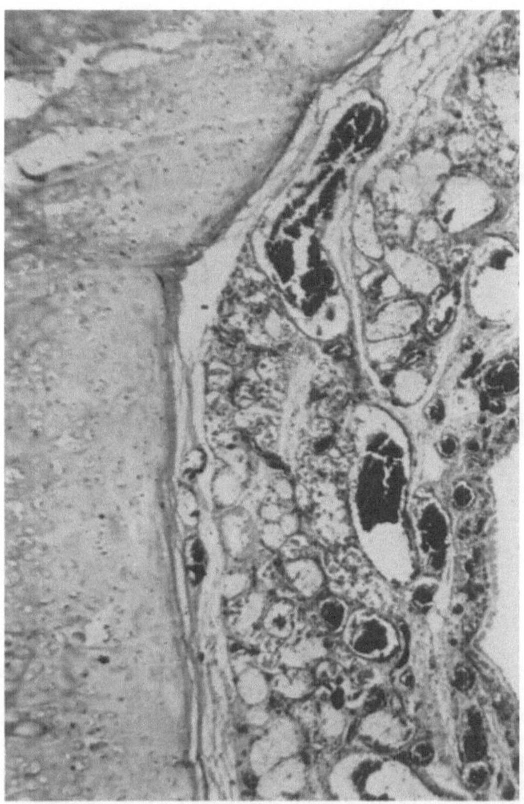

Fig. 1. 1043/6 — J. V., 69 years, 35 years coal miner at RUD, pneumoconiosis with PMF — 1st order bronchus, SiO_2:0.05 mgm per 100 mgm of dried matter, Hydroxyproline: 3.67 mgm per 100 mgm of dried matter (V.G. × 31). (For reproduction reduced to $^9/_{10}$)

The *epithelial cover* of larger bronchi was mostly unchanged (Fig. 1). Some cup cells occurred in the bronchi of the 1st and 2nd order. They were never found in areas of evident peribronchial changes. Desquamation and ulceration of the bronchial cover occurred in those areas where granulomatous tissue, mostly in polyp-like shapes, proliferated in bronchial walls. Elsewhere the desquamation was very slight (Fig. 2,3).

The *bronchial basal membrane* was here and there normal and here and there thickened. It disappeared in the areas of the most serious impairment of bronchial walls brought about by adjacent dust granulomas.

Tunica propria was infiltrated by round-cell and plasmacellular infiltrate for the most part. The frequency of these changes caused by

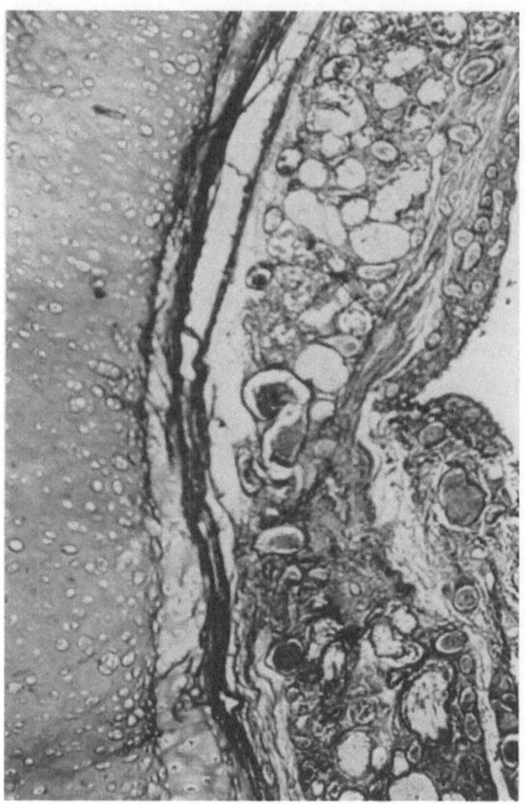

Fig. 2. 1043/7 — J. V., 69 years, 35 years coal miner at RUD, pneumoconiosis with PMF — 2nd order bronchus, SiO_2: 0.15 mgm per 100 mgm of dried matter, Hydroxyproline: 3.25 mgm per 100 mgm of dried matter (V.G. × 31). (For reproduction reduced to $^9/_{10}$)

inflammation and inhalation of dust increased downwards in the air ways. Tunica propria was here contracted and there dilated. The bronchial venous plexus was dilated in many places. Elastic fibres were sometimes atrophic and elsewhere thickened (Figs. 1—3).

Muscle fibres were mostly unchanged. They disappeared in close proximity to dust granulomas.

Glanduli were usually impaired, large in size with dilated outlets. There was a round-cell and plasmacellular infiltrate in their neighborhood (Figs. 1—3).

Cartilages were impaired only in the neighborhood of sizable peribronchial granulomas. In these places they even disappeared.

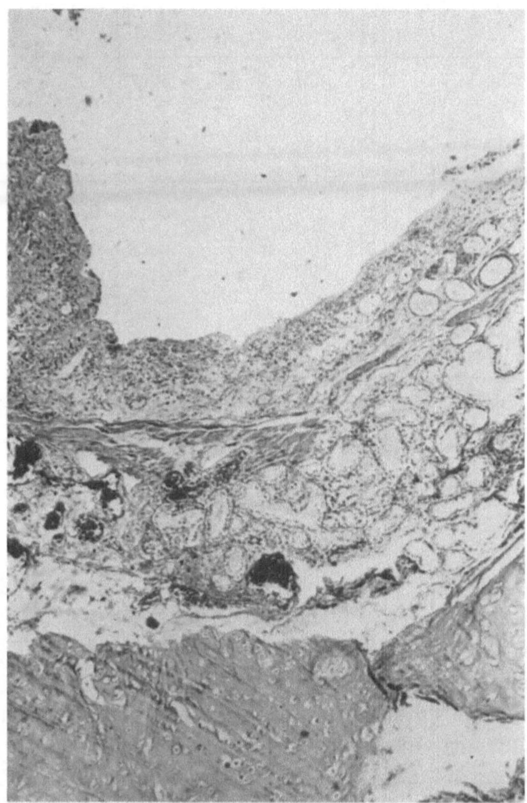

Fig. 3. 202/35 — N.F., 65 years, 28 years coal-miner at RUD, pneumoconiosis with PMF — 3rd order bronchus, SiO_2: 0.36 mgm per 100 mgm of dried matter, Hydroxyproline: 3.76 mgm per 100 mgm of dried matter (V.G. $\times$ 31). (For reproduction reduced to $^9/_{10}$)

Bronchioli were always impaired; desquamation and ulceration occurred there much more frequently than in the bronchi of the 1st, 2nd and 3rd order. Their walls were destroyed in many places.

The *parenchymatous tissue* showed typical manifestations of interstitial focal coniosis with perifocal emphysema and those of PMF, as described by Heppleston (1951) and Šikl (1953).

Silica in Lungs

The data presented here cover the content of silica and silicate dust deposited in coal miners' lungs. Table 1 shows that the content of dust in bronchial walls was nearly 3 times lower than that in the parenchymatous tissue of lungs with interstitial focal pneumoconiosis. The

Table 1. *The content of SiO₂ and hydroxyproline in bronchi and lungs of coal miners with various grades of pneumoconiosis*

Tissue	Number of lungs	Number of samples	SiO$_2$ % of dry tissue	Hydroxy-proline % of dry tissue
1st order bronchus	7	9	0.28 ± 0.18	4.17 ± 0.79
2nd order bronchus	7	9	0.28 ± 0.16	4.05 ± 0.72
3rd order bronchus	7	9	0.37 ± 0.23	3.66 ± 0.40
Lung with simple pneumoc.	6	6	0.78 ± 0.17[a]	1.72 ± 0.41[b]
Lung with PMF	5	6	2.37 ± 0.55[a]	1.62 ± 0.39[b]

The table includes 3 lungs with PMF, 2 lungs with conio-TBC and two lungs with simple pneumoconiosis.

[a] $P < 0.01$.

[b] The content of hydroxyproline in lungs is significantly lower than in bronchial walls ($P < 0.01$).

average content of SiO$_2$ in the bronchi of the 1st and 2nd order was 0.28% SiO$_2$, in the bronchi of the 3rd order was 0.37% SiO$_2$, on the contrary the parenchymatous tissue contained 0.78% SiO$_2$ (the data refer to dry tissue). Moreover, the PMF lesions contained 3 times more SiO$_2$ than the parenchymatous tissue. The content of dust in the parenchymatous tissue with interstitial focal pneumoconiosis in lungs with simple pneumoconiosis was equal to that in lungs with PMF lesions (Table 4).

Hydroxyproline in Lungs

The content of hydroxyproline (per cent of dry tissue) in the bronchial walls of pneumoconiotic lungs was equal to that found in normal subjects of the same age (Table 2). The content of hydroxyproline in bronchi

Table 2. *The content of hydroxyproline in bronchial walls of pneumoconiotic and normal lungs*

Group	Age (years)	Number of lungs	Number of samples	Hydroxyproline (% of dry tissue)		
				bronchus 1st order	bronchus 2nd order	bronchus 3rd order
Pneumo-coniotic	69	7	9	4.17 ± 0.51	4.05 ± 0.72	3.66 ± 0.40[a]
Control	66	8	8	3.92 ± 0.51	3.71 ± 0.52	3.57 ± 0.38[a]

[a] The content of hydroxyproline in the bronchi of the 3rd order is significantly lower than in the bronchi of the 1st order ($P < 0.025$).

Table 3. *The content of SiO₂ and hydroxyproline in bronchi and lung tissue of coal miners with various grades of pneumoconiosis*

Patient Dg.	Age (years)	Tissue	SiO_2 % of dry tissue	Hydroxy-proline % of dry tissue
M. J. Simple pneumo- coniosis	69	Simple pneumoconiosis 1st order bronchus 2nd order bronchus 3rd order bronchus	0.87 0.22 0.20 0.68	1.96 4.61 3.97 3.25
K. K. Simple pneumo- coniosis	75	Simple pneumoconiosis 1st order bronchus 2nd order bronchus 3rd order bronchus	0.97 0.33 0.57 0.32	1.07 3.31 3.96 4.05
S. F. PMF	70	Simple pneumoconiosis 1st order bronchus 2nd order bronchus 3rd order bronchus PMF	0.67 0.18 0.22 0.82 2.27	2.12 3.65 3.42 3.55 1.76
N. F. PMF	65	Simple pneumoconiosis PMF 1st order bronchus 2nd order bronchus 3rd order bronchus	0.91 3.12 0.37 0.43 0.36	1.40 1.44 4.45 3.91 3.76
V. J. PMF	69	Simple pneumoconiosis PMF 1st order bronch., r.l. 2nd order bronch., r.l. 3rd order bronch., r. l. 1st order bronch., l.l. 2nd order bronch., l.l. 3rd order bronch., l.l.	0.77 2.06 0.16 0.09 0.22 0.05 0.15 0.17	2.04 1.42 3.02 3.21 2.85 3.67 3.25 3.35
V. J. Conio- tuberculosis and PMF	64	Simple pneumoconiosis PMF with TBC PMF with TBC 1st order bronch., r.l. 2nd order bronch., r.l. 3rd order bronch., r.l. 1st order bronch., l.l. 2nd order bronch., l.l. 3rd order bronch., l.l.	0.51 2.13 2.76 0.68 0.49 0.29 0.31 0.16 0.14	1.71 2.32 1.16 4.59 4.78 3.89 5.18 4.63 4.64
K. B. Conio- tuberculosis, PMF and broncho- pneumonia spec.	69	PMF Bronchopneumonia spec. 1st order bronchus 2nd order bronchus	1.86 1.06 0.23 0.19	1.65 0.90 5.16 5.28

Table 4. *The content of SiO_2, hydroxyproline and hexosamine in dry lungs of coal miners with simple pneumoconiosis and PME*

Tissue	Number of lungs	Number of samples	Age (years)	Exposure to dust (years)	SiO_2 (%)	Hydroxy-proline (%)	Hexos-amine (%)
PMF lesions	15	17	69	28	1.99 ± 1.08	1.86 ± 0.39	0.80 ± 0.13
Simple pneumo-coniosis in lungs with PMF	15	8	69	26	0.62 ± 0.18[a]	1.79 ± 0.26	0.77 ± 0.06
Simple pneumo-coniosis	7	8	68	27	0.82 ± 0.37[a]	1.89 ± 0.46	0.79 ± 0.13

[a] The content of SiO_2 in simple pneumoconiosis is significantly lower than in PMF lesions ($P < 0.01$).

declined step by step from the bronchi of the 1st order to the bronchi of the 3rd order but it was always much higher in the bronchi than in the parenchymatous tissue with simple pneumoconiosis or PMF (Table 1). It is worth noticing that the content of hydroxyproline in the tissue with interstitial focal pneumoconiosis was equal to that in PMF lesions, and it was not proportional to the content of SiO_2 which was 3 times higher in PMF lesions than in the tissue (Table 1, 4).

The data on the content of silica and hydroxyproline in the lungs are presented in Table 3.

We want to emphasize that the data on the content of hydroxyproline refer to weight units of tissue (i.e. mgm of hydroxyproline in 100 gm of tissue). If volume units of pulmonary tissues and or whole bronchi were compared, the results would be quite different. We estimate that the total amount of hydroxyproline in bronchi and in a volume unit of PMF lesions or pneumoconiotic lung tissue was, in fact, much higher than in bronchi or unit volume of pulmonary tissue of normal subjects. This assumption is based on the well known evidence of thickening of bronchial and alveolar walls in pneumoconiotic lungs. In pneumo-coniotic lungs the bronchial walls consist of more tissue and the unit volume of pulmonary tissue contains more tissue and less air spaces than in normal lungs.

Hexosamine in Lungs

Hexosamine was determined in pulmonary tissue only. There was no significant difference in the content of hexosamine between simple pneumoconiosis and PMF lesions (Table 4).

Discussion

King (1956) and Nagelschmidt (1963) were the first to study the content of dust, silica and collagen in the lungs of coal miners with PMF and simple pneumoconiosis. Their findings of about a twofold content of dust in PMF lesions in comparison with the rest of the lungs and of the equal content of collagen in both of these morphologically different tissues are in excellent agreement with the findings in the lungs of miners from Rosice coal mines presented by us in this paper. Moreover, their data on the levels of silica and collagen in the lungs are also consistent with ours. The content of silica is also in good agreement with that found by Šikl (1953) in the lungs of miners from Ostrava coal mines (ČSSR).

The purpose of this study was to obtain data on the levels of dust deposited in the bronchi of pneumoconiotic lungs and on the content of collagen in the bronchi. It was shown that the retention of dust in bronchial walls was lower than in bronchioli and in pulmonary tissue. In spite of the serious changes that occurred in the bronchial walls in places of adhering or proliferating granulomas, the content of silica in the pieces of bronchi dissected from lungs was always substantially lower than in the pulmonary tissue with simple pneumoconiosis or in PMF lesions.

Although morphological changes occurred in the bronchi of pneumoconiotic lungs, no changes were found in the content of collagen there in comparison with a group of normal subjects of the same age. Moreover, no difference was even found between the content of collagen in PMF lesions and the pulmonary tissue with simple pneumoconiosis. It seems most likely that, besides collagen, some other substances were deposited into PMF lesions in such weight for weight ratio to collagen that the content of collagen did not change there. A similar phenomenon was observed in our previous experiment on silicotic rabbits in which the content of lipids in the lungs increased in the first place (Vyskočil, Tůma, Dluhoš, 1966).

We cannot estimate to what extent silica dust contributed to the development of the changes found in bronchial walls and particularly in PMF lesions and to what extent coal dust participated in these changes, because the content of coal dust was not determined in lungs. Nevertheless, on the basis of histological evidence and the data on silica content in the lungs, we assume that the pneumoconiotic changes developed in reaction to the total mass of dust deposited in the lungs. Such evidence was also found in one of our previous experiments and similar evidence has been already given by many other authors, recently by Policard *et al.* (1967).

This study showed that dust was accumulated in PMF lesions. It is possible that this accumulation of dust might be of a secondary nature.

References

Blix, G.: The determination of hexosamine according to Elson and Morgan. Acta chem. scand. **2**, 467—474 (1948).

Dobiáš, J.: Bronchiální změny při pneumokonióze. Pracov. Lék. **20**, 210—214 (1968).

Heppleston, H. G.: Coal workers' pneumoconiosis. Pathological and etiological consideration. Arch. industr. Hyg. **4**, 270—288 (1951).

King, E. J., Maguire, B. A., Nagelschmidt, G.: Further studies of the dust in lungs of coal-miners. Brit. J. industr. Med. **13**, 9—23 (1956).

Nagelschmidt, G., Rivers, D., King, E. J., Trevella, W.: Dust and collagen content of lungs of coal-workers with progressive massive fibrosis. Brit. J. industr. Med. **20**, 181—191 (1963).

Policard, A., Letort, M., Charbonnier, J., Martin, J., Daniel-Moussard, H.: Recherches sur les interactions charbon-quartz dans le développement des pneumoconioses des houilleurs. Arch. Mal. prof. **28**, 589—594 (1967).

Šikl, H.: Patologie zaprášení plic u ostravských horníků. Pracov. Lék. **5**, 246—259 (1953).

Stegemann, H.: Mikrobestimmung von Hydroxyprolin mit Chloramin-T und p-Dimethylaminobenzaldehyd. Hoppe-Seylers Z. physiol. Chem. **331**, 41—45 (1958).

Tůma, J.: Optimum conditions for the colorimetric microdetermination of silicon. Microchim. Acta **3**, 513—523 (1962).

Vyskočil, J.: Chronische Bronchitis und Emphysem der Lungen bei Kohlenarbeitern. [Tschech.] Scr. med. Fac. Med. Brun. **37**, 289—314 (1964).

— Polák, B.: Biologische Wirkung von gemischtem Kohlen- und Kieselsäurestaub. [Tschech.] I. Mitt.: Pracov. Lék. **10**, 312—315 (1958); II. Mitt.: Pracov. Lék. **11**, 446—450 (1959).

— Tůma, J., Dluhoš, M.: Experimental studies on dust elimination from lungs. Int. Arch. Gewerbepath. Gewerbehyg. **22**, 114—132 (1966).

— — Macek, M., Sklenský, B.: Gehalt von Kieselsäure, Hydroxyprolin und Hexosamin in Lungen von Kohlenarbeitern mit einfacher und komplizierter Pneumokoniose. [Tschech.] Pracov. Lék. **21**, 342—346 (1969).

Prof. MUDr. Jiří Vyskočil, Dr. Sc.
Pekařská 53
Brno (ČSSR)

Int. Arch. Arbeitsmed. 26, 167—178 (1970)
© by Springer-Verlag 1970

Lungenfunktionsveränderungen bei der Flachsbyssinose

J. Velvart

Universitätsklinik für Berufskrankheiten, Bratislava, CSSR
(Vorstand: Prof. Dr. med. M. Nosal)
z. Z. Schweizerisches Toxikologisches Informationszentrum
(Leiter: Prof. Dr. med. F. Borbély)

Eingegangen am 6. Februar 1970

Lung Function Changes in Flaxbyssinosis

Summary. 10 healthy workers and 36 workers suffering from flax byssinosis
were spirographicly examined. On Monday, Thursday, before the beginning, and
after the end of a working day, also after inhalation of a bronchodilating solution
the respiratory capacity was tested, and FVC, FEV_1, and IMBC was calculated.

The values of healthy persons were higher than those of sick persons, but the
difference between the I and II stadium of byssinosis was minimal.

Healthy workers showed a dropping of values (FEV_1 and IMBC) on Thursday;
after inhalation of a bronchodilating solution they showed higher values on both
days.

The lung function of workers suffering from byssinosis showed on both days
after work lower values than at the beginning of the working day. After inhalation the increase of values was more considerable on Monday than on Thursday,
and the stadium II showed differences more marked.

We observed dropping values of lung function with increasing age.

Women working in higher concentration of dust showed lower values than persons at less dusty working places.

Zusammenfassung. 10 gesunde und 36 Arbeiterinnen mit Flachsbyssinose wurden
spirographisch untersucht. Montags, donnerstags, vor Beginn wie auch nach
Abschluß einer Arbeitsschicht und nach Inhalation einer bronchodilatatorischen
Lösung wurde der Atemstoßtest vorgenommen und die forcierte Vitalkapazität,
das forcierte Exspirationsvolumen für 1 sec und das indirekte maximale Ventilationsvolumen berechnet.

Die Werte bei den Gesunden lagen höher als bei den Kranken. Die Unterschiede
zwischen den einzelnen Byssinosestadien waren minimal.

Die gesunden Flachsarbeiterinnen zeigten am Donnerstag einen Abfall der
Werte des forcierten Exspirationsvolumens für 1 sec und des indirekten maximalen
Ventilationsvolumens; nach Inhalation einer bronchodilatatorischen Lösung kam
es an beiden Untersuchungstagen zu einem Anstieg.

Die Lungenfunktion der Byssinotikerinnen hatte sich während der Arbeitsschicht an beiden Untersuchungstagen verschlechtert. Nach Inhalation war der
Anstieg am Montag markanter als am Donnerstag, wobei sich die Unterschiede
im Krankheitsstadium II deutlicher zeigten.

Die Lungenfunktionswerte sinken mit zunehmendem Alter.

Frauen, die in höheren Staubkonzentrationen arbeiteten, zeigten niedrigere
Werte als diejenigen an weniger verstaubten Arbeitsplätzen.

Der Begriff „Byssinosis" wurde im 19. Jahrhundert geprägt; in ihm wurden die Atembeschwerden der Baumwollarbeiter zusammengefaßt. In der letzten Zeit wurde bewiesen, daß die Erkrankung der Flachsarbeiter dem Bild der Byssinose ähnlich ist (Mair, Smith, Wilson, and Lockhart, 1960; Smiley, 1961; Bouhuys et al., 1961; Elwood et al., 1965). Dieser These schließen auch wir uns an, nachdem wir 103 Frauen, die sich mit Flachsbearbeitung beschäftigen, klinisch untersuchten (Velvart, 1968); es handelte sich dabei um einen Betrieb, der ausschließlich Frauen beschäftigte.

Das Bild einer Flachsbyssinose fanden wir in 79,6% der Fälle; die Manifestation war folgende: trockener Reizhusten, Atemnot, Druck auf der Brust, in einigen Fällen Temperaturanstieg, der sich aber nur zu Beginn der Staubexposition zeigte.

Die Staubkonzentration am Arbeitsplatz lag zwischen 4,34 und 37,62 mg/m³.

Das klinische Bild gestattete uns eine Einteilung in zwei Krankheitsstadien. Ins Stadium I gehörten 23 Exponierte, die nur über Beschwerden am Arbeitsplatz klagten, im Stadium II zählten wir 59 Patienten, welche auch zu Hause, nach dem Verlassen der Staubarbeit, Krankheitssymptome aufwiesen.

Die typischen „monday symptoms" zeigten 21 Frauen im Stadium I und 48 im Stadium II, und zwar dauerten die Beschwerden der 48 Frauen im Stadium II die ganze Arbeitswoche, während das nur bei zwei Frauen im Stadium I der Fall war. An arbeitsfreien Tagen waren fast alle Frauen der ersten Gruppe symptomfrei, was nur bei 13,5% der zweiten Gruppe zutraf.

Wenn wir die beiden Stadien unserer Klassifikation mit der üblich angewandten Schillingschen vergleichen, dann sehen wir, daß sich unser Stadium I in 91,31% und unser Stadium II sogar in 100% mit demjenigen von Schilling deckt. Somit dürfen also unsere Untersuchungsergebnisse mit anderen Arbeiten verglichen werden.

Wir haben deshalb eine leicht abweichende Klassifikation benützt, da sie sich beim Studium anderer pflanzlicher Staube ohne obligate „monday symptoms" aufdrängte (Velvart et al., 1963). Diese Symptome bilden ja eigentlich die Grundlage der Schillingschen Klassifikation, da er diejenigen Arbeiter, die nur montags über Beschwerden klagen, ins erste und diejenigen, die während der ganzen Woche welche verspüren, ins zweite Stadium reiht. Um die Resultate der Flachsbyssinose mit denjenigen der Hanf- und Sisalerkrankung vergleichen zu können, haben wir unsere Kriterien auch in der vorliegenden Arbeit angewendet.

Die bisherigen literarischen Berichte über die akute und chronische Wirkung von Flachsstaub auf die Lungenfunktion basierten auf Beobachtungen kleinerer Gruppen von 5—13 Personen (Mair et al., 1960;

Bouhuys et al., 1961; Carey et al., 1965). Wir wollten daher bei einer repräsentativen Gruppe die Zusammenhänge zwischen dem klinischen Bild der Flachsbyssinose und der Lungenfunktionsprüfung untersuchen. Außerdem auch, wie sich bei Flachsstaubexponierten die spirographischen Werte während der Arbeitsschicht und Arbeitswoche ändern.

Population und Untersuchungsmethoden

Wir haben die Gruppe der exponierten, gesunden Frauen mit den beiden Stadien der Flachsbyssinose verglichen, um die Langzeitwirkung zu studieren. Die Veränderungen der Werte während der Arbeitsschicht am Montag und am Donnerstag benützten wir dazu, die akute Wirkung beurteilen zu können. 56 Frauen der am stärksten verstaubten Arbeitsplätze (Hecheln, Karden, Spinnen), wovon 10 gesund, 11 im Stadium I und 35 im Stadium II der Flachsbyssinose waren.

Als spirographische Kriterien haben wir die forcierte Vitalkapazität (FVC), das forcierte Exspirationsvolumen für 1 sec ($FEV_{1.0\,sec}$) und das indirekte maximale Ventilationsvolumen (IMBC) (McKerrow et al., 1958) mit einem direktschreibenden Wasserspirometer zu Beginn und am Ende der Arbeitsschicht gemessen. Jede untersuchte Person inhalierte nachher ein bronchodilatatorisches Aerosol während 5 min (Ephedrini 0,5, Euspirani 0,2, Procaini 1,0, Pituitrini 30 V.E., Aqua dest. ad 50,0). Alle Arbeiterinnen waren während der Untersuchungstage tätig; die Lungenfunktionsprüfung wurde eine Woche vor der Untersuchung gründlich geübt, um Fehler zu vermeiden.

Resultate

Langzeitwirkung der Flachsstaubexposition auf die Lungenfunktion

Um die Langzeitwirkung von Flachsstaub beurteilen zu können, haben wir die Werte FVC, $FEV_{1,0\,sec}$ und IMBC von Donnerstagmorgen benützt.

Alle spirographischen Werte waren bei den Byssinotikerinnen niedriger als bei den gesunden Arbeiterinnen; der Unterschied zwischen den einzelnen Krankheitsstadien war aber minimal. Statistisch hat sich die Differenz der Werte von $FEV_{1,0\,sec}$ und IMBC zwischen den Gesunden und dem Stadium I als signifikant erwiesen (Tabelle 1). Wir haben die Werte von Montag nicht in diese Aufstellung einbezogen, da wir an diesem Tag eine größere Beeinflussung erwarteten, weil wir doch in überwiegender Zahl die „monday symptoms" bei Byssinotikerinnen beobachtet hatten. Die FVC- und die IMBC-Werte waren an diesem Tag für das Byssinosestadium II niedriger als für das Stadium I.

Akute Wirkung der Flachsstaubexposition auf die Lungenfunktion

Für dieses Studium haben wir die Veränderungen der Werte während der Arbeitsschicht von Montag und Donnerstag benützt. Die Inhalation der bronchodilatatorischen Lösung sollte die Bronchialspasmen lösen (Abb. 1, 2 und 3).

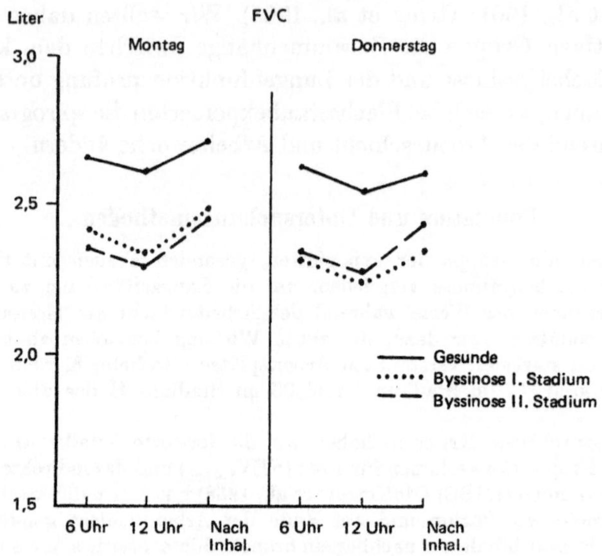

Abb. 1. Forcierte Vitalkapazität bei Gesunden und Flachsbyssinotikern gemessen
am Montag und Donnerstag

Tabelle 1. *Ausgangswerte der Gesunden wie auch der Byssinotikerinnen des Stadiums
I und II von Donnerstagmorgen*

	Vergleichs-gruppen (Gesunde)	Anzahl der Untersuchten		Arithmetischer Durchschnitt beider Vergleichsgruppen		Signifikanz der Differenz der Durch-schnittswerte
		n_1	n_2	x_1	x_2	
FVC	Stadium I	10	10	2,64	2,34	
	Stadium II	10	35	2,64	2,35	
$FEV_{1,0\,sec}$	Stadium I	10	10	2,21	1,85	$p<0,05$
	Stadium II	10	35	2,21	1,92	
IMBC	Stadium I	10	10	77,88	64,68	$p<0,05$
	Stadium II	10	35	77,88	66,42	

Die Gruppe der gesunden Frauen (Tabelle 2) zeigte an beiden Untersuchungstagen während der Arbeitsschicht einen leichten Abfall der
spirographischen Werte (FVC, $FEV_{1,0\,sec}$, IMBC) und nach Inhalation
der bronchodilatatorischen Lösung einen Anstieg. Die Unterschiede waren
jedoch recht klein, bis auf eine Erhöhung der Werte $FEV_{1,0\,sec}$ und IMBC
nach Inhalation, die sich am Donnerstag als signifikant erwies. Die
Veränderungen können dadurch erklärt werden, daß sich auch bei Gesunden während der Woche leichte Bronchialspasmen bilden. Wir sehen

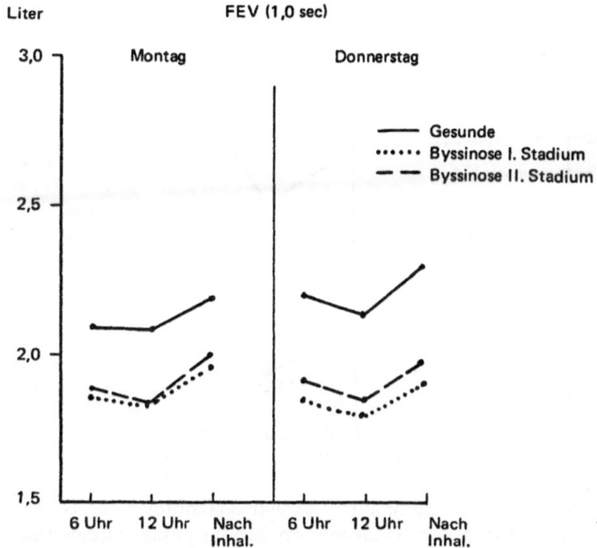

Abb. 2. Forciertes Expirationsvolumen für 1 sec bei Gesunden und Flachsbyssinotikern gemessen am Montag und Donnerstag

Tabelle 2. *Auswertung der Differenzen von FVC, $FEV_{1,0\ sec}$ und IMBC anhand von gesunden flachsexponierten Frauen, Werte gemessen am Montag und Donnerstag*

Spiro-graphische Werte	Unter-suchungs-tag	Untersuchungszeit	An-zahl	Durch-schnitts-differenz und ihr Mittel-fehler	Signi-fikanz der Differenz
FVC	Montag	6—12 Uhr	10	$-0,050 \pm 0,065$	
		12 Uhr bis n. Inhal.[a]	8	$0,039 \pm 0,038$	
	Donners-tag	6—12 Uhr	10	$-0,077 \pm 0,051$	
		12 Uhr bis n. Inhal.	10	$0,055 \pm 0,053$	
$FEV_{1,0\ sec}$	Montag	6—12 Uhr	10	$-0,001 \pm 0,069$	
		12 Uhr bis n. Inhal.	8	$0,065 \pm 0,059$	
	Donners-tag	6—12 Uhr	10	$-0,078 \pm 0,042$	
		12 Uhr bis n. Inhal.	10	$0,175 \pm 0,140$	$p < 0,002$
IMBC	Montag	6—12 Uhr	10	$-0,080 \pm 2,538$	
		12 Uhr bis n. Inhal.	8	$1,300 \pm 2,391$	
	Donners-tag	6—12 Uhr	10	$-2,360 \pm 1,718$	
		12 Uhr bis n. Inhal.	10	$6,520 \pm 1,422$	$p < 0,002$

[a] n. Inhal. = nach Inhalation.

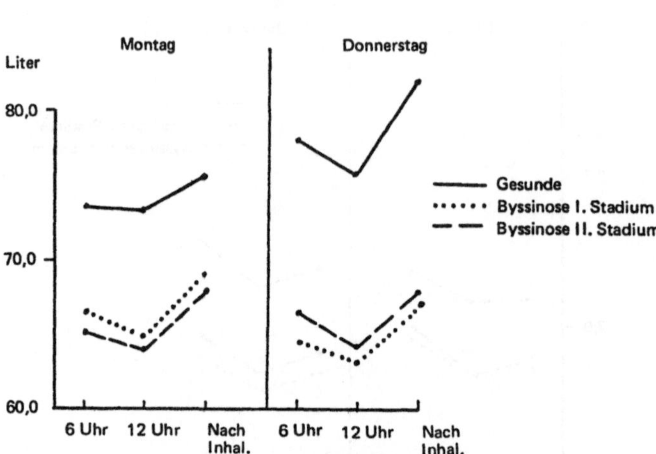

Abb. 3. Indirektes maximales Ventilationsvolumen bei Gesunden
und Byssinotikern gemessen am Montag und Donnerstag

ja, daß der Abfall der dynamischen Indicatoren ($FEV_{1,0\ sec}$ und IMBC)
am Donnerstag größer ist als am Montag, was diese Erklärung unterstützt.

Die exponierten Frauen des Byssinose-Stadiums I klagten nur über
Beschwerden am Arbeitsplatz, davon 91,3% nur montags. Sie wiesen
einen Abfall aller beobachteten spirographischen Werte (Tabelle 3)
während der Arbeitszeit auf, wobei der Unterschied zwischen Montag
und Donnerstag minimal war. Die Inhalation ermöglichte es uns, bei
dieser Gruppe Bronchialspasmen an beiden Beobachtungstagen nachzuweisen, wobei ein signifikanter Unterschied zwischen Montag und
Donnerstag bestand.

Erwartungsgemäß finden sich die größten Unterschiede im Stadium II
der Flachsbyssinose; alle Patientinnen gaben an, daß sich das Maximum
ihrer Beschwerden auf den Montag konzentriere.

Wir wollen unsere Aufmerksamkeit den ventilometrischen Werten
$FEV_{1,0\ sec}$ und IMBC zuwenden, die bei der Beurteilung akuter Effekte
empfindlicher sind als die volumetrische FVC (Tabelle 4).

Wir können feststellen, daß es während der Arbeitsschicht am
Donnerstag zu einem bedeutenden Absinken der Ventilation kommt.
Nach Inhalation einer bronchodilatatorischen Lösung steigen die Werte
an beiden Tagen an, wobei der Anstieg montags signifikanter ist als
donnerstags.

Ferner haben wir die Ausgangswerte von Montag und Donnerstag
miteinander verglichen und die Signifikanz der Differenz berechnet. Das-

Tabelle 3. *Auswertung der Differenzen von FVC, $FEV_{1.0\ sec}$ und IMBC bei Arbeiterinnen mit Byssinose im Stadium I, Werte gemessen am Montag und Donnerstag*

Spiro- graphische Werte	Unter- suchungs- tag	Untersuchungszeit	An- zahl	Durch- schnitts- differenz und ihr Mittel- fehler	Signi- fikanz der Differenz
FVC	Montag	6—12 Uhr	11	$-0{,}085 \pm 0{,}040$	
		12 Uhr bis n. Inhal.[a]	11	$0{,}144 \pm 0{,}030$	$p < 0{,}001$
	Donners- tag	6—12 Uhr	10	$-0{,}081 \pm 0{,}022$	$p < 0{,}005$
		12 Uhr bis n. Inhal.	10	$0{,}102 \pm 0{,}053$	
$FEV_{1.0\ sec}$	Montag	6—12 Uhr	11	$-0{,}024 \pm 0{,}023$	
		12 Uhr bis n. Inhal.	11	$0{,}111 \pm 0{,}024$	$p < 0{,}001$
	Donners- tag	6—12 Uhr	10	$-0{,}062 \pm 0{,}035$	
		12 Uhr bis n. Inhal.	10	$0{,}122 \pm 0{,}041$	$p < 0{,}02$
IMBC	Montag	6—12 Uhr	11	$-1{,}745 \pm 1{,}129$	
		12 Uhr bis n. Inhal.	11	$4{,}327 \pm 0{,}907$	$p < 0{,}001$
	Donners- tag	6—12 Uhr	10	$-1{,}480 \pm 1{,}259$	
		12 Uhr bis n. Inhal.	10	$3{,}920 \pm 1{,}376$	$p < 0{,}02$

[a] n. Inhal. = nach Inhalation.

Tabelle 4. *Auswertung der Differenzen von FVC, $FEV_{1.0\ sec}$ und IMBC bei Arbeiterinnen mit Byssinose im Stadium II, Werte gemessen am Montag und Donnerstag*

Spiro- graphische Werte	Unter- suchungs- tag	Untersuchungszeit	An- zahl	Durch- schnitts- differenz und ihr Mittel- fehler	Signi- fikanz der Differenz
FVC	Montag	6—12 Uhr	31	$-0{,}044 \pm 0{,}029$	
		12 Uhr bis n. Inhal.[a]	31	$0{,}154 \pm 0{,}029$	$p < 0{,}001$
	Donners- tag	6—12 Uhr	35	$-0{,}069 \pm 0{,}031$	$p < 0{,}05$
		12 Uhr bis n. Inhal.	35	$0{,}154 \pm 0{,}028$	$p < 0{,}001$
$FEV_{1.0\ sec}$	Montag	6—12 Uhr	31	$-0{,}047 \pm 0{,}030$	
		12 Uhr bis n. Inhal.	31	$0{,}133 \pm 0{,}029$	$p < 0{,}001$
	Donners- tag	6—12 Uhr	35	$-0{,}067 \pm 0{,}021$	$p < 0{,}005$
		12 Uhr bis n. Inhal.	35	$0{,}116 \pm 0{,}023$	$p < 0{,}001$
IMBC	Montag	6—12 Uhr	31	$-1{,}710 \pm 1{,}248$	
		12 Uhr bis n. Inhal.	31	$4{,}361 \pm 1{,}283$	$p < 0{,}002$
	Donners- tag	6—12 Uhr	35	$-2{,}543 \pm 0{,}869$	$p < 0{,}01$
		12 Uhr bis n. Inhal.	35	$4{,}131 \pm 0{,}916$	$p < 0{,}001$

[a] n. Inhal. = nach Inhalation.

selbe taten wir auch mit den übrigen Veränderungen, die wir während der Arbeitsschicht und nach Inhalation der bronchodilatatorischen Lösung beobachteten. Bei keiner konnten wir einen signifikanten Unterschied nachweisen. Es ging uns darum zu analysieren, ob Byssinotikerinnen am Montag niedrigere Werte aufzeigen oder nicht. Wir haben auch die Vor- und Nachschichtwerte zusammengerechnet und verglichen. Im Stadium I sind alle Summarwerte am Montag höher als am Donnerstag. Im Stadium II sind die Unterschiede so minimal, daß sie praktisch als gleich zu betrachten sind.

Vergleich der Lungenfunktionswerte der beiden Flachsbyssinosestadien, die an Arbeitsplätzen mit unterschiedlicher Staubkonzentration entstanden sind

Wir haben die Arbeitsplätze in bezug auf Staubkonzentration in zwei Gruppen geteilt (Tabelle 5). In die eine Gruppe gehören Arbeiterinnen an Hechel- und Kardenmaschinen mit einer Arbeitsplatzkonzentration von 35,33—37,62 mg/m³, in die andere Spinnerinnen mit einer Arbeitsplatzkonzentration von 4,34—20,18 mg/m³. Um den Alterseinfluß auf die Lungenfunktionen auszuschließen, haben wir die 50jährigen und älteren nicht berücksichtigt. Somit bekamen wir kleine Gruppen, die uns zeigten, daß an Arbeitsplätzen mit hoher Staubkonzentration die spirographischen Werte niedriger liegen. Was die Prävalenz der Flachsbyssinose anbelangt, so haben wir keine wesentlichen Unterschiede

Tabelle 5. *Staubeinwirkung auf spirographische Werte (FVC, $FEV_{1.0\ sec}$) bei Flachsarbeiterinnen mit Byssinose der Stadien I und II. Es wurden die Werte von Donnerstagmorgen berücksichtigt*

Spirographische Werte	Arbeitsplatz	An-zahl	Arithmetischer Durchschnitt und sein Mittelfehler		Signifikanz der Differenz der Durchschnittswerte
			$\bar{x}$	$s\bar{x}$	
Stadium I					
FVC	weniger verstaubt	5	2,59	0,390	
	stark verstaubt	2	2,31	0,290	
$FEV_{1.0\ sec}$	weniger verstaubt	5	2,14	0,052 ⎫	$p < 0,001$
	stark verstaubt	2	1,65	0,150 ⎭	
Stadium II					
FVC	weniger verstaubt	22	2,53	0,103	
	stark verstaubt	6	2,34	0,130	
$FEV_{1.0\ sec}$	weniger verstaubt	22	2,10	0,098	
	stark verstaubt	6	1,94	0,087	

zwischen stark staubhaltigen und weniger staubhaltigen Arbeitsplätzen gesehen. Die Lungenfunktionsprüfungen spiegelten Staubkonzentration und somit Staubeinwirkung deutlich wider.

Alterseinfluß auf die Lungenfunktionen

Beim Studium des klinischen Bildes war in bezug auf Frequenz der Flachsbyssinose kein Alterseinfluß zu erkennen; der Unterschied zwischen den verglichenen Gruppen war minimal. Das Durchschnittsalter der Gesunden betrug 30,62 Jahre, dasjenige des Stadiums I der Flachsbyssinose 35,74 Jahre und dasjenige des Stadiums II 39,98 Jahre (Velvart, 1968).

Zur Auswertung der spirographischen Daten teilten wir die Arbeiterinnen in zwei Altersgruppen (Tabelle 6): in 16—49jährige und 50—63jährige. Es entstanden somit im Stadium I zwei kleine, statistisch unauswertbare Gruppen, bei welchen wir nur die FVC errechneten. Es zeigte sich, daß die Werte von älteren Frauen viel niedriger liegen als die der jüngern. Ähnliche Unterschiede sahen wir auch im Stadium II, wo uns aber die größere Anzahl ermöglichte, die statistische Signifikanz der Unterschiede zu bestimmen.

Tabelle 6. *Alterseinfluß auf spirographische Werte (FVC und $FEV_{1,0\ sec}$) bei Flachsarbeiterinnen mit Byssinose. Es wurden die Werte von Donnerstagmorgen berücksichtigt*

Spirographische Werte	Altersgruppen (Jahre)	Anzahl	Arithmetischer Durchschnitt und sein Mittelfehler		Signifikanz der Differenz der Durchschnittswerte
			$\bar{x}$	$s\bar{x}$	
Stadium II					
FVC	16—49	28	2,49	0,086 ⎱	$p < 0{,}002$
	50—63	8	1,87	0,159 ⎰	
$FEV_{1,0\ sec}$	16—49	28	2,07	0,079 ⎱	$p < 0{,}001$
	50—63	8	1,41	0,111 ⎰	
Stadium I					
FVC	16—49	7	2,51	wurde der kleinen Anzahl	
	50—63	3	1,95	wegen nicht berechnet	

Diskussion

Klinisch konnten wir in 79,6% der Fälle das Bild einer Flachsbyssinose eindeutig nachweisen. Die Symptomatologie ist durch trockenen Reizhusten, Atemnot und Druck auf der Brust charakterisiert, wobei die überwiegende Mehrzahl der Fälle ein Maximum der Beschwerden am Montag aufweist. Es handelt sich also um eine Erkrankung, die der Baumwollbyssinose gleichzusetzen ist. Eine chronische Bronchitis konnte in keinem Fall nachgewiesen werden. Nur zwei Frauen gaben an, zu rauchen — es handelte sich um einen Betrieb auf dem Lande, wo das Rauchen für Frauen nicht üblich ist.

Für das Studium der Langzeitwirkung des Flachsstaubes auf die Lungenfunktion haben wir die Werte von Donnerstagmorgen benützt, da wir glauben, daß diejenigen von Montag größeren Schwankungen unterworfen sind.

Die Unterschiede der spirographischen Werte zwischen Kranken und Gesunden sind groß; jedoch besteht nur ein minimaler zwischen den einzelnen von uns gebildeten Byssinosestadien. Es zeigen sich also praktisch gleiche Veränderungen bei denen, die ihre Beschwerden nur während der Arbeit verspürten und denen, die auch nach Verlassen der Staubexposition zu Hause über sie klagten. Dieselben Erfahrungen machten wir auch bei der Untersuchung von Hanfexponierten (Velvart, 1964); sie stehen im Einklang mit Befunden anderer Autoren, die die spirographischen Werte bei der Flachsbyssinose untersuchten (Mair et al., 1960; Bouhuys et al., 1961; Carey et al., 1965).

Die Analyse der Kurzeinwirkung von Flachsstaub ergab schon bei Gesunden einen kleinen Abfall der Werte während der Arbeit am Donnerstag und einen Anstieg nach Inhalation der bronchodilatatorischen Lösung, was zeigt, daß auch bei Gesunden die Lungenfunktion durch die arbeitsbedingte Staubexposition beeinflußt wird, wenn auch nicht in dem Maße, daß sie sich durch subjektive Beschwerden manifestiert.

Im Stadium I der Byssinose kam es zu einem Abfall der Werte an beiden Beobachtungstagen. Der signifikante Anstieg nach Inhalation ist ein Zeichen dafür, daß bei dieser Gruppe nachweisbare Bronchialspasmen bestehen. Diese waren am Montag deutlicher als am Donnerstag, was im Einklang mit den klinischen Befunden steht, die in 91,3% „monday symptoms" aufzeigten.

Die größten Veränderungen haben wir im Stadium II der Byssinose gefunden. Es zeigte sich ein signifikanter Abfall der spirographischen Werte am Donnerstag, was uns das Anhalten der Beschwerden während der ganzen Woche erklärt, ein Symptom, das bei allen Frauen dieser Gruppe ausgeprägt war. Die bronchialen Spasmen waren am Montag manifester, wofür der höhere Anstieg nach Inhalation spricht. Dies wiederum ist der objektive Nachweis der angegebenen subjektiven „monday symptoms".

Mit fortschreitendem Alter sinken die spirographischen Werte, was — wie schon erwähnt — ein bekannter Befund ist.

Den Einfluß von verschiedenen Staubkonzentrationen auf die spirographischen Werte konnten wir der niedrigen Beobachtungszahlen wegen nicht statistisch sichern, auch wenn alle angegebenen Werte an Arbeitsplätzen mit höherer Staubkonzentration niedriger waren als die an weniger staubhaltigen.

In der Literatur finden sich Angaben, mit denen wir unsere Ergebnisse vergleichen können. Mair et al. (1960) berichten über die FVC- und $FEV_{0,75\ sec}$-Werte bei sieben Arbeitern mit Flachsbyssinose folgendes: Abfall der Werte während der Arbeitsschicht, wobei dieser am Donnerstag kleiner war als am Montag. Bouhuys et al. (1961) sprechen nur von einem leichten Abfall der spirographischen Werte am Montag (Untersuchung anhand von 13 Byssinotikern). Am Donnerstag sahen sie einen niedrigeren Ausgangswert als am Montag, an welchem es zu keinem Abfall während der Arbeitsschicht kam; nach Isopropylepinephrin stiegen die Werte an beiden Beobachtungstagen. Carey et al. (1965) haben bei fünf Flachsbyssinotikern neben einem Abfall während der Arbeit eine sinkende Tendenz der spirographischen Werte zu Ende der Arbeitswoche feststellen können.

Die Literaturangaben zeigen, daß die Ergebnisse recht unterschiedlich sind. Wir wollten in unserer Arbeit allgemein gültige Veränderungen studieren und haben deshalb die Gruppenergebnisse analysiert, die aber, da wir keine Auswahl der Untersuchungspersonen getroffen haben, keine großen Unterschiede zwischen den einzelnen Messungszeiten aufwiesen. So kommentiert z.B Bouhuys (1967) seine Beobachtungen der Lungenfunktionsprüfungen bei Hanfarbeitern, indem er diejenigen, die einen Abfall nach der Arbeitsschicht und einen Anstieg nach Isoproterenol aufwiesen, als „reactors" und diejenigen ohne Reaktion als „non-reactors" bezeichnet.

Die unterschiedlichen Ergebnisse einzelner Autoren sind uns verständlicher, wenn wir uns bewußt sind, daß es bei der Byssinose I und II der Schillingschen und auch unserer Klassifikation zu einem Verschwinden der Symptome kommt, wenn die Staubexposition gemieden wird. Somit sind also die Veränderungen der spirographischen Werte nur funktioneller Art; deshalb die große Streuung der einzelnen Werte und mannigfachen Variationen, wenn nur wenige Personen untersucht werden. Diese verschiedene Reaktionsbereitschaft, wie sie Bouhuys et al. (1967) angedeutet haben, ist die Ursache für die minimale Differenz der spirographischen Werte bei größeren Beobachtungsgruppen im Vergleich mit Einzelbeobachtungen. Trotz allem haben wir beim Studium der akuten und der Langzeitwirkung bei der Flachsbyssinose Veränderungen gefunden, die im Einklang mit dem klinischen Bild stehen und die bestätigen, daß die Flachsbyssinose eine professionelle Erkrankung ist, die den Exponierten unangenehme Beschwerden verursacht. Es ist zu erwarten, daß die Erkrankung bedeutend abgeschwächt werden kann, wenn die Staubkonzentration am Arbeitsplatz herabgesetzt wird.

Literatur

Bouhuys, A., Van Duyn, J., Van Lennep, H. J.: Byssinosis in flax workers. Arch. environm. Hlth **3**, 499—509 (1961).

Carey, G. C. R., Elwood, P. C., McAulay, J. R., Merret, J. D., Pemberton, J.: Byssinosis in flax workers in Northern Ireland. Belfast: Her Majesty's Stationery Office 1965.

Elwood, P. C., Pemberton, J., Merret, J. D., Carey, G. C. R., McAulay, J. R.: Byssinosis and other respiratory symptoms in flax workers in Northern Ireland. Brit. J. industr. Med. **22**, 27—37 (1965).

Mair, A., Smith, D. H., Wilson, W. A., Lockhart, W.: Dust diseases in Dundee textile workers: An investigation into chronic respiratory disease in jute and flax industries. Brit. J. industr. Med. **17**, 272—278 (1960).

McKerrow, C. B., McDermott, M., Gilson, J. C., Schilling, R. S. F.: Respiratory function during the day in cotton workers: A study in byssinosis. Brit. J. industr. Med. **15**, 75—83 (1958).

Smiley, J. A.: Background to byssinosis in Ulster. Brit. J. industr. Med. **18**, 1—9 (1961).

Smith, G. F., Coles, G. V., Schilling, R. S. F., Walford, J.: A study of rope workers exposed to hemp and flax. Brit. J. industr. Med. **26**, 109—114 (1969).

Valić, F., Zuśkin, E., Walford, J., Kerśić, W., Pauković, R.: Byssinosis, chronic bronchitis and ventilatory capacities in workers exposed to soft hemp dust. Brit. J. industr. Med. **25**, 176—186 (1968).

Velvart, J.: Flaxbyssinosis. [Tschech.] Pracov. Lék. **20**, 48—52 (1968).

— Stavrovskà, D.: Gesundheitszustand der in der Hanfbearbeitung tätigen Frauen. [Tschech.] Pracov. Lék. **15**, 153—157 (1963).

— Stavrovskà, W: Hudàkovà, G.: Die Rolle der Bronchialspasmen bei der Hanferkrankung. [Tschech.] Pracov. Lék. **16**, 397—400 (1964).

Dr. med. J. Velvart
Schweizerisches Toxikologisches
Informationszentrum
Zürichbergstr. 8
Ch-8028 Zürich

Int. Arch. Arbeitsmed. 26, 179—188 (1970)
© by Springer-Verlag 1970

Polyvinylpyridin-N-oxid und die Entwicklung der Silikose bei Ratten nach Inhalationen des Quarzstaubes aus einer Stahlgußputzerei

B. SKLENSKÝ

Klinik für Berufskrankheiten der Medizinischen Fakultät UJEP in Brno, ČSSR
(Direktor: Prof. Dr. J. Vyskočil, DrSc)

Eingegangen am 16. Dezember 1969

Effect of Polyvinylpyridine-N-Oxide on the Development of Silicosis in Rats after Inhalation of Quartz Dust from a Steel Casting Cleaning House

Summary. The experiment was carried out on male Wistar rats divided into 2 groups. All animals were submitted during the first 9 weeks to 18 inhalations of aggressive quartz dust from a steel casting cleaning house. The quartz dust was sprayed into the rolling cylinder by means of air under pressure. The rats were submitted to the dust inhalations during the running. The animals were always given 3—4 days'rest between two subsequent inhalations. The experiment covered a period of 12 months.

Rats of group I were only dusted, rats of group II were dusted and treated with polyvinylpyridine N-oxide (polymer, P 204) in s. c. injections. The polymer was injected in doses of 1 ml per rat weekly for a 3-month period and 0.5 ml per rat weekly for the next 3-month period. The application of polymer started in the 2nd week after the beginning of dust inhalations.

Biochemical determination. Quartz retention in the tracheobronchial lymph nodes of rats treated with polymer (group II) was significantly lower (344 ug) than the quartz retention of untreated rats (group I., 515 ug). The quantity of total hydroxyproline in the entire lungs of treated rats was also significantly lower (4.66 mg/lungs) than in the control rats (group I., 6.21 mg/lungs).

Histological examination. Polymer had a depressive influence on the development of silicotic granulomas in rats of group II. The granulomas were here less numerous, they were smaller and contained a smaller quantity of collagen fibres in comparison with rats of group I. Polymer protected the lung coniophages; most of them had well-preserved cell structures and transported a greater quantity of engulfed dust particles.

Zusammenfassung. Weiße Ratten inhalierten Quarzstaub aus einer Stahlguß-putzerei (SiO_2-Gehalt 63%). Die Bestaubung der Tiere wurde 9 Wochen lang in einem großen drehenden Zylinder beim Laufen 2mal wöchentlich 1 Std lang durchgeführt; insgesamt also 18mal.

In der I. Versuchsgruppe wurden die Ratten nur bestaubt, in der II. Gruppe wurden sie bestaubt und nach 2 Wochen von der Bestaubung an, wurden sie mit Polyvinylpyridin-N-oxid (P 204, Polymer) in s.c. Injektionen behandelt. 3 Monate erhielten sie die Dosis von 1 ml P 204/Ratte wöchentlich, weitere 3 Monate die Dosis von $^1/_2$ ml P 204/Ratte. Der Versuch dauerte 12 Monate.

In den mediastinalen Lymphdrüsen der II. Versuchsgruppe (mit Polymer) wurde die Quarzretention bedeutungsvoll niedriger gefunden als in der I. Gruppe (344 µg gegen 515 µg); auch der Oxyprolingehalt der Lungen in der II. Gruppe war bedeutungsvoll niedriger (4,99 mg/Lunge gegen 6,21 mg/Lunge).

Bei histologischer Untersuchung zeigte das Polymer den hemmenden Einfluß auf die Entwicklung der silikotischen Granulome, die in der ganzen II. Gruppe spärlicher und kleiner waren und kleinere Mengen von Kollagenfasern als die in der I. Gruppe enthielten. Das Polymer schützte die Lungenkoniophagen, welche in größerer Menge, mit höherer Staubbelastung und mit gut bewahrten morphologischen Zellstrukturen erschienen.

Schlipköter und Brockhaus entwickelten im Jahre 1960 (1960, 1961) Polyvinylpyridin-N-oxid (im folgenden als P 204 oder Polymer bezeichnet) und kamen zur empirischen Feststellung, daß dieses Präparat die fibrogene Wirkung des Quarzstaubes im Tierexperiment markant herabsetzte. Dolgner, Brockhaus und Schlipköter (1965) bestätigten diese bedeutende Eigenschaft des Polymeren bei verschiedenen Nagetieren in quantitativen und zeitgemäßen Abhängigkeiten. In ihren Versuchen wurde zur Bestaubung der Tiere überwiegend der Intratrachealtest mit reinem Quarzstaub verwendet.

Die Hemmung der Silikose durch P 204 bestätigten wir auch bei Ratten, welche intratracheal die Suspension von Quarzstaub aus einer Stahlgußputzerei erhielten (Sklenský, 1969). Dieser gefährliche Staub war verantwortlich für die Entstehung der akut verlaufenden Silikose bei Stahlgußputzern (Sklenský und Doležal, 1964). Wir waren uns bewußt, daß wir in diesem Tierversuch nur eine einseitige Antwort auf die Frage der Fibroplasie bekamen; bei intratrachealer Applikation einer so großen Menge Quarzstaubes fiel die ganze Reihe der physiologischen Prozesse aus, die nach dem Einatmen des Staubes in den Lungen normal verlaufen.

In vorliegendem Versuch mußten die Ratten den Quarzstaub aus der Stahlgußputzerei für längere Zeit bei körperlicher Belastung und bei tiefem Atmen durch Laufen inhalieren. Nach 12 Monaten konnten wir den Einfluß von P 204 auf den Staubtransport aus den Lungen in die mediastinalen Lymphdrüsen und den Einfluß auf die Fibrose im biochemischen und histologischen Bild studieren.

Methodik

Versuchstiere und Staubinhalationen. Als Versuchstiere dienten weibliche Ratten von durchschnittlich 128 g Gewicht. Versuchsgruppe I: Diese Ratten inhalierten nur Quarzstaub (zu Ende des Versuches 14 Tiere). Versuchsgruppe II: Diese Ratten inhalierten Quarzstaub und erhielten subcutane Injektionen von P 204 (zu Ende des Versuches 18 Tiere). Die Bestaubung der Ratten von beiden Versuchsgruppen gemeinsam wurde in einem großen, drehenden Zylinder mit dem

Inhalt von 1,5 m³ durchgeführt. Beim Drehen wurden die Tiere zum Laufen gezwungen. Der feine Quarzstaub wurde in den Zylinder durch den Luftstrom aus einem Zerstäubungsapparat eingeführt. Die Konzentration des Staubes betrug um 5000 mg/m³. Diese intensive Bestaubung erfolgte an 2 Tagen in der Woche, 9 Wochen lang, immer ³/₄ Std beim Drehen und ¹/₂ Std im Stillstand. Der Staub stammte aus dem Sand einer Stahlgußputzerei, der in einer Achatmühle gemahlen wurde und enthielt 63% SiO_2 neben Fe_2O_3, Al_2O_3, MgO. Die Tiere überlebten 12 Monate lang. In beiden Versuchsgruppen verloren wir fast die gleiche Menge der Ratten, vorwiegend kurz nach der Bestaubung, an Bronchopneumonie.

Applikation von Polyvinylpyridin-N-oxid. Die Ratten der Versuchsgruppe II erhielten 3 Monate lang pro Woche eine s.c. Injektion von 1 ml P 204 in 1,5% Lösung. Mit der Applikation wurde in der 2. Woche des Versuches begonnen. Anschließend erhielten sie 3 Monate lang wöchentlich je eine Injektion von ¹/₂ ml P 204. Jede Ratte erhielt also im Laufe von 6 Monaten 18 ml P 204. Sechs weitere Monate blieben die Tiere ohne Behandlung.

Tötung der Ratten, Präparation der Lungen. Die Tiere wurden nach 12 Monaten durch Verbluten aus der Aorta abdominalis in Äthernarkose getötet. Bei Präparation wurde das Feuchtgewicht der Lungen und der mediastinalen Lymphdrüsen bestimmt; die rechten Lungenhälften wurden getrocknet und dienten zur quantitativen Quarz- und Oxyprolin-Bestimmung, die linken Lungen zur histologischen Untersuchung. Die Paraffinschnitte wurden nach Hämatoxilin-Eosin-, nach v. Gieson- und nach Gömöri-Färbung untersucht. Der Quarz- und der Oxyprolingehalt wurden auf das ganze Lungengewicht umgerechnet. Die mediastinalen Lymphdrüsen wurden für die Quarzgehalt-Bestimmung einzeln verarbeitet. Zur Bestimmung des Gesamtquarzes und des Gesamtoxyprolins wurde die colorimetrische Methode verwendet.

Ergebnisse

Makroskopische Bewertung. Bei der Präparation der Rattenlungen in der I. Versuchsgruppe wurden unter der visceralen Pleura kleine graue Tupfen in der Größe von 1×1 mm sichtbar. Die lymphatischen Drüsen waren hier im Vergleich mit jenen aus der II. Versuchsgruppe (mit Polymer) auffallend, bis zur Größe 2×4 mm, vergrößert.

Biochemische Analyse. In der I. Versuchsgruppe (ohne Polymer) fand sich ein mittlerer Retentionswert von 412 µg SiO_2/Lunge, von 515 µg SiO_2/mediastinale Lymphdrüsen, von 927 µg SiO_2/Lunge + Drüsen. In der II. Versuchsgruppe betrug der mittlere Retentionswert von 483 µg SiO_2/Lunge, von 344 µg SiO_2/mediastinale Lymphdrüsen ($P < 0,001$), von 827 µg SiO_2/Lunge + Drüsen (s. Tabelle). Der mittlere Oxyprolingehalt der Gesamtlungen in der I. Versuchsgruppe betrug 6,21 mg, in der II. Versuchsgruppe 4,99 mg ($P < 0,001$). Dieser bedeutungsvolle Unterschied des Fibroseprozesses stand in Übereinstimmung mit histologischen Befunden.

Histologische Befunde. Bei den histologischen Untersuchungen wurde bestätigt, daß die Intensität und die Art der Bestaubung zweckmäßig waren. Auch die Überlebenszeit der Tiere war lang genug, damit sich die typischen silikotischen Granulome entwickeln konnten.

13*

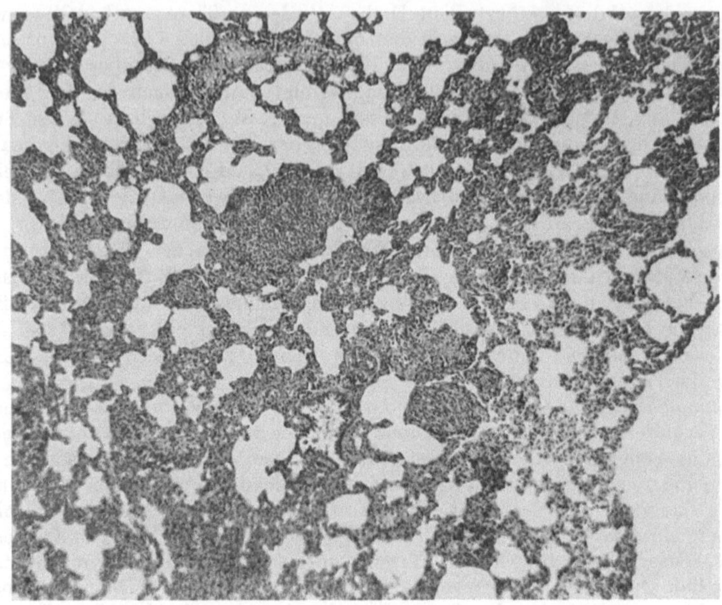

Abb. 1. Eine Rattenlunge aus der I. Versuchsgruppe (ohne Polymer), 12 Monate
nach einer 9 wöchigen Inhalation des Quarzstaubes aus einer Stahlgußputzerei. Im
Lungenparenchym rundförmige silikotische Granulome, verbreitertes Lungeninterstitium. HE-Färbung, Obj. 6,3, Ok. 7

Tabelle. *Die Quarzretention in den Lymphdrüsen und in den Lungen und der
Oxyprolingehalt der Lungen bei Ratten ohne und mit Applikation von P 204
nach 12 Monaten*

	Versuchsgruppe		P
	I	II	
Zahl der Ratten	14	18	
Bestaubung	+	+	
Applikation von P 204	−	+	
SiO$_2$-Gehalt in Lymphdrüsen (μg/Lymphdrüse)	515 ± 176	344 ± 145	< 0,001
SiO$_2$-Gehalt in Lungen (μg/Lunge)	412 ± 154	483 ± 168	< 0,2
SiO$_2$-Gehalt in Lymphdrüsen und in Lungen (μg)	927 ± 222	827 ± 283	< 0,3
Gesamt-Lungen-Oxyprolin (mg/Lunge)	6,21 ± 1,5	4,99 ± 1,3	< 0,001

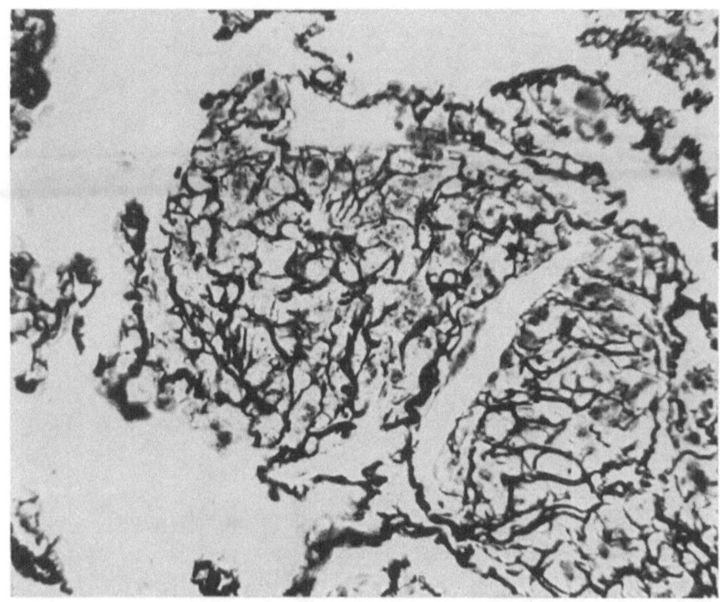

Abb. 2. Detail aus Abb. 1. Die silikotischen Granulome enthalten die Zelltrümmer der degenerierten Koniophagen, Staub und argentophile Fasern. Färbung nach Gömöri, Obj. 40, Ok. 7

Versuchsgruppe I (ohne Polymer): das Lungeninterstitium war erweitert und zellig, von typischen silikotischen Granulomen durchsetzt. Diese waren rund, voneinander abgetrennt, zu dieser Zeit hatten sie noch keine Neigung zur Bildung größerer Konglomerate. Die Granulome enthielten neben den Lymphocyten und Fibroblasten auch frei gelegene Staubpartikel, Kollagenfasern und eine gewisse Menge von Zelltrümmern zerfallener Koniophagen. Fast alle Koniophagen wiesen schwere Degenerationsveränderungen (Abb. 1, 2) auf.

Versuchsgruppe II (mit Polymer): das Lungeninterstitium war mit einer erheblich kleineren Anzahl silikotischer Granulome durchsetzt; diese waren klein, enthielten eine kleinere Menge von Kollagenfasern, hatten nicht so scharf gebildete Ränder, enthielten eine größere Anzahl von Zellelementen vorwiegend von Koniophagen. Diese Zellen waren heller, ihr Plasma wies schaumige Struktur mit gut sichtbaren und wohlerhaltenen Zellstrukturen und Staubpartikel (Abb. 3, 4) auf. An manchen Stellen ragten die Koniophagen in die Lumina der Alveolen. In der II. Gruppe waren die großen Zellen mit basophilem Plasma (Färbung nach v. Gieson) in den lymphatischen Sammelbecken in der Umgebung von Lungenarteriolen und Bronchiolen besonders auffallend.

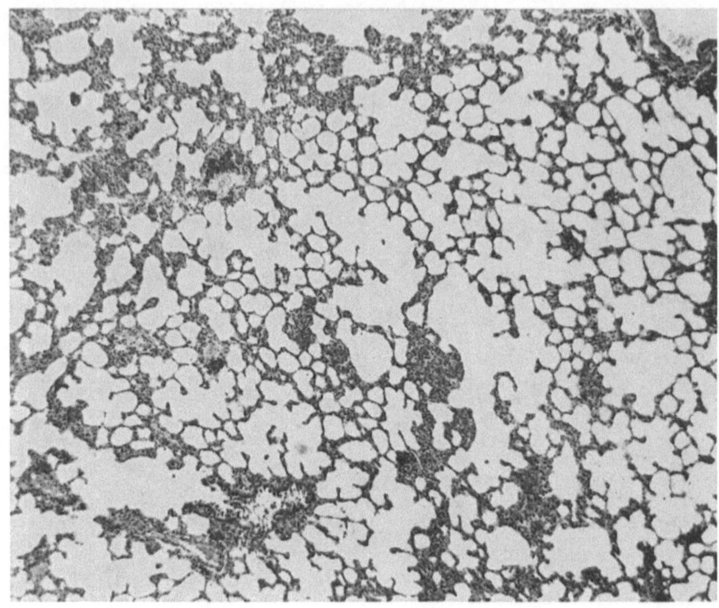

Abb. 3. Eine Rattenlunge aus der II. Versuchsgruppe (mit Polymer), 12 Monate nach
einer 9wöchigen Inhalation des Quarzstaubes aus einer Stahlgußputzerei, und s.c.
Injektion von 1 ml einer 1,5 %igen Lösung von P 204 wöchentlich, 3 Monate lang,
weitere 3 Monate ¹/₂ ml/Ratte. Im Lungenparenchym nur kleinere, spärliche
silikotische Granulome mit lebendigen Koniophagen. HE-Färbung, Obj. 6,3, Ok. 7

Die Existenz dieser Elemente wurde wahrscheinlich mit Abfangen des
Polymeren verbunden.

Diskussion

In unserem langfristigen Bestaubungsversuch inhalierten die Ratten
den Quarzstaub, wurden dabei zum Laufen und damit zu erhöhter
Lungenventilation gezwungen. So wurden die ähnlichen Bedingungen
für die Entstehung der Silikose geschaffen, welche man an verschiedenen
Arbeitsplätzen sehen kann. Die Rattenlungen wurden mit einer erträglichen
Staubmenge belastet, bei welcher die silikotischen Granulome entstanden. Dabei waren die physiologischen Prozesse, welche in den Lungen
nach dem Eindringen des Quarzstaubes normal verlaufen, nicht gestört.
La Belle (1960) hält die Staubmenge von 1,5 mg für die Rattenlunge als
die äußerste, bei einer größeren Menge kommt es nämlich zur Störung
dieser Schutz- und Reinigungsprozesse.

Im Laufe von 12 Monaten wurde die Fibrose ersten bis zweiten
Grades (Klassifikation nach King) hervorgerufen. Der verwendete ge-

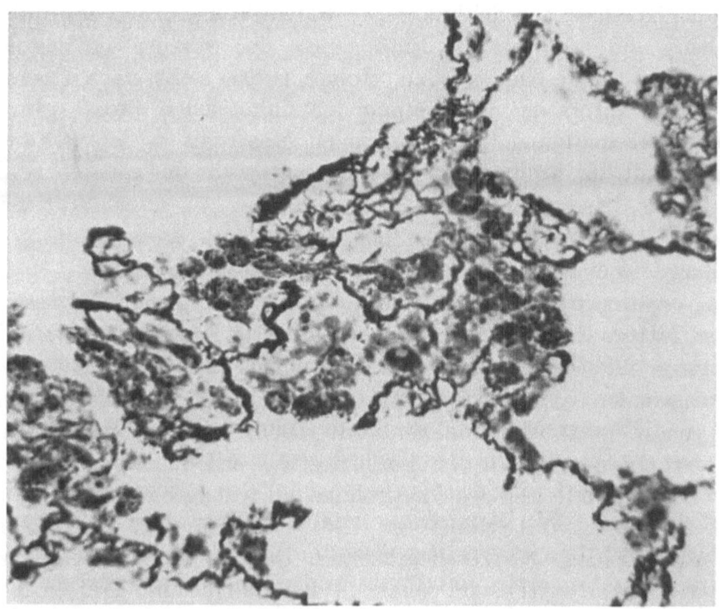

Abb. 4. Detail aus Abb. 3. Die silikotischen Granulome enthalten neben den Zelltrümmern vorwiegend lebendige Koniophagen mit phagocytierten Staubpartikeln und mit spärlichen argentophilen Fasern. Färbung nach Gömöri, Obj. 40, Ok. 7

mischte Quarzstaub aus der Stahlgußputzerei zeigte noch höheren Lymphotropismus als ihn Klosterkötter und Einbrodt (1965) und Klosterkötter (1967) in ihren Versuchen bei reinem Quarzstaub bewiesen. Der von uns benutzte gemischte Quarzstaub rief das Wachstum des gleichen Oxyprolingehaltes der Gesamtlunge (6,21 mg/Lungen) hervor, wie es Tůma (1967) bei gleich alten Ratten nach gleicher Bestaubungs- und Überlebenszeit, aber mit reinem Quarz erzielte (6,10 mg/Lungen). Toxische Wirkung unseres Staubes auf die Lungenkoniophagen war sichtbar bei der Bewertung der Degenerationsveränderungen im histologischen Bild. Ähnliche Veränderungen sahen wir in unserem anderen Versuch mit Mäusefibroblasten (Sklenský, 1969), wo nach 96stündiger Inkubation mit gemischtem Quarzstaub die Autolyse der meisten Zellleiber erschien. Man kann vermuten, daß der in die Lungenkoniophagen unserer Ratten vorgedrungene Staub auf die feinsten Zellorgane ungünstig wirkte, in gleicher Form, wie sie Schlipköter und Lindner (1961) bei elektronenmikroskopischen Untersuchungen bewiesen: Die scharfkantigen, feinen Quarzpartikel öffneten hier die Zellmembranen und riefen die Schwellung der Mitochondrien und Chondrionlysis hervor. Die Zellschädigung und Zellnekrose der mit Quarzstaub beladenen

Koniophagen steht nach Schlipköter (1961) im Vordergrund des Silikosegeschehens und muß für die Pathogenese der Silikose als besonders bedeutungsvoll angesehen werden. Holuša (1969) sieht, nach Übersicht der neuesten Literatur, den Anfang der silikotischen Prozesse in der toxischen Beschädigung der lysosomalen Membran in den Sekundärlysosomen mit der Freilassung der Enzymaktivität der saueren Hydrolasen, die das Plasma der eigenen Zelle verdauen. Der Quarzstaub macht sich nach dem Untergang der Zelle frei und verbreitet sich in der Umgebung, wo er in kurzer Zeit neu phagocytiert wird.

Das verabreichte Polymer beeinflußte die silikotischen Prozesse bei unseren Ratten der II. Versuchsgruppe günstig. Es kam zur statistisch bedeutungsvollen Verminderung des Eindringens unseres Quarzstaubes in die mediastinalen Lymphdrüsen, wie es analog in dem Versuch mit reinem Quarz von Klosterkötter und Einbrodt (1965) bewiesen wurde. Damit wurde der Quarzgehalt in den Lungen etwas erhöht. Aber die bedeutungsvolle Verminderung des Oxyprolingehaltes zeugte für die ursprüngliche Feststellung von Schlipköter (1961), daß nämlich P 204 primär die Fibroplasie des Quarzes herabsetzte. Der kleine Unterschied zwischen den Gesamtwerten von Quarz in den Lungen und Drüsen in der II. (827 µg) und in der I. (927 µg) Versuchsgruppe nach 1 Jahr zeigte, daß P 204 nur einen kleinen, bedeutungslosen Einfluß auf die Lungenreinigung im Sinne der Erhöhung der Elimination ausübte. Die signifikante Erhöhung der Elimination von gleichem Staub bei Ratten konnten wir nach Verabreichung des Polymeren in Aerosolinhalationen in einem anderen, kurzfristigen Bestaubungsversuch beweisen (Sklenský, 1965).

Bei mikroskopischer Untersuchung mit Hilfe stärkerer Vergrößerung trat vor allem der Schutzeffekt des Polymeren auf die Lungenkoniophagen in der II. Versuchsgruppe hervor. Die Koniophagen erschienen in größerer Menge, zeigten geringere degenerative Veränderungen und blieben wahrscheinlich infolgedessen funktionstüchtiger. Sie phagocytierten mehr Staub und beteiligten sich lebhaft an dessen Transport. Das Polymer schützte ihre wichtigsten Lebensorgane und verlieh ihnen dadurch größere Vitalität. So fanden Beck et al. (1965), daß P 204 die Herabsetzung der Atmung von Mäusefibroblasten im Inkubationsmedium mit Quarz hemmte. Antweiler (1963) untersuchte den Einfluß von P 204 auf die osmotische Resistenz der Zellmembrane der Erythrocyten. Chvapil et al. (1967) bewiesen das Eingreifen von P 204 in die enzymatischen Prozesse der Leberzellen und den Schutzeffekt gegen Quarz bei der Produktion von Cytochrom-c-oxydase und Cytochrom-c-reductase.

Die selektive färberische Darstellung von P 204 gelang Beck et al. (1965) nicht. In den Alveolarmakrophagen der Ratten, die das Polymer langfristig inhalierten, fand Grundmann (1967) bei elektronenmikroskopischen Untersuchungen große P 204-Vacuolen. In diesen Vacuolen sah man ein feinfädiges Netzwerk, das offenbar aus den Polymerketten entstand.

Die Hemmung des silikotischen Geschehens in vollem Maße konnte in unserem Versuch das Polymer nicht erzielen. Es ist wahrscheinlich, daß die Applikation dieses Präparates in höherer Konzentration, eine gewisse Zeitspanne vor der Bestaubung, oder in i.v. Injektionen, wie sie Grundmann (1969) in seinen letzten Versuchen durchführte, noch erheblicheren Einfluß auf die Hemmung der experimentellen Silikose hätte. Das bleibt noch als offenes Problem im Zusammenhang mit der Prävention.

Jedoch wurde in unserem Tierversuch bewiesen, daß Polyvinylpyridin-N-oxid eine bedeutungsvolle Rolle in der Hemmung der experimentellen, durch Inhalationen von gemischtem Quarzstaub aus einer Stahlgußputzerei entwickelte Silikose spielte.

Herrn Professor Grundmann, Farbenfabriken Bayer, Leverkusen, bin ich für die Überlassung von P 204 sehr dankbar.

Literatur

Antweiler, H.: Über die pharmakodynamische Beeinflussung der Silikoseentwicklung im Tierexperiment. In: Reploh, H., Klosterkötter, W., Fortschritte der Staublungenforschung, S. 369—387. IV. Internat. Staublungentagg, Münster, 1963. Dinslaken: Niederrhein. Druckerei GmbH 1963.

Beck, E. G., Antweiler, H., Schiller, E.: Morphologische, funktionelle und biochemische Untersuchungen über die Wirkung von Polyvinylpyridin-N-oxid. Beitr. Silikose-Forsch., S.-Bd. Grundfragen Silikoseforsch. 6, 233 (1963).

— Bruck, J., Brockhaus, A.: Die Beeinflussung der cytotoxischen Quarzwirkung an Mäusefibroblasten (Strain L) durch Polyvinylpyridin-N-oxid (P 204). Z. Zellforsch. 59, 568 (1963).

Chvapil, M., Holuša, R., Kobrle, V., Ehrlichová, E., Hurych, J.: Beitrag zum Mechanismus der antifibrotischen Wirkung von Polyvinylpyridin-N-oxid. [Tschech.] Pracov. Lék. 19, 206 (1967).

Dolgner, R., Brockhaus, A., Schlipköter, H. W.: Neuere Untersuchungen von Polyvinylpyridin-N-oxid auf die experimentelle Silikose. Beitr. Silikose-Forsch. S.-Bd. Grundfragen Silikoseforsch. 6, 213 (1965).

Grundmann, E.: Experimentelle Untersuchungen über die zelluläre Speicherung des Polyvinylpyridin-N-oxids. In: Reploh, H., Einbrodt, H. J., Fortschritte der Staublungenforschung 2. V. Internat. Staublungentagg, Münster, 1967. Dinslaken: Niederrhein. Druckerei GmbH 1967.

— Über die Rückbildung experimenteller silikotischer Granulome unter Polyvinylpyridin-N-oxid. Vortrag auf der 53. Tagg der Dtsch. Ges. für Pathologie in Mainz, 23.—31. 5. 1969.

Holuša, R.: Neue Konzeptionen in der Pathogenese der Silikose. [Tschech.] Pracov. Lék. 21, 1—4 (1969).

Klosterkötter, W.: Untersuchungen über die Penetration und Elimination verschiedener SiO_2-Stäube nach kurzfristiger Inhalation. Ergebnisse von Untersuchungen auf dem Gebiet der Staub- und Silikosebekämpfung im Steinkohlebergbau G, S. 65. Detmold: H. Bösmann GmbH 1967.
— Einbrodt, H. J.: Untersuchungen über den Einfluß von Polyvinylpyridin-N-oxid auf die Retention, Penetration und Elimination von Quarz. Ergebnisse von Untersuchungen auf dem Gebiet der Staub- und Silikosebekämpfung im Steinkohlenbergbau. 5, S. 87. Detmold: H. Bösmann GmbH 1965.
La Belle, Ch., Brieger, H.: The fate of inhaled particles in the early postexposure period II. The role of pulmonary phagocytosis. Arch. environm. Hlth 1, 423 (1960).
Schlipköter, H. W.: Neue therapeutische Möglichkeiten bei Staublungenerkrankungen. Zbl. Arbeitsmed. 16, 221 (1966).
— Brockhaus, A.: Die Wirkung von Polyvinylpyridin auf die experimentelle Silikose. Dtsch. med. Wschr. 85, 920 (1960).
— — Die Hemmung der experimentellen Silikose durch subacute Verabreichung von Polyvinylpyridin-N-oxid. Klin. Wschr. 39, 1182 (1961).
— Lindner, E.: Elektronenmikroskopische Untersuchungen von Quarzgranulomen bei der experimentellen Silikose der weißen Ratte. Z. Hyg. Infekt.-Kr. 147, 287 (1961).
Sklenský, B.: Der Einfluß von Aerosolinhalationen auf die Selbstreinigungsprozesse in den Lungen von durch inerten und fibroplastischen Staub bestaubten Ratten. [Tschech.] Pracov. Lék. 17, 448 (1965).
— Die Aggressivität des Staubes aus einer Stahlgußputzerei und der Einfluß von Polyvinylpyridin-N-oxid im Tierexperiment. [Tschech.] Pracov. Lék. 21, 104 (1969).
— Doležel, S.: Akut verlaufende Silikose bei einem Stahlgußputzer. [Tschech.] Pracov. Lék. 16, 120 (1964).
Tůma, J.: Changes in lungs of quartz-dusted rats in long term experiment. Scr. med. 40, 89 (1967).

MUDr. Bohuslav Sklenský, CSc,
Klinik für Berufskrankheiten
Pekařská ul. 53, Brno (Czechoslovakia)

Int. Arch. Arbeitsmed. 26, 189—197 (1970)
© by Springer-Verlag 1970

Tierexperimentelle histochemische Untersuchungen zum Nachweis einer Frühschädigung der Retina durch Schweißlicht

G. Walther und S. Szilagy

Institut für gerichtliche Medizin der Johannes Gutenberg-Universität Mainz
(Direktor: Prof. Dr. med. H. Leithoff)

Eingegangen am 30. Januar 1970

Histochemical Evidence of an Early Stage of Retinal Damage by Electric Welding Arc in Rabbits

Summary. The eyes of 9 rabbits were irradiated by light from an electric welding arc. The rabbits were killed 12 hours after irradiation. In the retina the following enzymes were histochemically demonstrated: lactic dehydrogenase, α-glycero-phosphate dehydrogenase, β-hydroxybutyrate dehydrogenase, ethanolic dehydrogenase, non-specific esterase. Of these enzymes, only lactic dehydrogenase and non-specific esterase showed a strong reaction.

Histological examination after irradiation showed only a light oedema of the retina. In contrast to this, the lactic dehydrogenase showed general and circumscribed reduction of enzyme activity.

This examination has shown that enzyme histochemistry (especially the demonstration of lactic dehydrogenase) offers the possibility of detecting an early stage of retinal damage in which the histological findings are negative or difficult to interpret.

Zusammenfassung. Es wurden die Augen von 9 Kaninchen mit Schweißlicht in Nembutalnarkose bestrahlt. Histochemisch wurden nach der Formazantechnik die Lactatdehydrogenase, α-Glycerophosphatdehydrogenase, Alkoholdehydrogenase, β-Hydroxybutyratdehydrogenase und die unspezifische Esterase mit Indoxylacetat dargestellt.

In der unbestrahlten Retina zeigten nur die Lactatdehydrogenase und die unspezifische Esterase verwertbare Reaktionsausfälle. 12 Std nach Bestrahlung ließ die LDH mit Sicherheit eine deutliche Aktivitätsminderung erkennen. Histologische Färbung mit Hämatoxilin-Eosin zeigten nur ein Ödem und eine leichte Abhebung der Retina. Die Versuche lassen somit darauf schließen, daß es an der Retina einen Grad der Schädigung gibt, der bei histologischen Untersuchungen keine oder unsichere, enzymhistochemisch jedoch eindeutige pathologische Befunde erzeugt.

Grundsätzlich ist jede Art elektromagnetischer Schwingung geeignet, am Auge eine Schädigung zu erzeugen. Von Bedeutung ist nur, daß die Strahlung absorbiert und in Wärme umgewandelt wird. Der Schädigungseffekt hängt letztlich von der Frequenz sowie Intensität der Strahlung und der Einwirkungsdauer ab (Lieb u. Mörschel). Je nach den optisch physikalischen Eigenschaften der einzelnen Augenabschnitte hinsichtlich ihrer Absorptionsfähigkeit werden ganz bestimmte Funktionseinheiten des Auges mehr oder weniger isoliert geschädigt.

Für die Retina hat der sichtbare Bereich des Lichtes die geringste schädigende Wirkung. Nur bei hoher Intensität und langer Exposition ist mit einer Degeneration der Netzhaut zu rechnen (Noell). Schädigungen der Netzhaut durch kurzwellige Infrarotstrahlung treten dagegen viel früher auf. Im Gegensatz zum Infrarot werden die ultravioletten Anteile des Spektrums bereits in den vorderen Augenmedien absorbiert. Jedoch bei entsprechend hoher Dosierung (Zeit und Intensität) gelangen genügend Energiequanten bis in die Retina, wo sie absorbiert werden und zur Wirkung gelangen (Birch-Hirschfeld, Hill, Richey, Roggenbau).

Histologisch lassen sich unterschiedlich ausgebildete Schädigungsmuster in Form einer beginnenden Auflösung der Chromatinsubstanz und Vacuolenbildungen des Cytoplasmas in allen Schichten der Retina nachweisen. Das akute Schädigungsmuster und das Ausheilungsstadium ist dem der Lichtcoagulation ähnlich (Meyer-Schwickerath, Nover, Nover u. Schmidt).

Für arbeits- und versicherungsmedizinische Fragestellungen ist der Schwellenwert einer Strahlung von Bedeutung. Es ist sehr zweifelhaft, ob der negative Befund der eingangs erwähnten histologischen Veränderungen zur Klärung dieser Frage geeignet ist. In anderen Organen konnten mittels enzymhistochemischer Untersuchungen Frühschädigungen schon bei praktisch normalem histologischem Befund nachgewiesen werden. In diesem Beitrag soll am Beispiel des Schweißlichtes geklärt werden, ob analoge Beziehungen auch an der Retina nachweisbar sind.

Beim Elektroschweißen werden ca. 40% der Energie in Strahlung umgewandelt. Hiervon entfallen ca. 5% auf den ultravioletten, ca. 60% auf den infraroten Anteil und ca. 35% auf den sichtbaren Bereich des Lichtes (Someren u. Rollarson).

Zur histochemischen Darstellung gelangten Enzyme, die im Kohlenhydrat- und Fettstoffwechsel zum Teil Schlüsselfunktionen einnehmen und histochemisch relativ einfach nachzuweisen sind.

Material und Methode

Als Strahlungsquelle wurde ein Elektroschweißgerät ohne Schutzgas verwendet. Der Lichtbogen befand sich im Brennpunkt einer Quarzglassammellinse von 5 Dioptrien mit einer Brennweite von 20 cm (Abb. 1). Es wurden einheitlich für jedes Tier 5 Elektroden verbraucht.

Die Versuche wurden an 17 feldgrauen 4—5 kg schweren Kaninchen durchgeführt. Davon dienten 8 Kaninchen als nichtbestrahlte Vergleichsgruppe. Die

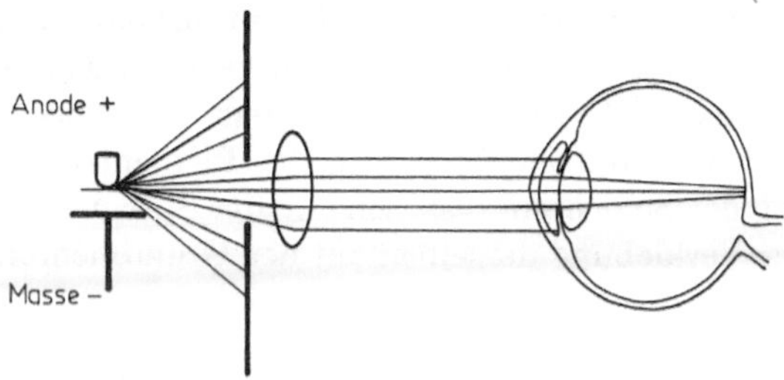

Abb. 1. Versuchsanordnung. Der Schweißbogen steht im Brennpunkt einer Quarz-glassammellinse, die somit paralleles Licht erzeugt, welches durch die Sammellinse des Auges auf der Netzhaut konzentriert wird

Bestrahlung erfolgte in Nembutalnarkose (50 mg/kg Körpergewicht). Die Fern-akkomodation und Weitstellung der Pupille wurde mit Atropinum sulfuricum (2—3 Tropfen einer 1%igen Lösung) erreicht. Die Tötung der Tiere erfolgte 12 Std nach der Bestrahlung jeweils gegen 8.00 Uhr durch Entbluten aus den Carotiden. Die enucleierten Bulbi wurden tiefgefroren, der hintere Abschnitt zur histologischen sowie histochemischen Untersuchung herausgeschnitten und ohne erneutes Auf-tauen auf Objekthalter aufgefroren.

8 μ starke unfixierte Kryostatschnitte wurden mit Hämatoxilin-Eosin gefärbt und die *Lactatdehydrogenase* (LDH), *α-Glycerophosphatdehydrogenase* (α-GYDH). *Alkoholdehydrogenase* (ADH) und die *β-Hydroxybutyratdehydrogenase* (*β*-HBDH), mit Hilfe einer einheitlichen Formazantechnik (Pearse) dargestellt. Das Inku-bationsmedium war wie folgt zusammengesetzt:

Trispuffer (0,2 M Tris, 0,1 M HCl) pH 7,4	2,6 ml
Kobaltchlorid 0,5 M	0,5 ml
3-(4,5-dimethyl-thiazolyl-2)-2,5-diphenyltetrazoliumbromid (MTT)	0,5 ml
Nicotinamidadenindinucleotid 20 mg/ml	1,0 ml
Substrat 0,1 M	1,0 ml
Aqua bidest.	2,5 ml

Weiterhin wurde die *unspezifische Esterase* (UE) mittels der Indoxylacetat-methode (Barrnett u. Seligmann) nachgewiesen. Das Inkubationsmedium war wie folgt zusammengesetzt:

Michaelisbarbitalpuffer pH 8,5 0,1 M	20,0 ml
Natriumchlorid 2 M	50,0 ml
Calciumchlorid (1,785 g/100 ml)	28,0 ml
Indoxylacetat (40 mg/2,0 ml Aceton)	2,0 ml

Ergebnisse

a) Klinisch. Unmittelbar nach der Bestrahlung zeigten alle Tiere eine deutliche konjunktivale Injektion und an der gesamten Retina eine Hyperämie. 12 Std nach der Bestrahlung fand sich eine leichte Trübung der Cornea, eine starke Keratokonjunktivitis und eine etwas geringere Hyperämie der Retina. Im hinteren Bereich der Retina waren einzelne etwas blaßrötliche Stellen nachweisbar.

b) Histologisch. Die meisten Schnitte ließen nur eine ödematöse Auflockerung der Retina, am deutlichsten in den cellulären Schichten, erkennen. In kleineren Herden zeigte sich teils eine bogenförmige Abhebung der Stäbchen und Zäpfchen von der Pigmentschicht, teils eine Verschmälerung der Schichten, insbesondere der Stäbchen und Zäpfchen mit scheinbarer Verklebung derselben auf der Grundmembran (Abb. 2a und b).

c) Histochemisch

1. Lactatdehydrogenase (LDH)

Die unbestrahlte Retina ließ an den Innengliedern eine stärkere Aktivität erkennen. Eine sehr geringe Aktivität fand sich in der äußeren Körnerschicht. Die innere retikuläre Schicht wies eine deutliche Aktivität auf. Auch die Ganglienzellschicht ließ deutliche Formazangranula erkennen Abb. 3a).

12 Std nach der Bestrahlung zeigte die Schicht der Ganglienzellen eine deutliche Aktivitätsminderung mit leichter Vergröberung der Granula und vereinzelt auch kleinere aktivitätsfreie Gebiete. Auch in der inneren retikulären Schicht fand sich eine deutliche Aktivitätsminderung, während die Innenglieder nur eine sehr geringe Abnahme der Fermentaktivität erkennen ließen (Abb. 3b).

2. α-Glycerophosphatdehydrogenase (α-GYDH)

Dieses Enzym zeigte nur in der Ganglienzellschicht, der inneren Körnerschicht und den Innengliedern eine geringe Aktivität mit einzelnen Granula. Nach der Bestrahlung erschienen die Innenglieder etwas stärker rauchgrau angefärbt, jedoch auch jetzt keine Zunahme der Formazangranula. In der Ganglienzellschicht und der inneren Körnerschicht die gleichen Befunde, wie vor der Bestrahlung.

3. Alkoholdehydrogenase (ADH)

Eine Aktivität war sowohl vor als auch nach der Bestrahlung bei der hier angewandten Methodik nicht nachzuweisen.

4. β-Hydroxybutyratdehydrogenase (β-HBDH)

Dieses Enzym zeigte vor und nach der Bestrahlung eine rauchgraue Anfärbung der Außen- und Innenglieder, sowie der Ganglienzellschicht, jedoch keine Formazangranula. Einige angeschnittene Muskelfasern ließen eine feinste Granulierung als Beweis der methodisch richtigen Fermentfärbung erkennen.

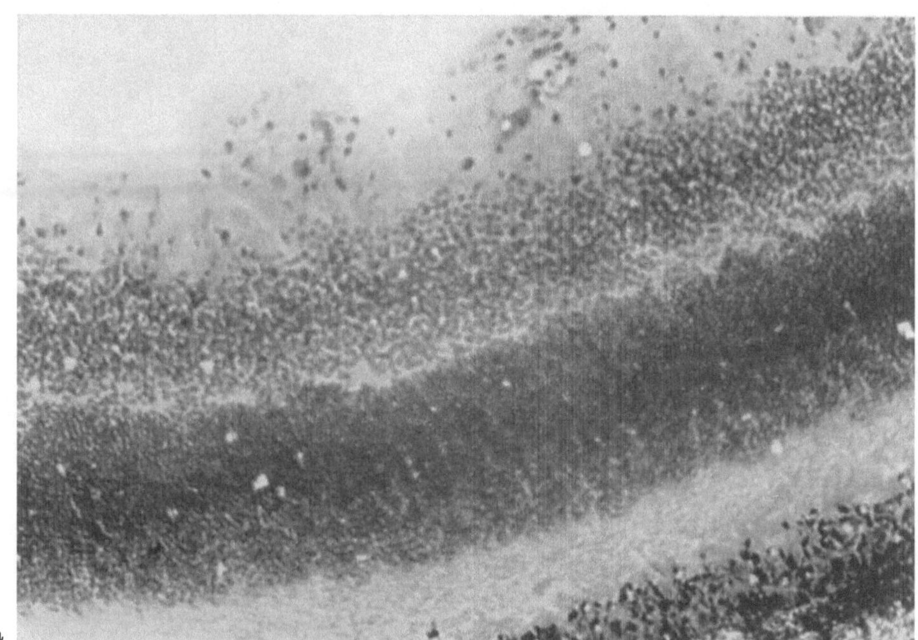

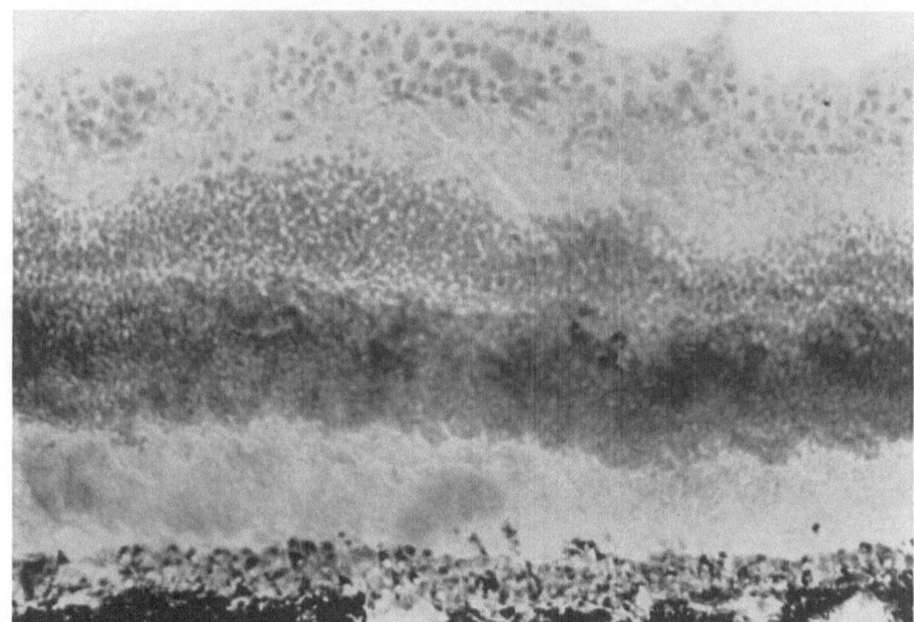

Abb. 2a u. b. Anfärbung der Retina mit Hämatoxilin-Eosin. 40fach. a unbestrahlt; b nach Bestrahlung. Es fällt nach der Bestrahlung ein Ödem und eine Auflockerung aller Schichten auf

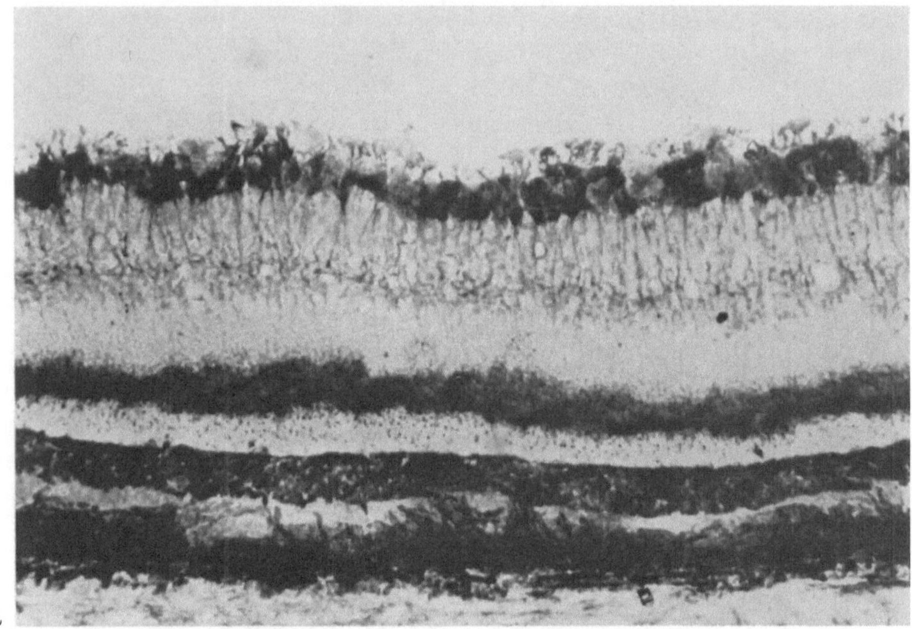

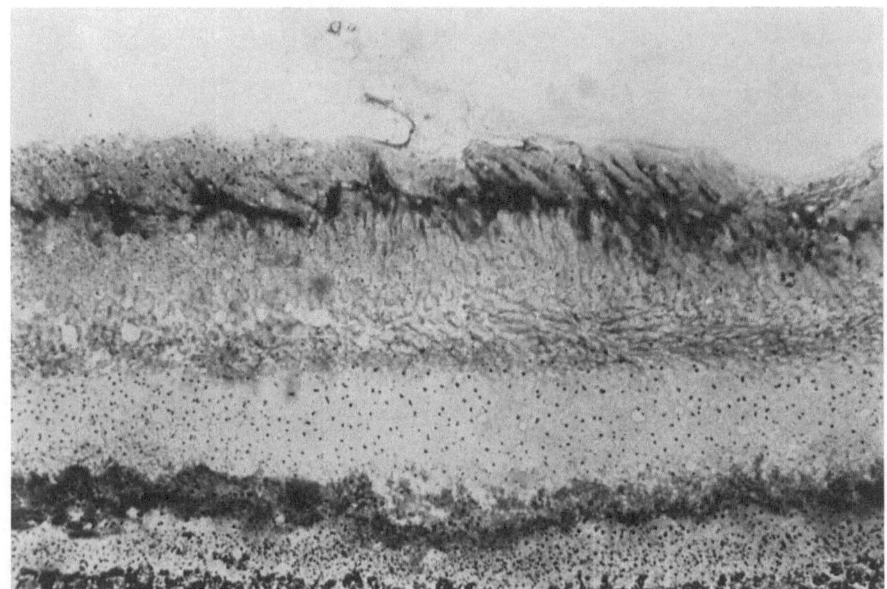

Abb. 3a u. b. Darstellung der Lactatdehydrogenase. Keine Gegenfärbung. 40fach.
a unbestrahlt; b nach Bestrahlung. Nach der Bestrahlung zeigt sich eine deutliche
Abnahme der Aktivität in der Ganglienzellschicht; weniger deutlich in den übrigen Schichten

5. *Unspezifische Esterase (UE)*

In der unbestrahlten Retina zeigte sich die stärkste Anfärbung in den Außengliedern und eine deutliche Aktivität in der äußeren und inneren retikulären Schicht. In der Ganglienzellschicht war nur eine sehr geringe Aktivität vorhanden. Die äußere Körnerschicht war praktisch negativ.

12 Std nach der Bestrahlung zeigte sich lediglich an den Stellen der Retina, die schon in der HE-Färbung die beschriebene Veränderung erkennen ließen, eine geringe Abnahme der Aktivität der Außenglieder. Die anderen Schichten ließen keine Veränderungen erkennen.

Diskussion

Da noch nicht sehr viele Untersuchungen über die histochemische Verteilung der hier dargestellten Enzyme in der Retina durchgeführt wurden, lohnt sich zunächst ein Vergleich mit bisherigen Untersuchungsergebnissen.

Für die LDH stimmen unsere Befunde der höchsten Aktivität in den Innengliedern und relativ hoher Aktivität in der Ganglienzellschicht mit den Angaben von Eränkö überein. Kuwabara und Lowry fanden dagegen bei biochemischen Messungen (Kuwabara auch bei histochemischer Technik) die höheren Aktivitäten mehr in den äußeren Schichten, insbesondere der Ganglienzellschicht. Beim Menschen scheint die Verteilung eher dem der Kaninchenretina zu gleichen (Nasu).

Bei der Darstellung der α-GYDH konnten mit der hier angewandten Technik außer einer rauchgrauen diffusen Anfärbung nur einzelne Formazangranula in der Ganglienzell-, inneren Körnerschicht und den Innengliedern nachgewiesen werden. Eränkö fand nur in den Innengliedern eine ganz schwache Aktivität. Die ADH ließ bei Verwendung von MTT keine Aktivität erkennen. Mit anderen Tetrazoliumsalzen ist es allerdings möglich, in einzelnen Schichten der Retina dieses Ferment nachzuweisen (Nasu, Prince, Kuwabara). Die β-HBDH zeigte in den Stäbchen und Zäpfchen eine rauchgraue Anfärbung aber keine Formazanniederschläge. Prince u. Eränkö konnten in den gleichen Schichten allerdings eine geringe Aktivität dieses Enzyms nachweisen.

Untersuchungen über die unspezifische Esterase mit Hilfe der Indoxylacetatmethode liegen unseres Wissens noch nicht vor. Wir fanden eine deutlich nachweisbare Aktivität in den Außengliedern, schwächer in der äußeren und inneren retikulären und eine sehr geringe Aktivität in der Ganglienzellschicht. Eichner meint, daß beim Rind in den Außengliedern und der äußeren Körnerschicht eine schwache Aktivität nachzuweisen ist.

Abschließend kann somit gesagt werden, daß unsere Ergebnisse mit denen anderer Untersucher — soweit aufgrund unterschiedlicher Methodik ein Vergleich möglich ist — übereinstimmen.

Die ADH, α-GYDH und β-HBDH waren mit der hier angewandten Methode teils negativ oder nur so schwach positiv, daß diese Enzyme für die Beantwortung der eingangs gestellten Frage ohne Bedeutung sind. Auch fand sich keine Aktivierung dieser Enzyme.

Die Lactatdehydrogenase und die unspezifische Esterase zeigten in der unbestrahlten Retina sicher positive Reaktionsausfälle. Nach der Bestrahlung ließ die unspezifische Esterase Aktivitätsänderung nicht mit Sicherheit erkennen. Die Lactatdehydrogenase jedoch zeigte 12 Std nach der Bestrahlung, besonders in der Ganglienzellschicht und etwas weniger deutlich in der inneren Körnerschicht, eine deutliche allgemeine und herdförmige Aktivitätsabnahme, während im Gegensatz hierzu die Anfärbungen mit Hämatoxylin-Eosin nur eine ödematöse Auflockerung erkennen ließen.

Die Untersuchungen bestätigten, daß bei entsprechend hoher Dosierung des Schweißlichtes genügend Energiequanten auch die hinteren Augenmedien erreichen, so daß eine Schädigung der Retina resultiert. Allerdings muß offen bleiben, ob es sich hier um eine allgemeine Stoffwechselstörung der Retina oder um eine direkte Schädigung durch das auftreffende Energiequant — vermutlich über eine Wärmeentwicklung — handelt. In den einzelnen Schichten der Retina sind mehrere Enzyme nachweisbar. Somit kann man annehmen, daß hier die entscheidenden Umsetzungen des adäquaten Reizes stattfinden (Eichner). Die deutliche Aktivitätsminderung der Lactatdehydrogenase in der Ganglienzellschicht und der inneren Körnerschicht läßt darauf schließen, daß eine Störung der Funktion dieser Schichten der Retina besteht.

Die Versuche zeigen weiterhin, daß es auch an der Retina einen Grad der Schädigung gibt, bei dem der histologische Befund negativ oder schwierig zu deuten ist. Die histochemische Darstellung der Lactatdehydrogenase aber läßt mit eindeutigen pathologischen Befunden eine Schädigung der Netzhaut erkennen. Es muß allerdings offen bleiben, ob diese eine nachweisbare Funktionsstörung des Auges bedingen und irreversibel sind. Für weitere Untersuchungen über die Toleranzgrenze der Retina gegenüber bestimmten Strahlungsarten sollten deshalb enzymhistochemische Methoden breitere Anwendung finden.

Literatur

Barrnett, R. J., Seligman, A. M.: Histochemical demonstration of esterases by production of indigo. Science 114, 579 (1951).
Birch-Hirschfeld, A.: Die Wirkung der ultravioletten Strahlen auf das Auge. Albrecht v. Graefes Arch. Ophthal. 58, 469 (1904).

Eichner, D.: Zur Frage der Fermentlokalisation in der Netzhaut des Rindes. Z. Zellforsch. **41**, 493 (1955a).
— Zur Topochemie der Netzhaut. Klin. Mbl. Augenheilk., Beiheft **23**, 29 (1955b).
Eränkö, O., Niemi, M., Merenmies, E.: Histochemical observations on esterases and oxidative enzymes of the retina. In: The structure of the eye. New York-London: Academic Press 1961.
Hill, J. H., Chismen, G. T.: Nature of Radiation from nuclear weapons in relation to flashblindness. Aerospace Med. **36**, 528 (1965).
Kuwabara, T., Cogan, D. G.: Tetrazolium studies on the retina. J. Histochem. Cytochem. **8**, 214 (1960).
— — Futterman, S., Kinoshita, J. H.: Dehydrogenases in the retina and Müller's fibers. J. Histochem. Cytochem. **7**, 67 (1959).
Lieb, W. A., Mörschel, H.: Über die Lichtkoagulation des Auges mit Laserstrahlen. Med. Welt, **1969**, 189.
Lowry, O. H., Roberts, N. R., Lewis, M.: The quantitative histochemistry of the retina. J. biol. Chem. **220**, 879 (1956).
Meyer-Schwickerath, G.: Lichtkoagulation. Eine neue Methode zur Behandlung und Verhütung der Netzhautablösung. Albrecht. v. Graefes Arch. Ophthal. **156**, 2 (1954).
Nasu, H., Apponi, G., Viale, G. L.: Histochemische Untersuchungen über oxydative Enzyme in der menschlichen Netzhaut. Z. Zellforsch. **56**, 188 (1962).
Noell, W. K., Walker, V. S., Kang, B. S., Berman, S.: Retinal damage by light in rats. Invest. Ophthal. **5**, 450 (1966).
Nover, A.: Über die Wirkung von Licht- und Diathermiekoagulation auf Netzhaut, Aderhaut und Sklera des Kaninchens. Klin. Mbl. Augenheilk. **138**, 41 (1961).
— Schmidt, J. G. H.: Untersuchungen über die Wirkung der Lichtkoagulation bei unterschiedlichem Pigmentgehalt des Augenhintergrundes. Ber. ophthal. Ges. **66**, 342 (1964).
Pearse, A. G. E.: Histochemistry. Theoretical and applied, 2nd ed. London: Churchill 1961.
Prince, J. H.: The rabbit in eye research. Springfield: Thomas 1964.
Richey, E. O.: Threshold distances for retinal burns from low-yield nuclear detonations. Technical Report of USAF School of Aerospace Medicine. Aerospace Med. Division 66-49 SAM-TR-66-49.
Roggenbau, C., Wetthauer, A.: Zur Frage der Durchlässigkeit der Hornhaut, Linse und des Glaskörpers für kurzwelliges Licht nach Untersuchungen an Rinds- und Kalbsaugen. Klin. Mbl. Augenheilk. **78**, 762 (1927).
Someren, E. van, Rollarson, E. C.: Radiation from the welding arc and its effect on the eye. Trans. Inst. Weld. (Lond.) S. 109 (1948).

Dr. med. G. Walther
Siegmund Szilagy
Institut für gerichtliche Medizin
D-6500 Mainz, Langenbeckstr. 1, Bau 18

Int. Arch. Arbeitsmed. 26, 198—204 (1970)

Allergie humorale en silicose mise en évidence par le test au latex-histamine (L. H.)

Mihai Belasco et Nicolae Părău

III-è Clinique Médicale (Prof. O. Fodor) et Clinique de Maladies
Professionnelles (M. conf. I. Suciu), Cluj R. S. România

Reçu le 15 Décembre 1969

Humoral Allergy in Silicosis Emphasized be the L. H. Test

Summary. The L. H. test as an index of humoral allergy was followed in 100 patients with silicosis. In 62 per cent of the patients the L. H. serum reaction was negative, independently of the stage shows of development of the disease.

This shows that the antihistamine factor is absent or very low in silicosis.

Clinical observations and experimental data concerning the excess of histamine in this condition are thus confirmed by an immunological approach.

A similar frequency of negative L. H. serum reaction was found in other conditions with a related pathogenetical mechanism, such as rheumatoid polyarthritis and rheumatic fever. These findings could be correlated with disturbances in the mechanism of the synthesis of antibodies, especially of immunoglobulin A.

Résumé. On a suivi, chez 100 malades avec silicose, le mode de se comporter de la séro-réaction Latex-histamine (L. H.), comme indice de la présence d'une allergie humorale. On a constaté que, dans une proportion de 62 p. 100, la séro-réaction. L. H. était négative, indifféremment du stade évolutif de la silicose; ce qui prouve que, au cours de cette maladie, le facteur antihistaminique est absent ou très diminué.

Grâce à cette méthode immunologique, se confirment les observations cliniques et les données expérimentales concernant l'excès de l'histamine en silicose.

La fréquence de la séro-réaction L. H. négative, constatée dans le cas de la silicose, est très rapprochée de ce qu'on a observé dans d'autres maladies avec une pathogénie apparentée: la P. C. E. et le rhumatisme aigu.

La baisse du pouvoir antihistaminique des silicotiques pourrait être mise en corrélation avec un certain trouble des mécanismes dans la synthèse d'anticorps, et en particulier de l'IgA.

Dans la pathogénèse de la silicose, un rôle particulier revient aux mécanismes pathologiques immunitaires. Étroitement liées aux phénomènes immunitaires, aux réactions antigène-anticorps, aussi bien qu'aux modifications des cellules macrophages au cours de la phagocytose des particules de bioxyde de silicium, se trouvent les modifications immuno-allergiques, et en particulier celles des substances histaminiques.

Les modifications du taux de l'histamine sérique au cours des maladies allergiques avaient été mises en évidence avec des tests biologiques (histaminoprotection-H. P.) par Benda (1963), Franchel (1963), Grupper

(1963), pharmacologiques par Cristea (1961), Grupper (1963), Coulland (1965), et des tests immunologiques: séro-agglutination au Latex-histamine (L. H.) par Mikol (1963), Bonnet et coll. (1964), Chardin et coll. (1964), Huriez et coll. (1964), Parau (1969) et par Doina Dutu (1969). On a constaté, à ces occasions, l'absence ou la baisse très marquée de l'activité antihistaminique du sérum des malades. Le substrat de cette activité antihistaminique — le facteur antihistaminique — est représenté par une gamma-globuline, la plasmopexine I, laquelle est présente chez les sujets normaux, ayant le rôle de neutraliser de l'excès d'histamine. Grâce à la technique de la séparation sur colonne de DEAE-Sephadex, Guirgis (1969) démontre que l'histaminopexie est liée au facteur IV. Ce facteur est absent ou diminué chez les allergiques (Benda, 1963). La modification du taux de ces facteurs chez les allergiques représente la cause de la faible capacité de neutraliser l'histamine, fait constaté chez ces malades.

L'étude concernant l'histamine sérique au cours de la silicose humaine (Geflon, 1963), ainsi que dans la silicose expérimentale (Geflon, 1963; Nadudvary, 1967) — met en évidence un taux élevé de ce médiateur chimique.

Toutes ces constatations nous ont amenés à rechercher grâce à la méthode précise immunitaire de la séro-agglutination au Latex-histamine (L. H.), le mode de comportement du facteur antihistaminique au cours de la silicose humaine.

Matériel et Méthode

On a pratiqué le test de la séro-agglutination L.H. chez 100 malades avec silicose, répartis comme suit:

16 malades avec fibrose pulmonaire présilicotique (stade Z) (B. I. T. Genève 1958).

53 malades avec silicose stade I (p_1, m_1, n_1 — B. I. T. Genève 1958);

20 malades avec silicose stade II (p_3, m_3, n_3 — B. I. T. Genève 1958);

11 malades avec silicose stade III (A, B, C, — B. I. T. Genève 1958).

La répartition des malades dans ces catégories nous l'avons faite en prenant pour base les radiographies pulmonaires exécutées conformément aux normes du B. I. T. Genève 1958 et conformément au set de films standards du B. I. T. Genève 1958.

Séro-agglutination au Latex-histamine (L. H.)

Principe. les particules de Latex, enveloppées dans de l'histamine vont être agglutinées *in vitro* par les sérums humains contenant le facteur appelé «Facteur antihistaminique». Cette agglutination n'a pas lieu lorsque ladite substance sérique, fait défaut.

Les dosages furent exécutés selon la technique suivante: à 0,5 ml de la dilution de sérum du malade (1:10 à 1:20), on ajoute 0,5 ml de la solution antigénique, constituée de:

1 ml solution mère au Latex (Bacto-Latex «Difco»),

5 ml tampon borate et

0,5 ml bichlorate d'histamine 2 p. 1000.

200 M. Belasco et N. Părău:

On agite les éprouvettes avec la mixture et puis, pendant deux heures, on les place dans un bain-marie 56° C, et enfin, on les conserve les 24 heures suivantes à la température du laboratoire.

Après une légère centrifugation de 3 minutes à 3000 tours/minute, la lecture montre la présence des agglutinines:

1:10 et 1:20 = réaction négative, c'est-à-dire absence du facteur antihistaminique;

1:80 à 1:640 = le facteur antihistaminique est présent.

Résultats

Selon les résultats que nous avons obtenus grâce à la séro-agglutination L. H., nos 100 malades avec silicose se divisent en deux groupes:

1. malades avec silicose et réaction sérique L. H. négative,
2. malades avec silicose et séro-réaction L. H. positive.

1. Malades avec silicose et séro-réaction L. H. négative

Ce premier groupe comprend les malades avec silicose chez lesquels le titre de la séro-agglutination L. H. est nul, ou bien tout au plus 1:20, fait qui dénote l'absence ou la baisse accentuée du facteur antihistaminique sérique. Le groupe avec la séro-agglutination L. H. négative représente les 62 p. 100 du total de 100 malades silicotiques examinés. Il est à remarquer que la répartition des résultats négatifs est égale sur toute la gamme évolutive de la silicose (fibrose pulmonaire présilicotique, silicose stade I, II, III).

Tableau

Radiographie pulmonaire	No. malades	Test d'agglutination de latex-hystamine (L.H.)							
		négative				positive			
		0	$^1/_{10}$	$^1/_{20}$	$^1/_{40}$	$^1/_{80}$	$^1/_{160}$	$^1/_{320}$	$^1/_{600}$
Fibrose pulmonaire	16	8	1	2	1	0	0	2	2
Silicose I	53	27	4	2	3	4	7	1	5
Silicose II	20	10	2	0	2	1	3	2	0
Silicose III	11	5	1	0	0	3	1	0	1
100 Malades		62			6	32			

2. Malades avec silicose et séro-réaction agglutinante positive

Ce groupe comprend les malades avec silicose chez lesquels le titre de la séro-agglutination L. H. est de 1:80, ou bien plus élevé, attestant que le facteur antihistaminique sérique est présent. Les malades avec la séro-agglutination L. H. positive représentent les 32 p. 100 du total examiné. C'est encore la même répartition égale des résultats positifs qui peut être enregistrée, indifféremment du stade évolutif de la silicose (fibrose pulmonaire présilicotique, silicose stade I, II, III).

En ce qui concerne les malades avec un titre élevé de séro-agglutination L. H. leur proportion est de 8 p. 100, fréquence qui correspond à la dispersion des personnes dites «privilégiées», au sens que ces personnes possèdent une capacité élevée de séro-agglutination de l'histamine — Benda (1963), Franchel (1963), Ropartz (1966), Parau (1969).

Discussion des Résultats

Sur un nombre de 100 malades avec silicose, on a effectué le test de la séro-agglutination L. H. Les résultats démontrent que, dans une proportion de 62 p. 100, la séro-réaction L. H. est négative, ce qui dénote une absence ou un degré très bas du facteur antihistaminique. Cette séro-réaction L. H. négative est bien pathognomonique, si on la rapporte à un lot témoin de 1582 sujets examinés, dont seulement 29 p. 100 présentent une pareille réaction ($\chi^2=8{,}43$ significatif) Parau (1969).

En employant des méthodes biologiques et pharmacologiques dans la recherche du facteur antihistaminique, plusieurs auteurs ont enregistré des valeurs négatives: Bonnet dans une proportion de 13 p. 100 (1963); Chardin et coll. 10 p. 100 (1964); Huriez et coll. 9 p. 100 (1964); Eterstein 10 p. 100 (1968); Doina Dutu 5 p. 100 (1969).

La séro-réaction L. H. négative dans une proportion tellement significative, chez des malades avec silicose, confirme qu'il y a un excès d'histamine, fait constaté par l'observation des sujets atteints de cette souffrance — (Geflon, 1964), et aussi dans la silicose expérimentale (Geflon, 1964; Nadudvary, 1967). Étant donné que la séroréaction L. H. négative apparaît dans un pourcentage remarquable, c'est un indice de la présence d'une allergie humorale et en même temps une confirmation de l'existence de certains mécanismes immunologiques au cours de la silicose, soulignant à la fois le rôle des substances biologiquement actives (histamine) dans la constitution et l'installation de cette maladie. Cet effet facilitant des substances biologiquement actives a été démontré, quant à la sérotonine dans la silicose, par Karmunen et coll. (1968).

Le fait que la séro-réaction L. H. négative est uniformément répartie dans toutes les phases évolutives de la silicose fournit certaines informations quant aux mécanismes d'action du bioxyde de silicium sur les mastocytes pulmonaires (Pernis, 1958): c'est-à-dire, une action intense et durable, avec le maintien d'une allergie humorale pour toute l'étendue dans le temps du déroulement de la silicose comme maladie, autant en sens horizontal — grand nombre de silicotiques avec séro-réaction L. H. négative — qu'en sens vertical — répartition égale de la séro-réaction L. H. négative dans l'éclosion progressive, en profondeur, de la silicose maladie de l'individu.

La baisse du pouvoir antihistaminique de sérum a été constatée aussi dans d'autres maladies broncho-pulmonaires: l'asthme bronchique allergique (Franchel, 1963; Ropartz, 1966; Parau, 1969; Doina Dutu, 1969), ou des néoplasmes pulmonaires (Ropartz, 1966). Par contre, dans la bronchite chronique et dans l'emphysème pulmonaire on n' a signalé aucune corrélation entre la fréquence de ces maladies et la baisse du pouvoir antihistaminique du sérum (Chardin et coll., 1964).

La diminution du pouvoir antihistaminique du sérum a été constatée également dans des maladies avec une pathogénie autoimmune: P.C.E.: 56 p. 100; L. E. D.: 66 p. 100 (Parau, 1969); maladies dont on avait affirmé avoir une certaine parenté pathogénique avec la silicose (Belasco, 1968). Ces constatations confirment les données de Parrot, obtenues par l'étude de l'histaminopexie sérique dans la P. C. E. et dans le rhumatisme aigu.

Cette baisse du pouvoir antihistaminique chez les allergiques est due à l'absence de la plasmopexine I, laquelle, chez les sujets normaux, joue le rôle de neutraliser l'excès d'histamine (Grupper, 1963; Mikol, 1964).

L'absence, ou bien le niveau diminué de ce facteur humoral chez les malades allergiques pourrait avoir un caractère héréditaire, indiquant l'existence d'un terrain allergique, ou bien il s'agit d'une propriété acquise (Benda, 1963; Grupper, 1965; Bonnet, 1964; Chardin, 1964; Huriez, 1964).

C'est un fait bien connu que, dans les maladies à la pathogénie autoimmune, l'apparition en excès de l'histamine sérique est étroitement liée à la réaction antigène-anticorps (Lichenstein, 1969; Radermacher, 1969) et expérimentalement démontrée par (Norn 1967, 1968). Par suite de la baisse du taux du facteur antihistaminique, en pareils cas, l'excès de l'histamine libérée ne peut plus être neutralisé ou consommé au cours de la réaction antigène-anticorps (Parau, 1969), une dissociation ayant lieu entre le titre des anticorps, et entre le pouvoir histaminopexique du sérum (Terekova, 1969).

On a affirmé que, au cours des maladies broncho-pulmonaires allergiques, dans le processus de défense contre l'excès d'histamine, un rôle particulier est joué par l'immunoglobuline A (IgA) (Radermacher, 1969; Stenschultze, 1966; Paun, 1969). Dans ces maladies, on constate un déficit de la production de l'IgA, autant dans le sérum, que dans la muqueuse respiratoire (Collins-Williams, 1968). Ce rôle de l'immunoglobuline A fut démontré également pour d'autres maladies pulmonaires, où on avait constaté un déficit de la sécrétion de l'IgA au niveau de la muqueuse respiratoire (Alford, 1968).

Le rôle du bioxyde de silicium dans la dénaturation des protéines propres, au cours de la silicose humaine, a été précisé. Son effet pathogénique confère à ces protéines dénaturées de nouvelles propriétés antigéniques. D'autre part au cours de cette maladie, on a constaté un déficit en IgA (Belasco, 1968), fraction d'immunoglobulines dont on a démontré l'appartenance des anticorps anti-poumon dans le silicose (Hagadorn et Burrel, 1968).

Sans que nous puissions apporter des preuves concernant le rapport direct entre la baisse du pouvoir antihistaminique du sérum des malades avec silicose et la baisse du taux de l'IgA, les données que nous venons de présenter pourraient offrir quelques indices indirects sur un dérèglement dans la synthèse normale de l'IgA., comme une conséquence de l'intervention des mécanismes pathogéniques autoimmunitaires.

Si l'on accepte l'existence d'un terrain allergique, mis en évidence dans son expression humorale (agglutination L. H. négative), alors, le rôle de l'action prolongée du bioxyde de silicium dans la chaîne pathogénique complexe de la silicose pourrait bien être entrevu, comme ayant une action de renforcement de certains troubles humoraux, lesquels n'apparaissent pas dans des conditions normales.

Bibliographie

Alford, L. H.: Effects of chronic bronchopulmonary disease and Aging on human nasal secretion IgA concentration. J. Immunol. **101**, 984—988 (1968).

Belascu, M., Suciu, I., Alexandra Nicoara: L'immunoélectrophorèse dans la silicose humaine (Roumain). Doc. Haemät. **2**, 77—86 (1968).

Benda, R.: Généralités sur l'histaminoprotection et les sérum protecteurs. Sem. Hôp. Paris **10**, 41—42, 1884—1887 (1963).

Bonnet, G. F., Nepveux, P.: Intérêt de la réaction à l'histamine latex dans le diagnostic de l'allergie digestive. Arch. Mal. Appar. dig. **53**, 588—595 (1964).

Chardin, J., Zaffropoulo, A., Aubert, J., Cauerendau, O.: Quelle est la place de l'allergie dans l'étiologie des bronchites chroniques de l'adulte? Poumon **7**, 691—698 (1964).

Colita, D., Cohl, A., Trautman, C.: Les allergies. Considérations physio-pathologiques. (Roumain) Viata med. XIV, 17, 1161—1167 (1967).

Collins-Williams, C., Lameza, C., Kokubu, H.: Deficiency of IgA in serum and respiratory secretions. Canad. med. Ass. J. **99**, 1069—1072 (1968).

Coulland, D., Lévèque, J.: Étude du pouvoir histaminopexique du sérum humain chez 485 sujets. Rev. franç. Étud. clin. biol. **10**, 833—839 (1965).

Cristea, M., Clien, L., Chizari, E., Nicolescu, T.: Recherches sur la valeur du test de l'histaminopexie sérique pour le diagnostic des affections allergiques. (Roumain) Stud. Cercet. Fiziol. **6**, 1, 73—78 (1961).

Eterstein, J., Bernhard, J. C., Vermare, J., Wolfromm, R.: Étude critique du test au latex-histamine. Soc. franç. Allergie **9**, XII (1968); Sem. Hôp. Paris 9, 592 (1968).

Dutu Doina, Faur, A.: La détermination de l'action antihistaminique du sérum par la méthode de l'agglutination des hématies sensibilisées par l'histamine chez les malades avec allergie de type immédiat. (Roumain) (Communication personnelle).

Fedorova, V. J.: Les modifications des fractions protéiques du sang et les modifications de la concentration de l'histamine sur l'influence du SiO_2 amorphe et cristallisé [Russel]. Arkh. Pat. **6**, 45—62 (1963).

Franchel, F.: Sérum protecteur et asthme. Sem. Hôp. Paris **10**, 1887—1889 (1963).

Gheflon, J. A.: La concentration de l'histamine du sang dans la silicose et dans les scléroses pulmonaires avec une étiologie chimico-toxique [Russe]. Klin. Med. (Moskva) 12, 75—75 (1963).

Grupper, Ch.: Sérum protecteurs et gamma-globulines en dermatologie. Sem. Hôp. Paris 10, 1801—1804 (1963).

Guirgis, M.: The binding of histamine by normal and alergic human serum. J. Allergy 43, 255—266 (1969).

Hagadorn, J. E., Burrel, R. G.: Lung reactive antibodies inI gA fractions sera from patients with pneumoconiosis. Clin. exp. Immunol. 3, 263 (1968).

Huriez, C. L., Desmons, F., Agaghe, P., Baelden, J., Duquenne, J. P.: La réaction au latex-histamine du Mikol, Renoux et Merklen en dermatologie, d'après 1000 déterminations. Presse méd. 72, 909—914 (1964).

Karmunen, P., Kahanpää, Halonen, P. I.: Effect of 5-hydroxytryptamine on experimental silicosis in the rat. Ann. Med. exp. Fenn. 46, 516—519 (1968).

Lichenstein, L. N., Norman, P. S.: Human allergic reactions. Amer. J. Med. 46, 163—174 (1969).

Mikol, C. L., Renoux, M.: Localisation du facteur sérique responsable de l'agglutination de l'histamine fixée sur particules de polystyrène. Path. et Biol. 12, 195—197 (1964).

— La réaction au latex-histamine, test d'allergie humorale. Presse méd. 72, 919—921 (1964).

Nádudváry, Gh., Böhm, B.: Aspect biochimique de la fibrose pulmonaire dans la silicose expérimentale pure et associée avec la tuberculose et le lathyrisme. Int. Arch. Gewerbepath. Gewerbehyg. 24, 169—182 (1967).

Norn, S.: Release of histamine from sensitized rat peritoneal cells by specific and unspecific antigens. Acta pharmacol. (Kbh.) 25, 456—460 (1967).

— Antigenic histamine release from fractionated and unfractionated peritoneal cells from sensitized rats. Acta pharmacol. (Kbh.) 26, 373—383 (1968).

Parau, N.: L'investigation immunologique clinique. Thèse de doctorat en Sciences Méd. [Roumain]. Cluj 1969.

Pastor, J., Viala, J., Guigou, Gh., Mogemtalem, D., Cayrard, D.: Le test au Latex-histamine (L. H.), critère du terrain allergique. Marseille-méd. 101 6, 504—508 (1964).

Paun, R., Popesco, I. G.: Progrès récents en Médicine Interne, chap. 8, Immuno-allergologie [Roumain], p. 172—190. Bucuresti 1969.

Pernis, B., Saffioti, U., Tommasini Degna, A.: Il comportamento delle mastcellule polmonari nel corso della silicosi del rato. Med. Lavoro, Nr 6—7, 405—418 (1958).

Pescetti, G.: Osservazioni sulla situazione immunologica tuberculare nella silicose iniziale e proposte di prevenzione. Lav. umano 19, 1, 28—42 (1967).

Radermacher, M.: Association of reaginic activity with IgA serum fractions from patients sensitive to grass pollens and house dust. Path. Europ. 4, 1, 1—11 (1969).

Ropartz, C., Lemercier, J. P., Desseauve, J., Morin, C., Rivat, L., Rousseau, P. J., Dailly, R.: La réaction au latexhistamine en pneumo-phtisiologie (D'après 768 déterminations). Presse méd. 75, 1, 17—19 (1966).

South, Mary Ann, Cooper, D. N., Wollheim, A. F., Hong, R., Good, R. A.: The IgA system I. Studies of the transport and immunochemistry of IgA in the sliva. J. exp. Med. 123, 615—627 (1966).

Tereknova, N. A.: The elaboration of anticardiac antibodies inco ronary insufficiency [Russe], Klin. Med. (Mosk.) 48, 1, 188—122 (1969).

Mihai Belasco
Str. Detunata 5, et. VIII, ap. 135
Cluj — Roumanie

Int. Arch. Arbeitsmed. 26, 205—215 (1970)

Untersuchung vom Bleirisiko bedrohter Arbeiter in Hinsicht auf vorzeitige Entwicklung von Atherosklerose

I. PŘEROVSKÁ und D. CHLÁDKOVÁ

Klinik für Berufskrankheiten in Prag
(Vorstand Prof. Dr. J. Teisinger, DrSc.)
Institut für Arbeitshygiene und Berufskrankheiten in Prag
(Direktor Prof. Dr. J. Teisinger, DrSc.)

Eingegangen am 27. Februar 1970

Follow-up of Workers from Environment of Lead Hazards Aimed at Early Development of Atherosclerosis

Summary. In 1963 a group of 50 persons aged 20—40 years, workers from an enviroment of lead hazards was examined together with an equally large control group. Neither clinical condition, nor levels of serum lipids in the exposed group showed any deviations suggesting early development of atherosclerosis. In 1969 we again checked the health of both groups. Workers have now been exposed to hazards for more than 13 years on average, with extreme values of 7 and 22 years. Whereas the lead concentration in the environment was several times higher than the standard allows, the biological exposure tests have in the past 6 years exceeded the permitted limits in only half the persons examined and then only for a certain transitory period. Internal examination supplemented by blood pressure, ecg and urine tests and examination of the fundus of the eye showed pathologic changes indicative of atherosclerosis to be no more frequent or critical in exposed persons than in the normal population of similar age span. The values determined for serum lipids are within physiological limits. The above results disclose that under the conditions of hygiene studied no atherogenic effect of lead could be proved in relatively young healthy persons.

Zusammenfassung. Im Jahre 1963 wurde eine 50 Personen zählende Gruppe 20—40jähriger Arbeiter aus dem Bleirisiko und eine ebenso große Kontrollgruppe untersucht. Sowohl im klinischen Zustand als auch in den Werten der Serumlipoide der exponierten Personen wurden keine Abweichungen vorgefunden, die auf vorzeitige Entwicklung von Atherosklerose weisen würden. Im Jahre 1969 kontrollierten wir den Gesundheitszustand beider Gruppen in gleicher Weise. Die Exposition der im Risiko arbeitenden Personen dauert nun im Durchschnitt mehr als 13 Jahre mit Grenzwerten von 7 und 22 Jahren. Während die Bleikonzentration in der Luft die zulässige Norm vielfach übertraf, überstiegen die biologischen Expositionsteste in den letzten sechs Jahren nur bei der Hälfte der untersuchten Personen die erlaubten Limite, und zwar nur vorübergehend. Durch Blutdruck, EKG, Harnbefund und Befund im Augenhintergrund ergänzte interne Untersuchungen enthüllten keine pathologischen Veränderungen im Sinne von Atherosklerose, die bei exponierten Personen häufiger oder bedenklicher wären, als es der Population von gleicher Altersspanne entspricht. Die festgestellten Werte der Serumlipoide bewegen sich in physiologischen Grenzen. Aus den oben erwähnten Ergebnissen folgt, daß es in unseren hygienischen Bedingungen vorläufig nicht gelungen ist, bei relativ jungen gesunden Menschen den atherogenen Einfluß von Blei zu beweisen.

Mit der Frage der Wirkung von Blei auf die Entstehung und Entwicklung von Atherosklerose befassen wir uns seit ungefähr zehn Jahren. Die Ergebnisse von Untersuchungen einer 50 Personen zählenden Gruppe jüngerer Arbeiter aus dem Bleirisiko faßten wir mit den Ergebnissen unserer experimentellen Arbeit an Kaninchen in unserer vorherigen Publikation 1965 zusammen. Der klinische Zustand von Personen, die Blei ausgesetzt waren, sowie ihre Serumlipoide wiesen keine Abweichungen, die von vorzeitiger Entwicklung der Atherosklerose zeugen würden, auf. Auch in der Arterienwand der experimentellen Tiere wurden keine histologisch oder histochemisch beweisbare sklerotische Veränderungen vorgefunden.

Seither kamen in der Literatur Arbeiten hinzu, in denen die Autoren Dingwall (1963), Kovnackij (1964), Krotkievski (1964), Kuzminskaja (1964), Lane (1965), Srozcynski (1967), Vasileva (1966), Volfovskaja (1968) über Hypercholesterolämie, Hypertension, elektrokardiographische Veränderungen sowie über Veränderungen in den Adern berichten, die bei klinischer Untersuchung oder Autopsie bei Arbeitern aus dem Bleirisiko und in Experimenten an Tieren festgestellt wurden. Bemerkenswert und anscheinend vereinzelt steht die Mitteilung von Košmider (1968), der phonokardiographisch den auskultativen Befund eines systolischen Geräusches an der Herzspitze in 8 % der Fälle unter 250 untersuchten Personen bestätigte. Er stellte histologisch bei mit Blei vergifteten Tieren ein Ödem des valvulären Teils des Endocardiums mit lokaler Vermehrung des Endothels und manchmal auch kleine entzündliche lymphocytäre Infiltrate fest. Er konnte jedoch diesen Befund vorläufig nicht erklären. Andererseits steht die gut dokumentierte Arbeit von Cramér (1966) zur Verfügung, der das häufigere Vorkommen von Hypertension bei einer großen Gruppe exponierter Arbeiter nicht bestätigen kann, ebenso wie Kovnackij (1964), Kuzminskaja (1964) und Schröder (1965) bei Experimenten an Tieren mit Verabreichung von Blei allein weder Hypercholesterolämie noch histologische Veränderungen an den Adern feststellten. Die beiden sowjetischen Autoren urteilen auf indirekte Wirkung von Blei bei der Entwicklung von Atherosklerose. Wie ersichtlich, ist es vorläufig zu keinem Einvernehmen in den Ansichten auf diese Frage gekommen und die Widersprüche der vorherigen Jahre bestehen fort.

Im Rahmen unserer langfristigen Untersuchung der vom Bleirisiko bedrohten Gruppe von Arbeitern führten wir sechs Jahre nach der ersten Untersuchung, deren Ergebnisse wir bereits kurz erwähnten, die Kontrolle des klinischen Zustands sowie der biochemischen Befunde durch.

Methodik

Von 50 vom Bleirisiko bedrohten Arbeitern, die im Jahre 1963 untersucht wurden, stellten sich im Jahre 1969 43 zur Kontrolle ein, während die übrigen 7 Arbeiter ihren Arbeitsplatz sowie ihren Wohnsitz verlassen hatten, so daß wir keine Auskünfte über ihren Gesundheitszustand erhalten konnten. An einem vom Risiko bedrohten Arbeitsplatz arbeiten noch heute 37 der untersuchten Personen. Sechs Arbeiter, die in letzter Zeit ihre Beschäftigung gewechselt hatten, beließen wir in unserer Gruppe, da sie langfristig (7—20 Jahre) Blei ausgesetzt waren, so daß in ihrem Organismus eine genügend große Bleimenge gebildet werden konnte, aus der, wie wir feststellten, aktives Blei noch viele Jahre nach Beendigung der Exposition ausgeschieden wird. Wir bewerten also die Ergebnisse der Untersuchung von 43 Fällen aus dem Bleirisiko. Aus der ursprünglich 50 Männer zählenden Kontrollgruppe gelang es uns jedoch nur 22 Personen zu untersuchen. Der Statistiker gestattete, die Kontrollgruppe auf die Zahl der Personen in der exponierten Gruppe zu ergänzen, damit die neu Untersuchten ungefähr dem Alter der Arbeiter im Bleirisiko entsprechen. Das Durchschnittsalter (Tabelle 1) beträgt bei den Exponierten 38,74 Jahre ($s = 4,28$), bei der Kontrollgruppe 36,33 Jahre ($s = 6,92$). Die Dauer der Beschäftigung im Bleirisiko war im Hinblick auf das relativ niedrige Alter der untersuchten Personen insgesamt lang, bei 12 Arbeitern betrug sie 7—10 Jahre, bei 21 Arbeitenden 11—16 Jahre und bei 10 Männern 17—22 Jahre. Nach Mitteilung der Hygieniker überstiegen die Bleiwerte in der Luft der Arbeitsplätze unserer Arbeiter in den letzten 6 Jahren bei einigen Messungen bis hundertfach, vereinzelt sogar fünfhundertfach die gemäß tschechoslowakischen Normen zulässigen Konzentrationen (0,05 mg/m³). Wir hatten die Angaben über regelmäßige Präventivuntersuchungen, die mindestens zweimal im Jahr durchgeführt werden, zur Verfügung und einen Überblick der Laborteste, die uns über die Reaktion des Organismus auf die Bleiabsorption (Hämoglobin, basophille Tüpfelung der Erythrocyten, Plumbämie, Koproporphyrin und d-ALA im Harn) während der seit der letzten Untersuchung verlaufenen Zeit informierten. Den gegenwärtigen klinischen Befund ergänzten wir durch Elektrokardiogramm, Harnuntersuchung, Augenhintergrund und Bestimmung des Lipoideniveaus im Blutserum mittels der in der Arbeit aus dem Jahre 1965 beschriebenen Methoden. Die Kontrollgruppe bildeten klinisch gesunde Männer, die an verschiedenen vom Risiko nicht bedrohten Arbeitsplätzen beschäftigt waren.

Die statistische Bearbeitung der neuen Ergebnisse wurde wie in den vorherigen Publikationen durchgeführt. Bestimmt wurden die Durchschnittswerte und die Standardabweichungen der einzelnen Komponenten des Lipoidspektrums, und die berechneten Durchschnittswerte in der Kontroll- und Expositionsgruppe wurden gegenseitig mittels t-Test verglichen. Außerdem wurden durch Anwendung der Methode der kleinsten Quadrate die Regreßlinien bestimmt, die das Verhältnis von Cholesterin, Phospholipoiden, Gesamtlipoiden und Beta-Lipoproteinen zum Alter der beobachteten Personen angaben. Die im Jahre 1969 festgestellten Werte von Komponenten des Lipoidespektrums wurden weiter mittels statistischer Technik des t-Tests mit den bei den Messungen im Jahre 1963 festgestellten entsprechenden Werten verglichen. Da die Mehrzahl der Personen sowohl in der Gruppe aus dem Jahre 1963 als auch in der Gruppe aus dem Jahre 1969 einbezogen war, wurde in diesen Fällen die Paarenvariante des t-Tests verwendet, die eine gewisse stochastische Abhängigkeit der Vergleichsgruppen, die sich hier geltend macht, respektiert. Die Ergebnisse der Messungen an Personen, die nur in einer der Vergleichsgruppen vorzufinden waren, und des Interesses wegen (vom statistischen Standpunkt nicht ganz begründet) auch die Gruppen aller Kontrollpersonen zusammen, wurden mittels des geläufigen (nicht paarweisen) t-Tests bewertet.

Ergebnisse

Die an einem vom Bleirisiko bedrohten Arbeitsplatz beschäftigten Personen führten keine bedeutsameren subjektiven Beschwerden an. Bei klinischer Untersuchung war der Befund physiologisch, nur ganz vereinzelt kamen die in der Gesamtpopulation üblichen Erkrankungen vor, wie z. B. lumboischiadisches Syndrom, Anzeichen arthrotischer Gelenkveränderungen, Tonsillenhypertrophie und Störungen der Acidität der Magensäfte ohne organische Veränderungen am Verdauungstrakt. Was das kardiovasculäre System betrifft, fanden wir nur in einem Fall ein systolisches Geräusch an der Herzspitze mit Extrasystolie bei einem 32jährigen Mann, der subjektiv ohne Beschwerden war und sich der stark unregelmäßigen Herzaktion nicht bewußt war. Der Blutdruck bewegte sich in der gesamten beobachteten Gruppe in normalen Grenzen, mit Ausnahme eines 38jährigen Arbeiters, bei dem wir Blutdruck 150/100 mm Hg feststellten. Aus der Dokumentation seines Betriebsarztes war es klar, daß es sich um unbeträchtliche schwankende Hypertension handelt, vorläufig ohne subjektive Beschwerden des Patienten und ohne nachweisbare Anzeichen von Atherosklerose. Die elektrokardiographischen Kurven unserer untersuchten Personen hatten insgesamt physiologischen Verlauf bis auf die oben erwähnte Extrasystolie, die dem EKG gemäß eine Kammerextrasystolie war. Der Befund im Harn war bei allen negativ. Am Augenhintergrund wurden in sechs Fällen ganz geringe Veränderungen gefunden, die in den initialen Stadien der Atherosklerose vorkommen.

Die gemäß Empfehlung der internationalen Konferenz in Amsterdam bewerteten Laborteste, welche die biologische Reaktion des Organismus auf die Bleiabsorption ausdrücken, waren bei 22 Arbeitern vorübergehend oberhalb der zulässigen Grenze, wobei es sich bei vier Personen um gefährliche Absorption handelte, während sich die biologischen Teste bei 21 Arbeitern unterhalb der gestatteten Limite die ganze Zeit seit der ersten Untersuchung im Jahre 1963 bewegten.

Die statistische Bewertung der Niveauergebnisse von Serumlipoiden zeigte, daß Phospholipoide bei der exponierten Gruppe signifikant niedriger und Beta-Lipoproteine signifikant höher sind als bei der Kontrollgruppe, während die Durchschnittswerte von Cholesterin und Gesamtlipoiden statistisch nicht bedeutend verschieden sind (Tabelle 1).

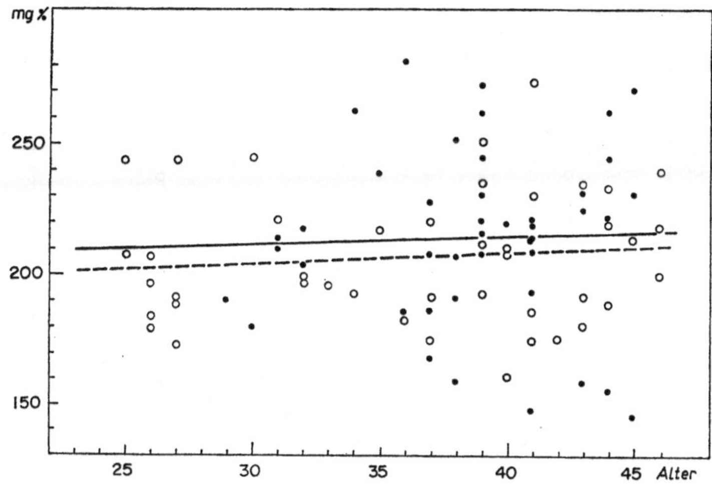

Abb. 1. Cholesterin, ●—● Bleiarbeiter, o---o Kontrollgruppe

Die Abhängigkeit der untersuchten Lipoidekomponenten des Blutserums vom Alter ist sowohl bei den exponierten als auch bei den Kontrollpersonen von keiner statistischen Bedeutung (Abb. 1—4), obwohl der leicht auseinandergehende Verlauf der Regreßlinien bei Phospholipoiden (Abb. 2) und bei den Gesamtlipoiden (Abb. 3) eventuell optisch zu unrichtiger Schlußfolgerung verlocken könnte.

Beachtet man die Durchschnittswerte der verfolgten Teste in den Jahren 1963 und 1969 (Tabelle 2), kann man feststellen, daß in der Gruppe von exponierten Personen das Niveau von Cholesterin und von Gesamtlipoiden bei unverändertem Niveau der Phospholipoide und der Beta-Lipoproteine signifikant anstieg, während in der Kontrollgruppe nur

Tabelle 1

	Kontrollgruppe		Expositionsgruppe		t-Test
	Durchschnitt	Standardabweichung	Durchschnitt	Standardabweichung	
Alter	36,33	6,92	38,74	4,28	
Expositionsdauer			13,14	4,10	
Cholesterin	206,81	25,35	214,53	34,23	1,189
Phospholipoide	239,42	24,10	215,37	24,50	4,589[a]
Gesamtlipoide	617,77	76,97	658,40	143,71	1,634
Beta-Lipoproteine	74,44	5,80	78,55	4,37	3,713

[a] Statistische Bedeutung auf 1% Bedeutungsniveau.

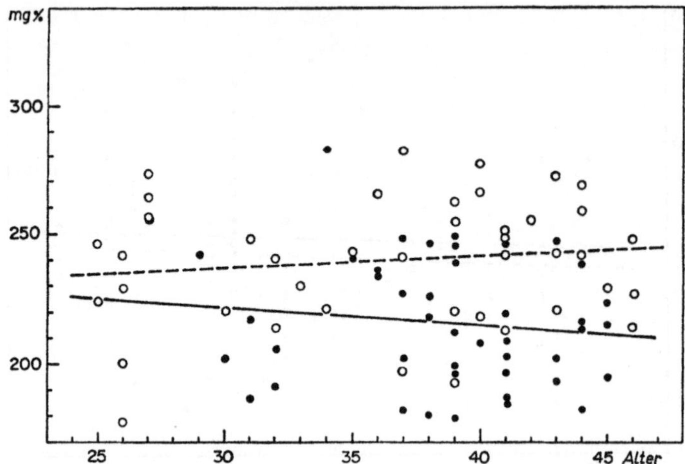

Abb. 2. Phospholipoide, ●——● Bleiarbeiter, o---o Kontrollgruppe

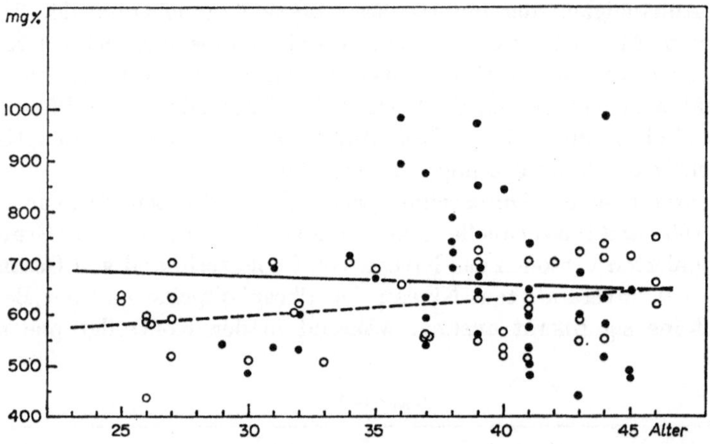

Abb. 3. Gesamtlipoide, ●——● Bleiarbeiter, o---o Kontrollgruppe

bei Phospholipoiden ein signifikantes Ansteigen bestand. Aus Tabelle 2 ist ersichtlich, daß die im Jahre 1969 der Kontrollgruppe als Ergänzung zugeführten 21 Personen ein signifikant höheres Niveau der Beta-Lipoproteine aufwiesen als die gleiche Zahl von Personen der Kontrollgruppe im Jahre 1963, die im Jahre 1969 nicht erreichbar war. Bei 22 Personen, die in der Beobachtung seit dem Jahre 1963 verblieben, kam dieses Phänomen nicht vor. Dies machte sich jedoch bei der Bewertung der

Tabelle 2
Kontrollgruppe

	1963		1969		t-Test		
	Durch-schnitt	Stan-dard-ab-weichung	Durch-schnitt	Stan-dard-ab-weichung	paar-weise 22 Per-sonen	nicht paar-weise 21 Per-sonen	nicht paar-weise ins-gesamt
Alter	30,21	6,93	36,33	6,92			
Cholesterin	195,28	43,45	206,81	25,35	0,739	1,481	1,504
Phospho-lipoide	187,19	41,78	239,42	24,10	3,194[a]	7,952[a]	7,102[a]
Gesamt-lipoide	636,56	156,94	617,77	76,97	0,012	1,096	0,705
Beta-Lipo-proteine	72,18	6,54	74,44	5,80	0,377	3,102[a]	1,694

Gruppe der dem Bleirisiko ausgesetzten Personen

	1963		1969		Paarenvariante des t-Tests
	Durch-schnitt	Stan-dard-ab-weichung	Durch-schnitt	Stan-dard-ab-weichung	
Alter	32,74	4,28	38,74	4,28	
Expositions-dauer	7,58	4,23	13,14	4,10	
Cholesterin	176,74	40,57	214,53	34,23	5,070[a]
Phospho-lipoide	215,98	36,19	215,37	24,50	0,089
Gesamt-lipoide	591,02	119,20	658,40	143,71	2,809[a]
Beta-Lipo-proteine	76,54	7,00	78,55	4,37	1,858

[a] Statistische Bedeutung auf 1% Bedeutungsniveau.

Gesamtgruppe nicht geltend, das Niveau der Beta-Lipoproteine ist gegenwärtig in der Kontrollgruppe gegenüber der vorherigen Untersuchung statistisch nicht bedeutend erhöht.

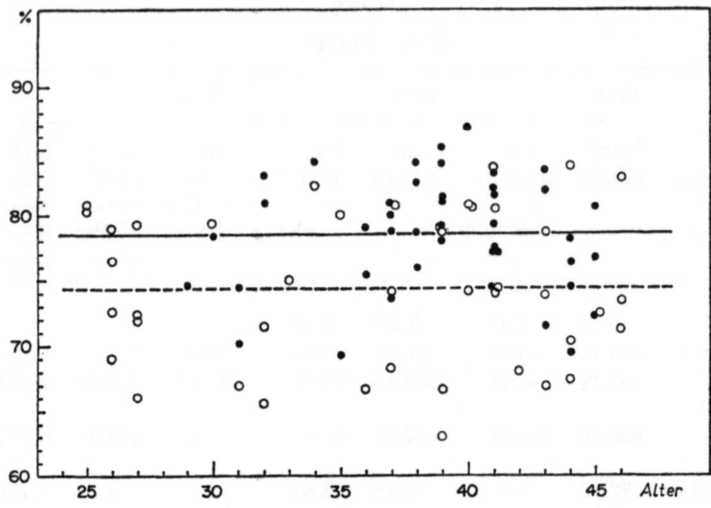

Abb. 4. Beta-Lipoproteine, ●—● Bleiarbeiter, o---o Kontrollgruppe

Diskussion

Bei der Analyse unserer Beobachtung muß man sich vor allem der Schwierigkeiten bewußt sein, die jede langfristige Untersuchung ausgesuchter Gruppen mit sich bringt. Es ist dies der Verlust von Arbeitern, am häufigsten infolge des Berufs- sowie des Wohnortwechsels ohne Angabe des neuen Tätigkeitsortes, manchmal Mangel an gutem Willen zur Zusammenarbeit. Während sich von den Arbeitern aus dem Bleirisiko praktisch alle zur Kontrolle einfanden und wir objektive Berichte über ihren Gesundheitszustand sowie über die Expositionshöhe seit unseren ersten Untersuchungen besitzen, verblieb nur die Hälfte von Kontrollpersonen, so daß wir die andere Hälfte neu zusammenstellen mußten. Wir sind uns dessen bewußt, daß die Bewertung der beiden gesamten Grundgruppen exakter wäre, aber vom Standpunkt der Statistik ist die Ergänzung der Kontrollgruppe zulässig; bei der Wahl der Methode der statistischen Verarbeitung der Ergebnisse wurde dies in Betracht gezogen.

Sofern es sich um die Expositionshöhe unserer im Risiko arbeitenden Personen handelt, stellen wir gemäß Angaben der Hygieniker fest, daß die Bleikonzentration in der Luft die Norm um ein Vielfaches überstieg, was wir für unsere Arbeiter als höchst gefährlich auffassen sollten. Dem entsprechen jedoch nicht die Ergebnisse der Expositionsteste, die sich bei der ganzen Hälfte der im Risiko beschäftigten Personen seit der letzten Untersuchung andauernd unterhalb der für exponierte Arbeitende gestatteten Grenze bewegten. Bei der anderen Hälfte waren diese oberhalb der Grenze, aber nur intermittent, und nur in 4 Fällen erreichten sie für eine vorübergehende Dauer gefährliche Werte. Diese Diskrepanz zwischen hoher Exposition gemäß festgestellter exzessiver Bleikonzentration in der Luft und leichter biologischer Reaktion auf Bleiabsorption könnte teils durch das regelmäßige Abwechseln einmonatiger Arbeit im Risiko mit einer Zeitspanne von 1—3 Monaten in nicht mit Risiko verbundener Arbeit, teils durch Analyse des Professiogramms der einzelnen Arbeiter, die sich eventuell in den angegebenen hohen Konzentrationen nur während eines geringen Teils der Arbeitszeit bewegen, erklärt werden. Es kann auch nicht übersehen werden, daß konsequente Verwendung der Respiratoren und Einhaltung der Hygienevorschriften am Arbeitsplatz nunmehr laufend gebräuchlich ist. Es ist auch nicht ausgeschlossen, daß es während der Zeit der Messungen der Hygieniker zu einer künstlichen Erhöhung der Verstaubung kommen kann, damit die Vorteile der in hohem Risiko Arbeitenden beibehalten werden. Wir berühren dieses Problem, obwohl es nicht der Hauptgegenstand unserer Mitteilung ist, den Widerspruch zwischen dem Auffinden einer bedeutenden Bleikonzentration in der Luft und dem zufriedenstellenden Gesundheitszustand unserer Gruppe zu klären.

Wenn wir uns nun auf jene Anzeichen einstellen, die auf vorzeitig sich entwickelnde Atherosklerose weisen könnten, wie z. B. die der Hypertension, die wir in einem Fall diagnostizierten, organische Veränderungen am EKG, die in unserer Gruppe überhaupt nicht vorkommen, und der ganz geringe krankhafte Befund am Augenhintergrund bei sechs untersuchten Personen, können wir nach Konsultation mit einem Ophthalmologen abschließen, daß sie nicht häufiger sind, als es der Population der gleichen Altersspanne entspricht. Wir stimmen also mit dem Befund von Cramér (1966), Košmider (1968) und Krotkievski (1964) überein. Die beiden letzteren Autoren führen zwar häufigere Anzeichen sklerotischer Veränderungen an, jedoch bei älteren Arbeitern aus dem Bleirisiko, während sie bei Personen bis zum Alter von 45 Jahren keine größere Incidenz dieser pathologischen Befunde beweisen konnten. Auch neun Hypertoniker mit Nierenschädigung, über die Lane (1965) referiert, waren älter als 40 Jahre und arbeiteten dessen Bericht gemäß in sehr schlechten hygienischen Bedingungen. Mit der Verbesserung der hygienischen Verhältnisse nehmen diese Befunde angeblich ab. Die organischen Veränderungen am EKG und die Hypertension bei jüngeren Leuten führen die sowjetischen Autoren Kovnackij (1964) und Volfovskaja (1968) an, deren Arbeiter jedoch an schwererer chronischer Bleivergiftung litten. Es scheint also, sofern in der Literatur schwerere sklerotische Prozesse beschrieben werden, daß sich diese bei älteren Leuten oder bei jenen, die längere Zeit außerordentlich hoher Exposition ausgesetzt waren, entwickeln. Es verblieb eine offene Frage, ob eine unserer untersuchten Personen, bei der sich jetzt ein systolisches Geräusch mit Extrasystolie entwickelte, nicht zu jener Gruppe mit dem gleichen Befund gehören könnte, über die — wie oben erwähnt — Košmider berichtete, dessen Beobachtungen durch Untersuchung weiterer Gruppen exponierter Personen bestätigt werden müssen.

Bei der Analyse von Ergebnissen der Bestimmung von Lipoiden im Blutserum beachten wir, daß in der Gruppe der exponierten Arbeiter im Vergleich zum Jahre 1963 im Durchschnitt Cholesterin statistisch signifikant zunahm. Dadurch kam es jedoch zum Ausgleich des Unterschiedes zwischen der Expositions- und der Kontrollgruppe, in der ursprünglich das Cholesterinniveau signifikant höher war, aber während der letzten sechs Jahre nicht mehr weiter stieg, so daß wir nun bei beiden beobachteten Gruppen den Unterschied in den Durchschnittswerten dieses Tests nicht vorfinden. Im Gegenteil änderten sich die Phospholipoide bei Arbeitern aus dem Risiko seit der letzten Untersuchung nicht, während sie bei den Kontrollpersonen signifikant anstiegen. Dadurch kam es derzeit zu einem günstigeren Verhältnis zwischen Cholesterin und Phospholipoiden bei nicht exponierten Personen, obwohl bei der ersten Untersuchung gerade das Gegenteil der Fall war. Wir verzeichnen eigentlich ein bloßes Schwanken der Ergebnisse, einmal scheinbar zugunsten der im Risiko arbeitenden Personen, ein andermal zugunsten der Kontrollgruppe. Wenn wir berücksichtigen, daß die gefundenen Werte aller untersuchten Symptome sich eigentlich in physiologischen Grenzen bewegen, können wir die Schlußfolgerung ziehen, daß wir im Lipoidespektrum keine Abweichungen vorfinden, die in unserer beobachteten Gruppe gestatten möchten, auf vorzeitige Entwicklung atherosklerotischer Veränderungen zu urteilen.

Wir sind der Meinung, daß die Ursache der ungleichen Schlußfolgerungen der einzelnen Autoren im untersuchten Problem außer auf ungleicher Belastung durch toxische Noxe der untersuchten Personen vor allem auf ungenügenden derzeitigen Kriterien beruht, nach denen wir den Anfang oder die Entwicklung sklerotischer Veränderungen bei den Patienten allgemein bewerten sollten. Untersuchung von Blutdruck, EKG, EEG, Augenhintergrund, Plethysmographie, Oscillometrie usw. sind allzu grobe Methoden, um die Anfangsstadien zu erfassen; besser machen sie sich bereits in der Bewertung des Fortschreitens sklerotischer Veränderungen geltend. Nicht einmal die gegenwärtigen Möglichkeiten der Erfassung von Abweichungen in der biochemischen Zusammensetzung des Blutes bei Atherosklerose sind zufriedenstellend. Es ist notwendig, daß die Grundforschung in dieser Hinsicht dem Kliniker einen verläßlicheren spezifischen Test mit geringerem Streubereich zur Verfügung stellt, der es ermöglichen würde, den Anfang der Erkrankung zu enthüllen. Vorläufig bleibt jedoch nichts anderes übrig, als mittels der bisherigen Untersuchungsmethoden in langfristiger Beobachtung der

Gruppen von Arbeitenden aus dem Risiko mit gut definierten Expositionshöhen fortzusetzen und nach kritischer Bewertung der Beobachtung einen Standpunkt zur Frage der Wirkung von Blei auf Atherosklerose einzunehmen.

Literatur

Cramér, K., Dahlberg, L.: Incidence of hypertension among lead workers. A follow-up study based on regular control over 20 years. Brit. J. industr. Med. **23**, 101 (1966).

Dingwall-Fordyce, I., Lane, R. E.: A follow-up study of lead workers. Brit. J. industr. Med. **20**, 313 (1963).

Košmider, S.: Long term exposure to lead intoxikation and atherosclerosis. Conference on Inorganic Lead, Amsterdam, 18—29th November 1968.

Kovnackij, M. A., Vasileva, V. A., Velikson, I. M., Kogan, A. G., Konikova, G. C., Kuzminskaja, G. H., Čeredničenko, L. K.: Materialien über den Einfluß von Blei auf die Entwicklung des atherosklerotischen Prozesses. [Russ.] Gig. Tr. prof. Zabol. **8**, 6 (1964).

Krotkievski, A., Juskova, J., Koziolowa, H.: Elektrokardiographische Veränderungen bei Bleivergiftungen. [Pol.] Pol. Arch. Med. wewnęt. **34**, 1223 (1964).

Kuzminskaja, G. N.: Experimentelle Atherosklerose auf Grund von Bleiintoxikation. [Russ.] Arch. Path. **26**, 9 (1964).

Lane, R. E.: The clinical aspects of poisoning by inorganic lead compounds. Ann. occup. Hyg. **8**, 31 (1965).

Přerovská, I., Roth, Z.: Einfluß von Blei auf biochemische Veränderungen im Serum und Veränderungen in der Aderwand im Hinblick auf Atherosklerose. Int. Arch. Gewerbepath. Gewerbehyg. **21**, 256 (1965).

Schroeder, H. A., Vinton, W. H., Belassa J., J. J.: Influence of chromium, cadmium and lead on rat aortic lipids and circulating cholesterol. Amer. J. Physiol. **209**, 433 (1965).

Sroczynski, J.: Einfluß von experimenteller Bleivergiftung auf die Entwicklung der Atherosklerose. [Pol.] Pol. Arch. Med. wewnęt. **38**, 641 (1967).

Teisinger, J.: Biologische Expositionsteste. [Tschech.] Pracov. lék. **21**, 9 (1969).

Vasileva, V. A., Velikson, I. M., Konikova, G. S.: Vergleichsdaten über den Einfluß einiger chemischer Stoffe auf die Entwicklung von Atherosklerose. [Russ.] Professionalnyje intoxikacii. Leningrad 1966.

Volfovskaja, R. N., Makulova, I. D.: Zur Frage des Einflusses von Blei auf die Entwicklung hypertonischer Zustände. [Russ.] Gig. Tr. prof. Zabol. **9**, 47 (1968).

MUDr. Ivana Přerovská
Universita Karlova
Fakulta všeobecného lékařství
Vyšehradská 49
Praha 2, ČSSR

Int. Arch. Arbeitsmed. 26, 216—223 (1970)
© by Springer-Verlag 1970

Die Einwirkung von Stress-Stimuli auf den Metabolismus bei Versuchstieren

1. Mitteilung. Über den Einfluß von Betriebslärm auf das Verhalten von DNA, RNA und Eluateiweiß in der Leber, sowie das relative Gewicht dieses Organs bei Meerschweinchen*

J. STANOSEK, K. KRZOSKA, A. LEWANDOWSKA-TOKARZ und
S. JÓŹKIEWICZ

Biochemisches Institut der Schlesischen Medizinischen Akademie
Zabrze 8, Polen (Leiter: Prof. Dr. S. Jóźkiewicz)

Eingegangen am 19. Februar 1970

The Influence of Stress Stimuli on Metabolic Changes in Laboratory Animals

1. Communication. The Effect of Industrial Noise on the Behaviour of RNA, DNA and Soluble Proteins of the Liver, as well as on the Relative Weight of this Organ in Guinea Pigs

Summary. In inbred guinea pigs exposed for a longer period of time under constant conditions to the injurious influence of sonic and ultrasonic waves of higher intensities, changes are observed in the content of nucleic acids and soluble proteins of the liver as well as an increase in the relative weight of this organ. After a fortnight of stimulation, an increase in the content of RNA and soluble proteins was observed in the livers of animals with a relative weight increase which was statistically highly significant. The DNA content in the livers of the exposed animals was unchanged. After a period of 30 days a further increase was noted in the relative weight of the liver and its content of RNA and soluble proteins. In contrast of this, a statistically significant decrease in DNA content was observed. The results obtained lead to the conclusion that the applied stimuli induce in the first phase of the resulting stress reaction an increased synthesis of RNA and protein particles which causes a rise in the specific weight of the liver. Further exposure of the animals for a period of about 4 weeks probably leads to hypertrophy of these particular liver cells. Some problems resulting from these observations will be examined in later experiments.

Zusammenfassung. Bei Meerschweinchen einer gemischten Kolonienzucht, welche längere Zeit unter konstanten Bedingungen dem schädlichen Einfluß von Schall- und Ultraschallwellen größerer Intensitäten ausgesetzt wurden, konnten Veränderungen im relativen Gewicht der Leber und im Verhalten von Nuclein-säuren und Eluateiweiß festgestellt werden. Nach 2wöchiger Stimulierung der Versuchstiere beobachtete man in der Leber, deren relatives Gewicht sich hoch signifikant vergrößerte, einen statistischen Anstieg der Werte von RNA und Eluatei-

---

* Diese Untersuchungen wurden teilweise durch die Polnische Akademie der Wissenschaften (Abt. VI) subventioniert.

weiß. Die Werte der DNA gestalteten sich ähnlich wie bei den Kontrolltieren. Nach 4wöchigem Einfluß dieser unspezifischen Stress-Stimuli, bei weiteren Vergrößerungen von relativem Gewicht, den Werten von RNA und Eluateiweiß konnte zusätzlich ein statistischer Abfall von DNA-Werten verzeichnet werden. Diese Beobachtungen ließen darauf schließen, daß der Schall- und Ultraschallstimulus bei den Versuchstieren, auf noch nicht völlig geklärtem Wege, in der ersten Phase der Stressreaktion, auf Grund angeregter Synthese von RNA- und Eiweißmolekülen zu einer Vergrößerung des spezifischen Gewichtes der Leber führt. Bei weiterer Exposition der Versuchstiere über 4 Wochen kommt es zu einer Hypertrophie der einzelnen Leberzellen, welche auf eine Elastizitätsverminderung der Zellmembran oder auch auf vermehrte Neubildung von Struktureiweiß zurückzuführen wäre. Einige in der Diskussion sich aufdrängenden Probleme können jedoch erst in weiteren Untersuchungen gelöst werden.

Bisherige Untersuchungen über den Einfluß von Betriebslärm auf die Zusammensetzung des Blutes beim Menschen und der Versuchstiere zeigten daß dieser unspezifische Stress-Stimulus in Form von Schall- und Ultraschallwellen größerer Intensitäten zu Konzentrationsveränderungen verschiedener Metaboliten führt (Grzesik et al., 1960; Grzesik et al., 1960; Jóźkiewicz et al., 1964; Stanosek et al., 1960). Die Steigerung oder der Konzentrationsfall verschiedener Komponenten des Blutes ist teils von der Intensität, teils von der Expositionsdauer dieser auf den Organismus einwirkenden Schallstimuli abhängig (Jóźkiewicz et al., 1964; Krzoska, 1960; Krzoska, 1967). Daraus ging hervor, daß die allgemeine Dosis des auf den Organismus einwirkenden Schall- und Ultraschallfeldes einen bestimmten Einfluß auf qualitative und quantitative Veränderungen der Blutzusammensetzung ausübt. Schon eine einmalige Einwirkung des Lärmstimulus führt bei Versuchstieren zu Veränderungen der Werte von Blutzucker und anorganischem Phosphat (Krzoska, 1960). Statistisch signifikante Abweichungen von der Norm werden für Eiweiß, Aktivitäten einiger Enzyme und verschiedene hochmolekulare Verbindungen im Blut von Versuchstieren erst nach längerer Expositionszeit verzeichnet (Jóźkiewicz et al., 1964; Stanosek, 1961). Diese Beobachtungen ließen darauf schließen, daß der chronische Einfluß der durch Betriebslärm hervorgerufenen akustischen und ultraakustischen Schwingungen auf noch nicht völlig geklärtem Wege zu Störungen des Metabolismus in Organen der diesen Stimuli ausgesetzten Organismen führt.

In früher publizierten Arbeiten berichteten wir über Veränderungen einiger Bestandteile in der Leber von Meerschweinchen unter ähnlichen Versuchsbedingungen (Jonek et al., 1964, 1965). Diese fragmentarischen Beobachtungen gestatten es jedoch noch nicht, endgültige Schlüsse betreffend Störungen des Gesamtmetabolismus in der Leber von Versuchstieren zu ziehen. Deshalb beschlossen wir, nun systematische Studien über Stoffwechselveränderungen in der Leber bei dem Schallstress ausgesetzten Versuchstieren durchzuführen. In der vorliegenden Arbeit setzten wir uns zum Ziel das Verhalten von DNA, RNA und Eluateiweiß in der Leber von Meerschweinchen nach längerer Schall- und Ultraschalleinwirkung zu überprüfen. Zusätzlich wurden die Veränderungen im relativen Gewicht dieses Organs erfaßt.

Methodik

Unsere Untersuchungen führten wir am männlichen Meerschweinchen einer gemischten Koloniezucht mit einem Gewicht von etwa 400 g durch. Diese Tiere wurden von uns vor einigen Jahren zu Untersuchungen über den Einfluß von Schallstress auf Veränderungen des Metabolismus in lebenden Organismen deshalb gewählt, da sie auf Lärm in ähnlicher Weise wie wir Menschen reagieren (Grzesik, 1960). Je 12 Tiere wurden in 3 gesonderten Käfigen 4 Wochen vor Beginn des Experiments unter konstanten Bedingungen adaptiert. Zwei Gruppen wurden dem Experiment unterzogen, die dritte Gruppe diente als Kontrolle. Die Tiere der ersten Versuchsgruppe wurden innerhalb von 2 Wochen, die der zweiten Versuchsgruppe innerhalb von 4 Wochen in den Nachmittagsstunden (täglich zur gleichen Zeit) für 30 min den durch einen vorerst genau analysierten Generator[1] erzeugten akustischen und ultraakustischen Stimuli ausgesetzt.

Charakteristik des akustischen und ultraakustischen Schallfeldes

Die Analyse der durch den benutzten Generator erzeugten akustischen und ultraakustischen Schwingungen wurde in der akustischen Kammer an verschiedenen Stellen, entsprechend den Ecken des Käfigs für Versuchstiere, durchgeführt. Die Frequenz und Intensität des akustischen und ultraakustischen Schallfeldes wurde mit Hilfe eines Spektrometers vom Typ 2111 mit dem dazugehörigen Mikrofon vom Typ 4133 und dem logarithmischen Schreiber vom Typ 2305 der Firma Brüel u. Kjcer, Dänemark, erfaßt.

Es zeigte sich, daß das von diesem Generator erzeugte Schall- und Ultraschallfeld einen impulsiven Charakter von etwa 4 Impulsen/sec hat. Es ähnelt somit sehr dem Lärm, welcher oft durch verschiedene Maschinen erzeugt wird. Bei einer Frequenz im Bereich von 600 bis 32000 Hz wird eine Allgemeinintensität von 116 ± 3 db erzeugt. Die Mittelwerte der Intensität betragen bis 1400 Hz etwa 85 db, darüber hinaus bis 32000 Hz im Mittel 105 db.

Nach Beendigung der Stimulierung wurde den Tieren der Versuchsgruppen gemeinsam mit den Kontrollen für eine Zeit von 18 Std die Nahrung entzogen, und sie wurden am nächsten Tage in den Morgenstunden nach der Gewichtsbestimmung dekapitiert. Es wurde hier abwechselnd nach einem Kontrolltier je ein Versuchstier der ersten und zweiten Gruppe getötet. Gleich danach wurden die einzelnen Tiere seziert und die Leber mit eiskaltem Medium in situ perfundiert. Die

---

1 Für die Durchführung der Analyse sind wir Herrn Doc. Dr. med. Jan Grzesik sehr dankbar.

Zusammensetzung des Mediums war folgende: 0,25 M Saccharose + 0,01 M Tris-HCl Puffer mit einem pH von 7,4 +0,001 M EDTANa$_2$+ aqua bidest. bis zu einem Endvolumen von 1 Liter.

Die perfundierte Leber wurde mit Filterpapier getrocknet, gleich danach gewogen und durch sofortiges Einfrieren für weitere biochemische Analysen sichergestellt. Alle Handhabungen vom Moment der Dekapitation bis zur Sicherstellung der Leber wurden in einer Zeit von etwa 2—3 min durchgeführt.

Nach abermaliger Gewichtsbestimmung der eingefrorenen Leber wurde ein bestimmter Teil mit der Schere zerkleinert und im eisgekühlten Medium von oben angegebener Zusammensetzung in einem Potter-Elvehjem Gerät mit Kunststoffkolben homogenisiert. Dieses Gerät wurde gleichfalls in einem Eiswasserbad gekühlt. Nach völliger Zerkleinerung des biologischen Materials wurde das Homogenat mit eiskaltem Medium bis zu einer 10 %igen Endkonzentration verdünnt.

Ein Teil des Homogenates wurde dann 20 min bei 12 500 g zentrifugiert und im klaren Supernatant des Eluateiweiß nach der Methode von Gornall et al. (1949) bestimmt. Im anderen Teil des vollen Homogenates wurden die Werte der Nucleinsäuren nach Schmidt u. Tannhauser (1955) in der Modifikation nach Steele et al. (1964) erfaßt. Das Körpergewicht und die Masse der Leber dienten zur Errechnung des relativen Gewichtes dieses Organs. Als relatives Gewicht der Leber bezeichnen wir die Masse, welche 100 g Körpergewicht der Tiere entspricht.

Berechnungen

Nach Zusammenstellung der einzelnen Ergebnisse entsprechend der Gruppenunterteilung berechneten wir die Mittelwerte der überprüften Komponenten. Danach errechneten wir den mittleren Fehler des arithmetischen Mittelwertes $S_{\bar{x}}$ nach folgender Formel:

$$S_{\bar{x}} = \pm \sqrt{\frac{\Sigma d^2}{n\,(n-1)}},$$

wobei $d = $ Abweichung des einzelnen Wertes vom Mittelwert,

$n = $ Zahl der Messungen in den einzelnen Gruppen bedeuten.

Die statistische Wahrscheinlichkeitsberechnung „p" für die Signifikanz der Abweichungen der Mittelwerte bei Versuchstieren im Vergleich zur Kontrolle erfolgte nach der t-Verteilung von Student. Zusätzlich wurde an Hand der Mittelwerte die prozentuelle Veränderung der einzelnen Komponenten im Vergleich zur Kontrolle bestimmt.

Die signifikanten Abweichungen in den Mittelwerten zwischen Versuchs- und Kontrolltieren bezeichneten wir folgendermaßen: als ($+$) wenn $p < 0,05$, ($++$) wenn $p < 0,01$ und ($+++$), wenn $p < 0,001$ war.

Abweichungen, die statistisch nicht gesichert sind, bezeichneten wir als (—) und Veränderungen an der Grenze der Signifikanz als ($\pm$). Die errechneten Ergebnisse wurden in der Tabelle zusammengestellt.

Tabelle. *Die Mittelwerte der überprüften Komponenten in der Leber von Kontroll- und Versuchstieren mit den wichtigsten statistischen Berechnungen*

Komponente	Kontrolle	Versuchsgruppen nach	
		2wöchiger Exposition	4wöchiger Exposition
Relatives Lebergewicht	3,07 $S_{\bar{x}}=0,065$	3,58 $S_{\bar{x}}=0,100$ (+++) +16,61%	3,62 $S_{\bar{x}}=0,110$ (+++) +17,92%
mg DNA in 1 g Leber	2,16 $S_{\bar{x}}=0,0185$	2,13 $S_{\bar{x}}=0,0292$ (—) —1,38%	2,03 $S_{\bar{x}}=0,034$ (++) —6,02%
mg RNA in 1 g Leber	8,23 $S_{\bar{x}}=0,071$	8,85 $S_{\bar{x}}=0,120$ (+++) +7,53%	9,55 $S_{\bar{x}}=0,260$ (+++) +16,0%
Verhältnis RNA/DNA	3,81 $S_{\bar{x}}=0,099$	4,15 $S_{\bar{x}}=0,095$ (+++) +8,92%	4,69 $S_{\bar{x}}=0,046$ (+++) +23,09%
mg Eiweiß in 1 g Leber	124,07 $S_{\bar{x}}=1,49$	138,37 $S_{\bar{x}}=2,30$ (+++) +11,52%	145,88 $S_{\bar{x}}=1,42$ (+++) +17,57%
Verhältnis mg Eiweiß/mg RNA	15,07 $S_{\bar{x}}=0,176$	15,63 $S_{\bar{x}}=0,380$ (—) +3,71%	15,27 $S_{\bar{x}}=0,436$ (—) +0,436%

Diskussion

Der chronische Einfluß des Lärmstimulus führt bei Versuchstieren zu einer Modifizierung des Metabolismus, welche zu hoch signifikanten Veränderungen der überprüften Komponenten in der Leber führt. Die Ergebnisse unserer Untersuchungen weisen darauf hin, daß auch hier in der Leber die Intensität der Störungen von der Einwirkungsdauer der schädlichen Schall- und Ultraschallstimuli auf den Organismus abhängig ist. Statistisch signifikante Veränderungen der Werte von Nucleinsäuren und Eluateiweiß ließen vermuten, daß es nach längerer Einwirkung dieser Stress-Stimuli in der Leber von Versuchstieren auf noch nicht völlig geklärtem Wege zur Stimulierung der Hauptkettenglieder des Gesamtmetabolismus kommt. Charakteristisch wäre hier der parallele Anstieg der Werte von RNA und Eluateiweiß. Bei der 4wöchigen Versuchsgruppe verzeichneten wir einen 16%igen Anstieg des Gesamt--RNA in der Leber und eine 17,5%ige Erhöhung von Eluateiweiß. Demgegenüber kommt es bei den Versuchstieren dieser Gruppe zu einem statistisch signifikanten Fall der Werte von DNA.

Die DNA ist in der Zelle fast ausschließlich im Zellkern lokalisiert (Davidson, 1965). Noch nicht publizierte Ergenisse eigener Untersuchungen bestätigen diese Ansicht auch über das Verhalten dieser Komponente in der Leber von Meerschweinchen. Allgemein wird angenommen, daß im physiologischen Zustand die Werte der DNA in der Zelle konstant bleiben und man auf Grund der Ergebnisse bei Bestimmungen dieser Verbindung auf die Zahl von Zellkernen im Volumen des analysierten biologischen Materials schließen könnte (Davidson, 1965). Ein statistisch signifikanter Fall der DNA Werte in der Leber von Versuchstieren nach 4wöchigem Einfluß dieses Lärmstimulus erfordert somit, daß man zu dieser Beobachtung Stellung nimmt.

Bei verhältnismäßig großer Stabilität der DNA in den somatischen Zellen der Leber könnte ein Fallen der Werte dieser Komponente bei den Versuchstieren durch Vergrößerung des Zellvolumens auf Grund intensiverer Synthese anderer Verbindungen gedeutet werden. Die statistisch hoch signifikante Vergrößerung von RNA- und Eluateiweißwerten in der Leber bei Versuchstieren ständen im Einklang mit dieser Annahme. Weiter könnte man hier hinzufügen, daß die Vergrößerung des Zellvolumens zu einer Massenzunahme der Leber und somit zu einer Veränderung des relativen Gewichts dieses Organs führt.

Im methodischen Teil dieser Mitteilung wurde angedeutet, daß wir als relatives Gewicht der Leber die Masse des Organs bezeichnen, welche 100 g Körpergewicht des Tieres entspricht. Veränderungen in der Lebermasse in Vergleich zum Körpergewicht haben ihren Einfluß auf das relative Gewicht dieses Organs. Andererseits können bei Verminderungen des Körpergewichts und gleichbleibender Lebermasse die gleichen Veränderungen des relativen Gewichtes erwartet werden.

In unseren seit einigen Jahren unter konstanten Bedingungen durchgeführten Untersuchungen wird bei Kontroll- und Versuchstieren vor Beginn und nach Beendigung des Experiments das Körpergewicht der einzelnen Tiere festgelegt. Wir können auf Grund unserer Erfahrungen, welche den Einfluß von Schallstress betreffen, keine signifikanten Veränderungen im Verhalten des Körpergewichtes zwischen Kontroll- und

Versuchstieren verzeichnen. Daraus ginge hervor, daß die in der Tabelle zusammengestellten Werte des relativen Gewichtes auch in diesen Untersuchungen nicht das Resultat einer Abnahme des Körpergewichts bei den Versuchstieren, sondern einer Vergrößerung ihrer Lebermasse sind. Die 17,9 % ige Vergrößerung des relativen Gewichts der Leber bei Versuchstieren nach 4wöchiger Exposition stände hier im Einklang mit den Werten von RNA u. Eluateiweiß.

Aus der Tabelle geht weiter hervor, daß in der ersten Phase der Stressreaktion, d.h. nach 2wöchiger Einwirkung dieser unspezifischen Stress-Stimuli, bei hoch statistisch signifikanter Vergrößerung des relativen Gewichts der Leber und signifikanter Erhöhung der Werte von RNA und Eluateiweiß, die DNA fast unverändert bleibt. Die 1,38%ige Abweichung der Mittelwerte dieser Komponente von der Norm ist in Grenzen der physiologischen Streuung der Normalwerte und kann nicht als Anzeichen einer Volumenvergrößerung der Leber gedeutet werden. Aus der Zusammenstellung dieser beiden Komponenten ginge weiter hervor, daß bei den Versuchstieren dieser Gruppe trotz intensiver RNA- und Eluateiweiß-Synthese das Volumen der Leber unverändert bleibt. Die unter diesen Versuchsbedingungen angeregte Synthese dieser hochmolekularen Verbindungen führte wohl sekundär zu einer Vergrößerung der Kompaktheit, d.h. zu einer Vergrößerung des spezifischen Gewichts der Leber. Diese Hypothese wird zum Thema eines unserer weiteren Experimente.

Nach 4wöchiger Stimulation der Versuchstiere beobachteten wir bei statistisch signifikanter Vergrößerung des relativen Gewichts einen statistischen Abfall der DNA in der Leber der Versuchstiere. Diese Beobachtung ließe darauf schließen, daß es nach dieser Expositionszeit nicht zu einer Massenerhöhung, sondern auch zu einer Volumenvergrößerung der Leber dieser Tiere kommt. Diese Volumenvergrößerung der einzelnen Leberzellen bei den Versuchstieren wäre wohl einerseits auf eine Elastizitätsverminderung von Zellmembranen, andererseits auch auf eine Hypertrophie der einzelnen Leberzellen zurückzuführen. Diese Hypertrophie könnte das Resultat einer vergrößerten Neubildung nicht nur von nachgewiesenem Eluateiweiß, sondern auch einer Vermehrung von Struktureiweiß sein. Dieses hier sich aufdrängende Problem kann jedoch erst in weiteren Untersuchungen gelöst werden.

Literatur

Davidson, J. N.: The biochemistry of the nucleic acids, 5th edit. London: Methuen & Co. Ltd. 1965.

Gornall, A. G., Bardawill, C. S., David, M. M.: Determination of serum proteins by means of the biuret reaction. J. biol. Chem. **177**, 751 (1949).

Grzesik, J., Jóźkiewicz, S., Puchalik, M., Stanosek, J.: Untersuchungen über die Einwirkung des akustischen und utraakustischen Schallfeldes. I. Der Einfluß auf Blutzucker und Brenztraubensäure im Blut sowie die Werte der Oberflächenspannung im Serum bei Meerschweinchen. Acta physiol. pol. [Poln.] 11, 223 (1960).

— — — — Die Einwirkung von Schall- und Ultraschallwellen größerer Intensitäten auf die chemische Zusammensetzung des Blutes bei Meerschweinchen. [Poln.] Med. 11 Pracy, 315 (1960).

Jonek, J., Stanosek, J., Wacławczyk, H.: Über den Einfluß der chronischen Lärmeinwirkung auf das Verhalten der Atmungsfermente in der Leber bei Meerschweinchen. Z. mikr.-anat. Forsch. 71, 496 (1964).

— — Klimkiewicz, Z.: Histochemische Untersuchungen über das Verhalten der Adenosintriphosphatase, der alkalischen und sauren Phosphatase sowie der sauren Desoxyribonuclease in der Leber bei Meerschweinchen nach chronischer Lärmeinwirkung. Z. mikr.-anat. Forsch. 72, 21 (1965).

— — Wacławczyk, H.: Über das Verhalten von Glucose-6-phosphatase, Glycogen und von PAS-positiven Substanzen in der Leber bei Meerschweinchen nach chronischer Lärmeinwirkung. Z. mikr.-anat. Forsch. 72, 276 (1965).

Jóźkiewicz, S., Stanosek, J., Gregorczyk, J., Lewandowska-Tokarz, A.: Über den Einfluß von Lärm und Virbrationen auf das Verhalten des Serumeiweißes und seiner Fraktionen sowie der Aktivität einiger Serumenzyme des Eiweiß- und Kohlenhydratstoffwechsels bei Industriearbeitern. Acta biol. med. germ. 13, 713 (1964).

— — — Krzoska, K., Lewandowska-Tokarz, A.: Über den Einfluß der chronischen Einwirkung von Lärm und Vibrationen niedriger Frequenzen auf die Zusammensetzung des Blutes, das relative Gewicht einiger Organe sowie den Gehalt an Ascorbinsäure in den Nebennieren bei Meerschweinchen. Acta biol. med. germ. 13, 331 (1964).

Krzoska, K.: Der Phosphathaushalt bei Meerschweinchen nach chronischem Einfluß eines akustischen und ultraakustischen Schallfeldes. — Dissertation, 1960. [poln. — Im Archiv der Schlesischen Medizinischen Akademie.]

— Studies on the effect of acoustic and ultraacoustic fields on biochemical processes. X. Effect on total phosphorus and organic phosphates level in the blood of guinea pigs. Acta physiol. pol. 18, 4 (1967).

Schmidt, G., Thannhauser, S. J.: Zit. nach Charagaff, E., Davidson, J. N., The nucleic acids chemistry and biology. New York: Academic Press Inc., Publ. 1955.

Stanosek, J., Jóźkiewicz, S., Puchalik, M., Grzesik, J.: Über den Einfluß des akustischen und ultraakustischen Schallfeldes auf die chemische Zusammensetzung und auf die Oberflächenspannung des Blutes bei Meerschweinchen. Z. Arbeitsmed. Arbeitsschutz 10, 168 (1960).

— Untersuchungen über die Einwirkung des akustischen und ultraakustischen Schallfeldes. V. Der Einfluß auf die Aktivitäten der Alanin- und Aspartat-Aminotransferasen sowie die Werte von Alanin, Aspartat und Glutamat im Serum bei Meerschweinchen. Acta physiol. pol. 12, 469 (1961).

Steele, A. S., Okamura, N., Busch, H.: Prevention of loss of RNA, DNA and protein into lipid solvents. Biochem. biophys. Acta (Amst.) 87, 490 (1964).

Doc. Dr. med. habil. Józef Stanosek
Śl. Akademia Medyczna
Zakład Chemii Fizjologicznej
Zabrze 8, ul. K. Marksa 19
(Polen)

Int. Arch. Arbeitsmed. 26, 224—230 (1970)
© by Springer-Verlag 1970

Pilot-study zur beruflichen Kohlenmonoxid-Gefährdung in Großstadtstraßen

D. Szadkowski, V. Mastall, K.-H. Schaller und G. Lehnert

Institut für Arbeits- und Sozialmedizin der Universität Erlangen-Nürnberg
(Direktor: Professor Dr. med. H. Valentin)

Eingegangen am 10. März 1970

Occupational Exposure to Carbon Monoxide in Downtown Traffic. A Pilot Study

Summary. Gasoline driven cars are most important sources of air pollution with carbon monoxide. Therefore, increased atmospheric concentrations of carbon monoxide mainly result from downtown traffic. In a pilot study hemoglobin and carbon monoxide hemoglobin were measured in 138 dustmen and scavengers of a large city of West Germany. Everyday working for eight hours near the traffic this sample seemed to be strongly exposed.

In these persons the levels of carbon monoxide hemoglobin (mean 4.04%, s. d. 2,82%) should not be able to cause any intoxication. Beyond that there is no difference to the level of carbon monoxide hemoglobin of occupationally not exposed persons published in the literature. But there are distinct differences between smokers and nonsmokers with regard to the level of carbon monoxide hemoglobin.

Zusammenfassung. Kohlenmonoxid gehört zu den wichtigsten luftverunreinigenden Verbindungen, die von benzinbetriebenen Kraftfahrzeugen ausgestoßen werden. Dementsprechend findet in der Atmosphäre von Großstadtzentren eine gewisse Kohlenmonoxidanreicherung statt. Im Rahmen einer pilot-study wurden daher Hämoglobin- und Kohlenmonoxid-Hämoglobin-Bestimmungen bei 138 Straßenwärtern und Mülladern durchgeführt. Dieses Kollektiv erschien durch die täglich 8 Std dauernde Tätigkeit in unmittelbarer Nähe des Kraftfahrzeugstromes besonders exponiert.

Der bei diesem Kollektiv gefundene mittlere Kohlenmonoxid-Hämoglobin-Spiegel von 4,04% (± 2,82%) liegt in einem Bereich, in dem noch nicht mit Beschwerden oder gar mit Vergiftungserscheinungen zu rechnen ist. Darüber hinaus weichen die in der vorliegenden Arbeit bei beruflicher Kohlenmonoxid-Belastung ermittelten Kohlenmonoxid-Hämoglobinwerte nicht von denen beruflich Unbelasteter ab, wie ein Vergleich mit der Literatur zeigt. Dagegen finden sich deutliche Unterschiede im Kohlenmonoxid-Hämoglobin-Gehalt zwischen Nichtrauchern und Rauchern.

1. Einleitung

Nach Untersuchungen von Georgii u. Mitarb. (1967) muß Frankfurt a. M als eine der verkehrsreichsten Städte Westdeutschlands gelten. Die so bedingte Luftverunreinigung mit Autoabgasen wird darüber hinaus durch die besondere geographische Lage dieser Stadt ungünstig beeinflußt. Zumindest in Teilbereichen ergeben sich dabei für den Menschen toxikologische Schadenspotenzen. In diesem Zusammenhang konnten Lehnert u. Mitarb. (1970) eine nicht mehr akzeptable Auswirkung der durch Autoabgase verursachten Bleiimmission nachweisen.

Kohlenmonoxid gehört zu den wichtigsten luftverunreinigenden Verbindungen, die von benzinbetriebenen Kraftfahrzeugen ausgestoßen werden. Sein Anteil an den Auspuffgasen beträgt unter den im Stadtverkehr üblichen Betriebsbedingungen ca. 4 Vol.-% (Brunner, 1966; Georgii, 1967; Lahmann, 1969).

Normalerweise werden in der Erdatmosphäre 0 Vol.-% bis Spuren Kohlenmonoxid gefunden (Geigy, 1968). In den Zentren einiger Großstädte dagegen ermittelte Lahmann (1969) in umfangreichen Messungen wesentlich höhere mittlere Kohlenmonoxid-Konzentrationen (Frankfurt a. M. 13 ppm = 0,0013 Vol.-%; Berlin-Steglitz 16 ppm = 0,0016 Vol.-%[1]). Georgii (1967) gab für Frankfurt a. M. als Jahresmittel 10 ppm Kohlenmonoxid an. Bei diesen Konzentrationen sind jedoch Vergiftungserscheinungen durch Kohlenmonoxid selbst bei achtstündiger körperlicher Schwerarbeit nicht zu erwarten.

Da andererseits aber unter ungünstigen Bedingungen auch in Frankfurt a. M. Spitzenwerte bis zu 100 ppm (Georgii, 1967) und 200 ppm (Lahmann, 1969) gemessen wurden, erschien es sinnvoll, in einer pilotstudy Bestimmungen des Kohlenmonoxid-Hämoglobingehaltes an einem beruflich entsprechend exponierten Kollektiv durchzuführen. Hierfür waren in der Innenstadt Frankfurts beschäftigte Straßenwärter und Müllader besonders geeignet, da sie durch ihre täglich 8 Std dauernde Tätigkeit in unmittelbarer Nähe des Kraftfahrzeugstromes höher exponiert sein dürften als die übrige Großstadtbevölkerung.

2. Methode

2.1. Stichprobenauswahl

Bei 138 Arbeitern des Städtischen Fuhrparks Frankfurt a. M. (67 Straßenwärter und 71 Müllader) wurden im Blut Kohlenmonoxid-Hämoglobin- und Hämoglobinmessungen durchgeführt. Für die Untersuchungen wurden in der Regel nur Probanden ausgewählt, die hier länger als 5 Jahre tätig waren und vorzugsweise in der Innenstadt ihren Dienst verrichteten.

2.2. Untersuchungsgang

Die Blutentnahmen erfolgten am Ende der morgendlichen Verkehrsspitze gegen 8.30 Uhr, nach einer Arbeitszeit von $2^1/_2$ und $3^1/_2$ Std, mit einer Vakuumvenüle (Firma Medici, Duttweiler/Saar; Veinotube oxalaté) für Kohlenmonoxidbestimmungen.

---

1 1 ppm = 10^{-4} Vol.-%.

2.3. Laboratoriumsuntersuchungen

Die Hämoglobinbestimmungen wurden nach der Cyanhämiglobinmethode (E. Merck AG, 1966), die Messungen der Kohlenmonoxid-Hämoglobinwerte mittels des Dräger Kohlenmonoxid-Hämoglobin-Nachweisgerätes durchgeführt.

2.4. Statistische Analysen

Neben der Berechnung von Mittelwerten und Standardabweichungen wurden die Ergebnisse regressions- und korrelationsanalytisch aufgearbeitet. Methodische Einzelheiten finden sich bei Ostle (1966) und Weber (1967).

3. Ergebnisse

Die Mittelwerte und Standardabweichungen für Hämoglobin und Kohlenmonoxid-Hämoglobin aus den Blutproben der 71 Müllader und 67 Straßenwärter finden sich in Tabelle 1.

Tabelle 1. *Mittelwerte und Standardabweichungen für Hämoglobin und Kohlen-monoxid-Hämoglobin im Blut von 138 Arbeitern des Städtischen Fuhrparks Frankfurt a. M.*

Kollektive	n	Hb (g-%)		CO-Hb (%)	
		$\bar{x}$	s	$\bar{x}$	s
Gesamtkollektiv	138	16,73	1,58	4,04	2,82
Müllader	71	17,06	1,52	4,14	2,69
Straßenwärter	67	16,40	1,38	3,96	3,01

4. Diskussion

Die mittleren Kohlenmonoxid-Hämoglobin-Konzentrationen der beiden hier untersuchten Teilkollektive (Müllader und Straßenwärter) sind nahezu identisch (Tabelle 1). Es erscheint daher berechtigt, im folgenden die bei dem Gesamtkollektiv ermittelten Werte zugrunde zu legen.

Nach Zorn (1965) sowie Wirth u. Mitarb. (1967) ist bei der chronischen Einwirkung von Kohlenmonoxid mit Vergiftungserscheinungen erst bei einer Kohlenmonoxid-Hämoglobin-Konzentration von über 15—20% zu rechnen. Bei Werten unter 10% Kohlenmonoxid-Hämoglobin treten offenbar keinerlei Beschwerden auf.

Die hier bei dem beruflich kohlenmonoxidbelasteten Kollektiv gewonnenen Ergebnisse liegen mit durchschnittlich 4% Kohlenmonoxid-Hämoglobin noch deutlich unterhalb dieses Grenzbereiches. Wie aus der relativ niedrigen Standardabweichung ($s = 2,82\%$) hervorgeht, gilt dies nicht nur für den Mittelwert, sondern auch für den größten Teil der

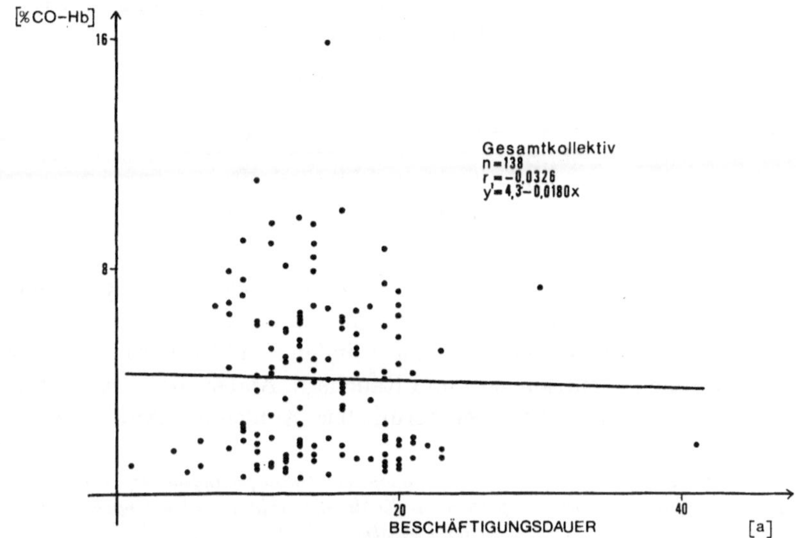

Abb. 1. Korrelationsdiagramm der Beziehung zwischen Beschäftigungsdauer in Jahren und Kohlenmonoxid-Hämoglobin-Konzentration bei 138 Arbeitern des Städtischen Fuhrparks Frankfurt a. M.

Einzelwerte. Damit muß man annehmen, daß selbst die von Georgii (1967) und Lahmann (1969) in der Frankfurter Innenstadt gemessenen atmosphärischen Kohlenmonoxid-Spitzenkonzentrationen zur Höhe des Kohlenmonoxid-Hämoglobinspiegels der untersuchten Arbeiter nicht wesentlich beitragen. Dies mag dadurch bedingt sein, daß einerseits ein höherer Kohlenmonoxidgehalt nur sehr kurzdauernd besteht, andererseits aber die Einstellung eines Gleichgewichts zwischen Atemluft und Kohlenmonoxid-Hämoglobin eine gewisse Zeitspanne erfordert. Wie theoretisch erwartet werden mußte, läßt sich auch eine Abhängigkeit des Kohlenmonoxid-Hämoglobinspiegels von der Beschäftigungsdauer in Jahren regressions- und korrelationsanalytisch nicht nachweisen (Abb. 1).

Neben der abgasbedingten Luftverunreinigung stellt eine andere wichtige ökologische Kontaminationsquelle für Kohlenmonoxid das Zigarettenrauchen dar. Um die vorgelegten Ergebnisse abschließend interpretieren zu können, erschien daher eine Aufteilung des Kollektivs in Nichtraucher und Raucher zweckmäßig. Hierbei ergeben sich die in Tabelle 2 wiedergegebenen Mittelwerte und Standardabweichungen des Kohlenmonoxid-Hämoglobins.

Die durchschnittliche Kohlenmonoxid-Hämoglobin-Konzentration beträgt danach bei den Rauchern das 3,6fache des Kohlenmonoxidspiegels der Nichtraucher. Vergleicht man diese Werte mit den in

Tabelle 2. *Gegenüberstellung des Kohlenmonoxid-Hämoglobingehaltes von Nicht-rauchern und Rauchern*

	n	CO-Hb (%)	
		$\bar{x}$	s
Nichtraucher	37	1,4	0,64
Raucher	81	5,1	2,7

der Literatur für beruflich nicht belastete Kollektive angegebenen (Tabelle 3), so zeigt sich eine gute Übereinstimmung.

Wie bei den eigenen Untersuchungen finden sich hier deutliche Unterschiede zwischen Nichtrauchern und Rauchern. Andererseits weichen die in der vorliegenden Arbeit bei beruflicher Kohlenmonoxid-Belastung

Tabelle 3. *Gegenüberstellung des Kohlenmonoxid-Hämoglobingehaltes von Nicht-rauchern und Rauchern bei beruflich nicht Kohlenmonoxid-Belasteten nach Angaben der Literatur*

Autoren	n	Nicht-raucher CO-Hb (%)	n	Raucher CO-Hb (%)	Bemerkungen
Seifert (1951)		$\bar{x} = 0,82$		$\bar{x} = 3,38$	
Parmeggiani (1952)		$\bar{x} = 2,8$		$\bar{x} = 4,9$	
Petry (1953)		1—3		bis 10	starke Raucher
Krüger, Zorn, Portheine (1960)		1,5—2		3—10	leichte bis starke Raucher
Wagemann (1960)				10—12 bis 21	extr. Raucher
Petry (1966)	5	$\bar{x} = 1,2$	5	$\bar{x} = 3,7$	
Goldsmith (1968)		$\bar{x} = 1,2$		2,3—6,8	
Langmann, Kettner (1968)				5—10	bei 20—40 Zigaretten tägl.
Backman, Christiansen,		1,5 ± 0,7		$\bar{x} = 3,1$	Taxifahrer vor Arbeitsbeginn
Laamanen (1969)		1,8 ± 1,5		$\bar{x} = 3,2$	Polizisten vor Arbeitsbeginn
Göthe u. Mitarb. (1969)	28	1,2 ± 0,39	28	3,5 ± 1,17	in Stockholm
	6	0,8 ± 0,14	6	5 ± 2,44	in Malmö
	3	0,6 ± 0,38	5	2,4 ± 1,10	in Orebro
Hansson, Sundström (1969)		0,88 ± 0,11		3,97 ± 1,88	kleinere Versuchsgruppe
		0,85 ± 0,26			
		0,92 ± 0,28		2,88 ± 0,92	

ermittelten Kohlenmonoxid-Hämoglobinwerte unter Berücksichtigung des Effektes „Rauchen" nicht von denen beruflich Unbelasteter ab. Eine objektivierbare berufliche Gefährdung durch Kohlenmonoxid scheint bei den hier untersuchten Berufsgruppen somit nicht gegeben zu sein. Zu ähnlichen Ergebnissen kamen Göthe u. Mitarb. (1969) bei Untersuchungen von Polizisten, die in der Innenstadt und in Außenbezirken Stockholms tätig waren, ebenso Backman u. Mitarb. (1969) bei Polizisten und Taxifahrern in Helsinki. Insgesamt soll damit die Notwendigkeit einer Kohlenmonoxidentgiftung von Kraftfahrzeugabgasen keineswegs bagatellisiert werden. Es bestehen aber konkrete Hinweise dafür, daß andere Abgasbestandteile eine größere Schadenspotenz aufweisen als Kohlenmonoxid. Sie sollten dementsprechend bei der Abgasentgiftung neben Kohlenmonoxid zukünftig stärker berücksichtigt werden.

Herrn Oberbaudirektor Dipl.-Ing. H. Baumann, Direktor des Städtischen Fuhrparks der Stadt Frankfurt a. M., und Herrn Herzer, ÖTV, sei für ihre freundliche Hilfe gedankt.

Literatur

Backman, A.-L., Christiansen, V., Laamanen, A.: Blood carboxyhemoglobin levels of police-men and taxi drivers in Helsinki. Arch. environm. Hlth 6, 1 (1969).

Brunner, M.: Die Zusammensetzung der Auspuffgase bei Benzinmotoren. Z. Präv.-Med. 11, 77 (1966).

Documenta Geigy: Wissenschaftliche Tabellen. Basel: Geigy 1968.

Drägerwerk: Darstellung der toxischen Wirkung des Kohlenoxyds. Lübeck: Drägerwerk, 30. Folge 1959.

Georgii, H.-W., Busch, E., Weber, E.: Untersuchungen über die zeitliche und räumliche Verteilung der Immissionskonzentration des Kohlenmonoxid in Frankfurt a. Main. Berichte des Institutes für Meteorologie und Geophysik der Universität Frankfurt/Main, Nr. 11. Frankfurt a. Main: Eigenverlag 1967.

Göthe, C.-J., Fristedt, B., Sundell, L., Kolmodin, B., Ehrner-Samuel, H., Göthe, K.: Carbon monoxide hazard in city traffic. Arch. environm. Hlth 19, 312 (1969).

Goldsmith, J. R., Landaw, S. A.: Carbon monoxide and human health, California. Science 162, 1352 (1968).

Hansson, R., Sundström, G.: Kohlenmonoxidbestämning i blod. Nord. Med. 82, 981 (1969)

Krüger, P. D., Zorn, O., Portheine, F.: Probleme akuter und chronischer Kohlenoxyd-Vergiftungen. Arch. Gewerbepath. Gewerbehyg. 18, 9 (1960).

Lahmann, R.: Untersuchungen über Luftverunreinigungen durch den Kraftverkehr. Schriftreihe des Vereins für Wasser-, Boden- und Lufthygiene, H. 28, 4 (1969).

— Kettner, H.: Die Problematik einer chronischen Intoxikation durch Kohlenoxid und Untersuchungen seiner Immissionen in Großstädten. Öff. Gesundh.-Wes. 30, 7 (1968).

Lehnert, G., Mastall, H., Szadkowski, D., Schaller, K.-H.: Berufliche Bleibelastung durch Autoabgase in Großstadtstraßen. Dtsch. med. Wschr. 95, 1097 (1970).

Merck AG., E.: Labormethoden des praktischen Arztes. Darmstadt 1966.

Ostle, B.: Statistics in research. Ames/Iowa: Iowa State University Press 1966.

Parmeggiani, L.: Contribution sur le thème de l'oxycarbonisme chronique. Arch. Mal. prof. 13, 241 (1952).

Petry, H.: Die chronische Kohlenoxidvergiftung. Arbeitsmedizin, H. 29, S. 21. Leipzig: J. A. Barth 1953.
— Spektrophotometrische Bestimmungen von Kohlenoxid-Hämoglobin bei Gaswerksarbeitern und anderen Personen. Arbeitsmed. Sozialmed. Arbeitshyg. 1, 165 (1966).
Seifert, P.: Der physiologische Kohlenoxidgehalt des Blutes. Dtsch. med. Wschr. 76, 1344 (1951).
Wagemann, W.: Das otologische Bild der Kohlenoxidvergiftung. Z. Laryng. Rhinol. 39, 691 (1960).
Weber, E.: Grundriß der Biologischen Statistik. Stuttgart: Fischer 1967.
Wirth, W., Hecht, G., Gloxhuber, Ch.: Toxikologie-Fibel. Stuttgart: Thieme 1967.
Zorn, H.: Empfehlung für die Klassifikation der CO-Vergiftung. Arbeitsmed. Sozialmed. Arbeitshyg. 1, 11 (1965).

Dr. med. D. Szadkowski
Institut für Arbeits- und Sozialmedizin
D-8520 Erlangen
Schillerstraße 25

Int. Arch. Arbeitsmed. 26, 231—249 (1970)
© by Springer-Verlag 1970

Hörschäden durch Lärm bei Ladearbeitern eines großen zivilen Flughafens*

G. Pressel

Dienststelle des Landesgewerbearztes im Hessischen Sozialministerium,
Wiesbaden (Leiter: Medizinaldirektor Dr. med. E. Trense)

W. Freudenstein

Mess- und Prüfstelle für die Gewerbeaufsichtsverwaltung des Landes Hessen,
Kassel (Leiter: Regierungsdirektor Dipl.-Phys. H.-J. Körner)

Eingegangen am 26. Februar 1970

Noise-Induced Hearing Deficiencies of Loading Personnel at a Large Civil Airport

Summary. Noise measurements were undertaken at a large civil airport with a view to establishing the degree of exposure to noise of the aircraft loading personnel on the loading aprons. It was established that on account of the intensity and the character of this noise hearing defects can be expected to develop amongst these workers.

This was confirmed by an audiometric examination of 82 aircraft loaders: Approximately half of those examined were found to have hearing deficiencies in excess of 30 dB which resulted in a lowering of the hearing threshold in the middle and higher frequencies. Graphs prepared, showing the arithmetical mean value of the audiograms of affected persons have their lowest point at fis[5].

Finally: Suggestions for the prevention of further damage through aircraft noise on the loading aprons are made.

Zusammenfassung. Auf einem großen Flughafen wurde die Lärmexposition der Ladearbeiter ermittelt, deren Tätigkeitsbereich sich besonders auf das Flughafenvorfeld erstreckt. Dabei zeigte sich, daß auf Grund der Intensität und des Charakters des Lärmes mit Hörschäden bei den hier Beschäftigten zu rechnen ist.

Dies wurde durch eine audiometrische Reihenuntersuchung bei 82 Ladearbeitern bestätigt: Bei etwa der Hälfte aller untersuchten Ladearbeiter fand sich ein Hörschaden von mehr als 30 dB in Form einer Senke der Hörschwelle in den mittleren und hohen Frequenzen. Diese Senke erreichte in der Kurve des arithmetischen Mittelwertes der Audiogramme aller hörgeschädigten Personen ihren tiefsten Punkt bei fis[5].

Schließlich werden Vorschläge zur Verhütung von weiteren Hörschäden durch den Lärm auf dem Flughafenvorfeld gemacht.

1. Einleitung

Flughäfen sind heute zu Wirtschaftsunternehmen geworden, die mitunter Tausende von Menschen beschäftigen. Diese Arbeitsplätze

---

* Herrn Prof. Dr. med. Hans Symanski zum 65. Geburtstag gewidmet.

bringen zum Teil ihre eigenen arbeitsmedizinischen Probleme mit sich. So hatten wir uns mit der Situation derjenigen Arbeitnehmer zu befassen, die bei ihrer Tätigkeit auf dem Vorfeld eines großen zivilen Flughafens durch unmittelbare Einwirkung des Lärms der Flugzeugmotoren und Düsenaggregate der Gefahr von Hörschäden ausgesetzt sind. Von der Tätigkeit, den Aufgabengebieten und der Firmenzugehörigkeit her gesehen, handelt es sich bei diesem Personenkreis um keine einheitliche Gruppe. Es sind dies in erster Linie Ladearbeiter, Mechaniker und anderes Personal der einzelnen Fluggesellschaften, Tankwarte, Einweiser, Personal der Küchenbetriebe, sowie Fahrer von mobilen Geräten, Fahrzeugen und Bussen.

Nun sind Hörschäden durch den Lärm von Flugzeugmotoren und Düsenaggregaten nicht gerade unbekannt. So hatte schon 1944 Kipp Hörschwellenbestimmungen bei Prüfstandsarbeitern an Flugzeugmotoren vorgenommen, und Ruff u. Mitarb. hatten 1957 Untersuchungen zur Frage der Gehörschädigung des fliegenden Personals von Propellerflugzeugen durchgeführt, um nur zwei Beispiele zu nennen. Weitere Angaben hierzu finden sich bei Guild (1951), Rüedi und Furrer (1951), Bourdinand u. Mitarb. (1957), Kopra (1960), Herrmann und Stahl (1961), Fröhlich (1963) u. a. Schließlich hatten Boenninghaus und Röser im Jahre 1962 auf dem gleichen Flughafen wie wir das Personal des Flughafenvorfeldes untersucht.

Die Autoren hatten hierbei 382 Personen erfaßt. Es handelte sich allerdings um eine Gruppe von Arbeitnehmern, die nicht unbedingt alle in gleicher Weise dem Lärm ausgesetzt waren; vielmehr wurden auch Personen untersucht, die sich nur zeitweise auf dem Vorfeld oder in relativ weiter Entfernung von den Flugzeugen aufhielten. Bei der Auswertung der Tonaudiogramme fand sich beinahe bei jedem zweiten Beschäftigten ein Lärmschaden des Gehörs in Form einer Senke der Hörschwellenkurve um mindestens 30 dB, meist bei der Frequenz c^5, seltener bei fis^5, c^4 oder c^6. Eine Aufgliederung nach der Dauer der Lärmexposition ergab eine zunehmende Häufigkeit der Lärmschwerhörigkeit in Abhängigkeit von der Dauer der Lärmarbeit. Zugleich zeigte sich jedoch auch, daß der Flugplatzlärm vor allem in den ersten Arbeitswochen und -monaten relativ viele Arbeiter geschädigt hatte.

Zur Zeit dieser Untersuchung verkehrten im Zivilverkehr erst seit etwa 2—3 Jahren Düsenflugzeuge und seit etwa 5 Jahren Turbopropmaschinen. Da in der Zwischenzeit der Anteil der Düsenflugzeuge, aber auch die Flugdichte erheblich zugenommen hatten, erschien uns eine Überprüfung der damaligen Untersuchungsergebnisse geraten. Außerdem hatten die Autoren in ihrer Veröffentlichung keine Differenzierung nach Arbeitsplätzen vorgenommen. Obgleich den meisten auf dem Flughafenvorfeld beschäftigten Personen gemeinsam ist, daß sie einen großen

Teil ihrer Arbeitszeit in der Nähe der abgestellten, startenden und landenden Flugzeuge verbringen, so ist doch ihre Lärmexposition nur schwer miteinander zu vergleichen. Uns interessierten deshalb besonders die Ladearbeiter, weil es sich hier — von der Lärmexposition her gesehen — um eine einheitliche Gruppe handelt, zum anderen weil gerade die Ladearbeiter in einem hohen Maße dem Lärm des Flughafenvorfeldes ausgesetzt sind.

2. Lärmexposition

2.1. Tätigkeit des Ladepersonals

Den Ladearbeitern obliegt in erster Linie, wie schon der Name besagt, das Entladen und Beladen der Maschinen, d.h. sie haben bei den Passagiermaschinen kleinere Gepäckstücke, wie Koffer und Taschen, von den Transportfahrzeugen in die Laderäume zu verstauen, bei Frachtmaschinen, die bevorzugt in der Nacht abgefertigt werden, größere Frachtstücke oder sog. Paletten (containerähnliche Behälter) zu befördern. Die Ladearbeiter haben darüber hinaus noch weitere Leistungen zu erbringen, z.B. das Anlegen und Wegnehmen der Bremsklötze, wobei letzteres bei laufenden Antriebsaggregaten erfolgt.

Nach der Abfertigung einer Maschine werden die Ladearbeiter mit einem Bus entweder zum Bereitschaftsraum oder aber sofort zu einem anderen Flugzeug gefahren. Es wird in drei Schichten gearbeitet. Die Schichtdauer beträgt 8 Std; sehr häufig fallen aber Überstunden an, d.h. es kommt — unter Berücksichtigung des Bereitschaftsdienstes — zu Schichtzeiten bis zu 10 und 12 Std. Im Durchschnitt folgen auf 7 Arbeitstage 2 freie Tage.

2.2. Lärmemittenten auf dem Flughafenvorfeld

Die Geräuschbelastung im Vorfeldbereich eines Verkehrsflughafens wird durch eine Vielzahl von Einzellärmquellen gebildet. Neben den Kurzzeit-Spitzen-lärmbelastungen, die durch Start- und Landemanöver von Strahltriebwerk- und Propellerflugzeugen hervorgerufen werden, gibt es noch eine Reihe von Dauer-geräuschquellen, wie sie z.B. durch Tankfahrzeuge, Verladehilfsgeräte, Versorgungs-fahrzeuge und auch durch eigene Aggregate der Flugzeuge gebildet werden. Am lärmintensivsten treten hierbei die sog. „Hilfsturbinen" („Auxiliary Power Unit") in Erscheinung, mit denen verschiedene Flugzeugtypen ausgerüstet sind. Diese Hilfsturbinen haben die Aufgabe, während der Flugzeugwartung, also bei Stillstand der Haupttriebwerke, die Bordstromversorgung zu übernehmen. Sie sind bei einigen Flugzeugtypen im Bereich des Hecks, bei anderen in der Nähe des Fahrwerk-schachtes eingebaut. Daneben sind noch die herkömmlichen mobilen Bordstrom-Bodenaggregate mit Dieselantrieb zu erwähnen, die bei Flugzeugen ohne Eigen-versorgung eingesetzt werden.

2.3. Ermittlung der Lärmimmission

Um zunächst einen Überblick über die Dauergeräuschbelastung im Nahbereich verschiedener zur Abfertigung bereit stehender Flugzeuge zu gewinnen, haben wir unter möglichst vergleichbaren Voraussetzungen an den in der Abb. 1 dargestellten Punkten orientierende Schallpegelmessungen vorgenommen. In Tabelle 1 sind die hierbei ermittelten Dauergeräuschpegel wiedergegeben, die von fahrbaren Boden-aggregaten mit Dieselantrieb, von Düsenhilfstrubinen für die Bordstromversorgung sowie von Verladehilfsgeräten erzeugt wurden. In dieser Darstellung sind die

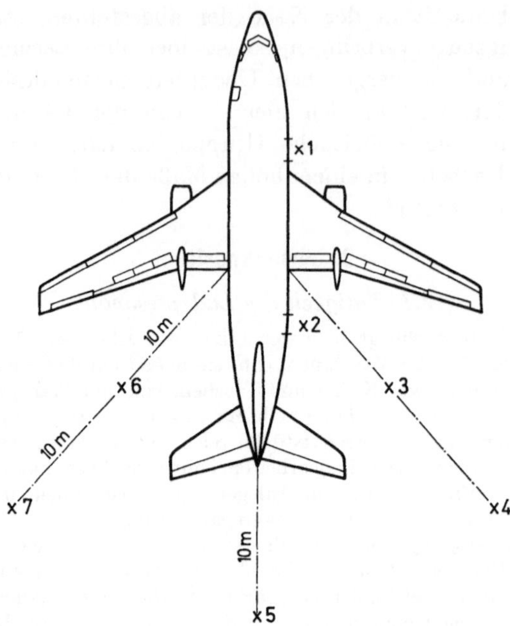

Abb. 1. Darstellung der Meßstellen 1—7 der in Tabelle 1 aufgeführten
Geräuschpegel

Geräuschspitzenbelastungen durch an- und abrollende Maschinen auf Nachbar-
positionen und die Geräusche durch den üblichen Start- und Landebetrieb nicht
enthalten. Diese Dauergeräuschpegel stellen die Grundgeräuschbelastung dar, der
das Lade- und Wartungspersonal während der Abfertigung eines Flugzeuges ausgesetzt ist. Besondere Beachtung verdient hierbei der Lärm im Bereich der Lade-
luken (Meßstelle 1 und 2 in Abb. 1), an denen sich das Ladepersonal während der
überwiegenden Zeit aufhält.

Tabelle 1. *Dauergeräuschpegel im Aufenthaltsbereich der Ladearbeiter an verschiedenen
Meßstellen (vgl. Abb. 1). Geräusche von landenden oder startenden Flugzeugen sind
hier nicht erfaßt*

Flugzeug-typ	Hilfs-turbine	Dauergeräuschpegel in dB(A) an den Meßstellen						
		1	2	3	4	5	6	7
Boeing 727	ja	92	97	94	89	83	89	83
Boeing 737	ja	87	90	90	86	92	88	87
Boeing 707	nein	84	78	nicht gemessen				
Coronado CV 990	nein	85	81	nicht gemessen				
Douglas DC 9	ja	80	92	89	89	94	88	80
Super one eleven	ja	81	87	94	94	99	92	92
Trident	ja	88	90	97	96	100	105	103

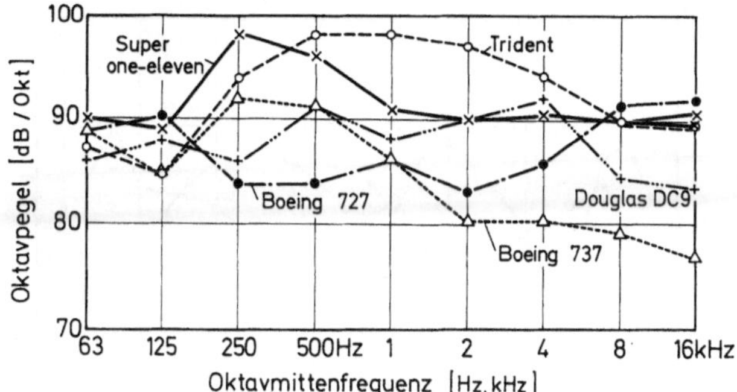

Abb. 2. Oktavpegeldiagramme der Geräusche von Hilfsturbinen. (Meßpunkte: Jeweils etwa 10 m vom Heck des Flugzeuges, beim Typ „Boeing 727" zwischen Rumpf und Tragfläche etwa 10 m vom Einbauort der Hilfsturbine entfernt)

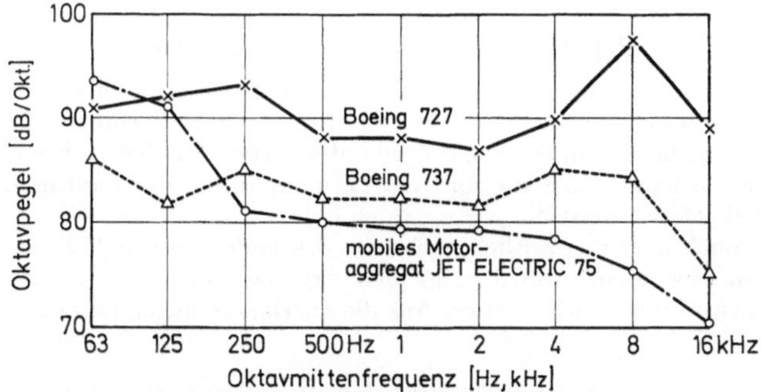

Abb. 3. Oktavpegeldiagramme der Geräusche von Hilfsturbinen und eines mobilen Motoraggregates. (Meßpunkte: Nähe Ladeluke, d.h. im eigentlichen Aufenthaltsbereich der Ladearbeiter)

Die Meßwertzusammenstellung läßt erkennen, daß sich insbesondere bei der Boeing 727 die Geräuschemissionen der Hilfsturbine am stärksten im Bereich der hinteren Ladeluke bemerkbar machen. Bei den anderen Typen liegen die Lärmeinwirkungen im Nahbereich der Flugzeuge, die mit Hilfsturbinen ausgestattet sind, beträchtlich höher als bei den Maschinen ohne derartige Eigenaggregate.

Neben der absoluten Höhe des Schallpegels unterscheiden sich die mobilen Bodenaggregate von den Hilfsturbinen auch wesentlich in der spektralen Zusammensetzung der emittierten Geräusche. So weisen die Geräusche der mobilen Bodenaggregate im Frequenzspektrum ein Schallpegelmaximum im niederfrequenten Hörbereich auf, während die Hilfsturbinengeräusche eher Breitbandcharakter mit zum Teil ausgeprägten Maxima in den höheren Frequenzen haben. Einige typische Oktavpegeldiagramme sind in den Abb. 2 und 3 dargestellt.

Die Terzanalyse läßt insbesondere bei dem Flugzeugtyp B 727 Einzeltoneffekte im Bereich der oberen Hörgrenze erkennen (Abb. 4).

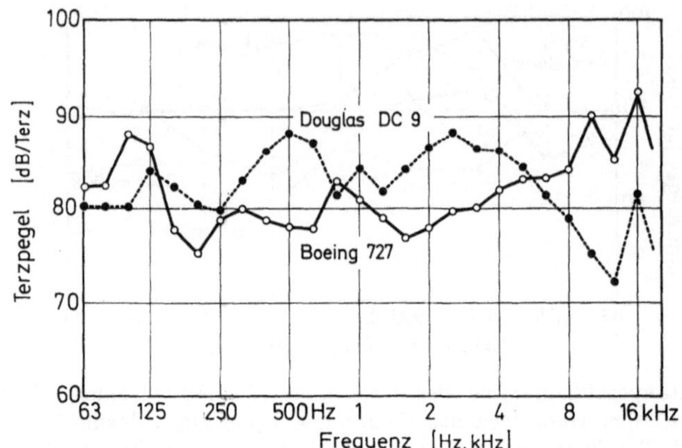

Abb. 4. Terzspektren der Geräusche von Hilfsturbinen, etwa 10 m vom jeweiligen Einbauort der Hilfsturbine entfernt gemessen

2.4. Lärmbelastung der Ladearbeiter

Die Lärmbelastung des Ladepersonals ist durch den ständigen Arbeitsplatz-wechsel innerhalb einer Schicht und die häufigen Kurzzeitlärmbelastungen (Tabelle 2) nicht unerheblichen Schwankungen unterworfen. Aus den bisher erwähnten Einzelmeßwerten kann daher die mittlere Lärmexposition der Ladearbeiter nicht unmittelbar abgeleitet werden.

Ein Überblick über den zeitlichen Einsatz des Ladepersonals läßt sich aus den Einsatzplänen gewinnen. Abb. 5 zeigt den Arbeitsablauf einer Schicht für 12 willkürlich ausgewählte Ladearbeiter. Aus diesen Darstellungen ist erkennbar, daß

Tabelle 2. *Typische kurzzeitige Lärmeinwirkungen im Aufenthaltsbereich der Lade-arbeiter beim Abfertigen eines Flugzeuges*

	dB(A)
Einrollende Maschine auf Nachbarposition	98
Beim Wegziehen der Bremsklötze einer zum Start fertigen Maschine (60—80 sec) am Arbeitsplatz der beiden hiermit beschäftigten Ladearbeiter	109
Beim Start von Strahltriebwerkflugzeugen	um 99
Beim Vorbeirollen einer von der Start- und Landebahn kommenden Caravell in etwa 50 m Entfernung	117
Am Standort des Bodenmechanikers beim Anlassen der Triebwerke einer B 727	108
Beim Abrollen einer B 727 zur Startbahn in etwa 50 m Entfernung	110
Beim Vorbeirollen verschiedener anderer Maschinentypen in unterschiedlichen Entfernungen	um 100

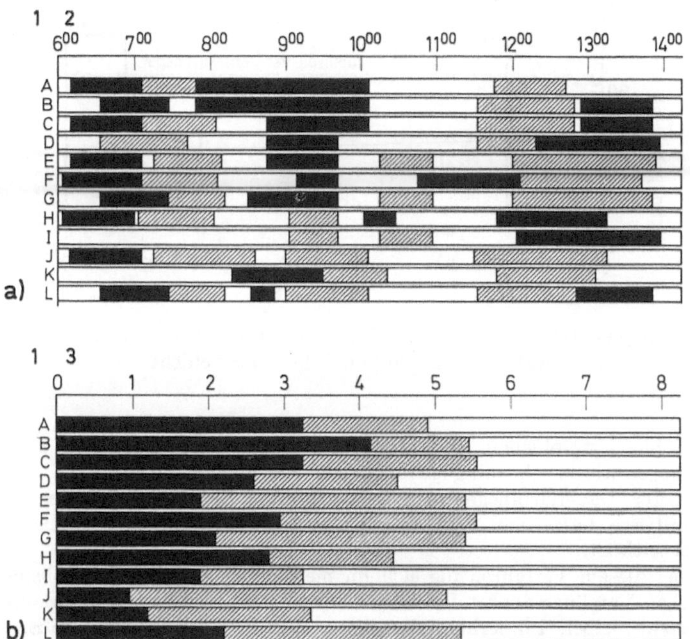

Abb. 5a u. b. Lärmbelastung im Verlauf der Arbeitsschichten von 12 Ladearbeitern. (Spalte 1: Ladearbeiter; Spalte 2: Verteilung der Zeiten mit Lärmbelastung über eine Schicht; Spalte 3: Summarische Zusammenfassung der Zeiträume mit Lärmbelastung. Schwarz: Abfertigung von Flugzeugen mit Hilfsturbinen. Schraffiert: Abfertigung von Flugzeugen ohne Hilfsturbinen, Versorgung durch mobile Motoraggregate. Weiß: Keine Abfertigung von Flugzeugen. Zeitmaß: Stunden)

die Lärmexposition von mehr oder weniger großen Intervallen unterbrochen wird. Hierzu ist jedoch zu bemerken, daß es sich bei diesen Intervallen (in der Graphik: weiß) nicht immer um echte Lärmpausen handelt, da sich die Ladearbeiter in dieser Zeit nicht nur in ihren Bereitschaftsräumen, sondern oftmals auch weiterhin im Bereich des Flughafenvorfeldes aufhalten. Um aber das Ausmaß der Lärmbelastung überhaupt erfassen zu können, wurden diese Intervalle im folgenden wie Lärmpausen behandelt.

Zur Abschätzung der Gesamtlärmexposition für eine Schicht wurde für jede der einzelnen Arbeitsphasen die Lärmbelastung ermittelt. Die Verfasser haben hierzu im Aufenthaltsbereich des Ladepersonals bei den verschiedenen Maschinentypen die Geräuschentwicklung auf einem dem Schallpegelmeßgerät nachgeschalteten Tonbandgerät aufgenommen. Von diesen Magnetbandaufzeichnungen sind sodann Schallpegelregistrierungen erfolgt, aus denen die „gehörschädigungsäquivalenten Dauerschallpegel" für die einzelnen Beurteilungszeitintervalle gebildet wurden. Mit Hilfe der Einsatzpläne konnte sodann die mittlere Gesamtlärmexposition des Ladepersonals für eine Schicht ermittelt werden (Abb. 6).

Zur Ermittlung dieses Dauerschallpegels haben wir uns an einem vom Bundesminister für Arbeit und Sozialordnung erarbeiteten Richtlinienentwurf zur Verhütung von Gehörschäden durch Lärm am Arbeitsplatz (Entwurf 1968) gehalten.

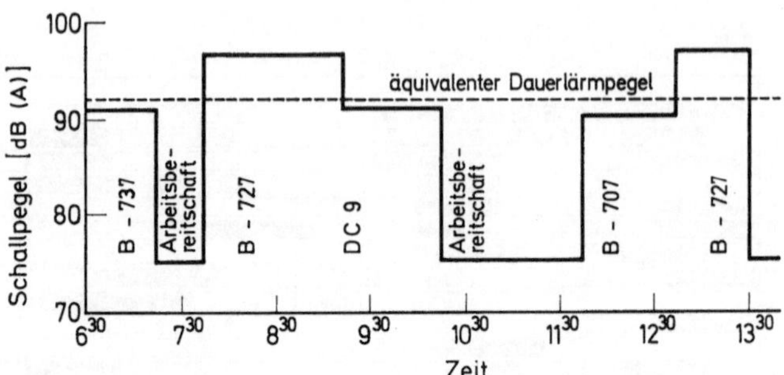

Abb. 6. Beispiel für die unterschiedliche Lärmbelastung eines Ladearbeiters während des größten Teils einer Schicht

Bei dem hier empfohlenen Verfahren wird die gesamte Arbeitszeit in einzelne Beurteilungszeitintervalle mit gleichbleibender Lärmbelastung unterteilt und sodann ein mittlerer Dauerlärmpegel mittels bestimmter Bewertungsfaktoren gebildet. Dieser mittlere Lärmpegel wird als „gehörschädigungsäquivalenter Dauerschallpegel" bezeichnet.

Ob bei diesem Verfahren die sich im menschlichen Organismus abspielenden biologischen Vorgänge auch tatsächlich richtig erfaßt werden, muß vorläufig noch dahingestellt bleiben. Immerhin liefert dieses Verfahren reproduzierbare Ergebnisse und stellt insofern bereits für die Praxis eine wertvolle Hilfe dar.

Nach diesen Auswertungen kann davon ausgegangen werden, daß das Ladepersonal unter Einbeziehung auch der Kurzzeitlärmbelastungen während einer Schicht einem gehörschädigungsäquivalenten Dauerschallpegel zwischen *86 und 94 dB(A)* ausgesetzt ist. Die spektrale Charakteristik des Lärms läßt sich in einer derartigen Zahlenwertangabe nicht ausdrücken. Nach den verschiedenen durchgeführten Analysen darf jedoch für die Beurteilung angenommen werden, daß sich die Lärmbelastung überwiegend aus breitbandigen Geräuschen zusammensetzt.

2.5. Bewertung der Lärmexposition

Für die Entstehung eines Lärmschadens des Gehörs sind neben der individuellen Reaktion des einzelnen Lärmarbeiters im wesentlichen folgende Faktoren verantwortlich:

1. Intensität des Geräusches,
2. Geräuschcharakteristik,
3. Einwirkungsdauer.

Obwohl sich diese Einflußgrößen (USA: „damage risk criteria") physikalisch ohne weiteres erfassen lassen, ist es derzeit noch nicht möglich, ihre Wirkung auf das Gehör sicher vorauszubestimmen. Vollends unübersichtlich werden die Verhältnisse, wenn man die gegenseite Beeinflussung dieser drei Faktoren in ihrer gehörschädigenden Wirkung beurteilen will. Insbesondere bei intermittierenden Geräuscheinwirkungen, wie sie zur Beurteilung anstehen, reichen die bisher vorliegenden Kenntnisse zu einer eindeutigen Aussage nicht aus. Aus diesen Gründen ist auch die Diskussion über die Grenzen der Schädlichkeit des Lärms z.Zt. immer noch nicht abgeschlossen.

Am einfachsten ist noch die Beurteilung von Dauergeräuschen. So gilt als Regel, daß ein Schallpegel von mehr als 90 dB(A) unter bestimmten Voraussetzungen (täglich mehrstündige Einwirkungsdauer über einen längeren Zeitraum) für das Innenohr als potentiell schädlich anzusehen ist. Es handelt sich hierbei freilich um eine recht grobe Bewertungsmethode, und es muß hinzugefügt werden, daß auch unterhalb dieses Richtwertes die Gefahr einer Hörschädigung nicht auszuschließen ist, wobei es dann besonders auf die Frequenzverteilung ankommt. Man ist sich heute im allgemeinen drin einig, daß bei gleichem Schalldruck mittlere und hohe Frequenzen für das Gehör schädlicher sind als niedrige.

Lehnhardt und Bücking haben 1968 allerdings einschränkend darauf hingewiesen, daß die Vulnerabilität des Gehörs im Bereich des besten Hörens von 1000—4000 Hz am größten ist, daß höhere Frequenzen dann aber wieder weniger schädigend sind.

Aus diesen und ähnlichen Überlegungen hat man versucht, Geräuschbewertungskurven zu entwickeln. Am bekanntesten dürften hier die Noise Rating Curves der Internationalen Standardisierungs-Organisation (ISO) sein. Als Grenzkurve für eine mögliche Schädigung des Gehörs hat man dabei die „Noise Rating Curve 85" (NRC 85) festgesetzt. Ausgehend von etwa 100 dB in den tiefen Frequenzen verläuft diese über 85 dB bei der Oktavmittenfrequenz von 1000 Hz weiter absinkend bis auf etwa 80 dB bei 8000 Hz. Die Einwirkdauer des Geräusches ist in diesen Kurven jedoch nur grob berücksichtigt.

Betrachten wir unter diesen Gesichtspunkten die von uns auf dem Flughafenvorfeld ermittelte Lärmexposition, so ist bereits, was den Dauergeräuschpegel im Aufenthaltsbereich der Ladearbeiter anbelangt (vgl. Tabelle 1), eine Überschreitung des „Grenzwertes" von 90 dB(A) festzustellen. Hinzu kommen die Kurzzeitlärmbelastungen durch startende und landende Flugzeuge, die z.T. recht erheblich über 100 dB(A) liegen (vgl. Tabelle 2). Die Frequenzanalysen der Hilfsturbinengeräusche ergänzen dieses ungünstige Bild. Der Abb. 2 ist zu entnehmen, daß bei einigen Flugzeugtypen gerade im Frequenzbereich zwischen 1000 und 4000 Hz hohe Schallintensitäten vorherrschen, die über den Richtwerten der NRC 85 liegen.

Als etwas günstiger ist hier nur das Frequenzspektrum der Hilfsturbine des Flugzeugtyps „Boeing 737" zu bewerten. Die Frequenzcharakteristik des mobilen Motoraggregates muß jedoch als noch günstiger bezeichnet werden. Hier kann man an Hand des Verlaufs der Kurve die Gefahr der Entstehung eines Gehörschadens durch Lärm mit einiger Wahrscheinlichkeit ausschließen.

Wir kamen auf Grund der von uns ermittelten Lärmexposition zu dem Ergebnis, daß bei einem Teil der auf dem Flughafen beschäftigten Ladearbeitern mit Hörschäden zu rechnen ist.

3. Wirkung des Lärms auf das Gehör

3.1. Methodik der Gehörprüfung

Aus der Gruppe der Ladearbeiter wählten wir 82 Personen aus, die sowohl auf Grund der Anamnese als auch der Ohrspiegelung keinen Hinweis auf eine angeborene Schwerhörigkeit oder eine Erkrankung, die einen Hörverlust zur Folge hatte, boten. Diese Ladearbeiter wurden mit einem Atlas-Audiometer (Typ: EM 40) tonaudiometrisch im Anschluß an eine längere Freischicht, in der Regel nach einem arbeitsfreien Wochenende, d.h. etwa 24—38 Std nach dem Ende der letzten Arbeitsschicht, untersucht.

Zu Beginn der Untersuchungen wurden die Probanden mit der Prüfmethode eingehend vertraut gemacht und darin geübt. Dies war besonders wegen der Verständigungsschwierigkeiten — das Ladepersonal bestand zum überwiegenden Teil aus Gastarbeitern — notwendig.

Bei der Gehöruntersuchung saß der Prüfling in einer schallisolierten Kabine. Wir hatten uns davon überzeugt, daß der Geräuschpegel im Innern der Kabine nicht über 30 dB(A) anstieg. Trotzdem muß man aber in Betracht ziehen, daß der jeweilige Störpegel unvermeidbar Eingang in das audiometrische Untersuchungsergebnis findet, ein Problem, das bei Gehörprüfungen in Betrieben in der Regel nicht zu umgehen ist.

Schon aus diesem Grunde sind wir bei der Auswertung der Audiogramme ähnlich wie Boenninghaus und Röser vorgegangen, die bei ihrer Untersuchung im Jahre 1962 als Lärmschaden eine Senke der Hörschwellenkurve um mindestens 30 dB im hohen Tonbereich angesehen hatten. (Nennenswerte Alterschwerhörigkeiten hatten sie in ihrem Untersuchungsgut nicht erwartet, da die untersuchten Personen fast alle jünger als 40 Jahre waren.)

Wir nahmen einen Lärmschaden an, wenn die Hörschwellenkurve besonders im hohen Frequenzbereich wenigstens auf einem Ohr unter 30 dB abgesunken war. Bei der Errechnung von Mittelwertskurven machten wir dann allerdings keinen Unterschied zwischen dem Hörvermögen der beiden Ohren, da wir auf Grund der durchschnittlich geringen Differenzen der beiden Hörschwellenkurven keine Aussage durch eine derartige Unterscheidung erwarteten.

3.2. Untersuchungsergebnis

Von den 82 untersuchten Ladearbeitern wiesen 44 Personen im Tonaudiogramm eine Senke der Hörschwellenkurve von mehr als 30 dB auf.

Obwohl das Durchschnittsalter aller untersuchten Ladearbeiter bei nur 33 Jahren lag, stellte sich uns die Frage, ob der „physiologische" altersabhängige Hörverlust nicht doch wesentlich zur Entstehung der Hörschwellensenken beigetragen hatte.

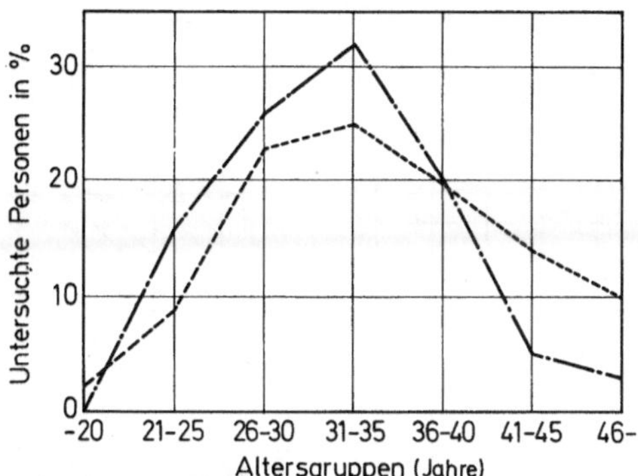

Abb. 7. Verteilung aller untersuchten Ladearbeiter auf Altersgruppen. (—·—·
Gruppe der Ladearbeiter *ohne* Hörschäden, ——— Gruppe der Ladearbeiter *mit*
Hörschäden)

Wie aus der Verteilungskurve nach Altersgruppen (Abb. 7) zu ersehen
ist, bleibt die Kurve der Gruppe ,,Personen mit Hörverlust'' in den
unteren Altersgruppen noch unter der der Gruppe ,,Personen ohne
Hörverlust'', schneidet diese Kurve aber bei der Altersgruppe der
36—40jährigen.

Es war daher nicht völlig auszuschließen, daß bei den Personen, die
älter als 40 Jahre waren, das altersbedingte Nachlassen der Hörfähigkeit
doch im stärkeren Maße zu dem festgestellten Hörverlust beigetragen
hatte, als dies nach den Altersbezugskurven (Jatho und Heck, 1959) zu
erwarten war. Wir ließen deshalb bei der weiteren Auswertung diese
Altersgruppe unberücksichtigt. Damit schieden aus der Gruppe ,,Per-
sonen ohne Hörverlust'' drei und aus der Gruppe ,,Personen mit Hörverlust'' zehn Probanden aus.

Der Abb. 8 ist zu entnehmen, daß bei dieser Bewertung etwa die
Hälfte aller untersuchten Ladearbeiter einen Hörverlust von mehr als
30 dB aufweist. Wir gingen davon aus, daß es sich bei diesen Hör-
verlusten um Lärmschäden handelt, nachdem andere Ursachen hierfür
auf Grund der Anamnese und der Ohrspiegelung mit ausreichender
Wahrscheinlichkeit ausgeschlossen werden konnten.

Bei der Gruppe ,,Ladearbeiter mit Hörschäden'' zeigt die Kurve
der arithmetischen Mittelwerte aller Audiogramme (Abb. 9) den stärksten
Hörverlust hauptsächlich im Bereich von c^5 bis c^6 mit der tiefsten Senke
bei fis^5. Eine zweite, nicht so deutlich ausgeprägte Senke findet sich
in den tiefen Frequenzen.

Demgegenüber weicht die Mittelwertskurve aller Audiogramme der
Ladearbeiter ohne Hörschäden (Abb. 10) nicht wesentlich von der
Altersbezugskurve der 30—40jährigen nach Jatho und Heck (1959) ab.

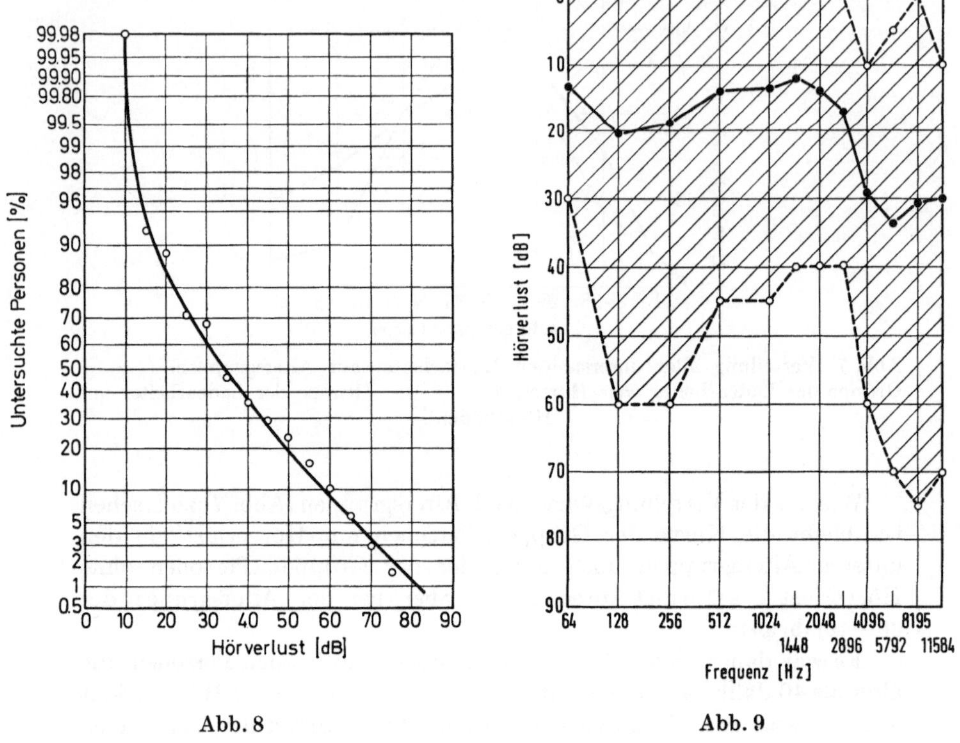

Abb. 8   Abb. 9

Abb. 8. Häufigkeitsverteilung der Hörverluste der untersuchten Ladearbeiter (Personen, die älter als 40 Jahre waren, wurden nicht berücksichtigt)

Abb. 9. Kurve des arithmetischen Mittelwertes aller Audiogramme der Ladearbeiter mit Hörschäden. (Ausgezogene Linie: Arithmetischer Mittelwert aller Audiogrammkurven. Die schraffierte Fläche stellt den Bereich dar, in den sämtliche ermittelten Audiogramme fallen. Unterbrochene Linien: Hüllkurven sämtlicher Audiogramme, d.h. Kurven des bei jeder Frequenz ermittelten besten und schlechtesten Hörvermögens. Die tiefe Senke der unteren Hüllkurven bei 128 und 256 Hz wird durch extreme Werte bei einer einzigen Person hervorgerufen. Dies hat das Ausmaß der Senke der Mittelwertskurve in den tiefen Frequenzen jedoch nur wenig beeinflußt)

Eine Aufgliederung nach 3 Expositionszeitgruppen (Abb. 11) zeigt in den hohen Frequenzen keinen Unterschied: im Bereich von fis[4] bis fis[5] decken sich die (Mittelwerts-) Kurven nahezu. In den unteren Frequenzen ist eine Auffächerung zu erkennen mit der maximalen Differenz von jeweils 5 dB bei 128 Hz, wobei aber keine eindeutige Abhängigkeit zur Expositionszeit besteht.

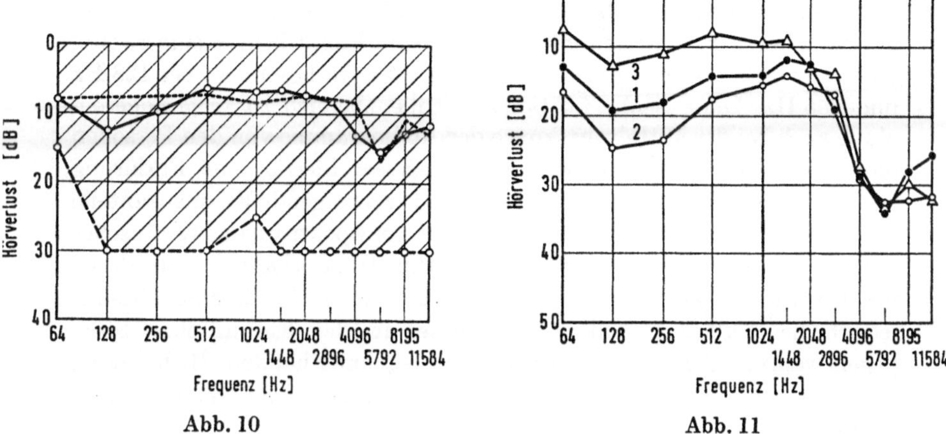

Abb. 10. Kurve des arithmetischen Mittelwertes aller Audiogramme der Ladearbeiter ohne Hörschäden. (Punktierte Linie: Altersbezugskurve der 30—40jährigen nach Jatho und Heck)

Abb. 11. Kurve des arithmetischen Mittelwertes aller Audiogramme der Ladearbeiter mit Hörschäden, aufgestellt nach Expositionszeitgruppen. (Kurve 1: Lärmexposition bis 12 Monate; Kurve 2: Lärmexposition 13 bis 60 Monate; Kurve 3: Lärmexposition von mehr als 60 Monaten)

3. 3. Diskussion

Wenn wir nun unsere Ergebnisse mit denen von Boenninghaus und Röser vergleichen, so können wir, was den Anteil der Hörgeschädigten anbelangt, Übereinstimmung feststellen. Auch wir fanden nahezu bei jedem zweiten Ladearbeiter einen Lärmschaden des Gehörs. Eigentlich hatten wir aber einen noch höheren Anteil hörgeschädigter Personen erwartet; denn das Untersuchungsgut von Boenninghaus und Röser enthielt ja nicht nur die besonders stark lärmexponierten Ladearbeiter, sondern auch anderes Personal, das u. U. nur gelegentlich dem Lärm des Flughafenvorfeldes ausgesetzt war. Zum anderen waren wir von einer Zunahme der Lärmexposition ausgegangen, auch wenn man die damalige Lärmexposition mit der heutigen nur schwer zahlenmäßig in Relation setzen kann. Doch es spielen wohl beim Zustandekommen der oben aufgeführten Anteilwerte viele Faktoren, wie Fluktuation der Belegschaft, Vorschäden durch Lärmarbeit in anderen Betrieben, Lärm im privaten Bereich u. a., eine Rolle. Schließlich darf nicht übersehen werden, daß die Aussagekraft eines Kollektivs von 82 Personen ihre Grenzen hat. Wir haben deshalb auch den Versuch einer eingehenden statistischen Auswertung nicht unternommen.

Die Kurve des arithmetischen Mittelwertes der Audiogramme aller Hörgeschädigten zeigt neben der für einen Lärmschaden typischen Senke in den höheren Frequenzen mit ihrem tiefsten Punkt bei fis⁵ eine zweite, nicht so stark ausgeprägte, muldenförmige Senke besonders bei 128 Hz und 256 Hz. Diese Senke im tiefen Frequenzbereich ist in geringerem Maße auch bei der Mittelwertskurve der Audiogramme von den Personen ohne Hörschaden zu erkennen. Es ist schwer, hierfür eine Erklärung zu finden. Möglicherweise können einzelne hervorragende Frequenzanteile im tiefen Frequenzbereich, wie sie z. B. im Terzspektrum des Geräusches der Hilfsturbinen der Boeing 727 (vgl. Abb. 4) zu erkennen sind, dafür verantwortlich gemacht werden. Größere Wahrscheinlichkeit besitzt jedoch die Erklärung, daß es sich hierbei um den Einfluß eines Störpegels während der audiometrischen Untersuchung handelt. (Lehnhardt, 1965, ist der Ansicht, daß Tieftonsenken in der Regel Folgen eines Störlärms darstellen.)

Im Vergleich hierzu kann die ausgeprägte Senke in den hohen Frequenzen eindeutiger als Lärmschaden identifiziert werden: Im Bereich der größten Schwellenempfindlichkeit bei 1000—4000 Hz kommt es zu einer Überlagerung der einzelnen (gedachten) Schwellenabwanderungskurven mit einem Maximum etwa bei 4000 Hz. Nun haben wir aber bei unserer Untersuchung den tiefsten Punkt der Senke der Mittelwertskurve bei fis⁵, also eine halbe Oktave höher, festgestellt. Nach Lehnhardt (1965) ist von der Frequenzcharakteristik her eine Verlagerung nur zu den tiefen Frequenzen hin und nicht zu den hohen zu erklären, es sei denn, daß es sich um exzessiv laute Geräusche handelt. Dann könnten auch die oberhalb 4000 Hz, also schon in der absteigenden Flanke der Ohrempfindlichkeit gelegenen Frequenzen von sich aus eine Schwellenabwanderung bewirken. Die von uns untersuchten Ladearbeiter sind sicherlich kurzzeitig sehr hohen Lärmpegeln mit überwiegendem Anteil der hohen Frequenzen (z. B. beim Start eines Düsenflugzeuges) ausgesetzt, wie dies unseren Meßergebnissen (Tabelle 2) und auch denen von Boenninghaus und Röser zu entnehmen ist. Die Frage ist nur, ob man hier aber schon von „exzessiv lauten" Geräuschen im Sinne von Lehnhardt sprechen kann.

Von größerer Bedeutung für eine Schwellenabwanderung zu den höheren Frequenzen hin ist jedoch nach Ansicht von Lehnhardt die Intensität des Geräusches. Er weist darauf hin, daß sich bei einer Belastung mit Reintönen das Maximum der Schwellenabwanderung um so mehr zu den höheren Frequenzen hin verlagert, je größer die verwendete Lautstärke ist (Nakamura, 1964). Auch bei Belastung mit weißem Rauschen tendiere die c⁵-Senke mit zunehmender Lautstärke nach fis⁵ hin (Nakamura und Hamada, 1960; Lehnhardt, 1963).

Demnach kann die Verlagerung des tiefsten Punktes der Senke nach fis[5] auch als allgemeiner Hinweis darauf gewertet werden, daß der Lärm auf dem Flughafenvorfeld schon von der Intensität her als recht erheblich anzusehen ist.

Ob man darüber hinaus auf eine Zunahme der Lärmbelastung seit der Untersuchung durch Boenninghaus und Röser schließen kann — diese Autoren hatten in den meisten Fällen eine Senke bei c[5], allerdings in 28% der Fälle auch bei fis[5] beobachtet —, läßt sich nicht beantworten, da sie damals keine Differenzierung nach Berufs- oder Lärmexpositions-Gruppen vorgenommen hatten. Es wäre ja denkbar, daß gerade die Ladearbeiter schon damals bevorzugt fis[5]-Senken aufwiesen.

Wir haben weiterhin versucht, eine Aufteilung in Expositionszeitgruppen vorzunehmen (vgl. Abb. 11). Eine Abhängigkeit des Ausmaßes des Hörverlustes von der Dauer der Lärmexposition hat sich hierbei jedoch nicht ergeben. (Die Unterschiede in den tiefen Frequenzen sind u.E. nicht verwertbar.) Aber auch was die zahlenmäßige Verteilung der Hörgeschädigten auf die Expositionszeitgruppen anbelangt, so war keine Zunahme der Zahl der Gehörgeschädigten mit der Expositionszeit festzustellen — im Gegenteil: die Anzahl der Personen mit Hörschäden und die der Personen ohne Hörschäden korrespondierten in den 3 Gruppen in auffallender Weise.

Dies scheint dem Untesuchungsergebnis von Boenninghaus und Röser zu widersprechen, die eine zunehmende Häufigkeit der Lärmschwerhörigkeit in Abhängigkeit von der Dauer der Lärmarbeit festgestellt hatten. Gleiches wird auch von anderen Autoren (z.B. Dieroff, 1963) berichtet. Wir möchten auf eine eingehende Diskussion verzichten, wollen aber doch auf folgendes hinweisen: Die Untersuchungen der genannten Autoren hatten zudem nämlich ergeben, daß relativ viele Lärmarbeiter schon in den ersten Wochen oder Monaten geschädigt worden waren. Leider ist auch hier nichts davon erwähnt worden, ob es sich bei diesen Personen besonders um Ladearbeiter gehandelt hatte. Wir möchten deshalb wenigstens die Frage aufwerfen, ob es nicht ein Charakteristikum des Lärms auf dem Flughafenvorfeld darstellt, daß die Personen, die ein „lärmempfindliches Gehör" besitzen, schon sehr frühzeitig — d.h. etwa im ersten Jahr der Lärmexposition — einen Lärmschaden des Gehörs davontragen.

Abb. 5a und b könnten den Eindruck erwecken, daß der Aufenthalt der Ladearbeiter im Lärmbereich von ausreichend häufigen und langen Pausen unterbrochen wird, in denen das Gehör genügend Möglichkeit hätte, sich immer wieder zu erholen.

Lehnhardt und Bücking haben 1968 darauf hingewiesen, daß Lärmpausen, in denen noch ein Pegel von 70 dB herrschen darf, eine Möglichkeit zur Prophylaxe von Lärmschäden des Gehörs darstellen. Sie haben Schröder und Rempt (1962) zitiert, die vorgeschlagen hatten, in Lärmbetrieben während einer Schicht mindestens drei 15minütige Pausen nach jeweils 2stündiger Arbeit einzulegen.

Wir betonten aber an anderer Stelle schon, daß es sich bei den auf der Abb. 5a in Erscheinung tretenden Intervallen nicht immer um echte

17*

Lärmpausen handelt, sondern daß sich die Ladearbeiter in dieser Zeit oftmals auch weiterhin im Bereich des Flughafenvorfeldes aufhalten. Gewiß treten im Verlaufe einer Schicht unregelmäßige Unterbrechungen der Lärmexposition auf (vgl. Abb. 6), die freilich von Ladearbeiter zu Ladearbeiter und auch von Schicht zu Schicht sehr variieren können. Möglicherweise ist der Lärmpegel während dieser Pausen noch zu hoch, oder die Abstände zwischen den einzelnen Pausen sind zu lang. Jedenfalls läßt sich rein empirisch feststellen, daß die sich bei der Tätigkeit der Ladearbeiter ergebenden Lärmpausen zur Verhütung von Hörschäden nicht ausreichen.

3.4. Versicherungsmedizinische Folgen

Bei 11 Hörgeschädigten wurden gutachterliche Untersuchungen mit den in der Otologie üblichen Methoden vorgenommen. In allen Fällen wurde eine geringgradige, meist seitengleiche Schallempfindungsschwerhörigkeit festgestellt. Der von uns beobachtete Abfall der Hörkurven, der bevorzugt die hohen Frequenzen betrifft, wurde bestätigt. Diese Beschränkung der Hörverluste vor allem auf diesen Frequenzbereich hat zur Folge, daß das Sprachverständnis, das im wesentlichen zwischen 200 und 2000 Hz liegt, noch nicht in erheblichem Umfange in Mitleidenschaft gezogen wird. Infolgedessen war auch der Grad der Erwerbsminderung nicht sehr hoch: Bei drei Ladearbeitern konnte keine Minderung der Erwerbsfähigkeit auf Grund des Hörschadens festgestellt werden; in acht Fällen betrug sie aber immerhin 10—15%.

4. Prophylaxe

Zusammenfasend darf man feststellen, daß der Lärm auf dem Flughafenvorfeld auf Grund seiner Intensität und seiner Frequenzverteilung für die dort Beschäftigten eine außergewöhnlich schädigende Wirkung auf das Gehör besitzt. Wirksame Maßnahmen zum Schutz des Flughafenvorfeldpersonals sind deshalb in arbeitsmedizinischer Hinsicht dringend notwendig. Diese Maßnahmen sind wie in den meisten Lärmbetrieben in die folgenden drei Gruppen zu unterteilen:

1. Technische Maßnahmen.
2. Individueller Gehörschutz.
3. Ärztliche Überwachung.

Die Verwirklichung wirksamer *technischer Schallschutzmaßnahmen* wird in der Zukunft stärkere Bedeutung finden müssen als bisher. Insbesondere bei Großflughäfen wird man bei der ständig steigenden Zahl der Flugbewegungen auf die Dauer nicht umhin können, durch technische Maßnahmen die Lärmbelastung im Vorfeldbereich zu mindern. Es wäre technisch durchaus möglich, für die Bordstromversorgung der zur Abfertigung bereitstehenden Flugzeuge eigene Unterfluranschlüsse zu schaffen. Damit würde bereits eine wesentliche Geräuschquelle (Hilfsturbinen) auf dem Flugvorfeld entfallen. Daneben stellt der übliche An- und Abrollbetrieb der Flugzeuge, die ja von der Startbahn zu ihren jeweiligen Positionen mit eigener Antriebskraft rollen, eine zweite ganz erhebliche Lärmquelle dar. Hier wäre zu überlegen, ob die Flugzeuge nicht von leiseren Motorfahrzeugen zur Startposition oder zum Standplatz geschleppt werden können, so daß die Haupttriebwerke nur im Bereich der eigentlichen Start- und Landebahn benutzt werden müßten.

Sicherlich werden bis zur Verwirklichung derartiger Maßnahmen noch erhebliche Schwierigkeiten zu überwinden sein, wobei nicht zuletzt auch wirtschaftliche Gesichtspunkte von Bedeutung sein dürften. Der mit dem Einbau eigener Bordstromversorgungsaggregate (Hilfsturbinen) zweifelsohne in wartungstechnischer Hinsicht erzielte Vorteil stellt aber hinsichtlich der Lärmbekämpfung einen eindeutigen Nachteil dar.

Vorerst stehen uns freilich zum Schutze des Personals auf dem Flughafenvorfeld nur der Einsatz geeigneter *persönlicher Gehörschutzmittel* und eine sinnvolle *ärztliche Überwachung* mit audiometrischen Untersuchungen zur Verfügung. Bei der Einführung eines für alle gleichen Gehörschutzes (Gehörschutzkapseln, die am Schutzhelm befestigt sind) ergaben sich anfangs Schwierigkeiten. Einmal kamen viele Ladearbeiter mit der individuellen Einstellung der Bügel nicht zurecht. Zum anderen wurde oftmals die Notwendigkeit des Gehörschutzes gar nicht eingesehen. Um den betroffenen Ladearbeitern die Entscheidung zu erleichtern, wann und wo Gehörschutzmittel zu tragen sind, ist — neben ständiger Aufklärung und Belehrung — die Festsetzung von „Lärmzonen" vorgesehen. Dabei wird genau bestimmt werden, in welchem Bereich Gehörschutzmittel zu tragen sind. In diese „Lärmzonen" soll auch das übrige Bodenpersonal einbezogen werden, wobei man sich bei geringerer Lärmexposition statt der Gehörschutzkapseln mit Gehörschutzwatte oder -stöpsel begnügen kann.

Eine ergänzende Maßnahme zur Verhinderung von Hörschäden oder zu deren frühzeitigen Erkennung stellen audiometrische Einstellungs-, Reihen- und Kontrolluntersuchungen dar. Dabei sollten die Abstände zwischen den einzelnen Untersuchungen besonders in der ersten Zeit der Lärmarbeit möglichst kurz gehalten werden, um Personen mit einem „lärmempfindlichen Gehör" frühzeitig herauszufinden (Bessero, 1967; weitere Literaturangaben bei Lehnhardt, 1965). Folgendes Untersuchungsprogramm wird vorgeschlagen:

1. Untersuchung bei der Einstellung.
1. Kontrolluntersuchung nach etwa 3—4 Monaten.
2. Kontrolluntersuchung 1 Jahr nach Einstellung,
dann weitere Nachuntersuchungen in 1—2jährigem Abstand.

Dieses Programm würde allerdings schon einen Kompromiß mit den betrieblichen Möglichkeiten darstellen, denn man muß sich darüber im klaren sein, daß mit dieser Methode Personen, die schon in wenigen Wochen einen Hörschaden entwickeln, u.U. zu spät erfaßt werden.

Literatur

Bessero, C.: Zusammenfasende Untersuchung über die geeigneten Maßnahmen zur Lärmverhütung in den Betrieben und zur Gewährleistung des Schutzes der Arbeiter gegen schädliche Geräusche. Kommission der Europäischen Gemeinschaften/EWG, Generaldirektion Soziale Angelegenheiten V/A/2; Drucksache 13913/V/67-D (1967).

Boenninghaus, H.-G.: Lärmschäden durch Düsenflugzeuge mit neueren Untersuchungsergebnissen. Acta oto-rhino-laryng. belg. 16, 318 (1962).

— Röser, D.: Über die Lärmschwerhörigkeit des Bodenpersonals großer Flughäfen. Z. Laryng. Rhinol. 41, 301 (1962).

Bourdinaud, J., Olivier, L., le Mer, A., Huet, D.: Assourdissements provoqués par un hélicoptère à réaction. Ann. Oto-laryng. (Paris) 74, 437 (1957).

Bundesminister für Arbeit u. Sozialordnung: Richtlinien zur Verhütung von Gehörschäden durch Lärm am Arbeitsplatz — Entwurf 1968.

Dieroff, H. G.: Die Lärmschwerhörigkeit in der Industrie. Leipzig: J. A. Barth, 1963.

Fröhlich, G.: Das Hörvermögen der Flugzeugführer der deutschen Luftwaffe. Wehrmed. Mitt. 6, 88 (1963).

Guild, E.: Acoustic trauma in aircraft maintenance workers. J. Aviat. Med. 22, 477 (1951).

Herrmann, H., Stahl, M.: Lärmgefährdung und Hörschutz bei Flugtankwarten. Zbl. Arbeitsmed. 11, 5 (1961).

Jatho, K., Heck, K.-H.: Schwellenaudiometrische Untersuchung über die Progredienz und Charakteristik der Alterschwerhörigkeit in den verschiedenen Lebensabschnitten. Z. Laryng. Rhinol. 38, 72 (1959).

Kipp, F.: Hörschwellenmessungen bei Motorenprüfstandsarbeitern. Arch. Ohr.-, Nas.- u. Kehlk.-Heilk. 154, 468 (1944).

Kopra, L. L.: Hearing levels and types of hearing loss among selected Air Force personnel. J. Speech Res. 3, 327 (1960).

Lehnhardt, E.: Lärmschwerhörigkeit und akutes Schalltrauma. H.N.O. 11, 273 (1963).

— Die Berufsschäden des Ohres. Arch. Ohr.-, Nas.- u. Kehlk.-Heilk. 185, 1 (1965).

— Bücking, J.: Lärmpausen — eine Möglichkeit zur Prophylaxe der Lärmschwerhörigkeit. Int. Arch. Gewerbepath. Gewerbehyg. 25, 65 (1968).

Nakamura, S.: Some of the basic problems in noise trauma. Nihon Univ. School of Med., Tokyo (1964).

— Hamada, Y.: The effects of thermal noise exposure on auditory threshold sensivity for pure tones. Documents in Commemoration on the Seventieth Anniversary of the Founding of Nihon Univ. 4, 1 (1960).

Rüedi, L., Furrer, W.: Special kind of acoustic trauma produced by jet engines. Arch. Otolaryng. 54, 534 (1951).

Ruff, S., Kipp, F., Hansteen, H., Müller, G.: Untersuchungen zur Frage der Gehörschädigung des fliegenden Personals der Propellerflugzeuge. Forschungsberichte des Wirtschafts- u. Verkehrsministeriums Nordrhein-Westfalen Nr 347 (1957).

Schröder, K., Rempt, E.: Untersuchungen zum Lärmpausenproblem. Lärmbekämpfung 6, 142 (1962).

Dr. med. Gerhard Pressel   Ing. (grad.) Walter Freudenstein
Obermedizinalrat   D-3500 Kassel
D-6200 Wiesbaden   Ludwig Mond-Str. 33b
Adolfsallee 53

Int. Arch. Arbeitsmed. 26, 250—262 (1970)
© by Springer-Verlag 1970

Compliance pulmonaire des silicotiques à spirographie normale

D. Teculescu, D. Stănescu et N. Gavrilescu
Laboratoire d'Explorations Fonctionnelles
Clinique des Maladies Professionnelles (Chef: Prof. P. Manu)
et Institut d'Hygiène (Directeur: Prof. G. Cadariu)
Bucarest, Roumanie

Reçu le 15 décembre 1969

Pulmonary Compliance in Patients with Silicosis and Normal Spirographic Values

Summary. In 30 patients with silicosis, some abnormalities of static lung volumes and mechanics of breathing were found despite normal spirographic performance. Although $FEV_{1.0}$/VC was within normal limits, several subjects had hyperinflation and an increase in difference between static and dynamic lung compliance.

The static lung compliance showed a wide scatter; however, seven patients (three from among the five patients with advanced silicosis) had a compliance under the lower normal limit, while a further four had "borderline" low values.

In interpreting the physiologic abnormalities of the lung in patients with silicosis, the influence of age and smoking habits must be taken into acount.

La physiopathologie respiratoire de la silicose continue d'attirer les chercheurs, malgré le nombre considérable d'études publiées.

La complexité du problème, le développement continuel des techniques, le nombre encore élevé des sujets exposés aux poussières contenant de la silice et la nécessité d'un dépistage précoce de la maladie sont les causes les plus importantes de ce fait.

L'exploration fonctionelle respiratoire s'est avérée utile pour dresser le bilan physiologique des silicotiques, pour la découverte des affections respiratoires lors de l'examen d'embauche, pour le contrôle de l'évolution de la maladie, l'évaluation des troubles fonctionnels des malades en instance de pension, etc. (Sadoul, 1963). Certains symptômes et faits cliniques ont pu être mieux expliqués grâce aux données fournies par les explorations modernes dont la mécanique ventilatoire, la diffusion, les gaz du sang.

La silicose est remarquable par son polymorphisme: des lésions — souvent coexistantes — de la plèvre, des bronches, des vaisseaux, du parenchyme pulmonaire proprement dit conduisent à une inhomogénéité structurelle prononcée caractérisant le poumon silicotique. Bien connue par les anatomistes (Hartung, 1959), cette inhomogénéité pourrait expliquer les aspects souvent contradictoires de l'examen fonctionnel.

Une étude antérieure (Teculescu, Stănescu et Pilat, 1967) nous a permis de confirmer l'atteinte de la distensibilité pulmonaire chez les silicotiques et de préciser que — au moins pour les stades moyen et avancé — une baisse progressive de la compliance correspond à la progression radiologique. Ce qui était vrai pour les groupes — considérés du point de vue statistique — ne l'était plus pour chaque malade: au sein du même groupe, des sujets à valeurs basses de la compliance existaient à côté d'autres à valeurs normales ou élevées. Un fait nous a paru digne d'attention: parmi nos 43 sujets, 8 avaient une compliance inférieure à la limite normale en dépit d'une capacité vitale dépassant 80% de la valeur théorique. Le présent travail s'est proposé d'approfondir cette observation en étudiant la distensibilité du poumon chez des silicotiques sans troubles ventilatoires.

Méthodes

L'étude a porté sur des malades choisis parmi ceux hospitalisés à la Clinique des Maladies Professionnelles de l'Hôpital Colentina (Bucarest). Seuls furent retenus les sujets répondant aux conditions suivantes: 1) image radiologique de silicose conformément à la classification adoptée par le BIT en 1958 chez un ouvrier exposé aux poussières contenant de la silice; 2) capacité vitale supérieure à la limite de 83% de la valeur théorique résultant de l'enquête de la CECA (Jouasset, 1960) (absence de trouble ventilatoire restrictif); 3) rapport $VEMS \times 100/CV$ supérieur à la limite normale d'après l'âge (mêmes valeurs théoriques) donc absence de trouble ventilatoire obstructif; 4) absence des signes cliniques de bronchite chronique ou d'emphysème et des affections respiratoires aiguës dans les six derniers mois.

Trente malades ainsi sélectionnés ont été étudiés. Leur âge, taille, données radiologiques, capacité vitale (en 1 BTPS et % de la valeur théorique) et rapport $VEMS \times 100/CV$ sont présentés dans le Tableau 1. Les groupes de silicose «légère», «moyenne» et «avancée» correspondent aux symboles L, $p-m$ et n_1; $p-m$ et n_2 et $p-m$ et n_3; A, B et C de la classification internationale.

La capacité pulmonaire totale ainsi que ses composantes et le VEMS ont été déterminés en position assise à l'aide d'un spirographe ventilé[1]. La capacité résiduelle fonctionelle (CRF) a été mesurée par la méthode de dilution de l'hélium en circuit fermé[2]. Au moins trois essais ont été obtenus et la meilleure valeur retenue tant pour la CV que pour le VEMS; ce dernier a été mesuré conformément aux recommandations de Kory et coll. (1963).

Des boucles pression — volume ont été inscrites à l'aide d'un enregistreur mécanique de coordonnées[3] d'après la technique précédemment décrite (Gavrilescu et coll., 1967). La différence de pression (ΔP) entre les points d'apnée expiratoire et inspiratoire et le volume courant (ΔV) d'au moins 10 cycles respiratoires ont servi pour le calcul de la compliance fonctionnelle (Cf) et du travail ventilatoire

---

1 Pulmotest — Godart.

2 Pulmotest + Pulmoanalysor Godart.

3 Compliance test Godart.

Tableau 1. *Age, taille, données radiologiques et spirographiques des malades*

Su-jet no.	Age (ans)	Taille (cm)	Diagnostic radiologique	Capacité vitale		VEMS/CV (%)
				ml BTPS	% th.	
1	32	164	Silicose «légère»	3670	95	80
2	28	178	Silicose «légère»	4750	85	73
3	31	174	Silicose «légère»	5230	99	79
4	25	170	Silicose «légère»	4770	91	75
5	41	179	Silicose «légère»	4550	85	66
6	48	174	Silicose «légère»	4780	92	74
7	35	162	Silicose «légère»	4280	99	79
8	36	170	Silicose «légère»	4400	89	84
9	31	165	Silicose «légère»	4000	88	84
10	38	174	Silicose «légère»	5100	96	86
11	37	179	Silicose «légère»	4850	101	71
12	45	168	Silicose «légère»	4270	91	69
13	36	167	Silicose «légère»	4730	100	77
14	39	170	Silicose «légère»	5300	107	73
15	35	170	Silicose «légère»	5080	102	66
16	37	172	Silicose «moyenne»	4350	85	69
17	44	158	Silicose «moyenne»	3980	101	80
18	43	170	Silicose «moyenne»	4230	86	67
19	38	164	Silicose «moyenne»	3850	87	67
20	38	173	Silicose «moyenne»	4670	90	72
21	39	177	Silicose «moyenne»	4800	86	75
22	37	170	Silicose «moyenne»	4110	83	81
23	33	176	Silicose «moyenne»	5010	92	67
24	35	174	Silicose «moyenne»	4500	84	81
25	32	167	Silicose «moyenne»	4140	87	90
26	37	174	Silicose «avancée»	4480	86	75
27	51	168	Silicose «avancée»	4200	91	69
28	53	165	Silicose «avancée»	3640	84	71
29	55	164	Silicose «avancée»	3720	89	66
30	42	165	Silicose «avancée»	3780	84	72

élastique (Wel) pendant la ventilation de repos. Ensuite, 3 à 5 cycles respiratoires très lents (inspiration durent 10—12 sec) ont été inscrits; la compliance statique (Cs) a été calculée rapportant le volume (entre 0,3 et 1,0 litres air inspiré) à la différence de pression; la pression inspiratoire maximum (Pmx) a été mesurée. La compliance a été également exprimée comme compliance spécifique (Lim, Luft et Grodins, 1958) en rapportant la valeur de la compliance statique à la CRF ou à la CV. Les résultats de la compliance statique représentent la moyenne d'au moins trois déterminations, ceux de la Pmx la valeur la plus grande.

Résultats

Le Tableau 2 présente les valeurs de la capacité pulmonaire totale (CPT) et du volume résiduel (VR) en 1 BTPS et % des valeurs théori-

Tableau 2. *Volumes pulmonaires*

Sujet no.	Capacité pulmonaire totale		Volume résiduel		VR/ CPT (%)	Capacité résiduelle fonctionelle (ml BTPS)
	ml BTPS	% th.	ml BTPS	% th.		
1	—	—	—	—	—	—
2	5450	75	750	48	14	2620
3	5940	88	710	45	12	2670
4	5420	85	950	70	17,5	2980
5	7650	109	3100	181	40,5	5350
6	6400	92	1620	94	25,4	3670
7	5400	96	1160	89	22	3730
8	5880	91	1480	97	25,2	3450
9	5400	101	1900	142	32	3180
10	6530	94	1430	88	22	3730
11	6970	93	1120	64	16	3360
12	6800	109	2530	162	37,2	3730
13	4750	78	2020	140	30	4330
14	6530	101	1230	89	19	3000
15	6800	105	1720	113	25,3	3700
16	5840	87	1490	94	25,5	3230
17	5600	108	1620	128	29	3520
18	5970	92	1740	111	29,2	2820
19	4830	83	980	72	20,3	3010
20	6440	95	1770	111	27,5	3080
21	7000	96	2200	128	30,2	4200
22	—	—	—	—	—	—
23	—	—	—	—	—	—
24	6830	99	2330	145	34	4100
25	5300	88	1160	83	21,8	2130
26	6460	94	1980	120	30,5	2880
27	5340	86	1140	79	21,4	2840
28	4740	80	1100	70	23,2	2950
29	4810	83	1090	68	22,5	2240
30	6020	101	1890	132	31,5	3460

ques, celles de la capacité résiduelle fonctionnelle (CRF) en 1 BTPS et le rapport VR/CPT en %. Les sujets no. 1, 22 et 23 ont interrompu l'épreuve pour des raisons diverses (anxiété, refus de collaboration). Des augmentations du VR et du rapport VR/CPT ont été mises en évidence chez les sujets no. 5, 9, 12, 24 et 30.

Les données de la mécanique ventilatoire sont présentées dans le Tableau 3[4]. La pression inspiratoire maximum (résultats non-inclus dans le tableau) a été comprise entre 8,5 et 59 cm H_2O (limites normales dans notre laboratoire: 15—41 cm H_2O). Le nombre élevé de valeurs basses

---

4 Les valeurs normales correspondantes obtenues par nous dans les mêmes conditions figurent en bas du tableau à titre de comparaison.

Tableau 3. *Mécanique ventilatoire*

Sujet no.	Compliance statique (1/cm H_2O)	Compliance fonctionnelle (1/cm H_2O)	Compliance spécifique (1/cm H_2O/l)	
			CRF	CV
1	0,127[b]	0,106[a]	—	0,0345[a]
2	0,320	0, 121[a]	0,122	0,0670
3	0,323	0,112[a]	0,121	0,0620
4	0,420	0,124[a]	0,141	0,0940
5	0,390	0,139	0,073	0,0860
6	0,390	0,124[a]	0,106	0,0820
7	0,137[b]	0,090[b]	0,037[b]	0,0320[a]
8	0,147[b]	0,116[a]	0,043[a]	0,0334[a]
9	0,260	0,120[a]	0,082	0,0650
10	0,290	0,169	0,078	0,0570
11	0,350	0,179	0,104	0,0600
12	0,245	0,128	0,066	0,0575
13	0,380	0,130	0,088	0,0800
14	0,475 ?	0,164	0,158	0,0900
15	0,395	0,168	0,107	0,0780
16	0,370	0,093[b]	0,114	0,0850
17	0,180[a]	0,134	0,051[a]	0,0450
18	0,220	0,090[b]	0,078	0,0520
19	0,440	0,114[a]	0,146	0,1140
20	0,235	0,132	0,076	0,0505
21	0,176[a]	0,168	0,042[a]	0,0370[a]
22	0,200	0,158	—	0,0490
23	0,130[b]	0,098[b]	—	0,0260[a]
24	0,160	0,154	0,039[b]	0,0355[a]
25	0,180[a]	0,174	0,085	0,0435
26	0,255	—	0,089	0,0570
27	0,140[b]	0,124[a]	0,049[a]	0,0334[a]
28	0,130[b]	0,123[a]	0,044[a]	0,0357[a]
29	0,110[b]	0,091[b]	0,049[a]	0,0296[a]
30	0,234	0,093[b]	0,062	0,0675
Valeurs normales (moyenne ± DS)				
	0,237	0,163	0,078	0,0480
	±0,052	±0,035	±0,019	±0,0110

[a] Valeur inférieure à la moyenne — 1 DS.
[b] Valeur inférieure à la limite normale.

(en dessous de 18 cm H_2O) n'est pas dû — à notre avis — à une diminution réelle de la force de rétraction du poumon, mais est à mettre sur le compte d'une réduction de la force musculaire de ces patients (pensionnés en majorité) et d'une coopération imparfaite (les malades se plaignaient de douleurs thoraciques lors des inspirations maximales). La pression inspiratoire maximum n'offre donc pas une information objective; ses résultats ne seront pas discutés. Le travail ventilatoire élastique (également omis du tableau) a été compris entre 1,36 et 6,11 gcm/ml (valeurs normales 1,35—3,83 gcm/ml); ses valeurs ont varié en étroite corrélation avec la compliance fonctionnelle, n'apportant aucune information supplémentaire.

La compliance statique montre quelques résultats supérieurs à la limite normale (cas no. 4, 14, 19) et plusieurs valeurs basses (cas 1, 7, 8, 23, 27, 28, 29). Une forte dispersion des résultats nous a conduit à renoncer à calculer des moyennes et à toute interprétation statistique; seuls seront discutés des cas individuels. Parmi les malades ayant une compliance fonctionnelle réduite quelques uns présentent une valeur statique basse (cas no. 1, 7, 8, 23, 27, 28, 29), d'autres ont une compliance statique normale (cas no. 2, 3, 6, 9, 16, 18, 30) ou même augmentée (cas no. 4, 19). Les boucles pression-volume fortement déformées (signal parasite dû aux battements du coeur) ont du être rejetées dans un cas (no. 26). En ce qui concerne la compliance spécifique — nos limites inférieures normales (42 ml/cm H_2O/l CRF et 26 ml/cm H_2O/l CV) sont basses et peu des valeurs des malades se situent en dessous (cas no. 7 et 24 pour compliance/CRF). Toutefois, sept autres patients (cas no. 1 et 8 — silicose «légère», 2 et 23 — silicose «moyenne» et 27, 28 et 29 — silicose «avancée») ont une compliance spécifique (Cstat/CV) comprise entre 1 et 2 déviations standard en dessous de la moyenne normale.

Discussion

La multiplicité des atteintes structurelles dans la silicose est étonnante: il paraît que pratiquement aucun élément de l'appareil respiratoire n'est épargné. Cette complexité pose pour l'examen radiologique et fonctionnel des problèmes souvent difficiles.

Les donnés radiologiques représentent l'élément principal du diagnostic et de la classification des pneumoconioses; malheureusement, leur corrélation avec les lésions anatomiques est loin d'être parfaite: des lésions silicotiques nodulaires typiques ont été trouvées chez des sujets sans modifications radiologiques (Menozzi, Greco et Frezia, 1964; Théron, Walters et Webster, 1964), tandis que des images radiologiques nettes ont été contredites par des nécropsies négatives (Carini, 1965).

Les troubles fonctionnels sont d'une grande diversité; une faible relation avec l'aspect radiologique (pour les cas individuels) est reconnue par la plupart des auteurs (Bühlmann et Schuppli, 1960; Navratil, 1963; Rossier, Bühlmann et Luchsinger, 1955; Sadoul et Dusapin, 1958; Ulmer et Reichel, 1964; Valentin, 1960). Les exemples de silicotiques au stade avancé avec des troubles fonctionnels minimes (quelquefois même à l'effort) et de malades au stade incipient ayant des troubles respiratoires subjectifs (dyspnée) et objectifs (hypoxie, obstruction, trouble de la diffusion, etc.) sévères sont désormais classiques (Brasseur, 1963a et b). Toute tentative de déduction de l'état fonctionnel à partir du tableau radiologique est vaine (Sadoul, 1963); l'exploration approfondie de chaque patient est indispensable.

La mécanique ventilatoire des silicotiques a été étudiée dès 1956 par Marshall et du Bois et par Sartorelli, Magistretti et Sbertoli. La plupart des auteurs (Nakamura, Takizava et Takishima, 1961; Sharp, van Lith et Sweany, 1966; Verstraeten et coll., 1966; Zeilhofer et Rupprecht, 1963) communiquent une altération de la distensibilité dans les stades avancés de la maladie. Pour les stades de début on est généralement d'accord que les valeurs de la compliance sont normales (ou presque) en l'absence de complications (Mandi, Timar et Turos, 1963; Muysers et coll., 1966); des abaissements ont été toutefois rapportés (Bühlmann et Schuppli, 1960; Hamm, Wettengel et Fabel, 1962).

Une investigation antérieure de notre laboratoire a mis en évidence des corrélations assez étroites entre le stade radiologique et l'atteinte de la distensibilité pulmonaire chez les groupes de malades avec silicose «moyenne» et «avancée». Une baisse statistiquement significative de la valeur moyenne de la compliance fonctionnelle a été trouvée chez le groupe de malades à silicose «légère». La compliance fonctionnelle s'est ainsi avérée être le plus sensible des paramètres étudiés, détectant la première une différence par rapport aux valeurs normales. Il faut rappeler que ces résultats regardaient le groupe, et que d'importantes différences existaient entre les cas individuels. Ces différences, le nombre limité des sujets et les irrégularités mises en évidence par l'étude de la distribution de fréquence de certains paramètres de la mécanique ventilatoire (Gavrilescu et coll., 1967) nous ont décidés à limiter nos discussions présentes aux cas individuels.

L'investigation des volumes pulmonaires a mis en évidence chez cinq de nos malades des valeurs du volume résiduel dépassant les limites de leur âge; de telles augmentations dans la silicose sont bien connues puisque rapportées par de nombreux auteurs (Becklake, Du Preez et Lutz, 1958; Friehoff, 1959; Lavenne et coll., 1961; Worth et coll., 1959). Ce que nous voulons souligner c'est que chez nos malades cette hyperinflation existe en présence d'un rapport VEMS/CV normal. On pourrait mettre l'augmentation du volume résiduel sur le compte d'une collaboration imparfaite (expiration incomplète); la capacité vitale dans les limites normales s'inscrit contre cette hypothèse. Reste possible une augmentation du volume des conduits aériens au delà de la bronchiole respiratoire, qui n'est pas accompagnée d'une obstruction ventilatoire.

Sept de nos malades ont des valeurs de la compliance statique inférieures à la limite normale et 4 autres des valeurs inférieures à la

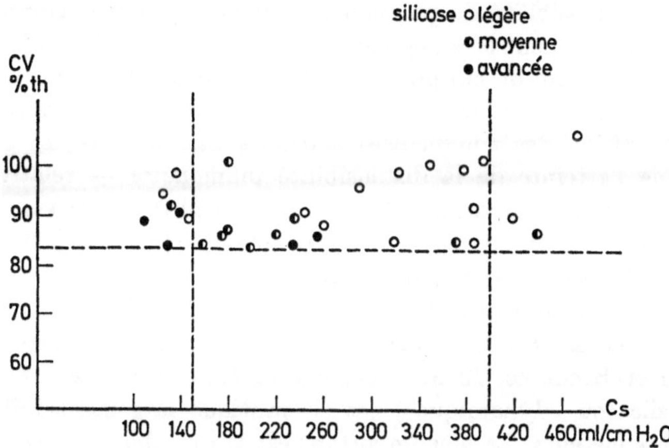

Fig. 1. Capacité vitale (% du théorique) et compliance pulmonaire statique chez 30 silicotiques. Limites normales en traits interrompus

moyenne minus 1 DS, témoignant d'une diminution de la distensibilité du poumon. La fibrose nodulaire, l'épaississement ou les adhérences des plèvres, un accroissement de la rigidité de l'arbre trachéobronchique ou du réseau vasculaire offrent autant d'explications. Que cette rigidité accrue ne détermine pas une baisse concomitante de la capacité vitale peut paraître surprenant; on doit — une fois de plus — rappeler le caractère «statistique» des estimations basées sur des valeurs «normales». Un sujet peut avoir une CV de 4 litres qui le situe comme «normal»; il n'en a pas moins perdu 20% de sa vraie capacité vitale si celle-ci était au départ de 5 litres. Quarante-huit des 110 silicotiques étudiés par Vecchione et Mole (1968) avaient une compliance fonctionnelle abbaissée sans présenter des troubles spirographiques. Les études «longitudinales» ont l'important avantage de permettre la comparaison de chaque sujet à lui-même en éliminant l'arbitraire de la comparaison avec des valeurs théoriques. Une faible corrélation entre compliance et volumes pulmonaires chez les silicotiques a été rapportée par Zeilhofer et Rupprecht (1963). D'autre part, Leathart (1959) trouve une élasticité normale chez des malades avec pneumoconiose confluente (et amputations des volumes).

Quelques malades de notre groupe présentent (Fig. 1) des compliances statiques qui dépassent la limite supérieure normale; en écartant un résultat douteux (cas no. 14) restent toujours les sujets no. 4 et 19. Des valeurs élevées de la compliance statique accompagnées d'une augmentation du rapport VR/CPT font penser à l'emphysème compliquant la silicose (cas no. 5, 13, 30). Sachant que l'emphysème et la fibrose exercent sur la distensibilité du poumon des effets opposés on comprendra que la compliance peut être augmentée ou diminuée par la prééminence de l'un ou de l'autre de ces processus et on pourra soupçonner derrière une valeur «normale» un équilibre d'anormalités de sens contraire.

La répartition des compliances statiques basses entre les groupes montre que l'atteinte de la distensibilité pulmonaire — relativement rare pour la silicose «légère» (3 valeurs basses parmi 15 cas) et «moyenne» (1 valeur basse pour 10 cas) — est presque la règle dans la silicose «avancée» (3 valeurs basses parmi 5 cas).

Quoique fréquemment utilisée comme indicateur de l'élasticité pulmonaire (Becklake, Du Preez et Lutz, 1958; Leathart, 1959; Muysers et coll., 1959; Zwi et Becklake, 1958; Vecchione et Mole, 1968) la compliance fonctionnelle (ou «dynamique») est en pratique largement influencée par d'autres facteurs. Le plus important est la distribution intrapulmonaire du gaz inspiré: une altération de celle-ci (inégalité dans l'espace ou dans le temps) conduit à une réduction de la compliance fonctionnelle sans que l'élasticité du poumon soit réduite (asthme) ou même en présence d'une hyperdistensibilité pulmonaire (emphysème). Ce mécanisme semble avoir joué dans quelques cas (no. 16, 18, 19, 30) ayant une Cf réduite et une Cs normale ou élevée. Le trouble de la distribution est à mettre sur le compte d'inégalités des constantes de temps de divers territoires du poumon d'après Otis et coll. (1956). Un trouble de la mixique a été mis en évidence dès les stades de début chez les pneumoconiotiques (Siehof et coll., 1963). Les constantes de temps (produit RC) deviennent inégales soit à cause des inégalités de la distensibilité (Sartorelli, Grieco et Zedda, 1959) soit à cause de résistances inégales des conduits aériens. Un travail de notre laboratoire récemment paru dans ce journal a mis en évidence une importante augmentation du gradient d'azote après inspiration unique d'oxygène — signe d'asynchronisme de la déflation de divers territoires — chez des malades à silicose avancée sans signes cliniques et spirographiques d'obstruction bronchique; ces résultats ne peuvent être expliqués qu'en acceptant l'hypothèse des différences régionales de la compliance pulmonaire (Stănescu, Teculescu et Păcuraru, 1968). L'accroissement des résistances est dû au spasme bronchique ou à la bronchite chronique accompagnant la silicose (Higgins et coll., 1956; Nager, Zenger et Rüttner, 1960). Quoique les malades avec toux et expectoration aient été exclus par sélection préalable, des lésions des bronches peuvent toujours exister sans plaintes chez les silicotiques (Solte, 1966) ou même chez les mineurs non-silicotiques (Gasparini et Fresia, 1966). Le spasme bronchique latent a été démontré par Mandi et Timar (1965) qui ont obtenu une augmentation de la compliance fonctionelle chez des silicotiques après inhalation d'isolevin en aérosols. Pour chaque stade, les malades des mêmes auteurs ayant des signes cliniques de bronchite chronique ont une Cf inférieure à celle des malades sans bronchite (Mandi, Timar et Turos, 1963).

La compliance est en relation avec les dimensions des poumons; en rapportant — d'après Lim, Luft et Grodins (1958) — la compliance aux composantes de la capacité pulmonaire totale (capacité vitale, capacité résiduelle fonctionnelle) on obtient une «compliance spécifique» — valeur indépendante du volume, qui permet la comparaison de la distensibilité des poumons de diverses dimensions. On a utilisé tant la compliance statique que la compliance fonctionnelle; du point de vue théorique, la première alternative est correcte et a été appliquée par nous. Les chiffres du Tableau 3 montrent que les sujets à compliance statique basse ont une compliance spécifique autour de la limite inférieure normale. Une valeur abbaissée de la compliance spécifique démontre que le processus pathologique affecte réellement la distensibilité des poumons.

Les études approfondies des dernières années ont démontré que les propriétés mécaniques du poumon sont influencées par de multiples facteurs. Nous retenons en ce qui nous concerne l'âge et la consommation de tabac. Une certaine différence d'âge existe entre nos malades de silicose (âge compris entre 25 et 55 ans) et le groupe de sujets sains qui ont servi comme témoins (âge moyen 22,4, limites 19—27 ans). Cette différence n'affecte toutefois d'aucune manière nos considérations regardant la baisse de la compliance; elle pourrait tout au plus expliquer quelques valeurs proches de la limite supérieure de la normale. L'influence de l'habitude de fumer sur la compliance du poumon est disputée. Krumholz, Chevalier et Ross (1965) et Zwi, Goldman et Levin (1964) communiquent une réduction de la compliance chez les fumeurs — significative par rapport à celle des non-fumeurs du même âge. Il faut rappeler toutefois qu'il s'agit de compliance fonctionnelle — influencée par la mixique (comme nous l'avons mentionné plus haut). Seulement deux de nos sept malades ayant une compliance statique basse étaient des fumeurs; nous pensons que la consommation de tabac ne pourrait pas — à elle seule — expliquer les troubles de la distensibilité trouvés par nous.

La dyspnée des pneumoconiotiques a une pathogénie très complexe. De nombreux chercheurs ont tenté d'établir des corrélations entre dyspnée et données radiologiques ou fonctionnelles (Becklake, Du Preez et Lutz, 1958; Gilson et Hugh-Jones, 1955; Zeilhofer et Rupprecht, 1963; Zwi et Becklake, 1958; Zwi, 1959). Des études récentes ont incriminé l'atteinte du réseau capillaire (Vanroux et Grégoire, 1965), des échanges gazeux (Gaensler, Hoffman et Elliot, 1960) et de la mécanique ventilatoire (Zeilhofer et Rupprecht, 1963) dans la pathogénie de la dyspnée. Une élévation du travail mécanique ventilatoire — sur le compte de la composante visqueuse (= résistance accrue au débit) ou de celle élastique (= compliance diminuée) peut être responsable de l'apparition de la dyspnée. A une exception près, nos malades avec diminution de la compliance se plaignaient de dyspnée à l'effort.

Conclusions

1. En dépit de résultats normaux des épreuves spirographiques de routine (CV et VEMS/CV), chez 30 silicotiques des anomalies des volumes pulmonaires et de la mécanique ventilatoire ont été mises en évidence.

2. Des altérations de type obstructif (VR élevé, différence entre compliance statique et fonctionnelle) sont compatibles avec un rapport VEMS/CV dans les limites «normales».

3. Une grande dispersion caractérise les valeurs de la compliance pulmonaire des silicotiques; un net abaissement de la compliance statique a été noté chez sept sujets, tandis que quatre autres avaient des valeurs approchant la limite inférieure normale.

4. L'incidence des compliances basses est faible pour la silicose «légère» et «moyenne» mais devient importante pour la silicose «sévère».

5. Les données de l'exploration fonctionnelle doivent être interprétées en tenant compte de l'âge, de l'habitude de fumer et confrontées avec l'image radiologique et les plaintes des sujets.

Bibliographie

Becklake, M. R., Du Preez, C., Lutz, W.: Lung function in silicosis of the Witwatersrand gold miner. Amer. Rev. Tuberc. **77**, 400 (1958).

Brasseur, L.: L'exploration fonctionnelle pulmonaire dans la pneumoconiose des houilleurs. Bruxelles: Arscia 1963a.

— Fonction pulmonaire des houilleurs pneumoconiotiques invalides et au stade terminal de leur évolution. Rev. Inst. Hyg. Mines (Hasselt) **18**, 71 (1963b).

Bühlmann, A., Schuppli, M.: Atemmechanische Untersuchungen bei Silikose. Dtsch. med. Wschr. **85**, 1745 (1960).

Carini, R.: Alcune cause di errore nella diagnosi di silicosi. Riv. Infort. Mal. prof. **52**, 1065 (1965).

Friehoff, F. J.: Résultats de la fonction pulmonaire obtenus chez des silicotiques au stade 2. Poumon **15**, 825 (1959).

Gaensler, E. A., Hoffman, L., Elliot, M. F.: Troubles de la diffusion et fibrose interstitielle dans la silicose. Poumon **16**, 1137 (1960).

Gasparini, G., Fresia, G.: Contributo allo studio dei bronchi nei minatori con quadri radiologici negativi per silicosi. Ann. Laring. (Torino) **65**, 351 (1966).

Gavrilescu, N., Teculescu, D., Stanescu, D., Constantin, I.: Pulmonary mechanics in young healthy men. Normal values for some less frequently used parameters. Int. Z. angew. Physiol. **24**, 194 (1967).

Gilson, J. C., Hugh-Jones, P.: Lung function in coal workers' pneumoconiosis. M.R.C. Special Report Series No. 290. London: H.M.S.O. 1955.

Hamm, J., Wettengel, R., Fabel, U.: Vergleichende Untersuchungen der Atemmechanik bei normaler Lungenfunktion, obstruktiven und restriktiven Ventilationsstörungen. Z. klin. Med. 157, 133 (1962).

Hartung, W.: Über Ausmaß und funktionelle Bedeutung des Elastizitätsverlustes bei verschiedenen Lungenerkrankungen. Beitr. path. Anat. 120, 178 (1959).

Higgins, I. T. T., Oldham, P. D., Cochrane, A. L., Gilson, J. C.: Respiratory symptoms and pulmonary disability in an industrial town. Brit. med. J. 1956 II, 904.

Jouasset, D.: Normalisation des épreuves fonctionnelles respiratoires dans les pays de la CECA. Poumon 16, 1145 (1960).

Kory, R. C., Rankin, J., Snider, G. L., Tomashefski, J. F.: Clinical spirometry. Dis. Chest 43, 214 (1963).

Krumholz, R. A., Chevalier, R. B., Ross, J. C.: A comparison of pulmonary compliance in young smokers and non-smokers. Amer. Rev. resp. Dis. 92, 102 (1965).

Lavenne, F., Brasseur, L., Oelbrandt, L., Belayew, D.: Volumes pulmonaires et volume expiratoire maximum par seconde des pneumoconiotiques encore au travail. Rev. Inst. Hyg. Mines 16, 3 (1961).

Leathart, G. L.: The mechanical properties of the lung in pneumoconiosis of coalminers. Brit. J. industr. Med. 16, 153 (1959).

Lim, T. P. K., Luft, U. C., Grodins, F. S.: Effects of cervical vagotomy on pulmonary ventilation and mechanics. J. appl. Physiol. 13, 317 (1958).

Mandi, A., Timar, M., Turos, E.: Atemmechanische Untersuchungen in der Silikose (ung.). Orvosi Hétil. 104, 2126 (1963).

— Timar, M.: Über die Bedeutung der atemmechanischen Untersuchungen in der Diagnose der mit Silikose vergesellschafteten latenten Bronchospasmus (ung.). Magyar Belorv. Arch. 2, 96 (1965).

Marshall, R., Dubois, A. B.: The viscous resistance of lung tissue in patients with pulmonary disease. Clin. Sci. 15, 473 (1956).

Menozzi, V., Greco, S., Fresia, G.: Sopra due casi di silicosi polmonare senza evidenti immagini radiologiche. Riv. Anat. pat. 25, 150 (1964).

Muysers, K., Siehoff, F., Worth, G., Gasthaus, L., Smidt, G.: Neuere Ergebnisse atemphysiologischer Untersuchungen von Kohlenbergarbeitern unter Berücksichtigung von Silikose, Bronchitis und Emphysem. IX. Mitt. Compliance und Atemarbeit gegen visköse Widerstände. Int. Arch. Gewerbepath. Gewerbehyg. 22, 215 (1966).

Nager, F., Zenger, F., Rüttner, J. R.: Bronchitis, Bronchiolitis und Silikose. Schweiz. med. Wschr. 90, 1357 (1960).

Nakamura, T., Takizava, T., Takishima, T.: A comparative study of the metal miner's silicosis and coal worker's pneumoconiosis. Tohoku J. exp. Med. 73, 309 (1961).

Navratil, M.: Analyse der Unterschiede zwischen radiologischen und funktionellen Befunden in der Silikose. (tschech.). Pracov. Lek. 8, 338 (1963).

Otis, A. B., McKerrow, C. B., Radford Jr., E. P.: Mechanical factors in distribution of pulmonary ventilation. J. appl. Physiol. 8, 427 (1956).

Rossier, P. H., Bühlmann, A., Luchsinger, P.: Pathophysiologie der Atmung bei der Silikose und die Begutachtung der Arbeitsfähigkeit. Dtsch. med. Wschr. 80, 608 (1955).

Sadoul, P., Dusapin, M.: L'expertise de la silicose pulmonaire. Paris: Masson & Cie. 1958.

— (coordinateur): Les intérêts pratiques des explorations fonctionnelles respiratoires dans l'expertise de la silicose (Discussion à la table ronde). Proc. XIV Int. Congr. Occ. Health, vol. II, p. 161 (1963).

Sartorelli, E., Greco, A., Zedda, S.: Studio sulla mescolanza intrapolmonare dei gas nei silicotici e negli emfisematosi. Med. d. Lavoro 50, 766 (1959).

Sartorelli, E., Magistretti, M., Sbertoli, C.: Studio della meccanica polmonare nei silicotici mediante la misura del massimo lavoro respiratorio potenziale. Med. d. Lavoro 47, 677 (1956).

Sharp, J. T., Lith, P. van, Sweany, S. K.: Clinico-physiologic correlations in diffuse pulmonary fibroses and granulomatoses. Amer. Rev. resp. Dis. 94, 332 (1966).

Siehoff, F., Worth, G., Gasthaus, L., Muysers, K.: Neuere Ergebnisse atemphysiologischer Untersuchungen von Kohlenbergarbeitern unter Berücksichtigung von Silikose, Bronchitis und Emphysem. VI. Mitt. Mischungszeit, Mischungsventilation, Mischungsindex. Intern. Arch. Gewerbepath. Gewerbehyg. 20, 187 (1963).

Solte, E.: Les modifications des aspects bronchoscopiques et histologiques de la muqueuse bronchique dans la silicose des mineurs de la Ruhr. Bronches 16, 50 (1966).

Stănescu, D., Teculescu, D., Pacuraru, R.: Uneven ventilation in advanced silicosis. A study using the single-breath oxygen test. Int. Arch. Gewerbepath. Gewerbehyg. 25, 39 (1968).

Teculescu, D., Stănescu, D., Pilat, L.: Pulmonary mechanics in silicosis. Correlations with radiological stages. Arch. environm. Health 14, 461 (1967).

Theron, C. P., Walters, I. G., Webster, I.: The international classification of radiographs of the pneumoconioses, based on the findings in 100 deceased white South-African gold miners. Med. Proc. (Pretoria) 10, 352 (1964).

Ulmer, W. T., Reichel, G.: Pathophysiologie der Anthrako-Silikose. Dtsch. med. Wschr. 89, 1333 (1964).

Valentin, H.: Ein Vergleich von Röntgenbild und Lungenfunktionsanalyse bei 1000 westdeutschen Bergarbeitern. Proc. XIII. Congr. Occ. Health, p. 810 (1960).

Vanroux, R., Gregoire, M.: Contribution à l'étude de la dyspnée des pneumoconiotiques micronodulaires. J. franç. Méd. Chir. thor. 19, 823 (1965).

Vecchione, C., Mole, R.: La compliance chez les silicotiques. Poumon 23, 713 (1968).

Verstraeten, I. M., Lacroix, E., Roels, H., Spinoit, C.: Les modifications de la compliance pulmonaire chez les silicotique et chez l'animal exposé à la poussière de silice. Med. Thor. 23, 160, (1966).

Worth, G., Gasthaus, L., Luhning, W., Muysers, K., Siehoff, F., Werner, K.: Lungenvolumina und Lungenzeitvolumina bei Kohlenbergarbeitern. Int. Arch. Gewerbepath. Gewerbehyg. 17, 396 (1959).

Zeilhofer, R., Rupprecht, E.: Atemmechanik bei silikose-obstruktivem Syndrom. Med. Thor. 20, 19 (1963).

Zwi, S.: Lung Funktion in Witwatersrand gold miners. Proc. Pneumoc. Conf. Johannesburg, p. 522 (1959).

— Becklake, M. R.: Respiratory function of Witwatersrand gold miners. Brit. J. industr. Med. 15, 258 (1958).

— Goldman, H. I., Levin, A.: Cigarette smoking and pulmonary function in healthy young adults. Amer. Rev. resp. Dis. 89, 73 (1964).

B. I. T., Réunion d'experts sur la classification internationale des radiographies de pneumoconioses. Sécurité Hyg. Travail 9, 67 (1959).

Dr. Dan Teculescu
Clinica Boli Profesionale
Spital Colentina
21, Stefan cel Mare
Bucureşti 10 (Rumänien)

Int. Arch. Arbeitsmed. 26, 263—280 (1970)

Die Schwingungsneurose

J. ESKENASY

Spital CFR 2, Neurologische Abteilung, Bukarest

Eingegangen am 11. September 1969

Vibratory Neurosis

Summary. Based on an extensive bibliographic material, the author places in evidence the controversy pertaining to the existence of the nosologic entity of vibratory neurosis.

The present study has in view to give an answer to the problem by way of an analytic neurologic examination of 222 workers handling various vibratory tools. The 12 cases of vibratory neurosis analysed symptomatologically and etiologically have shown as a peculiarity the presence of vegetative phenomena of vagotonic pattern and the existence of two clinical forms of vibratory neurosis, designed under the name of vibratory neurosis verra and neurotic syndrome of vibrations.

The two clinical forms have been etiologically substantiated by the study of vibratory parameters using a tastograph and cathodic oscillograph, in the former the principal role is ascribed to the amplitude and in the second to the vibratory frequency.

The author is trying to interpret pathophysiologically the 2 clinical forms of vibratory neurosis, depending on the length of occupational exposure, the type of constitution, audibility and sleep disturbance.

Zusammenfassung. Eine ausführliche bibliographische Dokumentation hebt die Widersprüche hervor, die bezüglich des Bestehens oder Nichtbestehens der nosologischen Einheitlichkeit der vibratorischen Neurose im Umlauf sind.

Durch neurologisch-analytische Untersuchungen an 222 Arbeitern, die mit verschiedenen Vibrationswerkzeugen arbeiteten, versucht der Autor diese Widersprüche zu klären. Die 12 symptomatologisch und ätiologisch untersuchten vibrationsneurotischen Fälle weisen charakteristischerweise vegetative Phänomene vagotonischer Natur auf sowie zwei klinische Formen von Vibrationsneurose: die reelle Vibrationsneurose und das neurotische Vibrationssyndrom.

Eine Analyse der Schwingungsparameter mittels Tastograph und Oscillograph ergab, daß bei der Vibrationsneurose ätiologisch die Schwingungs*amplitude* die Hauptrolle spielt, bei dem neurotischen Vibrationssyndrom dagegen die Schwingungs*frequenz*.

Unter Berücksichtigung der Berufsdauer, des konstitutionellen Typs, der Hörfähigkeit und der Schlafstörungen wurde eine pathophysiologische Erklärung der beiden klinischen Formen von Vibrationsneurose versucht.

Die ersten Beschreibungen stammen noch aus dem Jahre 1918 von Hamilton (von Andreeva-Galanina zitiert), die bei schädlichen Schwingungen ausgesetzten Arbeitern eine morgendliche ausgeprägte Asthenie feststellt, die sich in dem Maße, in dem der Arbeiter sich der Werkhalle

oder der Werkstatt nähert, verstärkt, und nach Beginn der Tätigkeit
wieder abnimmt.

Meyer untersuchte Kranführer und beschreibt ein asthenisches
Syndrom, das er der Beschleunigung und den Schwingungsschocks zu-
schreibt. Antonovskîi betont die Schlafstörungen, die bei Arbeitern mit
Preßluftwerkzeugen bei Ausbleiben der Schwingungskrankheit erscheinen.

Eine ganze Reihe von Autoren (Huddleston, Kellringer, Andreeva-
Galanina, Antonovskîi, Dieckmann, Maggio, Gorcev, Planques, Gra-
tianskaia, Artamanova, Volkov, Kreindler, Ungher, Poilici, Popescu,
Lebedeva, Meyer und Coerman) erwähnen bei Arbeitern, die schädlichen
Schwingungen ausgesetzt sind, Gewichtsabnahme, Schwindel, Gelenk-
schmerzen, Kopfschmerzen und Hyperhydrose, die sie in die Kategorie
der Schwingungsneurosen eingliedern.

Im Jahre 1965 untersuchten Klimkova und Deutschova 300 im
Vibrationsmedium tätige Arbeiter und stellten eine große Anzahl
neurotischer Störungen fest, die sich prozentual so verteilen: Kopfschmerzen 28%, Schlaflosigkeit 27%, allgemeine vegetative Störungen
17%, Reizbarkeit 12%, Schwindelanfälle 8%, Asthenie 8%. Im Jahre
1966 veröffentlichten dieselben Autoren in der Bundesrepublik eine
Abhandlung über 438 Fälle von Vibrationskrankheit, die in einer
tschechoslowakischen Fabrik beobachtet worden waren, in der sie
Störungen des Zentralnervensystems asthenisch-neurotischen Typs mit
periodischem Charakter beschrieben. Infolge deren Gleichartigkeit mit
der traumatischen Cerebrodelese (Cerebrasthenie) schlugen sie die
Benennung Schwingungscerebrodelese vor.

Planques beschreibt die gehäuften Anpassungs-Polyarthralgien im
ersten Arbeitsjahr unter Vibrationsbedingungen als Vorläufer der
Schwingungsneurose.

Das Ziel vorliegender Arbeit ist ein eingehendes analytisches Studium
einer Anzahl von Schwingungsneurosen vom Standpunkt der Lebens-
und Arbeitsbedingungen aus, als auch aus biologischer, klinischer,
neurologischer, somatischer und paraklinischer Sicht.

Bei der Untersuchung einer Gruppe von 222 unter schädlichen Vibrationsbedingungen arbeitenden Werktätigen zweier großer Maschinenbauwerke fanden sich 12 an Schwingungsneurose leidende Personen; sie
machen 10,8% der gesamten Schwingungskrankheiten aus.

Symptomatologisches Studium

Keiner von den 12 als Schwingungsneurose benannten Fällen weist
Symptome auf, die vor der schädigenden Arbeit bestanden hätten.

Nur bei einem der 12 Fälle war die Schwingungsneurose das einzige
Symptom der Schwingungskrankheit. Bei den übrigen 11 Fällen war die

Schwingungsneurose mit vasculären, mit osteo-artikulären, mit tendineo-aponeurotischen, mit akustischen oder mit allgemeinen Symptomen verbunden.

Obwohl die klassischen Autoren, die die asthenische Neurose erforschten, unter diesem nosologischen Begriff das Ergebnis eines psychischen Traumas verstehen, welches in Abwesenheit somatisch-organischer oder cerebral-organischer Schäden einen Konflikt der corticalen Prozesse ergibt, wurden die vorliegenden Fälle auf klinischer Basis in die Gruppe der Schwingungsneurosen eingegliedert, obwohl die Berufstaubheit und die peripheren vibratorischen Vasculopathien ihnen verwandt waren.

Von den 12 an Schwingungsneurose leidenden Arbeitern wiesen 10 eine Schwingungsneurose, verbunden mit einer vibratorischen peripheren Vasculopathie auf (das Phänomen des weißen Fingers) (83%), während 8 von ihnen auch eine Berufstaubheit I. Grades hatten (66%).

Die statistische Rangordnung der Symptome der Schwingungsneurose ist wie folgt: 1. Hypersekretion, 2. präkardiale Palpitationen, 3. Intoleranz für Lärm, 4. Kopfschmerzen, 5. Schlafstörungen, 6. Zittern der Gliedmaßen, 7. Asthenie, 8. Erstickungsanfälle, 9. sexuelle Impotenz, 10. Muskelkrämpfe.

Der klinische Aspekt der Schwingungsneurose weist ähnliche Erscheinungen auf wie diejenigen, die Haţieganu und Danielopolu die „vegetative allgemeine Neurose" in ihrer vagotonischen Form nannten.

Von den 12 erwähnten Fällen führen wir 4 auf, die unserer Meinung nach besonders bezeichnend sind:

C. M. — 32 Jahre alt, mit 1 Jahr alten Noxen, Arbeiter im Betrieb S.R., bei der Gußeisengießerei; arbeitet 60% der Zeit mit dem Preßlufthammer und 40% an der beweglichen Schleifmaschine. Seit 2 Monaten klagt der Arbeiter über Kopfschmerzen, matinale Asthenie, Schlafstörungen, Intoleranz für Lärm, leichtes Zittern der Gliedmaßen und Erstickungsanfälle. Eine auffallende Erscheinung, die außer den obenerwähnten Symptomen aus dem klinischen Bild des Patienten C.M. hervorgeht, ist eine vermehrte, kalte Schweißabsonderung der Hand- und Fußflächen, ein ständiges Kältegefühl und ein sehr ausgesprochener Dermographismus. Betonte Erregbarkeit. Bei jeder Änderung der Körperstellung, von der liegenden in die stehende Haltung, klagt der Patient über heftiges Herzklopfen. Das klinisch-kardiologische Untersuchungsergebnis und das Elektrokardiogramm sind normal. Gastrische Hypersekretion mit Blähungen und matinalem Übelkeitsgefühl sind gleichfalls zu verzeichnen. Blutdruck: 110/70.

Die vibratorische Vasculopathie zeigt sich durch das Phänomen des weißen Fingers an beidseitigen kleinen Fingern. Die Intensität des Lärms in der Werkstatt beträgt 103 dB, die normale Audiometrie stellt ein gutes Gehör fest.

Was die Rangordnung der Symptome Schweißabsonderung, kalte Gliedmaßen und Herzklopfen anbelangt, beherrschen dieselben das Bild der Dreiheit: Kopfschmerzen, Asthenie, Schlaflosigkeit, Phänomene, die sich, verbunden mit einem Blutdruck von 110/70, in die Kategorie der Vagotonien einreihen.

D.G. — 30 Jahre alt, mit 2 Jahre alten Noxen, Arbeiter im Stahlwerk T., arbeitet an der fixen Schleifmaschine. Weist seit 4 Monaten Kopfschmerzen, Schlaflosigkeit, matinale Asthenie und leichtes Gliederzittern auf. Das symptomati-

sche Bild jedoch ist von einer ständigen, vermehrten Schweißabsonderung der Hand-
und Fußflächen, Achsel und Stirn beherrscht, was beim ersten Kontakt mit dem
Kranken sofort auffällt. Die Haut ist kalt, der Kranke klagt über ständiges Kältegefühl. Ein starker Dermographismus ist zu beobachten sowie auch Erregbarkeit
und Herzklopfen. Er klagt über unerträgliche Empfindlichkeit bei Lärm. Klinisch-
kardiologische Untersuchung und Elektrokardiogramm sind normal, Blutdruck
100/60. Bei diesem Arbeiter wies die Schwingungskrankheit keine weiteren
Erscheinungen auf.

   B.G. — 29 Jahre alt, 3 Jahre alte Noxen, Arbeiter in der Nietabteilung des
S.R.-Werkes, ist Hilfsarbeiter eines Preßlufthammernieters in einer aus 2 Arbeitern
bestehenden Mannschaft. Weist seit 4 Monaten Schlaflosigkeit, Asthenie, prä-
kardiales Herzklopfen und Erstickungsanfälle auf, die ihn zwingen, die Arbeit zu
unterbrechen. Außerdem betonte Schweißabsonderung, ständig feuchte Hände und
Füße. Dermographismus. Am 1., 4. und 5. Finger beider Hände weist der Kranke
das Phänomen des weißen Fingers auf und seit 2 Monaten an der 1. und 2. Zehe
des rechten Fußes (einmaliger Fall, separate Kommunikation). Die Audiometrie
ergibt eine Berufstaubheit I. Grades. Seit 1 Monat stieg der Blutdruck auf 145/105.
Das ganze Krankheitsbild ist eindeutig von starker Schweißabsonderung und Herzklopfen beherrscht.

   H.I. — 38 Jahre, 16 Jahre alte Vibrationsnoxen, Arbeiter in der Gußeisengießerei der S.R.-Werke, arbeitet 60% der Arbeitszeit mit dem Preßlufthammer
und 40% an der mobilen Schleifmaschine. Erste Anzeichen der Krankheit vor
einigen Jahren, mit Occipitalneuralgie und matinaler Asthenie, seit einigen Monaten
begleitet von Schlafstörungen, Gliederzittern und sekretorischen Störungen. Der
Kranke klagt gleichzeitig über Polyurie und sexuelle Impotenz. Die Vibrations-
vasculopathie zeigt sich durch das Phänomen des weißen Fingers an beiderseitigen
3., 4. und 5. Fingern. Eine Berufstaubheit I. Grades vervollständigt das Krankheitsbild. Die Audiometrie bestätigt eine vornehmlich wahrnehmungsbedingte Schwerhörigkeit des rechten Ohres bei der 5000 Hz-Grenze (Unterhaltungslautstärke).
Arterieller Blutdruck 130/90.

Eine eindeutig charakteristische Eigenheit des Krankheitsbildes der
Schwingungsneurose ist eine Störung des vegetativen Nervensystems,
welches die übrigen Beschwerden überwiegt. Die Hypersekretion offenbart sich durch vermehrte Schweißabsonderung, gastrische Hypersekretion und ist von arterieller Hypotension und präkardialen Palpitationen begleitet, was der Schwingungsneurose ihre charakteristische
Eigenheit verleiht. Es folgt in der Rangordnung eine ausgesprochene
Intoleranz für Lärm, ein Zustand, der bei dem Arbeiter im Beginn der
schädigenden Einflüsse eine erhöhte, ja gar übertriebene Erregbarkeit
und Reizbarkeit verursachte. Auf die Beziehungen zwischen dem Lärmfaktor, der Berufstaubheit und den Erscheinungen der Schwingungsneurose werden wir im Laufe der Abhandlung noch zurückkommen.

Die Kopfschmerzen sind vorherrschend occipital oder frontal.

Die Schlafstörungen manifestieren sich durch einen unruhigen,
leichten und von Unterbrechungen gestörten Schlaf. Viele Autoren
schreiben sie nächtlichen Parästhesien und Akroparästhesien zu, die
infolge der incipienten Vasculopathien und der Schwingungsneuritis
auftauchen (10 von 12 Fällen der Untersuchungsgruppe). In 2 Fällen
erschienen die Schlafstörungen ohne nächtliche Parästhesien.

Die matinale Asthenie hat die Eigenschaft sich zu verstärken, je mehr der Arbeiter sich der Werkhalle oder seiner Werkstatt nähert, und nimmt nach Beginn der Tätigkeit wieder ab.

Die Erstickungsanfälle, die sexuelle Impotenz und die Muskelkrämpfe der Neurosetriade hinzugefügt, charakterisiert die Schwingungsneurose.

Die paraklinischen Untersuchungen, die aus dem Hämogramm, der Urinanalyse, der Blutsenkungsgeschwindigkeit, der Glykämie, Harnstoff, Cholesterinämie, den Dysproteinämieproben, der Elektrophorese, den kardio-pulmonären Radioskopien und dem Elektrokardiogramm bestanden, ließen keine erwähnenswerten Störungen beobachten.

Ätiologisches Studium

Im Hinblick auf eine genaue Kenntnis der Ätiologie der Schwingungsneurose führen wir in der Tabelle 1 folgende Daten an: Anfangsbuchstaben des Kranken, Alter, Dauer der Vibrationsarbeit, für die Weitwohnenden die in Kilometer gemessene Entfernung bis zum Arbeitsplatz, zur Werkstatt oder zur betreffenden Abteilung, innerhalb derer sich der Arbeitsplatz befindet, das Preßluftinstrument, mit dem gearbeitet wird, die Schwingungsparameter (Frequenz, Amplitude, Geschwindigkeit und Beschleunigung) und die Intensität des Lärmes, am Arbeitsplatz selbst in Dezibel gemessen.

Tabelle 1. *Ätiologische Faktoren der Schwingungsneurose*

Name	Alter (Jahre)	Schädigungsdauer (Jahre)	Anfahrt (km)	Werkstätte	Preßluftwerkzeuge	Frequenz (Hz)	Amplitude (mm)	Geschwindigkeit (cm/sec)	Acceleration (cm²/sec)	Lärmintensität in Dezibel(dB)	Schwerhörigkeit
T.G.	34	15	50	S	P	48	0,36	14	4200	110	I
A.I.	40	10	18	S	P	55	0,37	12	4100	109	I
H.I.	38	16	—	G	P+M	30	0,20	8,1	1300	107	I
C.M.	32	0,11	16	G	P+M	33	0,80	13	3200	103	Ø
C.M.	38	10	—	N	NI	18	1,25	14,3	1590	109	I
D.G.	44	18	9	N	H	30	2	38	8100	109	Ø
B.I.	34	10	—	N	H	18	1,25	14,3	1600	109	I
B.G.	29	3	—	N	H	23	2,7	38	6000	109	I
D.G.	30	2	39	S	SS	—	—	—	—	102	Ø
M.D.	32	9	—	G	P	—	—	—	—	98	I
S.I.	47	0,9	39	G	SS	27	0,32	4,8	1100	99	Ø
B.L.	33	10	10	G	SS	22	0,42	5,1	1500	99	I

S = Stahlgießerei; G = Gußeisengießerei; N = Nietabteilung; P = Preßlufthammer; M = Mobile Schleifmaschine; NI = Nieter; H = Hilfsarbeiter; SS = Stabile Schleifmaschine; I = Berufstaubheit I. Grades; Ø = normales Gehör.

Die Messung der Schwingungsparameter wurde durch Registrierung einiger 20 cm langer Vibrogramme, auf Grund welcher die Frequenzen und Amplituden, die Geschwindigkeiten und Accelerationen festgestellt wurden, ausgeführt, indem die Geschwindigkeiten und Accelerationen nach den Formeln $V = w(a \cdot \cos \cdot w \cdot t)$ und $A \cdot c = w^2(a \cdot \sin \cdot w \cdot t)$ errechnet wurden, in welchen $a =$ Amplitude, $w =$ Winkelgeschwindigkeit und $t =$ Zeit ist. Die Berechnung der Amplitude und der Frequenz wurde durch die skopische und graphische Untersuchung des Lichtpunktes des kathodischen Oscillographen mittels eines pyezo-elektrischen Transducters, der auf den Teilen und Knochenvorsprüngen des Hand-Arm-Systems angebracht wurde, verifiziert.

Die Messung der Lärmintensität wurde durch einen – LSM – RFT-Phonometer ausgeführt.

Das Alter für das Erscheinen der Neurose liegt zwischen 29 und 47 Jahren; das Durchschnittsalter ist ungefähr 35 Jahre.

Die Dauer der krankheitserregenden Ursachen umfaßt eine lange Reihe von Jahren, in denen der Arbeiter den Schädigungen ausgesetzt ist (zwischen 1 und 18 Jahren, wobei der Durchschnitt ungefähr 8 Jahre beträgt).

Drei Gipfel konnten wir feststellen: der erste lag zwischen 0 und 3 Jahren, der zweite zwischen 9 und 10 Jahren und der dritte zwischen 15—18 Jahren.

Wir geben untenstehend einige Beobachtungen über den Verlauf des Schlafes bei 8 Arbeitern, bei denen sich die Schwingungsneurose zwischen 9 und 18 Jahren nach Beginn der Berufstätigkeit einstellte.

T.G. — Seit 3 Jahren wecken ihn Schmerzen und Parästhesien im linken Arm einmal oder zweimal des Nachts aus dem Schlaf und zwingen ihn, den Arm zu schütteln und zu reiben, wonach er wieder einschläft.

A.I. — Seit 1 Jahr gestörter, leichter Schlaf. Erwachen durch ein Gefühl der Steifheit im linken Unterarm. Erstickungsgefühl und Ohrensausen.

H.I. — Seit 1—2 Jahren Parästhesien der Arme, die ihn aus dem Schlaf wecken und ihn zwingen, die Arme seitlich zum Bette hinaushängen zu lassen, um wieder einschlafen zu können.

C.M. — Seit einigen Monaten weckt ihn 1—2mal des Nachts Kribbeln in der linken Hand und im linken Bein aus dem Schlaf. Muß sich massieren, ehe er wieder einschlafen kann.

D.G. — Seit einigen Monaten leichter, unruhiger Schlaf mit Tierträumen.

B.I. — Seit 1 Jahr sehr schweres Einschlafen. Der Arbeiter muß sich ständig mit Schlafmitteln behelfen.

M.D. — Gesunder Schlaf.

B.L. — Seit 2 Jahren wecken ihn Empfindungslosigkeit und Kribbeln in beiden Händen aus dem Schlaf. Beim Aufwachen sind die Finger steif, durch langsame Bewegungen gelingt es ihm, sie zur Faust zu schließen, wonach er wieder einschläft.

Die weiten Anfahrten zur Arbeitsstelle und zurück, die bei 7 von 12 Fällen festgestellt wurden, gestatteten uns diesen Zustand mit einem

Prozentsatz von 58% der Fälle festzustellen. Aus der Gruppe der Schwingungsneurosen zwischen 0—3 Jahren haben 3 Arbeiter sehr weite Anfahrten zur Arbeitsstelle (täglich eine Entfernung von 16—39 km hin und zurück).

Im Vergleich zu einem auffallend ähnlichen Prozentsatz von 4,5 und 3,5% der Neuroseerscheinungen in der Werkhalle oder der Arbeitsstätte der Stahl- und Gußeisengießerei weist die Nietabteilung einen überaus großen Prozentsatz von 21% auf. Nach unseren physikalischen Untersuchungen hat die Nietabteilung: 1. die höchsten Amplituden, Accelerationen und Geschwindigkeiten der vibratorischen Parameter, 2. die höchsten Lärmintensitäten und 3. den höchsten Produktionsrhythmus. Gleichzeitig möchten wir anführen, daß die Fahrgestellnietabteilung, im Gegensatz zu den Stahl- und Gußeisenabteilungen, eine maximale Resonanz hat, da sie vollkommen auszementiert ist; erstere sind viel höher und haben Lehmböden, ein Umstand, der die Resonanz- und Rückschallphänomene großenteils dämpft.

Wenn man die 12 Neurosefälle auf die 2 Maschinenbauwerke, in denen die Untersuchung ausgeführt wurde, verteilt, dann sind im Werke T. 4 Fälle im Gegensatz zu den 8 Fällen des Werkes S.R. zu verzeichnen. Der Unterschied der Untersuchung zwischen den beiden Maschinenbauwerken beweist die Überlegenheit der Modernisierung und der Einhaltung der arbeitshygienischen Normen, die im Werke T. doppelt so groß ist. Alle 4 Fälle der Schwingungsneurose bei Nietern sind im Werke S.R. verzeichnet worden; im Werke T. war das Nieten vollkommen automatisiert.

Der Typ des Preßluftinstrumentes, das jene 12 schwingungsneurotischen Arbeiter handhaben, war in 6 Fällen (50%) der Preßlufthammer. In diese Gruppe reihten sich auch die Nieter ein; 3 wurden aus den Reihen der Hilfsarbeiter entnommen, die nichts anderes zu tun hatten, als die dem Preßlufthammer des Nieters (25%) identischen Vibrationsparameter zu übernehmen, wogegen 3 aus den Reihen der Arbeiter kamen, die an der fixen Schleifmaschine arbeiteten (25%). Daraus kann der Schluß gezogen werden, daß 75% der Neurotiker die Vibrationsparameter des Preßlufthammers aufgenommen haben und nur 25% diejenigen der Schleifmaschine.

Die Schwingungsparameter, bei denen die schwingungskranken Arbeiter arbeiteten und die als bestimmende ätiologische Faktoren galten, wurden nach der vibrographischen und oscillographischen Methode gemessen. Die Durchschnittswerte waren folgende: Frequenz = 30,4 Hz mit Unterschieden von 18—55 Hz, Amplitude = 0,89 mm mit Unterschieden von 0,2—2,7 mm, Geschwindigkeit = 16,16 cm/sec mit Unterschieden von 4,8—38 cm/sec, Acceleration = 3269 mit Unterschieden von 1100—8100 cm²/sec.

Der in unseren Fällen angewandte Dieckmannsche Anforderungskoeffizient K ergab $K = 5 \cdot a \cdot f = 135{,}28$, ein Wert, der unter die Bezeichnung „unerträglich" fällt.

Eine gesonderte Untersuchung der Parameter bei den schwingungsneurotischen Gruppen der Nieter ergab Durchschnittswerte von 22 Hz für die Frequenz, von 1,8 mm für die Amplitude, von 26 cm/sec für die Geschwindigkeit und von 4322 für die Acceleration. Der bei diesen Arbeitern angewandte Dieckmannsche Koeffizient ergibt $K = 198$, ein Wert, den der Verfasser als absolut unerträglich bezeichnet. Mit Ausnahme der Frequenz beobachteten wir bei dieser Gruppe die höchsten Werte der Schwingungsparameter.

Bei einer dem Berufsalter nach vorgenommenen Teilung der schwingungsneurotischen Gruppe in zwei verschiedene Gruppen: a) von 0 bis zu 3 Jahren und b) von 9 bis zu 16 Jahren, ergibt die erste Gruppe folgende Durchschnittsparameter: Frequenz $= 27$ Hz, Amplitude $=$ 1,27 mm, Geschwindigkeit $= 18{,}6$ cm/sec und Acceleration $= 3433$ cm²/ sec, was uns gestattet, sehr hohe Werte der Vibrationsamplitude zu beobachten. Bei der zweiten Gruppe von 9—16 Jahren stellten wir folgende Durchschnittsparameter fest: Frequenz $= 31$ Hz, Amplitude $=$ 8,82 mm, Geschwindigkeit $= 15$ cm/sec und Acceleration $= 3198$ cm²/sec. Zahlen, die sehr hohe Frequenzwerte beweisen.

Die in Dezibel gemessene Intensität des Lärmes ergibt einen Durchschnittswert von 106. In der Nietabteilung erreichte der Durchschnittswert der Intensität den Höchstwert von 109 dB. Für die Gruppe der zwischen 0 und 3 Jahren erscheinenden Neurosen war der Intensitätsdurchschnitt 103, bei der Gruppe der zwischen 9 und 16 Jahren erscheinenden Schwingungsneurosen stieg er auf 107 dB an. Gemäß der als „gleiches unangenehmes Gefühl" bezeichneten Tonkurven (von Bugard zitiert) deckte sich die Gehörsintensität unserer Fälle mit der oberen Kurve.

Nach Slavins Klassifizierung reihen sich die Werte der Intensität des Lärms in die 5. Kategorie der sehr starken Geräusche ein. Den rumänischen Normen für Arbeitsschutz gemäß werden die Geräusche unserer Gruppe als schädlich bezeichnet, indem hervorzuheben ist, daß lautes Sprechen bei einer kleineren Entfernung als 0,14 m verständlich ist (Abb. 1).

Indem man im Prinzip die Beziehungen zwischen dem Lärmfaktor und der Neurose kannte, wurde folgende Methode zur Bestimmung dieser Beziehungen und ihre Bedeutung angewandt. Es wurden für sämtliche Arbeiter audiometrische Untersuchungen ausgeführt und die Gruppe der 222 untersuchten Arbeiter in zwei geteilt: einerseits die 12 schwingungsneurotischen Arbeiter und andererseits die übrigen 210. Audiometrisch wurden 4 Gruppen bestimmt: eine normale Gruppe und Berufstaubheiten I., II. und III. Grades.

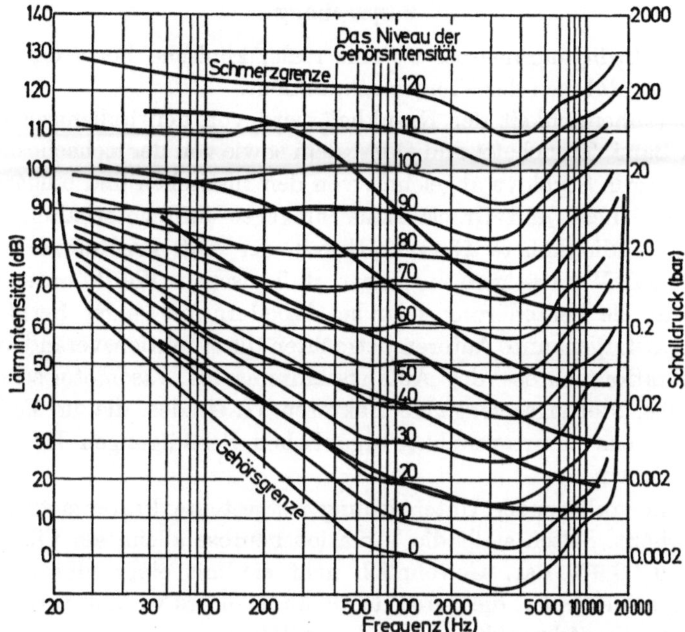

Abb. 1. Kurven des gleichen unangenehmen Gefühls

Folgende Tabelle 2 offenbart die in Prozenten wiedergegebenen Ergebnisse:

Tabelle 2

	Gehör							
	Normal		Berufsstaubheit					
			I. Grades		II. Grades		III. Grades	
	An-zahl	%iger Wert	An-zahl	%iger Wert	An-zahl	%iger Wert	An-zahl	%iger Wert
Gruppe der 210 Arbeiter	67	31,9	75	35,7	47	22,3	21	10
Gruppe der 12 Neurosen	4	33,3	8	66,6	—	0	—	0

Im Vergleich zum 32,3%igen Wert der Berufstaubheit II. und III. Grades bei der Gruppe der 210 Arbeiter, wurde ein 0%iger Wert der Berufstaubheit II. und III. Grades bei der Gruppe der Arbeiter mit asthenischer Neurose festgestellt.

Besprechung

Die Schwingungsneurose ist eine reale, klinische Form der Neuropathien im Rahmen der Vibrationskrankheit.

Die Einheitlichkeit der Krankheit wird von den italienischen Verfassern Barsi, Tronchetti und Odescalchi sowie von der tschechoslowakischen Autorin Styblova abgelehnt, von den russischen und bulgarischen Autoren Gancev und Gracianskaia hingegen aufrechterhalten. Odescalchi, der die höhere Nerventätigkeit der mit Preßluftwerkzeugen arbeitenden Werktätigen auf einer italienischen Werft untersuchte, lehnt jedwede Veränderung sogar bei Arbeitern mit langer Berufstätigkeit ab. Letztgenannte Autoren betrachten die Funktionsveränderungen der Vibrationsneurose des Anfangsstadiums als vasomotorische und trophische, störungserzeugende Faktoren II. Grades, die im Falle des Fortschreitens zu irreversiblen organischen Schädigungen III. Grades führen können.

Der in vorliegender Untersuchung festgestellte Prozentsatz ist mit 5,4% erhöht. Selten stellt die Vibrationsneurose allein, als Vibrationskrankheit, 0,9% dar. Gewöhnlich geht sie mit einer vibratorischen Vasculopathie einher, die durch das Phänomen des weißen Fingers oder durch eine Berufskrankheit I. Grades auffällt.

Die symptomatologische Charakteristik der Vibrationsneurose besteht im Vorherrschen vegetativer Phänomene vagotonischen Typs, wie z.B. Hypersekretion, arterielle Hypotension und Herzklopfen.

Bei der Untersuchung des Nervensystems und seiner Rolle im Anpassungsmechanismus der Preßluftwerkzeuge handhabenden Arbeiter bewiesen Kreindler und seine Mitarbeiter die Bedeutung der Hirnrinde beim Anpassungsprozeß des Organismus an diese Art von Tätigkeit. Durch einen hemmungsbedingten Mechanismus kompensiert die Großhirnrinde die von den mechanischen, periodischen Oscillationsbewegungen veränderten peripheren vegetativen Reflexe. Die Überforderung dieses Mechanismus, sei es durch die Erhöhung der oscillatorischen Parameter, sei es durch die Verminderung der corticalen Kapazität, führt zur Erscheinung der Schwingungsneurose.

Andreeva-Galanina bestätigt das Auftreten des neurotischen Konfliktes, dessen Ausgangspunkt im motorischen Analysator liegt, eine Tatsache, die durch die Untersuchung der tremographischen Kurvenformen bestätigt wurde.

Maggio (von Baldi zitiert) ist der Ansicht, es bestünde in der Genese der neurotischen Störungen der Arbeiter, die schädlichen vibratorischen Einflüssen ausgesetzt sind, eine erblich bedingte Anfälligkeit für eine vegetative Labilität. Die mechanischen, periodisch-oscillatorischen Bewegungen spielen, der Meinung des Autors nach, nur die Rolle eines auslösenden Hilfsfaktors.

Die neurotische Trias besteht aus occipital lokalisierten Kopfschmerzen, morgendlicher Asthenie und einer Tendenz zur Kompensierung in den ersten Arbeitsstunden sowie einem leichten, unterbrochenen Schlaf. Oftmals ist ein Tremor beim Beginn und nach Einstellung des Arbeitsprogramms festzustellen.

Andreeva-Galanina hebt die Häufigkeit des vorübergehenden Tremors der Gliedmaßen hervor, untersucht sie systematisch an Hand der Tremographie und legt sie als eine Komponente des symptomatologischen Arsenals der Schwingungsneurose aus. Im I. Stadium der Krankheit stellt die Verfasserin einen Fingertremor großer Amplitude fest, einen Tremor mit ungleichem Rhythmus und unterschiedlichen Amplituden im II. Stadium und einen als Rhythmus und Amplitude deutlicheren Tremor im III. Stadium. Die Ungleichheit der tremographischen Daten der Gließmaßen der einen Seite, im Vergleich zu denen der anderen Seite, ist charakteristisch.

Den Untersuchungsdaten gemäß liegt das Alter des Auftretens der Krankheit im Bereich der 35er Jahre.

Durch den Gipfel des Auftretens zwischen 0 und 3 Jahren seit Beginn des Ausgesetztseins weist das Studium des Berufsalters eine Anpassungsunfähigkeit des zentralen Nervensystems an Vibrationen und Lärm auf. Diese Anpassungsunfähigkeit bezieht sich vor allem auf Arbeiter konstitutionell vagotonisch-vegetativen Typs, die in die Kategorie der größten Anfälligkeit für die Schwingungskrankheit fallen. Es empfiehlt sich daher, Arbeiter mit vermehrter Schweißabsonderung, Tachykardie, gastrischer Hypersekretion und Verstopfung, also Vagotoniker im allgemeinen, nicht vibratorischen Arbeiten zuzuteilen.

Die anderen beiden Gipfel, zwischen 9 und 10 und zwischen 15 und 18 Jahren, stellen jene Kategorie von Arbeitern dar, die eher ein sekundäres asthenisches Syndrom aufweisen als eine eigentliche asthenische Neurose. In diesem Falle führen die Vasculopathie, die Osteoarthropathie und die vibratorische Neuritis zu Schlafstörungen und zur Erscheinung des sekundären, neurotischen Syndroms.

Die weiten Anfahrten zur Arbeitsstelle und zurück bilden einen vorherrschenden ätiologischen Hilfsfaktor.

Die Schwingungsneurose tritt vorwiegend in Betrieben mit niedrigem arbeitshygienischem Niveau auf.

Die Abteilungen mit dem höchsten Niveau vibratorischer und akustischer Parameter, durch deren Zusammenklang die verstärkten Widerhalle und Überlagerungen zustande kommen, bieten den höchsten Neurose-Koeffizient (Nietabteilung).

Das Preßluftinstrument, das häufig zur Schwingungsneurose führt, ist der Preßlufthammer.

Auf Grund der Schlußfolgerungen vorliegender Arbeit ist von den Parametern der mechanischen, periodisch-oscillatorischen Bewegungen

die Amplitude derjenige Faktor der zur Erscheinung der Vibrationsneurose führt (Durchschnittsamplitude = 0,89 mm).

Bei der Altersgruppe zwischen 0 und 3 Jahren der Arbeiter mit
vegetativ-vagotonischer Konstitution führt die erhöhte Amplitude der
mechanischen, periodisch-oscillatorischen Bewegungen zur Erscheinung
der Neurose (Durchschnittsamplitude = 1,8 mm). Bei über 9 Jahren
Berufstätigkeit ist die Größe, die zur Erscheinung des sekundären
neurotischen Syndroms führt, die Frequenz der mechanischen, periodisch-
oscillatorischen Bewegungen. Sie ist auch die bewiesene Ursache der
nächtlichen Akroparästhesien, die den Verlauf des normalen Schlafes
hindern (Durchschnittsfrequenz = 31 Hz).

In einer in Hannover durchgeführten Studie kommt Kellringer
(1966) gleichfalls zu der Schlußfolgerung, daß die neurotischen Störungen
bei Frequenzen bis zu 30 Hz in Erscheinung treten. Beim Über-
schreiten dieser Frequenz stellt der Autor das Erscheinen von Veränderungen der akustischen und optischen peripheren Funktion fest.
Coerman beweist das Resonanzphänomen des Auges bei einer Schwin-
gungsfrequenz von 60 Hz.

Im Jahre 1967 beschreibt Planques die Veränderungen der höheren
Nerventätigkeit bis zu einer Frequenz von 50 Hz, die sich durch Hypo-
prosexie, Verminderung der Arbeitsleistung und Funktionsstörungen des
optischen und akustischen Analysators bemerkbar macht. Für eine
Frequenz zwischen 50 und 120 Hz, bei einer Amplitude von 1 cm,
betrachtet derselbe Autor die Reaktion der osteotendinösen Hypo-
reflexie, die bis zur Areflexie gehen kann, als spezifisch.

Der Lärm ist ein Komplex von unharmonischen, zufällig zusammen-
klingenden Tönen verschiedenen Ursprungs, verschiedener Intensität
und Dauer. In vorliegender Arbeit sind die Hauptquellen des Lärmes die
Perkussion, das Zurückhalten der Entladungsluft und die Widerhall-
phänomene.

Bei den Arbeitern, die den erhöhten Parametern, den mechanischen
periodisch-oscillatorischen Bewegungen (= MPOB) ausgesetzt sind, vor
allem jedoch bei den Arbeitern, die nach einer langen Reihe von Jahren
beruflicher Exponierung ein neurotisches Syndrom aufweisen, ist die
Intensität des Lärmes im Rahmen der Abteilung oder der Werkstatt ein
bedeutender ätiologischer Auslösungsfaktor der Vibrationsneurose. Im
allgemeinen ist die Arbeit mit dem Preßlufthammer von besonders
starkem Lärm begleitet.

Die Vibrationsneurotiker verfügen über ein besseres Gehör als die
übrigen Arbeiter der Gruppe, da sie der krankheitserregenden Ursache
des Lärmes vollkommen ausgesetzt sind. Das Auftreten der Berufstaubheit II. und III. Grades ist eine Schutz- und Abwehrreaktion des
Nervensystems gegen diese Noxe. Es scheint deshalb angebracht, die
Meinung der Otorhinolaryngologen über die Berufstaubheit einer Über-

prüfung zu unterziehen, da dieselben in der Berufstaubheit eine zerstörende Schädigung des Malpighischen Organs sehen, eine Folge der Lärmaggression auf das Ohr und den Gehörnerv, und die scheinbar gleichzeitig eine Abwehrreaktion des Nervensystems darstellt, das eines seiner Tore der Aggression verschließt. Unsere Hypothese ist die Reversibilität der Taubheit nach Beendigung des Ausgesetztseins.

Gewöhnlich verursacht die Schwingungsneurose keine Invalidität und hindert den Betroffenen nicht an der Produktionsarbeit, da sie in den meisten Fällen vom Kranken ertragen wird.

Die Differentialdiagnose muß das vorherige Bestehen einer von der vibratorischen Umgebung dekompensierten asthenischen Neurose, den Beginn einer organischen oder psychischen Krankheit und die späte Folge einer traumatischen Krankheit in Betracht ziehen. Die schwierigste Differentialdiagnose ist diejenige mit traumatischer Cerebropathie, Folge eines kraniocerebralen Trauma, dem sie gleicht und von dem sie nur anamnestisch differenziert werden kann.

Vom pathophysiologischen Standpunkt aus zeigt die Untersuchung zwei Möglichkeiten für das Erscheinen der Neurose auf:

1. Der sofortige Auslösungsmechanismus der Neurose beim receptiven Typ vegetativ-vagotonischer Konstitution durch Vibrationen und Lärm, wobei die OPMB-Amplitude die ätiologische Hauptrolle spielt.

2. Der verspätete Auslösungsmechanismus des neurotischen Syndroms durch verlängerte Lärm-Exponierung, unter Bedingungen eines relativ optimalen Gehörs und durch Schlafstörungen infolge nächtlicher Akroparästhesien, bei denen die OPMB-Frequenz und die Intensität des Lärmes eine ätiologische Hauptrolle spielen.

Zur Bestätigung des ersten Erscheinungsmechanismus der „realen Schwingungsneurose", die in der vorliegenden Abhandlung aufrecht erhalten wird (sofortiger Auflösungsmechanismus der Neurose beim receptiven Typ vegetativ-vagotonischer Konstitution durch Vibrationen erhöhter Amplitude und Lärm), führen wir folgende Untersuchungen an:

Die Untersuchungen von Andreeva-Galanina, Artamanova, Lebedeva, Voyova, Kreindler, Ungher, Poilici, Popescu, beweisen das Bestehen des corticalen, hemmungsbedingten Mechanismus der peripheren vegetativen von den OPMB veränderten Reflexe, durch deren Dekompensierung sich die Neurose einstellt. Was den auslösenden corticalen Punkt oder die Zone anbetrifft, gibt es Meinungsverschiedenheiten. Durch das Studium der einfachen Tremographie (Andreeva-Galanina) und der durch Impulse ausgeführten Tremographie (Artamanova, Lebedeva) wird aus der Art und der Form der Kurven die Störung des motorischen Analysators als Hauptsitz der neurotischen Störungen festgestellt. Bei der Untersuchung des Einflusses vertikaler Vibrationen niedriger Frequenz auf die Insassen von Fahrzeugen beschreibt Huddleston (1966) zwei Kategorien von Störungen, einige über

die Ausführung kleiner Bewegungen und die anderen bezüglich des
Sehens. Der Autor schreibt beide Störungen den unter Einfluß der
OPMB auftauchenden Veränderungen der corticalen Analysatoren zu.
Die Leistung der den OPMB ausgesetzten Personen erwies sich derjenigen unter gleichen statischen Bedingungen ausgeführten als minder-
wertiger. Der Autor nennt die Verminderung der Leistung eine Verminderung der Fähigkeit, die erhaltenen Informationen zu verarbeiten,
und schreibt sie in erster Linie der Amplitude der Vibrationen zu. Der
Sitz wäre demnach im optischen und motorischen Analysator. Dieckmann bestätigt die Ähnlichkeit des Wirkungsmechanismus der Vibrationen mit dem der Narkotica auf das Zentralnervensystem im I. Stadium, demnach mit einer diffusen corticalen Lokalisierung, deren Reaktion jedoch die Störung seiner bedeutendsten Mechanismen und die
Auslösung pathologischer Kreise ist. Klimkova und Deutschova sind
der Meinung, daß die Wirkung der Vibrationen auf das Zentralnervensystem derselben Pathophysiologie angehört wie die Cerebrasthenie oder
die Cerebrodelesie, d. h. eine traumatische Neurose mit diffuser corticaler
Wirkung ist.

Volkov unternimmt eine elektroencephalographische Untersuchung
an Arbeitern, die der Wirkung von Vibrationen ausgesetzt wurden, und
stellt Veränderungen neurotischen Typs fest, verringerten Alpha-
Rhythmus mit Auftauchen kleiner, diffuser Veränderungen des elektrischen Potentials. Der Autor stellt bei Arbeitern, die Schwingungen von
über 100 cm/sec Accelerationen und erhöhten Amplituden ausgesetzt
sind, Störungen größerer Intensität fest. Zum Abschluß der Beweis-
führungen dieses Mechanismus erinnern wir an die Theorie der deutschen
Autoren von Gierke und Coerman über die dynamische totalitäre
Wirkung der Schwingungen auf den menschlichen Körper, in dem das
Hirn auf eine gewisse Form und Größe der Amplitude als Masse reagiert.

Zur Bestätigung des verspäteten Auslösungsmechanismus des neurotischen Syndroms, durch verlängerte Lärm-Exponierung unter Bedingungen eines relativ optimalen Gehörs und durch Schlafstörungen
infolge von nächtlich auftretenden Akroparästhesien, bei denen die
OPMB und die Lautstärke des Lärmes die ätiologischen Hauptrollen
spielen, bringen wir folgende Argumente:

In ihren Abhandlungen bestehen Mounier-Kuhn und Bonnefoy auf
der Bedeutung der individuellen Eigenschaften, indem sie den Wider-
stand einiger Personen unter den gleichen Bedingungen der Lautstärke
des Lärmes erläutern.

Anläßlich des Kongresses der Internationalen Gesellschaft für
Audiologie im Jahre 1955 betrachteten Casterau, Eller und Bourgeois
(von Mounier-Kuhn zitiert) in ihren Mitteilungen den starken Lärm als
toxisch. Der in elektrisches Potential verwandelte sonore Stimulus wirkt
auf die protoplasmatischen Proteine der akustischen Nervenzelle. Die

Fermente und Nucleoproteine bauen sie wieder auf; wenn jedoch die Intensität des sonoren Stimulus groß ist und sich wiederholt, kann er die Diastase und die Ribonuclease hemmen, und die akustische Nervenzelle degeneriert.

Kaufmann, Bensimon und Radjavi beweisen, daß der Lärm wie ein Streß auf das Zentralnervensystem wirkt, indem er hypothalamische, corticale und psychische Wirkungen hervorruft. Ursoniu beschreibt neurovegetative Störungen. Bugard erwähnt vegetative Funktionsstörungen vagotonischen Typs, die er als neurotisch auslegt, indem er behauptet, daß sie die Folgen einer langanhaltenden, jahrelang sich wiederholenden Wirkung des Lärms als aggressiver Faktor sind.

Mamo (von Bugard zitiert) betrachtet den langanhaltenden Lärm als schädlichen Reiz, der mit bestimmendem Einfluß auf die vegetativen Funktionen, auf den sensitivo-motorischen Neocortex und auf den Paleocortex wirkt (Rhinencephalon, Retikularsystem, limbisches System).

Im Rahmen des oben erwähnten Mechanismus erlauben wir uns die Hypothese einer reversiblen histoenzymatischen Wirkung des anhaltenden Lärmes auf das corticale Neuron der temporalen Zone, unter den Bedingungen einiger widerstandsfähigen akustischen Protoneurone (Mounier-Kuhn und Bonnefoy) für die von uns in den verspäteten Mechanismus des neurotischen Syndroms eingegliederten Fälle.

Abschließend erwähnen wir die Experimentaluntersuchungen, welche die zentrale Nerventätigkeit der mechanischen, periodisch-oscillatorischen Bewegungen beweist.

Was das Verhalten der chemischen Übermittler nervöser Impulse anbelangt, bringen Morkievicz und Missiuro die Ergebnisse der den Einfluß mechanischer Vibrationen von 50 bis zu 75 Hz betreffenden Untersuchungen. Indem weiße Mäuse Schwingungen ausgesetzt wurden, konnte der Acetylcholin- und Noradrenalingehalt der Gehirngewebe festgestellt werden. Es konnte, besonders bei den ein einziges Mal ausgesetzten Fällen, eine deutliche Zunahme des Acetylcholingehaltes festgestellt werden. Diese Zunahme hält während der ganzen Dauer der Untersuchungen an. Die Zunahme des Noradrenalingehaltes war andererseits auffälliger nach längerer Exposition und ging parallel mit den in der Struktur der Nervenzelle festgestellten Veränderungen. Bei 50 Hz sind die Veränderungen ausgeprägter als bei 75 Hz. Die Störungen der Nervenzelltätigkeit erscheinen sehr frühzeitig.

Teuchman vergleicht die Ergebnisse der tierexperimentellen Untersuchungen (Ratten, Mäuse, Meerschweinchen), die bei einer Frequenz von 50 Hz und einer Amplitude von 0,1 mm den OPMB ausgesetzt waren, mit einer Kontrollgruppe und stellt eine osteotendinöse Hyperreflexion bei mechanischem Stimulus, eine Hyperästhesie bei Temperatur, eine Pupillen- und Hornhautreflexion, eine verspätete Wirkung der lokalen, allgemeinen Anaesthesie und das Eintreten eines künstlichen

Schlafes sowie das Eintreten der Asthenie fest, während er histologisch neuronale und dendroaxonale Veränderungen findet.

Carter, Lergent und Ashe sind der Meinung, daß die Zunahme des Gaswechselumsatzes zentralnervösen Ursprungs ist.

Janek betrachtet die enzymatischen Veränderungen der Nebenniere als durch Schwingungen hervorgerufene Stress-Reaktionen nervöser hypothalamischer Art.

Schlußfolgerungen

Die Schwingungsneurose ist eine reale klinische Ausdrucksform der Vibrationskrankheit. Sie ist die Folge der Einwirkung akustisch-vibratorischer Noxen auf die cortical-subcorticalen Neurone durch Mechanismen, die noch weit von einer Aufklärung entfernt sind.In der vorliegenden Abhandlung wird versucht, das Problem einer Lösung näher zu bringen.

Literatur

Andreeva-Galanina, T.: Die physiologische Bewertung und die Schwingungs. normung im allgemeinen. [Russisch.] Gig. i Sanit. 10, 3 (1950).
— La maladie vibratoire, éthiologie, pathogénie et prophilaxie. XII. Congr. du méd. trav. 123 (1958).
— Einige unerledigte Fragen der Schwingungstheorie. [Russisch.] Gig. Tr. prof. Zabol. 70, 86 (1958).
— Die Schwingungen und ihre Bedeutung in der Arbeitshygiene. [Rumänisch.] Inst. doc. teh. 12, 56 (1958).
— Material für die Pathogenese der Schwingungserkrankung. [Russisch.] Gig. Tr. prof. Zabol. 74, 27 (1962).
— Die Pathogenese der durch Schwingungen verursachten Läsionen. [Russisch.] Gig. Tr. prof. Zabol. 75, 401 (1963).
— Artamanova, D.: Die Begutachtung der Arbeitsfähigkeit bei Schwingungskrankheit. [Russisch.] G.I.M.L. 98 (1963).
— Burlova, I., Barjet, C.: Über die Temperaturempfindlichkeit der schwingungskranken Patienten. [Russisch.] Gig. Tr. prof. Zabol. 75, 183 (1963).
— — Bayer, G.: Die durch örtliche Schwingungen verursachten patho-morphologischen Veränderungen im Rückenmark der Kaninchen. [Russisch.] Gig. Tr. prof. Zabol. 75, 101 (1963).
— Butkovskaia, M.: Die hygienische Charakteristik der leichten Hochfrequenz-Niethammer. [Russisch.] Gig. i Sanit. 15, 22 (1955).
— Drogicina, A., Artamanova, N.: Die Schwingungskrankheit. [Russisch.] Ed. Madgiz Mose 173 (1961).
Artamanova, H., Stoma, M.: Über das Funktionsstadium des neuro-muskulären Systems bei der Schwingungskrankheit. [Russisch.] Gig. Tr. prof. Zabol. 75, 63 (1963).
Baader, I., Dikmann, D., Lehmann, G.: Die Aktion mechanischer Schwingungen auf Menschen. Beitr. Medizin der Arb. 1, 12 (1960).
Barsi, C., Rossaro, R.: Osteo-artropatie da vibrazioni, indygine radiologica su 84 minatori che utilizzano marteli per perforazioni con aria compresa. Rass. Med. industr. 8, 243 (1963).

Bugard, P.: Action des bruits intenses sur les systèmes endocrinien et nerveux. Presse méd. 64, 493 (1955).
— Les bruits complexes au spectre continu. Leur actions biologiques. Thèse. Paris 1955.
— L'effect des bruits intenses et des ultrasons sur le système neuro-endocrin. Arch. Mal. prof. 19, 21 (1958).
— Etude hormonale de la fatigue. Arch. Mal. prof. 22, 471 (1961).
— Sovras, C.: Bruits et vibrations. Sem. Hôp. Paris 29, 2299 (1953).
Buzdugan, Ch.: Die Messung der mechanischen Schwingungen. [Rumänisch.] Bukarest, Ed. tehnică 116 (1964).
— Blumenfeld, M.: Die resistive elektrische Tensometrie. [Rumänisch.] Bukarest, Ed. tehnică 293 (1966).
Carter, E., Lergent, Y., Ashe, W.: Certain effects on rats submitted to mechanical vibration on the entire organism. Int. herban-congr. 14 (1964).
Coerman, R.: Wirkung der mechanischen Schwingungen auf den Organismus und die Arbeitsfähigkeit. Werkstatttechnik 1, 18 (1962).
— Okada, A.: Übertragung der Schwingungen auf den menschlichen Körper für verschiedene Neigungen der Stuhllehne. Int. Z. angew. Physiol. 20, 398 (1964).
Eskenasy, J.: Das cervikale wirbel-radikulär-medulläre Leiden der Schwingungen ausgesetzten Arbeiter in den großen metallurgischen Werken. [Rumänisch.] Simposium Neurologicum, Sighisoara, 1967.
— Beiträge zum Studium der Schwingungswirkung auf das Nervensystem. [Rumänisch.] These. Bukarest 1969.
— Erreurs de diagnostique dans la maladie des vibrations. L'étude d'un cas. Arch. belg. Méd. soc. 27, 180 (1969).
— Myelopathie vertebrale cervicale vibratoire. Arch. Mal. prof. 30, 121 (1969).
— — Fieling, I.: Neurovegetative Reaktion des menschlichen Organismus auf niedrigen Frequenzvibrationen. Int. Z. angew. Physiol. 21, 150 (1965).
Gancev, G., Lukanov, J.: Registriermethoden der vom menschlichen Körper erzeugten Schwingungen. [Bulgarisch.] Higiiena 7, 63 (1964).
Gierke, H. von, Coerman, R.: The biodynamics of human reactions on vibrations and shocks. Industr. Med. Surg. 32, 30 (1963).
— Oesterreicher, H.: The physics of vibrations on living texture. J. appl. Physiol. 4, 886 (1952).
Gracianskaia, L.: Vegetative Berufsneuritis. [Rumänisch.] Anuale rom.-sov. 4, 48 (1952).
— Cirulnikova, U., Velikson, M., Komikova, S.: Klinisches Studium der Schwingungskrankheit bei den Betonarbeitern. [Russisch.] Gig. Tr. prof. Zabol. 74, 34 (1962).
Huddleston, I.: Physiological effects of sinusoidale and vertical vibrations. Nature (Lond.) 21, 408 (1966).
Janek, J., Stoklosa, E., Konecki, J.: Histologische und klinische Untersuchungen über das Verhalten einiger Enzyme der Nebennieren nach dem Exponieren des Körpers an Schwingungen. Int. Arch. Gewerbepath. Gewerbehyg. 20, 411 (1964).
Kaufmann, H., Bensimon, L., Radjavi, S.: Réactions vasculaires sous l'effet du bruit chez 120 sujets normaux et pathologiques. Presse méd. 72, 907 (1963).
Kellringer, S.: Der Einfluß der Schwingungen in der Industrie der Steine und Erden. Ed. Hanovra 210 (1966).
Klimkova, D., Deutschova, E.: Neurologische Aspekte der Schwingungskrankheit. Int. Arch. Gewerbepath. Gewerbehyg. 22, 297 (1966).
— — Salmanova, L., Schwartzova, L., Synek, V.: Die Bedeutung der neurologischen Befunde in der Diagnose der von Schwingungen verursachten Läsionen. [Tschechisch.] Pracov. Lék. 17, 1 (1965).

Kreindler, A., Ungher, I., Poilici, I., Popescu, M.: Untersuchungen zur Rolle des Nervensystems im Anpassungsmechanismus bei der Arbeit. Vasomotorische Reflektivität bei den mit Druckluft-Geräten arbeitenden Arbeitern. [Rumänisch.] Bul. stiint. 4, 111 (1951).

Lebedeva, F.: Über das Funktionsstadium des Motoranalysators bei der durch örtliche Vibration verursachten Schwingungskrankheit. [Russisch.] Gig. Tr. prof. Zabol. 75, 89 (1963).

Meyer, A.: Un nouveau chapitre dans la pathologie des trépidations. Méd. d'Usine 31, 482 (1950).

Morkievicz, L., Missiuro, W.: Die Wirkung der Schwingungen auf die biochemischen Prozesse der Organismen. [Tschechisch.] Ochrna Pracy 19, 14 (1964).

Mounier-Kuhn, P., Bonnefoy, J.: Bruit industriel et appareil auditif. J. méd. Lyon 93, 977 (1958).

— Lafou, C., Prelot, P.: L'expérience du tunel du Mont-Blanc doit-elle amener à reviser les conceptions de la surdité par le bruit. Presse méd. 72, 196 (1963).

Odescalchi, I.: Ricerche sulla patologia da strumenti vibranti in an centrere navala e la ripercussioni sulla capacita al lavoro e sull'assenteismo. Securitas 51, 61 (1966).

Planques, J.: Introduction neurologique générale sur la latéralisation chez les gauchers au travail. Arch. Mal. prof. 24, 58 (1963).

— Troubles neuropsychiques dans la pathologie professionnelle par vibrations. Encicl. méd.-chir. mal. par agents phys. 1, 356 (1967).

Silaş, Gh.: Mechanische Schwingungen. [Rumänisch.] Bukarest, Ed. did. şi pedag., 90 (1968).

Styblova, V.: Die Bewertung der neurologischen Veränderungen bei den der Schwingungswirkung exponierten Arbeitern. [Tschechisch.] Prak. Lék. 40, 996 (1960).

— Die Klassifizierung der mit der Schwingungskrankheit assoziierten neurologischen Veränderungen. [Tschechisch.] Čs. Neurol. 24, 62 (1961).

— Die Myelopathie bei Personen, die Schwingungen ausgesetzt sind. [Tschechisch.] Pracov. Lék. 16, 254 (1964).

Teuchman, K.: Untersuchungen über den Einfluß der mechanischen Schwingungen auf einige Reaktionen des Nervensystems. [Tschechisch.] Odirony Pracy 13, 79 (1963).

Tronchetti, F.: Sulla vibrattione. Rass. Fisiopat. clin. ter. 12, 201 (1945).

Tudosoiu, P., Iana, A., Iacob, I., Negoescu, N., Cadariu, Gh., Grădină, C., Mihăilă, I., Marinescu, V.: Tragbare Motorbohrer für das Schaufeln von Gruben für Pflanzen. [Rumänisch.] Bukarest, Centr. doc. techn. ptr. cc. forest., 100 (1968).

Ursoniu, C.: Beiträge zum Studium der Schwingungswirkung auf den Organismus der Arbeiter in industrieller Umgebung. [Rumänisch.]. These doctorat 1965. Timisoara.

Volkov, M.: Die Normung der am Arbeitsplatz von industriellen Machinen erzeugten Schwingungen vom hygienischen Standpunkt aus. [Rumänisch.] Prot. muncii şi ig. ind. 11, 14 (1958).

— Circov, I.: Die Schwingungen des menschlichen Körpers unter dem Einfluß der Vibrationen. [Russisch.] Gig. Tr. prof. Zabol. 72, 121 (1960).

Dr. Jean Jacques Eskenasy
Niagara 75, Sector 8
Bucureşti (Romania)

Int. Arch. Arbeitsmed. 26, 281—305 (1970)
© by Springer-Verlag 1970

Etude toxicologique et physiologique de l'acroléine chez la souris[*]

CLAUDE PHILIPPIN, ALFRED GILGEN et ETIENNE GRANDJEAN

Institut d'hygiène et de physiologie du travail de l'Ecole Polytechnique Fédérale,
Zurich (Directeur: Prof. Dr. méd E. Grandjean)

Reçu le 21 juillet 1970

Toxicological and Physiological Investigation on Acroleine Inhalation in the Mouse

Summary. Acute and chronic effects of the inhalation of acroleine vapours were investigated in mice. The acute exposure lasted six hours. In the chronic exposures, each concentration was given six hours daily for two weeks. The effects on swimming performance, body weight and lethality were studied, and histological analysis of the lungs was carried out.

Chronic exposure to 25 ppm of acroleine produced a significant slowing of swimming speed. Acute LC_{50} was found at a concentration of 66 ppm and chronic LC_{50} at a relatively wide dose range between 25 and 50 ppm.

Repeated exposures to acroleine revealed no signs of a development of tolerance or sensitivization.

In the chronic exposures, body weight was significantly reduced with concentrations of 6 ppm or more.

Histological analysis of the lungs revealed atelectasis, inflammatory responses with edema and, in two of 15 cases, dilatations of alveoles and bronchioles were seen.

Résumé. Nous avons étudié chez la souris, les effets d'expositions chroniques (2 semaines par concentration) et aiguë (6 heures) à des gaz d'acroléine. Critères utilisés: performances physiques au cours de tests de natation, évolution du poids corporel, mortalité et analyse histologique des organes respiratoires des souris autopsiées. Les essais aigus ont été réalisés sur 108 souris, les essais chronique sur 90 souris. Une étude de la tolérance a été réalisée sur 102 souris.

Les essais de natation ont montré que l'acroléine produisait une prolongation des temps de natation ($t = 1,95$, $p < 0,1$) pour une concentration de 25 ppm.

L'essai chronique a montré que l'acroléine est mortelle aux concentrations de 50 ppm environ. La LC_{50} chronique se situe entre 25 et 50 ppm.

La LC_{50} aiguë est de 66 ppm.

Les expositions à l'acroléine ne donnent pas lieu à une augmentation de la tolérance.

Les souris exposées à l'acroléine ont présenté des poids corporels inférieurs à ceux des souris contrôle; cet effet était significatif à partir de 6 ppm.

L'analyse histologique a révélé dans les poumons des atélectasies, des inflammations cellulaires et oedémateuses et, chez deux animaux, un élargissement des alvéoles et des bronches.

---

[*] Nous remercions l'Association Suisse des Fabricants de Cigarettes pour l'aide matérielle accordée à cette étude.

1. Introduction

1.1. Propriétés physico-chimiques

L'acroléine, qu'on appelle aussi aldéhyde acrylique ou propénal, est un liquide limpide, légèrement jaunâtre, d'odeur désagréable, âcre et pénétrant, provoquant une irritation nasale et oculaire. Sa formule est la suivante: $CH_2 = CH\text{-}CHO$.

Ses propriétés physiques importantes sont les suivantes:

Poids moléculaire	56,1
Point de fusion	$-87°C$
Point d'ébullition (à 760 mm-Hg)	$52,7°C$
Pression de vapeur (à 20°C)	214 mm-Hg
Densité de vapeur (air = 1)	1,94
Température d'auto-ignition	$234°C$
Facteurs de conversion	1 ppm (vapeur) = 2,3 mg/m³
	1 mg/l (vapeur) = 436 ppm

L'acroléine est peu soluble dans l'eau, mais soluble dans les solvants organiques habituels. Le liquide est très inflammable. Les vapeurs d'acroléine sont presque deux fois plus lourdes que l'air.

Une caractéristique essentielle de l'acroléine est la réaction de polymérisation, qui se manifeste spontanément à l'air. Le polymère, le disacryl, est une masse plastique insoluble dans l'eau.

L'acroléine fut découverte il y a plus d'un siècle dans les vapeurs provenant de la distillation des matières grasses, plus précisement lors de la déshydrogénation à haute température du glycérol. Elle apparaît encore dans les opérations industrielles suivantes: fonderies, imprimeries, fabrication de linoléum; on la trouve également, en très faibles quantités, dans les gaz d'échappement des véhicules automobiles.

On peut classer les possibilités d'exploitation de l'acroléine en trois groupes:

a) Utilisation en organosynthèse: plastifiants, résines, textiles artificiels, substances chimiques.

b) Utilisation agricole: herbicide.

c) Utilisation sanitaire: désinfection des canaux d'irrigation, élimination des mollusques vecteurs de bilharziose.

Il est encore plus important de signaler la présence d'acroléine dans certains vins, dans l'huile de friture et dans la fumée de tabac.

Wynder et al. (1965) ont trouvé 70 μg d'acroléine dans la fumée d'une cigarette sans filtre. Les valeurs obtenues par d'autres auteurs varient entre 45 et 83 μg. *Dans la fumée de cigarette les concentrations d'acroléine atteignent 150 ppm* (Smoking and Health, 1964). Les mesures dans l'air atmoshérique des villes varient entre 0,01 et 0,015 ppm (Skog, 1950). Le seuil de perception olfactive se situe, selon Plotnikova (1957) à 0,35 ppm. La limite tolérable (threshold limit value) pour les vapeurs d'acroléine a été fixéepar le comité des hygiénistes américains (American Conference of Governmental Industrial Hygienists, 1963) à 0,1 ppm.

1.2. Propriétés pathogènes chez l'homme

En contact avec la peau ou lors d'accident avec les muqueuses, l'acroléine provoque rapidement un syndrome d'irritation avec erythème et oedème. Ces atteintes peuvent être comparées à des brûlures ordinaires; il va de soi que de pareils accidents peuvent être particulièrement dangereux au niveau de la cornée.

L'inhalation inattendue de vapeurs d'acroléine représente dans l'industrie le risque le plus important.

Selon Koelsch (1928) et Patty (1948), les vapeurs d'acroléine produisent une forte dyspnée en plus de l'irritation douloureuse des voies respiratoires.

Patty (1948) rapporte qu'une concentration de 150 ppm peut être mortelle chez l'homme. Plus récemment Champeix et Catilina (1967) ont décrit un accident dû à l'inhalation de vapeurs d'acroléine. Un ouvrier aurait présenté, 20 heures après une exposition accidentelle, une dyspnée très marquée avec suffocation, de la cyanose, une sensation de striction thoracique, une expectoration mousseuse, légèrement rosée. L'examen du thorax aurait montré les signes caractéristiques d'un oedème pulmonaire.

Sur la base de leurs observations personnelles et des connaissances générales, Champeix et Catilina (1967) ont dressé un tableau des réponses physiopathologiques probables chez l'homme lors d'une exposition aiguë à l'acroléine. Ces valeurs sont reportées au Tableau 1.

Tableau 1. *Propriété physiopathologiques de l'acroléine chez l'homme, selon Champeix et Catilina (1967)*

Concentrations atmosphériques (ppm)	Durée de l'exposition	Réponses humaines probables
153	10 minutes	atteinte pulmonaire fatale
21,8	immédiatement	intolérable
5,5	20 secondes	irritation oculo-nasale devenant intolérable après 1 minute
3	immédiatement	légère irritation oculo-nasale
1	2—3 minutes	légère irritation oculo-nasale, intolérable après 5 minutes

Les effets d'une exposition chronique à l'acroléine ne sont guère connus chez l'homme. Derobert (1958) signale chez des ouvriers exposés de façon répétée à de très faibles concentrations: des céphalées, de la sécheresse de la bouche et quelques symptômes de la respiration. Il est fort probable que les effets d'irritation prononcés, qui apparaissent déjà à des concentrations de 1 ppm, incitent les ouvriers à se soustraire à une exposition chronique. Nous avons pensé que c'est la raison principale des rares indications sur les effets d'une exposition chronique chez l'homme.

Tableau 2. *Toxicologie de l'acroléine*

Auteurs	Animaux	Concentrations (ppm)	Durée de l'exposition	Mortalité	Effets
Ywanoff (1911)	chat	11	3, 5—9, 4 h	0%	difficulté respiratoire
	chat	690—1157	2—2, 5 h	100%	dyspnée, oedème, hémorragie
Carpenter (1949)	rats	8	4 h	2/6 3/6 4/6	
Jacobs (1949)	souris	152	10 min	60%	
	souris	3	quelques h (> 1 h)	0%	
Skog (1950)	rats	43—304	30 min	$LC_{50} = 133$ ppm	dyspnée, oedème, hyperémie, modifications dégénératives
Smyth (1956)	rats	8	4 h	1/6	irritation des yeux et tractus respiratoire supérieur
	rats	16	4 h	6/6	irritation des yeux et tractus respiratoire supérieur
Guillerm (1961)	rats	61	11 min		arrêt mouvement ciliaire
Salem (1958)	souris	2038	17 min	100%	oedème, vaisseaux sanguins dilatés engorgés emphysème, constriction bronchique, atélectasie
Salem (1958)	souris	2038	17 min	100%	oedème, vaisseaux sanguins dilatés
	cobayes	2186	63 min	100%	engorgés, emphysème, constriction
	lapins	2038	35 min	100%	bronchique, atélectasie

Murphy (1962)	souris	0,9	6 h		activité volontaire diminuée de 25% par rapport contrôle
	cobayes	1	2 h		augmentation amplitude respiratoire (205%), augmentation résistance respiratoire (126%), diminution fréquence respiratoire (67%)
Murphy (1964)	rats	4,1	20 h		dyspnée, anorexie,
	rats	2,1	41 h		faiblesse, augmentation phosphatase
	rats	1	81 h		alcaline du foie
Shell Chemical Corp. (1957)	souris		1 min	$LC_{50} = 875$ ppm	
			10 min	$LC_{50} = 175$ ppm	
Murphy (1965)	rats	8	4 h	0%	augmentation phosphatase alcaline et (tyrosine keto glutarate) transaminase, anorexie
Champeix (1967)	rats	261	10 min		
	rats	283	10 min	2/16 (12,5%)	
	rats	304	10 min	7/20 (35%)	sécrétion nasale, cyanose, dyspnée
	rats	327	10 min	10/20 (50%)	dyspnée, encombrement
	rats	349	10 min	13/20 (65%)	bronchique, cyanose,
	rats	391	10 min	17/20 (85%)	perte de poids
	rats	436	10 min	10/10 (100%)	(30% en 6 à 8 jours)

1.3. Toxicologie

Skog (1950) a étudié les effets d'inhalation de vapeur d'acroléine sur les rats. Il a observé une hyperactivité des animaux au début de l'exposition suivie de manifestations de sédation. L'hyperactivité serait due à l'irritation du tractus respiratoire; elle a été observée et confirmée par d'autres auteurs. L'étude histologique des rats exposés par Skog a révélé des oedèmes, des hémorragies, une hyperémie et des anomalies probablement de nature dégénérative de l'épithélium bronchique; cœur, foie et reins présentaient également une hyperémie.

Salem (1958) a analysé les poumons de souris, de cobayes et de lapins exposés préalablement à environ 2000 ppm d'acroléine. Les poumons étaient oedémateux et hémorragiques avec des exsudats dans la cavité pleurale. Les alvéoles étaient distendues et les septa alvéolaires épaissis ou parfois rompus.

Selon Guillerm (1961) l'acroléine serait un puissant inhibiteur de l'activité ciliaire de l'épithélium respiratoire. Une concentration de 60 ppm arrêterait le mouvement ciliaire après 11 minutes. L'auteur en déduit que les deux aldéhydes acroléine et acétaldehyde agissent en synergisme.

Murphy (1962) a étudié chez les cobayes les effets d'une inhalation d'acroléine sur les fonctions respiratoires. L'auteur rapporte qu'après une inhalation de 1 ppm pendant 2 heures, il y a une augmentation de la résistance et de l'amplitude respiratoire au repos, alors que la fréquence respiratoire diminue.

Le même auteur a étudié les effets de l'acroléine sur les enzymes du foie chez le rat. Une inhalation de 2,1 ppm pendant 40 heures augmente le taux de phosphatase alcaline du foie de 46%; l'auteur interprète ce résultat comme étant une réponse de l'organisme à un stress. En outre, il a observé une élévation du taux de transaminase de la tyrosine. L'auteur suppose que l'action irritante de l'acroléine provoque, par l'intermédiaire du système pituitaire-adrénalien, une hypersécrétion des glucocorticoïdes. Ces dernières stimulent à leur tour la production de protéines enzymatiques du foie.

Champeix et Catilina (1967) ont exposé des rats pendant 10 minutes à différentes concentrations allant de 65 à 461 ppm. Les doses faibles irritantes altérèrent le revêtement ciliaire; les doses moyennes détruisirent le parenchyme pulmonaire; les doses fortes, vésicantes, causèrent des dégats épithéliaux plus importants. En plus, les auteurs ont observé des hémorragies punctiformes au niveau des reins, des surrénales et de l'encéphale, ainsi que des foyers nécrotiques au niveau du foie.

Champeix et Catilina classent les effets de l'acroléine en trois groupes:

1. Dose léthale 100% mortelle, 1 mg/l d'air (436 ppm). Les animaux meurent par asphyxie aiguë: les voies trachéobronchiques sont lésées et rendent impossible la ventilation.

2. Dose léthale 50% mortelle, 0,75 mg/l d'air (327 ppm). Les dégats immédiats sont plus importants dans la partie supérieure seulement des voies trachéo-bronchiques. Les animaux meurent en partie rapidement épuisés par la lutte contre l'obstruction de la trachée et des grosses bronches, ou en partie plus tard à la suite d'une infection secondaire des voies aériennes.

3. Doses infra-léthales, 0,65 mg/l d'air (283 ppm). On retrouve les mêmes dégats déjà cités, mais moins étendus et moins intenses. L'épithelium des voies respiratoires présente des signes d'irritation. On trouve des séquelles encore longtemps après l'intoxication: foyers purulents et abcès enkystés.

Les résultats de la bibliographie concernant la toxicologie de l'acroléine chez les animaux sont rassemblés au Tableau 2.

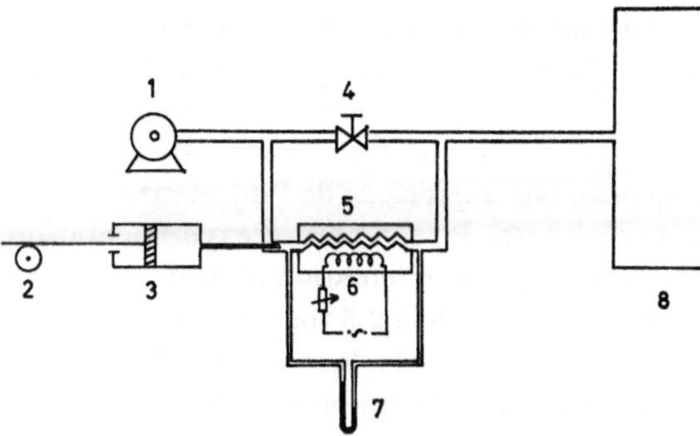

Fig. 1. Appareillage. *1* Pompe avec moteur, *2* moteur actionnant le piston, *3* seringue à acroléine, *4* by-pass réglable, *5* bain-marie, *6* chauffage du bain-marie, *7* manomètre, *8* chambre d'expérimentation

2. But et méthode

2.1. But de l'étude présente

Les recherches dans la littérature nous ont montré que les effets toxiques de l'acroléine lors d'exposition prolongées et répétées pendant des semaines n'ont guère été étudiés.

Les consommateurs de tabac s'exposent à des vapeurs d'acroléine pendant une grande partie de leur vie et les citadins respirent l'air atmosphérique des villes, qui contient en plus d'autres aldéhydes également de l'acroléine.

Afin de parer aux lacunes de la littérature, nous avons étudié systématiquement les effets chroniques des vapeurs d'acroléine chez la souris.

Il est connu que l'acroléine attaque les voies respiratoires; aussi avons nous choisi d'étudier, en plus de la toxicologie classique (mortalité, études histologiques), les critères suivants: poids corporel, capacité physique et tolérance. La capacité physique a été mesurée par le test de natation selon le procédé de Bättig, test que nous avons adapté à la souris.

2.2. Appareillage

Nous avons placé les souris dans une chambre d'expérimentation en plexiglas. Afin d'exposer ces animaux à des concentrations différentes d'acroléine, nous avons construit un appareillage permettant de doser la quantité d'acroléine désirée et de la mélanger à l'air affluent dans la chambre d'expérimentation. Le principe de l'appareillage est représenté à la Fig. 1. Il fonctionne de la manière suivante: une seringue de 10 ml est remplie d'acroléine liquide. Un moteur pousse périodiquement le piston de la seringue. Chaque impulsion introduit 3,33 microlitres d'acroléine dans le flux d'air. Ce mélange traverse un bain-marie chauffé à 60°C, de sorte que l'acroléine se vaporise. Après le bain-marie, le mélange rejoint un deuxième flux d'air qui l'emporte dans la chambre d'expérimentation. Le premier flux d'air a un débit de 2 litres par minute et le second un débit de 10 litres par minute. Pour varier les concentrations, on modifie la fréquence des impulsions de l'injecteur.

Pendant les expériences, la chambre d'expérimentation contenant 275 litres d'air es soumise à une circulation d'air d'un débit de 720 litres par heure. L'air est donc renouvelé 2,5 fois par heure.

La température à l'intérieur de la chambre d'expérimentation est identique à la température de l'air ambiant; elle oscille entre 22 et 25° C.

2.3. Détermination chimique des différentes concentrations d'acroléine

La méthode chimique que nous avons choisie est celle de Cohen et Saltzman (1965). Elle permet de déterminer des concentrations dans l'air variant de 0,001 à 10 ppm. La méthode se déroule comme suit: une quantité déterminée d'air, aspirée de la chambre d'expérimentation, passe à travers 3 impingers disposés en série, contenant chacun une solution d'absorption (4-hexylresorcinol, acide trichloracétique et chlorure de mercure). La réaction chimique de l'acroléine avec le 4-hexylresorcinol s'accompagne d'une coloration bleue dont la bande d'adsorption est mesurée par spectrophotométrie.

Le Tableau 3 montre la répartition de l'acroléine absorbée dans les impingers en série. Nous constatons que le 99% de l'acroléine est absorbé dans les 3 impingers.

Tableau 3. *Répartition de l'acroléine absorbée dans les impringers disposés en série*

Concentration théorique dans l'air (ppm)	Nombre d'essais	Impingers			Total dans les 3 impingers
		no. 1 (%)	no. 2 (%)	no. 3 (%)	(%)
6	6	75,62	19,57	3,94	99,13
15	3	76,44	20,73	2,69	99,86
25	5	63,09	28,42	7,68	99,19
50	6	51,13	32,80	16,00	99,93
100	4	59,71	29,61	10,62	99,94
200	5	55,40	30,53	14,01	99,94

Dans le Tableau 4 nous avons rassemblé les mesures des différentes concentrations étudiées. Nous avons également calculé la limite de confiance ($\bar{x} \pm 2\,s$), c'est à dire les deux valeurs limites entre lesquelles se trouvent nos valeurs moyennes avec une probabilité de 95%.

Tableau 4. *Concentrations d'acroléine dans la chambre d'expérimentation*

Concentration théorique (ppm)	Nombre de mesures	Moyenne des concentrations ($\bar{x}$) (ppm)	Déviation (s)	Limite de confiance ($\bar{x} \pm 2\,s$)
6	17	6,02	1,02	3,98— 8,06
15	6	14,73	2,30	10,1 — 19,33
25	11	24,76	5,34	14,08— 35,44
50	9	51,35	3,45	44,45— 58,25
100	9	100,10	17,40	65,30—134,90
200	7	174,65	15,17	144,31—204,99

2.4. Plan des expériences

Nos expériences sont basées sur les 5 critères suivants:

a) test de natation,

b) mortalité lors d'expositions chroniques,

c) mortalité lors d'expositions aiguës,

d) poids corporel,

e) tolérance,

f) analyse histologique.

2.4.1. Animaux d'expérience

Pour nos expériences, nous avons choisi des souris albinos mâles provenant de la Clinique Vétérinaire Universitaire de Zurich. Les animaux pèsent entre 25 et 30 g à leur arrivée et subissent une période d'adaptation d'une semaine avant le début des expériences.

Les expériences ont été faites sur 4 groupes de souris.

Groupe I: les 90 souris choisies pour les expériences chroniques sont réparties au hasard en 4 sous-groupes.

Sous-groupe A: 19 souris entraînées à la natation: souris exposées.

Sous-groupe B: 17 souris entraînées à la natation: souris de contrôle.

Sous-groupe C: 28 souris non entraînées: souris exposées.

Sous-groupe D: 26 souris non entraînées: souris de contrôle.

Groupe II: nous avons choisi 34 souris albinos mâles, de même provenance, pour une exposition chronique complémentaire.

Groupe III: pour l'étude de la toxicité aiguë de l'acroléine, nous avons réparti 108 souris en 4 sous-groupes.

Groupe IV: pour l'étude de la tolérance, nous avons réparti 102 souris en 6 sous-groupes de 3 fois 20 et 3 fois 14 animaux.

2.4.2. Test de natation

Pour notre test de natation (sous-groupes A et B du groupe I), nous avons employé la méthode de Bättig (1961), qui mesure les temps de natation des souris dans un canal. Ce test se déroule comme suit: immédiatement après l'exposition à l'acroléine, les souris sont jetées à l'eau à l'extrêmité d'un canal de 2 m. A l'autre extrêmité, elles trouvent une rampe leur permettant de sortir de l'eau. Chaque animal nage 10 fois: 5 fois avec une charge de 0,75 g attachée à la queue, 5 fois sans charge, alternativement. Les tests ont lieu 2 fois par semaine, les deuxièmes et cinquièmes jours.

2.4.3. Mortalité chronique

47 souris mâles (groupe I: sous-groupes A et C) pesant entre 25 et 30 g sont exposées aux concentrations théoriques croissantes de 6, 15, 25 et 50 ppm. Les souris sont exposées à ces concentrations 2 fois 5 jours, 6 heures par jour, sauf pour la concentration de 50 ppm qui n'a été administrée qu'un seul jour pendant 6 heures.

Dans une expérience complémentaire, un groupe de 34 souris (groupe II) fut exposé à 50 ppm, 6 heures par jour, pendant 5 jours de suite.

2.4.4. Mortalité aiguë

Les 108 souris du groupe III pesant entre 30 et 35 g, réparties en 4 sous-groupes, sont exposés chacun 6 heures aux concentrations de 31, 60, 80, 119 ppm.

Dans chacune des expériences citées, nous avons tenu compte des souris mortes dans l'intervalle de 24 heures après le début de l'exposition.

2.4.5. Poids corporel

Dans le cadre des essais chroniques, nous avons pesé une fois par semaine — chaque fois le 4ème jour — les souris exposées et les souris contrôle (groupe I). Les souris entraînées à la natation ont été pesées individuellement.

Nous avons ainsi les résultats relatifs au poids corporel des sous-groupes:

A. animaux exposés entraînés   pesés individuellement
B. animaux contrôle entraînés   pesés individuellement
C. animaux exposés non entraînés   pesés en groupe
D. animaux contrôle non entraînés   pesés en groupe

2.4.6 Tolérance

Les trois sous-groupes de 20 animaux chacun, pesant entre 25 et 30 g, sont exposés une première fois à 15 ppm d'acroléine pendant 6 heures, puis à des intervalles variant de 2 à 8 jours sont exposés une seconde fois à 50 ppm, également pendant 6 heures.

Les trois sous-groupes de 14 souris chacun servent de contrôle. Les animaux sans exposition préliminaire sont exposés directement à 50 ppm d'acroléine.

2.4.7. Analyses histologiques

Dans le cadre des expériences de toxicité chronique, 15 souris appartenant aux sous-groupes A et C exposées successivement à 6, 15, 25 et 50 ppm d'acroléine ont été sacrifiées 24 heures après la fin de la dernière exposition. Leurs poumons et trachée ont été prélevés et conservés dans de la formaline 4%. 10 souris contrôle appartenant aux sous-groupes B et D et ayant le même âge, mais sans exposition, ont été sacrifiées en même temps. Les poumons et trachées ont été envoyés pour l'analyse histologique à l'»Institut für industrielle und biologische Forschung« à Cologne.

3. Résultats

3.1. Test de natation

Les tests de natation se sont déroulés 2 fois par semaine, pendant les trois expositions de 15 jours chacune aux concentrations croissantes de 6, 15 et 25 ppm d'acroléine.

Les moyennes des temps de natation sont représentées à la Fig. 2.

Les souris exposées à l'acroléine ont une tendance à ralentir leurs temps de natation. Les différences par rapport aux valeurs des souris de contrôle ont un $p \sim 0,05$ (test de Student, $t = 1,95$) pour l'exposition à 25 ppm avec charge. Il semble que les performances de natation sont diminuées plus dans les courses avec charge que dans les courses sans charge. Cette tendance n'est cependant pas significative.

La Fig. 3 représente l'évolution des temps de natation dans le cadre des essais de 10 courses consécutives.

Nous estimons que le ralentissement des temps de natation au cours des 5 courses reflète un phénomène de fatigue. Nous constatons que les différences entre la 1ère et la 5ème course sont à 25 ppm plus marquées chez les souris exposées que chez les souris contrôle; ce même phénomène apparaît dans l'essai avec charge à 15 ppm. Ceci signifie que la fatigue est survenue plus rapidement chez les souris exposées que chez les souris contrôle.

Nous avons soumis l'ensemble des résultats des courses de natation à une analyse de variance. Les résultats obtenus sont rassemblés au Tableau 5.

Nous constatons que chacune des sources de variation étudiées est significative. Notons, en particulier, que les différences entre les 3 concentrations étudiées sont assurées.

Sur la base des résultats de l'analyse de variance (Tableau 5), nous avons analysé les valeurs de chacune des 5 courses à l'aide du test de Duncan. Les résultats sont portés au Tableau 6. Nous constatons que les dernières courses avec charge des animaux exposés à 6 et 15 ppm sont

C. Philippin, A. Gilgen et E. Grandjean:

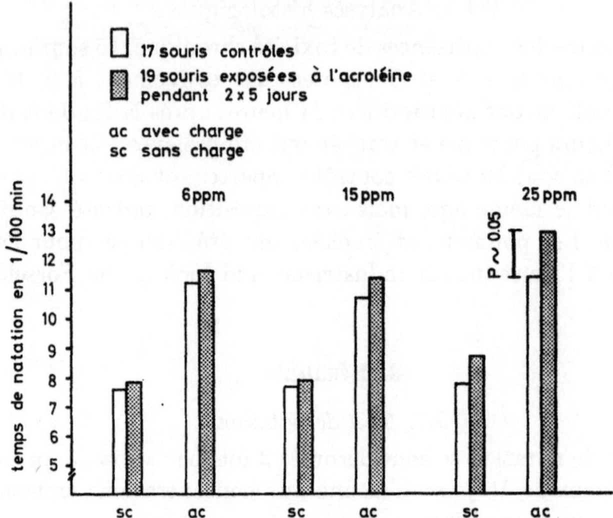

Fig. 2. Moyenne des temps de natation. Chaque colonne représente la moyenne des 4 essais réalisés pendant 2 semaines d'exposition. t = 1,95, ce qui correspond à une probabilité de $p \sim 0,05$

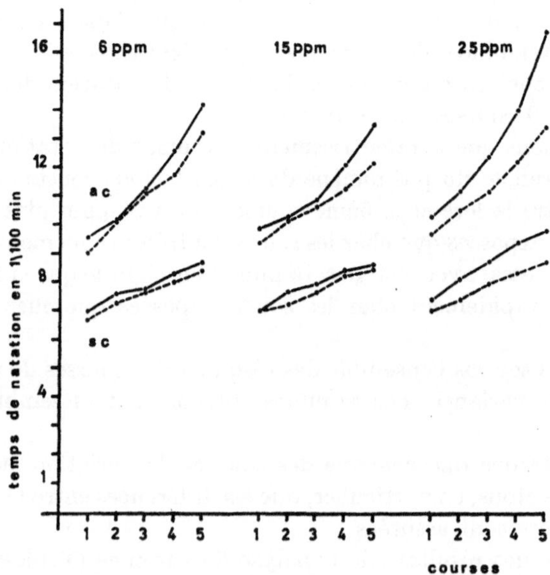

Fig. 3. Evolution des temps de natation dans le cadre des essais de 10 courses. —— = 19 souris exposées, --- = 17 souris contrôle, *ac* = avec charge, *sc* = sans charge

Tableau 5. *Analyses de variance des temps de natation*

Source de variation	Degré de liberté	Produit des carrés	Valeur de F	p
Courses	4	67,57	496,82	< 0,01
Jours	3	1,46	10,69	< 0,01
Charges	1	76,57	563,02	< 0,01
Concentrations	2	19,14	140,76	< 0,01
Sous-groupes	1	29,30	215,40	< 0,01

Tableau 6. *Moyennes des temps de natation des 5 courses avec et sans charge lors des expositions à 6, 15 et 25 ppm d'acroléine*

Concentration (ppm)	Course (no.)	Temps de natation sans charge — animaux exposés 1/100 min	sans charge — animaux contrôle 1/100 min	avec charge — animaux exposés 1/100 min	avec charge — animaux contrôle 1/100 min
6	1	7,02	6,77	9,61	9,01
	2	7,56	7,33	10,23	10,12
	3	7,77	7,69	11,30	11,22
	4	8,26	8,04	12,63[a]	11,82
	5	8,66	8,41	14,24[a]	13,42
15	1	7,04	7,00	9,88	9,38
	2	7,68	7,27	10,32	10,16
	3	7,98	7,74	10,88	10,70
	4	8,38	8,26	12,01[a]	11,33
	5	8,55	8,50	13,46[b]	12,16
25	1	7,44	6,98	10,31	9,74
	2	8,12[a]	7,43	11,20[a]	10,52
	3	8,75[a]	7,96	12,42[b]	11,22
	4	9,38[b]	8,28	14,01[b]	12,24
	5	9,75[b]	8,69	16,76[b]	13,41

[a] et [b] signalent des valeurs significativement différentes (test de Duncan) par rapport aux valeurs contrôle correspondantes.

[a] $= p < 0,05$;   [b] $= p < 0,01$.

significatives par rapport aux courses des animaux contrôle. Lors de l'exposition à 25 ppm, toutes les courses, avec et sans charge, à l'exception de la première, sont significatives par rapport aux animaux contrôle.

Toujours sur la base des résultats de l'analyse de variance (test de Duncan) nous avons étudié, les valeurs moyennes des temps de natation pour chaque jour de test. Ces valeurs sont rapportées au Tableau 7.

294 C. Philippin, A. Gilgen et E. Grandjean:

Tableau 7. *Moyennes des temps de natation pour chaque jour de test lors des expositions à 6, 15 et 25 ppm*

Concen-tration (ppm)	Jour de test	Temps de natation			
		sans charge		avec charge	
		animaux exposés 1/100 min	animaux contrôle 1/100 min	animaux exposés 1/100 min	animaux contrôle 1/100 min
6	2	8,00	7,84	11,95[a]	11,50
	5	7,84	7,60	11,16	11,07
	9	7,90	7,57	12,05	11,71
	12	7,70	7,60	11,35	10,85
15	2	7,49	7,62	11,00	10,78
	5	8,08	7,70	11,05	10,86
	9	7,74[a]	8,23	12,16[b]	10,40
	12	7,84	8,18	11,34[a]	10,65
25	2	8,31	7,91	11,25	11,71
	5	9,13[b]	7,77	13,58[b]	11,10
	9	8,66[b]	8,00	13,72[b]	11,70
	12	8,67[b]	7,79	12,75[b]	11,68

[a] et [b] signalent des valeurs significativement différentes (test de Duncan) par rapport aux valeurs contrôle correspondantes.
[a] $= p < 0,05$; [b] $= p < 0,01$.

Nous constatons que les souris exposées présentent, dans le test avec charge, des temps de natation plus longs que les souris de contrôle; les différences sont significatives lors de 6 séances. Le ralentissement est moins marqué lors des tests sans charge; à 15 ppm il y a même une fois des résultats inverses. A 25 ppm, par contre, le ralentissement des souris exposées est très prononcé.

Il nous a semblé intéressant de savoir si les souris gardaient d'un jour à l'autre le même ordre de rang le test de natation. A cet effet, nous avons calculé les corrélations pour l'ordre des rangs selon Spearman. Les résultats sont portés pour les animaux exposés au Tableau 8 et pour les animaux contrôle au Tableau 9.

Les corrélations des rangs sont toujours significatives pour les souris exposées à l'acroléine. *Ceci signifie que l'exposition à l'acroléine à eu un même effet sur les groupes de souris.* (Une corrélation non significative aurait montré que certaines souris auraient réagi à l'acroléine tandis que d'autres y seraient restées insensibles.)

Notons encore que les corrélations restent significatives pendant les 4 tests de la phase de restitution.

Tableau 8. *Corrélation des rangs selon Spearman pour les tests de natation des souris exposées à l'acroléine*

Nombre de souris	Concentration d'acroléine (ppm)	Jours de test	R	p
19	6	1—2	0,527	$< 0,05$
		2—3	0,723	$< 0,01$
		3—4	0,815	$< 0,01$
19	15	4—5	0,607	$< 0,01$
		5—6	0,695	$< 0,01$
		6—7	0,835	$< 0,01$
		7—8	0,531	$< 0,05$
19	25	8—9	0,732	$< 0,01$
		9—10	0,733	$< 0,01$
		10—11	0,831	$< 0,01$
		11—12	0,528	$< 0,05$

Tableau 9. *Corrélation des rangs selon Spearman pour les tests de natation des souris contrôles*

Nombre de souris	Jours de test	R	p
17	1—2	0,697	$< 0,01$
	2—3	0,819	$< 0,01$
	3—4	0,604	$< 0,05$
17	4—5	0,738	$< 0,01$
	5—6	0,714	$< 0,01$
	6—7	0,806	$< 0,01$
	7—8	0,920	$< 0,01$
17	8—9	0,673	$< 0,01$
	9—10	0,648	$< 0,01$
	10—11	0,455	$> 0,05$
	11—12	0,693	$< 0,01$

Le Tableau 8 donne des résultats analogues pour les souris de contrôle, à l'exception des corrélations entre le 10ème et le 11ème test qui ne sont pas significatives.

L'ensemble des résultats montre qu'en général les souris se comportent dans les tests de natation d'une manière comparable d'un test à l'autre.

3.2. *Mortalité lors de l'exposition chronique*

Lors des tests de natation (3.1) nous avons également suivi l'évolution de la mortalité. Chez les animaux exposés nous avions 19 souris entraînées

Tableau 10. *Mortalité lors de l'exposition chronique*
Exposition de 6 heures/jour, 2 fois 5 jours pour les concentrations de 6, 15 et
25 ppm. Une seule exposition de 6 heures pour la concentration de 50 ppm. Les
animaux contrôle furent soumis aux mêmes durées d'exposition que les animaux
exposés, mais à de l'air frais.

Souris exposées Concentrations d'acroléine (ppm)	Nombre d'animaux		Mortalité (%)
	exposés	morts	
6	47	0	0
15	47	0	0
25	47	0	0
50	47	22	46,6

Souris contrôle Exposition	Nombre d'animaux		Mortalité (%)
	contrôle	morts	
air frais	43	0	0
air frais	43	0	0
air frais	43	0	0
air frais	43	0	0
air frais	43	0	0

à la natation (sous-groupe A) et 28 souris non entraînées (sous-groupe C).
Chez les animaux contrôle nous avions 17 souris entraînées (sous-
groupe B) et 26 souris non entraînées (sous-groupe D).

Nous avions prévu que cette expérience durerait 2 fois 5 jours pour
les concentrations suivantes: 6, 15, 25 et 50 ppm. Mais l'exposition à
50 ppm dût être interrompue après 6 heures, car la moitié des souris
mourut pendant ces 6 heures. Il n'y a pas de doute que toutes les souris
seraient mortes si nous avions prolongé l'exposition à 50 ppm pendant
10 jours, comme lors des expériences précédentes. Nous n'avons donc
pas continué les expériences, car nous voulions garder des souris entraînées à la natation afin d'étudier le phénomène de restitution.

Les résultats sont représentés au Tableau 10.

Aucune souris n'est morte jusqu'à la fin de l'exposition à 25 ppm.
Lors de l'exposition à 50 ppm, 9 souris sont mortes après 6 heures
d'exposition et 13 souris dans les heures suivantes. Au bout de 24 heures,
il y a eu au total 22 souris mortes sur 47 exposées, soit 46,6%. Dans les
10 jours suivants, 4 autres souris moururent vraisemblablement des
suites de l'exposition à l'acroléine.

La mortalité fut la même pour le sous-groupe de souris entraînées
que pour le sous-groupe de souris non entraînées à la natation.

Tableau 11. *Mortalité de 34 souris exposées pendant 5 jours consécutifs (6 heures par jour) à 50 ppm d'acroléine*

Jours	1er	2ème	3ème	4ème	5ème
Mortalité par jour (%)	6	3	12	26	44
Somme des souris mortes (%)	6	9	21	47	91

Dans un essai complémentaire, nous avons exposé 34 souris à 50 ppm pendant 5 jours. La mortalité croit exponentiellement pendant l'essai, comme le montre le Tableau 11.

L'augmentation de la mortalité montre que les effets de l'acroléine se renforcent de jour en jour.

Nous constatons qu'à 25 ppm aucune souris n'est morte, tandis qu'à 50 ppm 91% des souris sont mortes au bout de 5 jours d'expérience. Ces deux valeurs ne suffisent pas pour calculer une LC_{50} chronique, mais elles permettent d'affirmer que la LC_{50} chronique se situe entre 25 et 50 ppm.

3.3. Mortalité lors de l'exposition de toxicité aiguë

108 souris réparties en 4 sous-groupes furent exposées pendant 6 heures à différentes concentrations d'acroléine. Les résultats sont portés au Tableau 12.

La mortalité augmente en fonction de l'accroissement des concentrations. Aucune souris ne meurt lors de l'exposition à 31 ppm, 40% meurent à 61 ppm, 75% à 80 ppm et 100% à 119 ppm. Sur la base de ces résultats, nous avons calculé (selon Behrens) une LC_{50} approximative de 66 ppm pour une exposition de 6 heures.

3.4. Poids corporel

Toutes les souris ont été pesées dans le cadre de l'expérience chronique le 4ème jour de chaque semaine.

Les résultats de ces mesures sont portés au Tableau 13.

On constate que le groupe des animaux contrôle entraîné deux fois par semaine à la natation accuse une élévation marquée du poids corporel pendant la période d'observation de 6 semaines. Il est étrange de voir que le groupe également contrôle mais non entraîné à la natation ne présente qu'une faible augmentation du poids corporel.

Une différence semblable se manifeste chez le poids corporel des groupes A et C. Là aussi les souris exposées entraînées à la natation (groupe A) présentent des valeurs plus élevées que les souris exposées non entraînées (groupe C). Le poids corporel des souris exposées est inférieur à celui des souris non exposées déjà à la fin de la 2ème semaine d'exposition à 6 ppm.

Tableau 12. *Mortalité enregistrée pendant l'exposition aiguë*
Exposition: 6 heures pour chacune des concentrations étudiées. La concentration
léthale pour le 50% des animaux (LC_{50} aiguë), calculée selon Behrens, est de 66 ppm.

Concentrations moyennes d'acroléine (ppm)	Nombre de souris		Mortalité (%)
	exposées	mortes	
31	20	0	0
6	20	8	40
80	24	18	75
119	44	44	100

Tableau 13. *Evolution des poids corporels des souris exposées à l'acroléine et soumises deux fois par semaine aux tests de natation*

Se-maine	Nombre de souris	Condition d'expé-rience	Concen-tration d'acroléine (ppm)	Poids moyen (g)	Différence des poids moyens (g)	p (Wilcoxon)
1	19	exposées	6	33,57	0,8	$> 0,05$
	17	contrôle	—	34,44		
2	19	exposées	6	34,02	1,9	$< 0,05$
	17	contrôle	—	35,94		
3	19	exposées	15	33,94	1,8	$< 0,05$
	17	contrôle	—	35,69		
4	19	exposées	15	34,52	2,9	$< 0,01$
	17	contrôle	—	37,41		
5	19	exposées	25	33,15	3,9	$< 0,01$
	17	contrôle	—	37,10		
6	19	exposées	25	34,04	4,1	$< 0,07$
	17	contrôle	—	38,16		
7[a]	7	exposées	50	28,21	12,5	$< 0,01$
	17	contrôle	—	40,69		
8	7	exposées	air frais	33,29	9,1	$< 0,01$
	17	contrôle	air frais	42,35		
9	6	exposées	air frais	35,67	6,4	$< 0,01$
	17	contrôle	air frais	42,05		

[a] A la 7ème semaine, l'exposition à 50 ppm n'a duré qu'un jour, après quoi
toutes les souris ne furent exposées qu'a l'air frais (phase de restitution).

Dans le Tableau 13 nous avons rassemblé les poids corporels de toutes
les souris soumises au test de natation. Ces animaux furent pesés individuellement, ce qui nous a permis d'analyser statistiquement les résul-

Tableau 14. *Coefficients de corrélation des rangs de Spearman des différences des temps de natation d'une part et des modifications du poids corporel d'autre part*

Animaux exposés	Acroléine (ppm)	Signification des coefficients R de Spearman			
		2ème jour	5ème jour	9ème jour	12ème jour
19	6	0,152	0,088	0,306	0,341
19	15	0,521[b]	0,372	0,473[b]	0,689[c]
19	25	0,548[b]	0,498[b]	0,710[c]	0,592[b]
17[a]	0	0,070	−0,260	0,006	−0,287

[a]Pour les animaux contrôle, les corrélations entre poids et temps de natation furent calculées pour la 5ème et la 6ème semaine d'expérience.

[b] $= p < 0,05$,

[c] $= p < 0,01$.

tats. A cet effet, nous avons calculé (test de Wilcoxon) la signification entre les deux sous-groupes, ceci pour chacune des semaines d'expérience.

Nous constatons qu'en effet la moyenne des poids corporels a diminué chez les souris exposées à partir de la 2ème semaine d'exposition à 6 ppm d'acroléine. Les différences entre les deux sous-groupes s'accentuent jusqu'à la fin de la 6ème semaine (fin de l'exposition à 25 ppm). Lors de la 3ème semaine de restitution, les différences restent significatives, bien que les valeurs présentent une tendance à la normalisation.

3.5. *Corrélation entre poids corporel et temps de natation*

Puisque l'exposition à l'acroléine a provoqué chez les souris un ralentissement des temps de natation et une inhibition de la croissance du poids corporel, nous nous sommes demandés si l'on pouvait prouver l'existence d'une corrélation entre ces deux phénomènes. A cet effet, nous avons calculé le coefficient de corrélation de Spearman. Nous avons comparé pour chaque souris le temps de natation avant l'exposition avec les temps de natation enregistrés pendant l'exposition à l'acroléine; nous avons fait le même calcul pour les modifications du poids corporel. A partir des différences des temps de natation d'une part et des différences des poids corporels d'autre part, nous avons établi un ordre des rangs et calculé ensuite la valeur R et son degré de signification p. Les résultats sont reportés au Tableau 14.

Les résultats de ces calculs nous montrent qu'il existe une corrélation significative entre les deux phénomènes mesurés. Ceci nous permet d'affirmer que les souris dont la croissance corporelle a été fortement inhibée par l'acroléine ont également présenté un ralentissement marqué des temps de natation. Par contre, les souris dont la croissance a été peu influencée par l'acroléine présentent des valeurs peu modifiées des temps de natation.

Notons qu'il n'existe pas de corrélation significative entre les deux phénomènes chez les souris non exposées à l'acroléine. Ceci signifie qu'il n'existe pas de corrélation entre poids corporel et performances de natation chez les souris normales.

3.6. Tolérance

Nous avons voulu savoir si les animaux exposés à l'acroléine développaient une certaine tolérance à l'égard de cette substance. Pour ce faire nous avons divisé le groupe IV de 102 souris en six sous-groupes de 3 fois 20 et 3 fois 14 animaux, et nous les avons exposés à l'acroléine selon le plan décrit au chapitre 255. Les résultats obtenus sont résumés au Tableau 15.

Tableau 15. *Essais de tolérance à l'acroléine*

Nombre souris	Première exposition de 6 heures (ppm)	Intervalle (jours)	Deuxième exposition de 6 et 8 ([a]) heures (ppm)	Mortalite (%)
20	15	2	50	0
14	—	—	50	14,6
20	15	6	50[a]	30
14	—	—	50[a]	35,7
20	15	8	50[a]	5
14	—	—	50[a]	0

Nous voyons que les souris pré-exposées à 15 ppm ont présenté à peu près la même mortalité à 50 ppm que les souris sans exposition préalable.

Nous devons conclure qu'une exposition de 6 heures à 15 ppm n'entraîné pas de tolérance notable à l'acroléine. Si nous comparons la mortalité à 50 ppm avec celle de l'essai chronique, nous constatons, au contraire, que les souris de l'essai chronique présentent lors de l'exposition à 50 ppm une mortalité plus élevée que les souris de l'essai de tolérance. Cette comparaison nous indique qu'il n'y a pratiquement pas de phénomène de tolérance chez les souris exposées d'une manière répétée à l'acroléine.

3.7. Analyses histologiques

L'analyse des trachées n'a pas révélé d'altérations notables. Par contre, les coupes des poumons ont montré à plusieurs reprises des atélectasies, des inflammations cellulaires et oedémateuses, ainsi que des élargissements du lumen des alvéoles et bronches.

Les atélectasies (fermetures partielles ou totales des alvéoles) peuvent être dues à des pressions extérieures: oedèmes, effets mécaniques des tissus environnants, spasmes bronchiques, etc. Des foyers inflammatoires peuvent également produire des atélectasies. Nous avons rassemblé ces résultats au Tableau 16.

Tableau 16. *Résultats histologiques des poumons des souris exposées à l'acroléine successivement à 6, 15, 25 et 50 ppm. el 1 à e15 désignent chacune des souris exposées*

Organes	Observations histologiques	Souris atteintes	Nombre de souris	
			examinées	atteintes
Poumons	Atélectasies	el, e2, e4, e5, e9, e11, e13	15	7
Poumons	Inflammations cellulaires	e2, e5, e6, e8, e9, e10, e12,	15	7
Poumons	Inflammations oedémateuses	e3, e8, e9, e10, e14	15	5
Poumons	Elargissements des alvéoles et des bronches	e8, e15	15	2

Les souris contrôles n'ont pas montré de modifications pathologiques; occasionnellement, on a relevé des épaississements des septa alvéolaires et des rétrécissements des lumens des alvéoles.

Les souris exposées, par contre, ont présenté les signes pathologiques relevés plus haut. Sur 15 souris, une seule n'avait aucun signe pathologique.

Nous pouvons conclure que l'acroléine a produit des irritations des poumons qui ont donné naissance à des états inflammatoires dans la majorité des cas.

4. Discussion

4.1. Test de natation

L'exposition à l'acroléine a provoqué un ralentissement des temps de natation qui s'accentue avec l'augmentation de la dose. L'unique exposition à 50 ppm pendant 6 heures empêche les souris de nager.

Alors que nos expériences de natation permettent de mesurer les performances physiques forcées, Murphy (1962) a étudié chez les souris les performances physiques non forcées et a trouvé qu'une seule exposition de 6 heures à 0,9 ppm d'acroléine diminuait ces performances de 25%. La comparaison de nos résultats avec ceux de Murphy nous permet de supposer que l'enregistrement de l'activité physique spontanée constitue une méthode plus sensible que nos tests de natation. Cependant, il est fort probable que la diminution de l'activité physique spontanée n'est pas due à une diminution de la capacité physique des animaux, mais à une baisse de la motivation.

Relevons ici que nos souris exposées à 25 ppm d'acroléine ont présenté des atteintes pathologiques décelées par l'analyse histologique. Nous pensons que ces modifications pathologiques sont en relation avec la baisse des performances de natation.

Des 19 souris exposées de façon chronique à des concentrations de 6, 15, 25 et une seule fois 50 ppm, 6 seulement ont survécu. Ces dernières, après 2 semaines de repos (inhalation d'air frais), atteignent dans les tests de natation des valeurs de même ordre de grandeur que les valeurs des animaux contrôle. Ceci nous permet de conclure que les effets de l'acroléine sont réversibles.

4.2. Mortalité lors d'exposition chronique

Dans l'exposition chronique (6 heures par jour, 2 fois 5 jours), nous n'obtenons pas de mortalité lors des expositions à 6, 15 et 25 ppm. A la concentration suivante, c'est à dire à 50 ppm, 47% des souris meurent lors de la 1ère exposition.

Dans une expérience supplémentaire, il a fallu 4 jours d'exposition à 50 ppm (6 heures par jour) pour obtenir une mortalité de 47%.

Donc 6 heures d'exposition à 50 ppm tuent 47% des animaux déjà exposés à 6, 15 et 25 ppm. Si les animaux ne sont pas pré-exposés à des concentrations croissantes, mais sont immédiatement soumis 6 heures par jour, pendant 5 jours à 50 ppm, nous constatons que 47% des souris meurent le 4ème jour de l'expérience.

D'après ces résultats nous pouvons conclure que les expositions à 6, 15 et 25 ppm provoquent des lésions peu importantes, lésions, qu'une seule exposition à 50 ppm rend léthales.

Jacobs (1948) a exposé des souris à 3 ppm d'acroléine pendant quelques heures et n'a enregistré aucune mortalité. Murphy (1964) n'a pas observé de mortalité chez des rats exposés à 4,1 ppm pendant 20 heures, à 2,1 ppm pendant 40 heures et à 1 ppm pendant 80 heures. Ces résultats ne sont guère comparables aux nôtres, puisque ces auteurs n'ont pas poussé les expositions jusqu'à un seuil où les effets léthaux pouvaient apparaître. Nos expériences ne permettent malheureusement pas de calculer une LC_{50} chronique; cependant l'ensemble des résultats nous permet d'affirmer que *la LC_{50} chronique pour l'acroléine doit se situer entre 25 et 50 ppm.*

4.3. Mortalité lors d'expositions aiguës

La mortalité enregistrée lors d'expositions de 6 heures à différentes concentrations, croit linéairement en fonction de la concentration d'acroléine. *Ces résultats ont permis de calculer une LC_{50} aiguë de 66 ppm.*

Il est difficile de comparer notre LC_{50} aiguë avec celle trouvée par d'autres auteurs. Ces derniers ont fait des expériences avec des animaux différents, des rats surtout, et des durées d'exposition différentes. Les résultats obtenus par divers auteurs montrent que les souris sont plus sensibles à l'acroléine que les rats.

Jacobs (1948) trouve une mortalité de 60% chez des souris exposées à 152 ppm pendant 10 minutes. Nous obtenons une mortalité de 75% pendant une exposition de 6 heures à 80 ppm.

Salem (1958) trouve une mortalité de 100% lorsqu'il expose des souris à 2038 ppm pendant 17 minutes. Dans notre expérience, nous obtenons également une mortalité de 100% pour des animaux exposés à 119 ppm pendant 6 heures.

La comparaison des résultats obtenus lors d'expositions au NO_2 et à l'acétaldéhyde montre que l'acroléine est la substance la plus toxique de ces trois. En effet, la LC_{50} de l'acroléine est de 66 ppm, tandis que la LC_{50} du NO_2 (Grandjean et al., 1968) est de 140 ppm et celle de l'acétaldéhyde de 8000 ppm (Capitaine, 1968). Ces trois irritants sont des composants importants de la phase gazeuse de la fumée de cigarette; on les trouve aux concentrations suivantes:

NO_2	250 ppm,
acroléine	150 ppm,
acétaldehyde	3200 ppm.

Si l'on compare les LC_{50} aux concentrations dans la phase gazeuse, on doit conclure que le NO_2 et l'acroléine doivent avoir un effet plus irritant que l'acétaldehyde dans la fumée de cigarette.

4.4. Poids corporel

L'acroléine, aux concentrations de 6, 15 et 25 ppm, provoque une inhibition statistiquement assurée de l'augmentation du poids corporel. Après 6 semaines d'expérience, les animaux exposés pèsent en moyenne 4 g (environ 10%) de moins que les animaux contrôle. L'exposition de 6 heures à 50 ppm accentue encore cette différence de poids qui passe de 4 g à 12,5 g. Il faut pourtant mentionner que cette dernière constatation est basée sur le poids moyen de 6 souris survivantes. La phase de restitution de 2 semaines permet aux souris de regagner du poids, mais les valeurs n'atteignent cependant pas celles des souris de contrôle.

Les résultats correspondent en principe aux résultats des expériences sur la mortalité et les tests de natation. Relevons cependant que les modifications des poids corporels sont déjà significatives à la fin de l'exposition à 6 ppm, tandis que les modifications des temps de natation n'atteignent une différence significative seulement que lors de l'exposition à 25 ppm. *On peut en conclure que le poids corporel est un critère plus sensible que le test de natation pour apprécier les effets physiologiques de l'acroléine.*

Murphy (1965) a observé chez des rats exposés à 8 ppm d'acroléine pendant 4 heures, une anorexie et une augmentation du taux de phosphatase alcaline du foie et de transaminases, ainsi qu'une augmentation du poids surrénales. Il attribue cette augmentation des surrénales à une irritation non spécifique par l'acroléine qui influencerait l'activité enzymatique du foie. Murphy suppose que l'acroléine stimule le système hypophysaire-surrénales.

Nous constatons que les animaux entraînés à la natation, qu'ils appartiennent au groupe des animaux contrôle ou exposés, accusent un poids corporel plus élevé que celui des animaux non entraînés à la natation. Donc les deux facteurs: «exposition» et «non entraînement» inhibent l'augmentation de poids. Par contre, les deux facteurs: «non-exposition» et «entraînement» agissent en sens contraire. Ainsi, les souris exposées et entraînées atteignent le même poids corporel que les souris contrôle non entraînées. Nous pouvons tirer de cette analyse la conclusion suivante: l'activité physique des tests de natation favorise l'augmentation du poids corporel et neutralise partiellement les effets de l'acroléine sur le poids corporel.

4.5. Tolérance

En toxicologie, on entend sous le terme de tolérance un effet de protection contre des expositions à des concentrations mortelles. Cette protection peut, entre autre, être provoquée par des expositions préalables à des concentrations subléthales.

Sur la base de nos expériences, nous pouvons affirmer qu'une seule exposition subléthale à l'acroléine ne produit aucune tolérance. En outre, nous avons observé que l'exposition répétée à l'acroléine, dans le cadre des essais chroniques, n'a donné qu'une LC_{50} chronique légèrement inférieure à celle de la LC_{50} aiguë. Ceci indique que les souris n'acquièrent pas de tolérance à l'égard de l'acroléine.

En comparant ces résultats à ceux des deux irritants que nous avons étudiés précédemment (Grandjean et al., 1968; Capitaine, 1968), nous voyons que, parmi ces trois irritants, seul le NO_2 provoque une augmentation marquée de la tolérance.

Bibliographie

American Conference of Governmental Industrial Hygienists: Threshold limit values for 1963. J. occup. Med. **5**, 491—498 (1963).

Bättig, K.: Das Schwimmen von Ratten in einem Wasserkanal. Methodische und pharmakologische Einflüsse auf Leistung und Ermüdung. Helv. physiol. pharmacol. Acta **19**, 384—398 (1961).

Capitaine, Cl.: Action physiologique et toxicologique de l'acétaldéhyde chez la souris. Z. Präv.-Med. **13**, 215—216 (1968).

Carpenter, C. P., Smyth, H. F., Pozzani, U. C.: The assay of acute vapor toxicity and the grading and interpretation of results on 96 chemical compounds. J. industr. Hyg. **31**, 343—346 (1949).

Champeix, J., Catilina, P.: Les intoxications par l'acroléine. Paris: Masson 1967.

Cohen, I. R., Saltzman, B. E.: Determination of acrolein: 4-hexylresorcinol method. In: Selected methods for the measurement of air pollutants. Washington D. C.: U.S. Public Health Service Publ. No 999-AP-11, 1965.

Derobert, L.: Intoxications et maladies professionnelles, p. 867. Paris: Flammarion 1958.

Grandjean, E., Capitaine, Cl., Gilgen, A.: Toxikologische Wirkungen durch Inhalation von NO_2 bei der Maus. Z. Präv.-Med. **13**, 142—157 (1968).

Guillerm, R., Badré, R., Vignon, B.: Effets inhibiteurs de la fumée de tabac sur l'activité ciliaire de l'épithélium respiratoire et nature des composants responsables. Bull. Acad. nat Méd. (Paris) **20**, 416—423(1961).

Hygienic Guide Series: Acroleine. Amer. industr. Hyg. Ass. J. **24**, 286—287 (1963).

Jacobs, M.: The analytical chemistry of industrial poisons, hazards and solvents. New York: Interscience 1948.

Koelsch, F.: Gewerbliche Vergiftung durch Acrolein. Zbl. Gewerbehyg. **15**, 353—354 (1928).

Murphy, S. D.: Mechanism of the effect of acrolein on rat liver enzyme. Toxicol. appl. Pharmacol. **7**, 833—843 (1965).

— Davis, H. V., Ulrich, C. E.: Functional effects of acrolein exposure (abstracts). Fed. Proc. **21**, 221 (1962).

— — Zaratzian, V. C.: Biochemical effects in rats from irritating air contaminants. Toxicol. appl. Pharmacol. **6**, 520—528 (1964).

Patty, F.: Industrial hygiene and toxicology. New York: Interscience 1948.

Plotnikova, M.: Estimation du taux d'acroléine polluant l'atmosphère. Gig. i Sanit. **22**, 6 (1957). Cité par Champeix (1967).

Salem, H.: The phenomena associated with the respiration of aerosols and gases. Thesis, University of Toronto 1958.

Shell Chemical Corporation: Acrolein. Toxicity Data Sheet Sc. 57—76, 1957. Cité par: Smith C. W., Acrolein. New York: John Wiley 1962.

Skog, E.: A toxicological investigation of lower aliphatic aldehydes. Acta pharmacol. (Kbh.) **6**, 229—318 (1950).

Smoking and Health: Report of the Advisory Committee to the Surgeon General of the Public Health Service. Washington D. C.: U.S. Public Health Service Publication No 1103, 1964.

Smyth, H. F.: Hygienic standards for daily inhalation. Amer. industr. Hyg. Ass. Quart. **17**, 129—185 (1956).

Wynder, E. L., Goodman, D. A., Hoffman, D.: Cancer **18**, 1652—1658 (1965). Cité par: Wynder, E. L., and Hoffman, D., Tobacco and tobacco smoke. New York: Academic Press 1967.

Ywanoff, N.: Experimentelle Studien über den Einfluß technisch und hygienisch wichtiger Gase und Dämpfe auf den Organismus. Teil XVI, XVII, XVIII: Über einige praktisch wichtige Aldehyde (Formaldehyd, Acetaldehyd, Akrolein). Arch. Hyg. (Berl.) **73**, 307—340 (1911).

Claude Philippin
Alfred Gilgen
Etienne Grandjean
CH-8006 Zürich, Clausiusstr. 25

Int. Arch. Arbeitsmed. 26, 306—315 (1970)
© by Springer-Verlag 1970

Die Bedeutung der Tri- und Perchloräthylenmetaboliten im Urin

S. Kündig und D. Högger

Arbeitsärztlicher Dienst des Bundesamtes für Industrie, Gewerbe und Arbeit,
Zürich (Leiter: Prof. Dr. med. D. Högger)

Eingegangen am 4. Mai 1970

The Importance of the Determination of Tri- and Perchlorethylene-metabolites in the Urine of Factory-Workers

Summary. The elimination of tri- and perchlorethylenemetabolites in the urine of 20 factory-workers in very different working conditions was investigated.

No direct correlation was found between the total of metabolites and the exposure of workers to tri- and perchlorethylene. The total of metabolites and its percentage part of trichloroacetic acid give together a useful reference to the exposure of workers. If no 24-hours-urine is available, morning and evening portions give rather good results. 6 tables.

Zusammenfassung. Die Ausscheidung von Trichloräthylen- und Perchloräthylenmetaboliten im Urin von 20 Arbeitern und Arbeiterinnen unter verschiedenen Arbeitsbedingungen wurde untersucht. Eine strenge Korrelation zwischen der Summe der Metabolitenausscheidung und der Tri- bzw. Perchloräthylenexposition besteht nicht.

Die Summe der Metaboliten im Urin und der prozentuale Trichloressigsäureanteil (bezogen auf diese Summe) liefern zusammen einen brauchbaren Hinweis auf die erfolgte Exposition. An Stelle von 24 Std-Urin kann man mit guter Annäherung Morgen- und Abendurin dazu verwenden.

Allgemeines

Trichlor- und Perchloräthylen sind zwei heute weitverbreitete Fettlösemittel. Sie finden vorwiegend zur Entfettung von Metallteilen und zur chemischen Reinigung von Textilien Anwendung.

Das Arbeiten mit den beiden Lösungsmitteln erfolgt heute meist in Apparaturen, die bei vorschriftsmäßiger Bedienung nur sehr wenig Lösungsmitteldampf in die Raumluft entweichen lassen. Gleichwohl findet man nicht selten im Urin der Arbeiter auffallend hohe Konzentrationen von Metaboliten dieser Stoffe. Es hängt dies wohl in den meisten Fällen mit der Art und Weise, wie mit diesen Stoffen umgegangen wird, zusammen. Mangel an Vorsicht infolge Unkenntnis ihrer Gefährlichkeit, übermäßige Eile bei der Arbeit (Akkord), Nichtverwendung der persönlichen Schutzausrüstung bei der Reinigung der Apparate, Gleichgültigkeit (Arbeiten mit defekten Maschinen, Arbeiten mit verschmutzten, verstopften Absaugschlitzen), Verwendung der chlorierten Kohlenwasserstoffe zu verbotenen Zwecken.

Mit Luftanalysen am Arbeitsplatz lassen sich derartige Mißstände im allgemeinen nicht aufdecken. Nur die Urinuntersuchung vermag hier einen Hinweis zu geben. Dieses Vorgehen erlaubt überdies, einzelne Kranke, denen das Arbeiten mit chlorierten Kohlenwasserstoffen verboten werden muß, rechtzeitig zu entdecken.

Bestimmung

Die Bestimmung von Tri- und Perchloräthylenmetaboliten ist vielfach etwas in Mißkredit gekommen, weil es nicht möglich ist, eine enge Korrelation zwischen den Ergebnissen der Luftanalyse und den Metabolitenkonzentrationen im Urin nachzuweisen.

Die Arbeiten von Richard, Steward, Dodd, Harold, Gay, Duncan und Erley (1970) haben erneut gezeigt, daß eine strenge Korrelation zwischen Metabolitenausscheidung und Umfang der Exposition nicht besteht. Die von ihnen erhaltenen Resultate zeigen immerhin, daß normalerweise praktisch kein Trichloräthanol und höchstens 25 mg Trichloressigsäure in der gesamten Tagesurinmenge der Versuchspersonen enthalten sind, welche mit den genannten Chlorkohlenwasserstoffen nicht in Berührung gekommen sind. Sie fanden außerdem, daß die Summenkonzentration der Hauptmetaboliten Trichloräthanol und Trichloressigsäure nach einer kontinuierlichen Exposition von 4 Std bei 100 ppm Trichloräthylen, einen Tag nach der Exposition, durchschnittlich 247 mg im 24 Std-Urin beträgt. Die Grenzwerte betrugen 222 mg im 24 Std-Urin und 274 mg im 24 Std-Urin.

Merkwürdigerweise sinken diese Werte nach einer erneuten Trichloräthylenexposition um durchschnittlich 34%.

Diese Autoren fanden ferner nach einer Trichloräthylenexposition von 7 Std bei durchschnittlich 200 ppm Trichloräthylen Durchschnittswerte bei 5 Versuchspersonen von 191 mg im 24 Std-Urin, bei einer 2. Gruppe von 2 Versuchspersonen 282,5 mg im 24-Std-Urin.

Grenzkonzentration

Für die Beurteilung der Exposition, nur um zu entscheiden, ob eine Nachkontrolle der Anlage oder der Arbeitsweise im Betrieb notwendig ist, muß irgendwie eine Grenzkonzentration festgelegt werden.

Aus der erwähnten Arbeit geht hervor, daß die minimale Summenkonzentration der Hauptmetaboliten knapp unter 100 mg/l liegt (unter der Annahme einer 24stündigen Gesamturinmenge von 1,5 l).

Wir haben auf Grund unserer Routineuntersuchungen in Betrieben die Erfahrung gemacht, daß keine Mißstände zu entdecken waren, wenn die Summenkonzentration der Metaboliten, bei einer Urindichte von 1,019 g/ml, unter 100 mg/l lag.

Im Falle von Perchloräthylen liegen die Verhältnisse etwas anders. Der ganze Fragenkomplex ist weniger gut untersucht als bei Trichloräthylen.

Für Trichloräthylen gibt Huber (1969) eine ziemlich vollständige Darstellung des Metabolismus. Eindeutig nachgewiesen wurden: Trichloräthanol und Chloralhydrat (beide gaschromatographisch), Di- und Trichloressigsäure (papierchromatographisch). Die quantitativen Angaben über die Verteilung der beiden Hauptmetaboliten schwanken sehr stark; sie sind in der erwähnten Arbeit enthalten.

In unserer kleinen Arbeit, die sich auf Daten stützt, welche wir bei unseren Routineuntersuchungen in den Betrieben gewonnen haben, verzichten wir bewußt auf die Problematik der genauen Bestimmung des Trichloräthanols und der Trichloressigsäure einzugehen.

Wir bestimmen beide Hauptmetaboliten nach den Methoden von Soucek (1952), und Vlachova (1957), denen die Reaktion von Fujiwara (1914) zugrunde liegt.

Unter *Trichloressigsäure* sind deshalb *alle* Metaboliten zu verstehen, welche eine positive Fujiwara-Reaktion geben, ohne daß eine vorherige oxydative Verseifung durchgeführt wurde.

Als *Trichloräthanol* bezeichnen wir *alle* Metaboliten, die eine positive Fujiwara-Reaktion erst nach einer oxydativen Verseifung zeigen.

Ferner beziehen wir alle Konzentrationswerte auf Urin von einer Dichte von 1,019 g/ml, da es für unsere Untersuchungen unmöglich war, die Gesamtmenge Urin von 24 Std zur Verfügung zu haben. Die neuerdings propagierte Methode, die Kreatin- und Kreatininausscheidung als Bezugsgröße zu verwenden, scheint vorderhand keine bessere Beurteilung zu ermöglichen als die einfachere und jedenfalls genauere Dichtebestimmung.

Zweck der Arbeit

Zweck dieser Arbeit ist es, zu zeigen, daß bei richtigem Vorgehen, trotz dem Fehlen einer engen Korrelation zwischen Exposition und Metabolitenausscheidung und trotz der Problematik der Metabolitenbestimmung und Uringewinnung, Ergebnisse erzielt werden können, die im Hinblick auf den Arbeiterschutz von Nutzen sind.

Bestimmungsmethoden

Trichloressigsäure. 1 ml Urin, 7 ml frisch destilliertes Pyridin und 5 ml 20%ige Natronlauge werden in einem Reagensglas gut zusammen gemischt und während 15 min bei 70° C stehen gelassen. Nach einer 5minütigen Abkühlung mit fließendem kalten Wasser werden 5 ml der obenstehenden Pyridinschicht abpipettiert, in ein

Colorimeterrohr eingeführt, mit 2 ml destilliertem Wasser versetzt, gut gemischt und gegen eine Blindprobe aus Wasser bei 525 oder 530 nm (je nach Colorimetertyp) colorimetriert. Zur Eichung wird reine Trichloressigsäure in destilliertem Wasser verwendet.

Trichloräthanol. Trichloräthanol gibt keine rote Färbung bei der Fujiwara-Reaktion, sondern eine rotbraune, beim Verdünnen gelb erscheinende Lösung. Es befindet sich im Urin als Glucuronat gebunden und muß durch Verseifung erst freigesetzt werden. Zu seiner Erfassung muß deshalb eine Verseifung des Glucuronates und eine Oxydation des Alkohols zur Säure vorgenommen werden. Zu 0,2 ml Urin werden 0,8 ml eines Oxydationsgemisches, bestehend aus 2 g Kaliumbichromat, 80 ml konzentrierte Schwefelsäure und 20 ml Wasser beigegeben, gut vermischt und 5 min bei 70° C stehen gelassen.

Nach dem Abkühlen werden, unter Vermeidung jeder Erwärmung, 7 ml 20%ige Natronlauge beigefügt. Anschließend verfährt man wie unter Trichloressigsäure beschrieben. Das Resultat gibt *ungefähr* die Summe der Trichloressigsäure und des Trichloräthanols an.

Modellversuche mit Gemischen aus Trichloräthanol, Trichloressigsäure und Glucuronsäure haben ergeben, daß bei diesem Vorgehen ein Teil der Trichloressigsäure zerstört wird. Das Ergebnis, das man erhält, ist dementsprechend ein Relativwert. Deshalb geben wir die erhaltenen Werte in mg/l Trichloressigsäure an, ohne den Umrechnungsfaktor für Trichloräthanol (0,914) zu berücksichtigen.

Arbeiteruntersuchungen

1. Untersuchung einer Gruppe von Arbeitern, die an einer Trichloräthylen-Entfettungsanlage beschäftigt war. Die Anlage war technisch einwandfrei, wurde aber offensichtlich häufig nicht vorschriftsgemäß bedient. Ein Teil der Beschäftigten klagte über subjektive Beschwerden. Im Urin der Arbeiter wurde mehrmals die Trichloressigsäure und die Summe der Metaboliten nach oxydativer Verseifung bestimmt. Die Ergebnisse finden sich in Tabelle 1.

Nachdem die Metabolitenmengen im Urin bei den beiden ersten Untersuchungen erheblich waren, wurde die Betriebsleitung auf die Gefährdung der Arbeiter aufmerksam gemacht. Die Folge war ein erheblicher Rückgang der Mengen bei der 3. Untersuchung; die Belegschaft hielt sich nun offenbar besser an die Vorschriften. Die Untersuchungsreihe zeigt vor allem, daß die Beschränkung der Urinuntersuchung auf die direkte Trichloressigsäure-Bestimmung keine verwertbaren Resultate zu liefern vermag. Rückschlüsse von diesem Wert auf die Gesamtsumme der Metaboliten sind nicht möglich, da das Verhältnis starken Schwankungen unterliegt.

2. Einen gewissen Einblick in das Verhältnis zwischen direkt bestimmbarer Trichloressigsäure und Gesamtsumme der Metaboliten vermittelt die Untersuchung einer weiteren Arbeitergruppe, die an einem Tauchbad arbeitete. Hier wurden mehrfache Urinuntersuchungen innert

Tabelle 1

| Ar-beiter Nr. | 17. 12. 65 | | 28. 1. 66 | | 10. 5. 66 | | 21. 3. 68 | |
| | Summe | | Summe | | Summe | | Summe | |
	mg/l	%	mg/l	%	mg/l	%	mg/l	%
1	1050	9,2	850	25	275	22	302	59,6
2	485	70	605	63	125	68	400	36,2
3	—	—	—	—	125	56	—	—
4	—	—	—	—	100	45	—	—
5	50	50	60	33	—	—	—	—
6	635	10	513	4	—	—	—	—
7	1450	23	625	29	—	—	—	—

Summe = Summe der Metaboliten nach oxydativer Verseifung, bestimmt als Trichloressigsäure in mg/l. — % = Direkt bestimmte Trichloressigsäure in % der Summe der Metaboliten. — (Die Arbeiter 3—7 arbeiteten nur während eines Teils der Beobachtungsperiode am Entfettungsbad.)

kürzerer Frist vorgenommen. Größere Arbeiten am Tauchbad, in dem sich eine Lösungsmittelgemisch mit erheblichem Trichloräthylenanteil befindet, wurden einmal wöchentlich vorgenommen. An den übrigen Tagen wurden nur kleine Lösungsmittelmengen für Putzarbeiten verwendet. Das Tauchbad besitzt eine wirksame Absaugung und eine Trichloräthylenkonzentrationsbestimmung, am Bad selber würde durchaus niedrige Werte ergeben. Es werden jedoch Eisenbleche von rund 1,5 m² Fläche eingetaucht, herausgenommen und von Hand zu einem über 10 m entfernten Sinterofen gebracht.

Die ersten 3 Arbeiter besorgen diese Arbeit, wobei der 3. erst vor kurzem zu dieser Gruppe gestoßen ist. Der 4. Arbeiter ist nie am Tauchbad beschäftigt und benützt nur gelegentlich geringe Trichloräthylenmengen für kleine Putzarbeiten. Der 5. und der 6. Arbeiter sowie die beiden Arbeiterinnen 7 und 8 arbeiten nicht mit Trichloräthylen. Sie sind jedoch in der gleichen großen Halle beschäftigt. Die Exposition der einzelnen Arbeiter ist also stark verschieden. Die Urinproben wurden am Abend nach den Arbeiten am Tauchbad, am folgenden Morgen und dann 1 Woche später, am Tage vor der Wiederaufnahme der Arbeiten am Tauchbad erhoben. Tabelle 2 zeigt die Ergebnisse.

Sie zeigt, daß unmittelbar nach stärkerer Exposition der direkt bestimmbare Anteil an Trichloressigsäure verhältnismäßig gering ist. Schon im Laufe einer Nacht steigt er erheblich an. Ein weiterer Anstieg geht im Laufe der folgenden Woche vor sich, während der die Exposition nur gering ist und ein erheblicher Rückgang der Summenwerte im Urin

Tabelle 2

Ar-beiter Nr.	Unmittelbar nach den Arbeiten am großen Tauchbad				1 Woche später, am Tage vor Wiederbeginn der großen Arbeiten			
	Abendurin des gleichen Tages		Morgenurin des folgenden Tages		Morgenurin		Abendurin	
	Summe		Summe		Summe		Summe	
	mg/l	%	mg/l	%	mg/l	%	mg/l	%
1	984	11,4	1016	14,9	159	50,7	288	11,4
2	613	4,4	1191	14,6	289	35,5	518	15,0
3	594	8,3	334	15,1	216	43,3	169	43,0
4	576	11,5	359	32,9	178	51,7	199	40,5
5	483	8,2	281	30,4	179	56,0	124	37,6
6	395	7,5	328	21,8	197	45,0	132	27,8
7	414	10,2	334	17,1	109	39,1	165	21,1
8	364	8,6	220	11,2	104	45,7	135	23,3

Summe = Summe der Metaboliten nach oxydativer Verseifung, bestimmt als Trichloressigsäure in mg/l. — % = Direkt bestimmte Trichloressigsäure in % der Summe der Metaboliten. — (Die Arbeiter 3—7 arbeiteten nur während eines Teils der Beobachtungsperiode am Entfettungsbad.)

erfolgt. Diese Ergebnisse zeigen, daß aus der Gesamtsumme der Metaboliten gewisse Schlüsse gezogen werden können. Ferner gilt wohl die Regel, daß ein niedriger Trichloressigsäureanteil auf eine nur kurz zurückliegende Exposition schließen läßt, während ein hoher Anteil erst nach einiger Zeit gefunden wird, in einem Augenblick, wo die Gesamtmenge bereits das Maximum überschritten hat.

3. Von großer Bedeutung ist auch die Wahl der Zeiten für die Urinentnahme. Huber (1969) zieht Morgenurin vor. Wir haben deshalb im nächsten Fall alle uns während dem ganzen Tag gelieferten Urinfraktionen getrennt untersucht. Gleichzeitig haben wir die Exposition einzelner Arbeiter mit Hilfe von am Arbeiter entnommenen und gaschromatographisch analysierten Luftproben, sowie die Konzentration einiger Durchschnittsproben der Raumluft ermittelt.

In einem Raum von rund 6 × 4 m sind zwei automatische Trichloräthylenentfettungsanlagen, eine Zentrifuge zur Ölabscheidung und 2 Vibrationstische zur Späneabscheidung installiert. 4 Arbeiter sind im Raum beschäftigt, 2 an den Entfettungsautomaten, die andern an der Zentrifuge und an den Vibrationstischen. Das zu entfettende Material, kleine Schrauben, Stecker und Steckdosenbestandteile, wurde nach der Öl- und Späneabscheidung in perforierte Metallkörbe geladen und diese

Tabelle 3

Ar- bei- ter	Urinproben vom		Durch- schnittliche Tri-Expo- sition g/m³ (Raumluft)	Summe mg/l im Urin	Trichlor- essigsäure als % der Summe	Urin- dichte
			Am 1. Entfettungsbad			
1	Montag	Morgen	0,000	155	49,3	1,024
		Mittag	0,300	306	27,6	1,024
		Abend	0,489	314	44,0	1,025
	Freitag	Morgen	0,000	211	54,8	1,023
		Mittag	0,446	280	36,8	1,022
		Mitte Nachmittag	0,050	336	40,0	1,023
		Abend	0,060	331	33,2	1,022
			Am 2. Entfettungsbad			
2	Montag	Morgen	0,000	112	61,5	1,021
		Abend	0,264	239	50,9	1,023
	Dienstag	Morgen	0,000	139	76,4	1,026
	Freitag	Morgen	0,000	151	100,0	1,022
		Mitte Nachmittag	0,040	262	34,0	1,027
		Abend	0,040	294	29,7	1,026
			Zentrifuge und Vibrator			
3	Montag	Morgen	0,000	80	55,0	1,014
		10.00 Uhr	0,230	250	27,4	1,027
		Abend	0,288	247	48,4	1,024
	Freitag	Morgen	0,000	255	62,9	1,022
		9.50 Uhr	0,474	540	25,4	1,028
		Mittag	0,045	189	80,0	1,023
		Abend	0,050	238	55,0	1,027
			Zentrifuge und Vibrator			
4	Montag	Morgen	0,000	182	44,5	1,022
		Abend	0,205	152	32,2	1,019
	Freitag	Morgen	0,000	142	60,0	1,022
		10.00 Uhr	0,272	185	66,7	1,021
		Mittag	0,045	70	91,5	1,022
		Abend	0,050	187	100,0	1,022

Die durchschnittliche Trichloräthylenexposition ist jeweils bis zur entsprechenden Urinabgabe errechnet worden. Die durchschnittliche Tagesexposition ist dementsprechend das Mittel aus den jeweiligen Mittelwerten (MAK-Wert 0,52 g/m³).

in die Entfettungsmaschine eingeführt. Der Entfettungsvorgang erfolgt
dann vollautomatisch und beide Entfettungsanlagen sind mit Absaugung
versehen.

Wir haben die Untersuchung am Montag und am Freitag durchgeführt. Das Resultat ist in Tabelle 3 wiedergegeben.

Aus der Tabelle ist eine strenge Korrelation zwischen Metabolitenausscheidung und Exposition nicht zu erkennen. Hingegen ist eine gewisse Parallelität zwischen Ausscheidung und Exposition nicht zu leugnen, zahlenmäßige Werte können nicht angegeben werden.

Wir haben auch den *Mittelwert* der Metabolitenausscheidung (Summe) aus allen Urinfraktionen und aus dem Morgen- und Abendurin berechnet. Der Unterschied zwischen beiden Werten erreicht kaum 20%. Dies bedeutet, daß für den praktischen Gebrauch die Überprüfung des Morgen- und Abendurins vollständig genügt. Wichtig ist hingegen, daß die Untersuchung mindestens während 2 Tagen durchgeführt wird und zwar an einem Montag und am Wochenende. Dies erlaubt eine Art Belastungsbilanz aufzustellen, um zu entscheiden, ob und in welchem Maße eine Trichloräthylenakkumulierung im Körper stattfindet, um sofortige Gegenmaßnahmen einleiten zu können. Im vorliegenden Falle z. B. würde man bei 1 und 2 auf eine Akkumulierung schließen *und dies, obwohl der MAK-Wert nicht erreicht ist.*

4. Schließlich sei noch über einen Fall berichtet, bei dem zu vermuten ist, daß es durch chronische Einwirkung von Perchloräthylen zu einer Akkumulierung im Körper gekommen ist. Dieser Vorgang ist mit einem reduzierten Perchloräthylenabbau verbunden. Der Arbeiter war an einem Entfettungsbad mit Perchloräthylen beschäftigt. Die Konzentration in der Raumluft wurde laufend an 6 Meßstellen mit einem Kohlenwasserstoffanalysator (Flammenionisationsdetektor) registriert. Es ergab sich während des ganzen Tages ein ziemlich konstanter Pegel zwischen 0,5—1 g Perchloräthylen/m^3. Gleichzeitig wurde wiederholt die Konzentration in der Einatmungsluft bestimmt. Der Arbeiter trug an seiner Brust ein Gerät, in welchem eine Ganzglasspritze mit Motorantrieb eingebaut ist. Diese entnahm aus seinem Atembereich innerhalb von 7 min Proben von 20 ml Luft, die unmittelbar anschließend noch im Betrieb gaschromatographisch untersucht wurden.

Die Durchschnittskonzentration, die der Mann einatmete, betrug gemäß dieser Bestimmungen 0,4 g/m^3. Die einzelnen Meßwerte verteilen sich wie folgt (Tabelle 4).

Die Untersuchung des Urins ergab Folgendes (Tabelle 5).

Bei einer Konzentration in der Raumluft von 0,4 g/m^3 liegt die Konzentration der Metaboliten im Urin offenbar in der Größenordnung von 50 mg/l, allerdings mit starken Schwankungen. Auffallend sind die hohen Werte am ersten Arbeitstag nach 3 Ferienwochen. Trisüchtigkeit und Medikamentengebrauch wurden verneint. Eine Nachkontrolle war leider nicht möglich. Der Mann wurde kurze Zeit später wegen „Stoffwechselstörungen" ins Spital eingeliefert.

Tabelle 4

Tageszeit	Konzentration g/m³	Tageszeit	Konzentration g/m³
09.00 Uhr	1,6	13.55 Uhr	0,4
10.00 Uhr	0,6	14.30 Uhr	0,4
10.25 Uhr	1,1	15.00 Uhr	0,3
11.00 Uhr	0,1	15.25 Uhr	0,2
11.30 Uhr	0,1		

Tabelle 5

Probeentnahme		Summe in mg/l	%
Tag	Stunde		
Montag	15.00 Uhr	38,5	28,6
	17.00 Uhr	43,5	43,7
Dienstag (Meßtag)	07.00 Uhr	35,0	50,6
	17.00 Uhr	29,0	61,0
Mittwoch	07.00 Uhr	40,0	43,0
	17.00 Uhr	47.5	43.5
Donnerstag	17.00 Uhr	58,5	30,8
Freitag	07.00 Uhr	108,5	13,2
	12,00 Uhr	58,8	18,8
	17.00 Uhr	69,0	16,0
Montag	07.00 Uhr	60,0	16,2
1. Arbeitstag	07.00 Uhr	40,0	7,5
3 Wochen nach Ferien	17.00 Uhr	73,7	3,8

Erklärung s. Tabelle 1.

Schlußfolgerung

Die Summe der Metaboliten im Urin und der prozentuale Trichloressigsäureanteil (bezogen auf diese Summe) liefern *zusammen* einen brauchbaren Hinweis auf die Tri- bzw. Perchloräthylenexposition, während der Gehalt an Trichloressigsäure allein keine Deutung zuläßt.

Einzelbestimmungen sind schwer zu interpretieren.

Mit guter Annäherung kann man an Stelle von 24 Std-Urin Morgen- und Abendurin verwenden. Zur Beurteilung einer Exposition entnimmt man die Urinproben unmittelbar nach einer *Freizeitperiode* und am *Wochenende*, jeweils *morgens* und *abends*.

Bei weiteren Routineuntersuchungen haben wir festgestellt, daß bei einwandfreien Raumluftverhältnissen (Konzentration unter dem MAK-Wert) und richtiger Arbeitsweise die Summe der Metaboliten im Urin unter 100 mg/l bleibt. Dieser Wert dient uns in der Arbeitsinspektion als Kriterium der Verhältnisse.

Ausdrücklich sei betont, daß es sich dabei nicht um einen *MOK*-Wert handelt. Wir sind bestrebt, die Arbeitsverhältnisse entsprechend dem jeweiligen Stand der Technik so günstig wie möglich zu gestalten.

Ein Summenwert von 100 mg/l ist in den meisten Fällen erreichbar und sollte deshalb angestrebt werden.

Literatur

Fujiwara, K.: Über eine neue sehr empfindliche Reaktion zum Chloroformnachweis. Sitzungsberichte und Abhandlungen der Naturforschenden Gesellschaft zu Rostock. **6**, 33 (II) (1914).

Huber, F.: Zur Klinik und Neuropathologie der Trichloräthylenvergiftung. Z. Unfallmed. Berufskr. **62**, No 4, 226—267 (1969).

Soucek, B., Frankova, E.: Estimation of small quantities of trichloroethylene and trichloracetic acid. Pracov. Lék. **4**, 264 (1952).

Stewart, R. D., Dodd, H. C., Milwauke, A. B., Gay, H. H., Erley, D. S., Midland, M.: Experimental human exposure to trichloroethylene. Arch. environm. Hlth **20**, 64—71 (1970).

Vlachova, D.: Determination of trichloroethanol in the urine after exposure to trichloroethylene. J. Hyg. Epidem. (Praha) **1**, 225—229 (1957).

Dr. ing. chem. S. Kündig
Prof. Dr. med. D. Högger
Bundesamt für Industrie, Gewerbe und Arbeit
Arbeitsärztlicher Dienst
Kreuzstraße 26
CH-8008 Zürich

Int. Arch. Arbeitsmed. 26, 316—334 (1970)
© by Springer-Verlag 1970

Enzymatische und Säure-Basen-Gleichgewichtsstörungen nach experimenteller SO$_2$-Vergiftung sowie Schutzwirkung von Ammoniakdämpfen

St. Kośmider und K. Ludyga

Klinik für Innere und Berufskrankheiten der Schlesischen Medizinischen
Akademie in Zabrze (Leiter: Prof. Dr. med. W. Zahorski),
Zentrales experimentelles Tierlaboratorium der Schlesischen Medizinischen
Akademie in Zabrze (Leiter: Dr. phil. K. Ludyga)

Eingegangen am 2. Juli 1970

Disturbance of Acid-Base and Enzyme Equilibrium in Experimental Intoxication with SO$_2$ and Protective Action of Ammonia

Summary. In connection with a new method for neutralizing SO$_2$ in combustion gases by means of ammonia, we have examined the changes induced in the organism by SO$_2$, compared with the effect of the products of the reaction of SO$_2$ with ammonia.

We made our experiments on one hundred guinea pigs, twenty of which were controls. The first group of twenty guinea pigs were exposed to SO$_2$ at a concentration of 2 g/Nm^3 in a special toxicological chamber; the second group og twenty were similarly to the products resulting from the reaction of SO$_2$ with ammonia. The third group of twenty guinea pigs were exposed SO$_2$ at a concentration of 50 mg/Nm^3 for eight hours a day for four month, and the fourth group of twenty to the reaction products of SO$_2$+NH$_3$ for a period of four months.

The blood of all the animals was examined for: level of hemoglobin number of erythrocytes and leukocytes, the coloured indicator and a percentage composition of leukocytes. We investigated the disturbances of acid-base equilibrium, and determined the pH of blood taken from the left ventricle, the partial pressure of CO$_2$ and the total pressure of CO$_2$ in the plasma. We also determined the total protein level as the activity of aldolase, lactic acid dehydrogenase and asparagine and alanine aminotransferase.

In the urine determined pH contents of sugar, protein and morphotic components. Samples of liver and brain were taken after the animals had been to death. These samples were then homogenized in the usual way, and the activity of their enzymes was determined as well as those of the blood.

The results show that the toxic activity of SO$_2$ is multiple and leads to the impairment of the function of several organs.

The toxic action of SO$_2$ is due to the disturbances of the acid-base equilibrium brought about by the inhalation of acid products and by the disturbances of ventilation resulting from changes in the respiratory system.

The decreased activity of aldolase and lactic-acid dehydrogenase in the blood and tissues in cases of SO$_2$ intoxication may interfere with the carbohydrate metabolism, thus accounting for hyperglycemia and disturbances of glycogen synthesis in the tissues, as described by many authors.

Animals exposed to the reaction products of SO_2 with ammonia had a statistically lower mortality rate.

The chemical reaction of SO_2 with ammonia reduces the disturbances of the acid-base equilibrium observed in SO_2 intoxication and eliminates the enzymatic disturbances in the blood and tissues noted in SO_2 intoxication.

Zusammenfassung. Im Zusammenhang mit der Bearbeitung einer neuen Neutralisierungsmethode des SO_2 in Verbrennungsgasen mit Hilfe von Ammoniak wurden in toxikologischer Hinsicht unter dem Einfluß von SO_2 entstandene Strukturveränderungen untersucht. Außerdem wurde der durch die SO_2-Verbindung mit Ammoniak entstandene Einfluß der Reaktionsprodukte verfolgt. Diese Untersuchungen wurden an 100 Meerschweinchen durchgeführt. Die Kontrollgruppe bestand aus 20 Meerschweinchen. Die nächsten 20 Meerschweinchen wurden in einer speziellen toxikologischen Kammer durch SO_2 in einer Konzentration von 2 g/Nm³ vergiftet. Die weiteren 20 Tiere exponierte man den infolge der Verbindung von SO_2 mit Ammoniak entstandenen Reaktionsprodukten. Die 4. Gruppe von Tieren (20 Meerschweinchen) wurde langdauernd, und zwar 8 Std täglich innerhalb von 4 Monaten, SO_2-exponiert (50 mg/Nm³). Die 5. Gruppe von Tieren ist ebenfalls 4 Monate lang den Reaktionsprodukten $SO_2 + NH_3$ ausgesetzt worden. Bei allen untersuchten Tieren wurde im Blut Hämoglobinbestimmung, Erythrocyten- und Leukocytenzahl und prozentuelle Zusammensetzung der Leukocyten aufgezeichnet. Es wurden Störungen im Säure-Basen-Gleichgewicht verfolgt. Verzeichnet wurden in dem aus der linken Herzkammer entnommenem Blut pH-Wert, CO_2-Partialdruck sowie vollständiges Plasma-CO_2. Außerdem bestimmte man im Blut das vollständige Eiweißniveau und ebenso die Aktivität der Aldolase, Milchsäure-Dehydrogenase, der Alanin- und Asparagin-Aminotranspherase. Im Urin der untersuchten Tiere wurde pH-Wert, Zucker- und Eiweißgehalt sowie morphologische Bestandteile bestimmt.

Aus den durch Ausblutung getöteten Tieren wurden Ausschnitte aus Leber und Hirn entnommen. Die entnommenen Ausschnitte wurden auf übliche Weise homogenisiert und, ähnlich wie beim Blut, die Aktivität der Enzyme bestimmt. Die erhaltenen Ergebnisse haben erwiesen, daß die toxische Wirkung des SO_2 sehr vielseitig ist und zur Funktionsschädigung einer Reihe von Organen führt. Grundlegend für die toxische SO_2-Wirkung sind Störungen im Säure-Basen-Gleichgewicht, hervorgerufen durch die Resorption saurer Produkte, als auch Ventilationsstörungen, die das Ergebnis von Veränderungen im Atmungssystem sind.

Der bei SO_2-Vergiftung beobachtete Funktionsabstieg der Aldolase und Milchsäure-Dehydrogenase im Blut und den Geweben kann auf Störungen des Kohlenhydratstoffwechsels hinweisen, wodurch man die von vielen Autoren beschriebene Hyperglykämie und Störungen in der Synthese von Glykogen der Gewebe deuten kann. Die Exposition der Tiere auf das Ergebnis der SO_2-Bindung durch Ammoniak entstandene Reaktionsprodukte veranlaßte eine statistisch signifikante Verringerung der Sterblichkeitszahl bei Tieren und verlängerte bedeutend ihre Lebensdauer. Das durch Ammoniak gebundene SO_2 läßt Störungsbeseitigungen im Säure-Basen-Gleichgewicht erkennen. Solche Störungen wurden dagegen bei Vergiftungen mit reinem SO_2 beobachtet. Die bei SO_2-Vergiftungen ermittelten Enzymstörungen im Blut und den Geweben werden behoben, wenn Ammoniak in gebührenden stöchiometrischen Mengen eingeführt wird. Die erhaltenen Ergebnisse zeigen, daß das durch Ammoniak gebundene SO_2 Stoffwechselstörungen in den Geweben evident verringert. Im toxikologischen Aspekt sprechen die Ergebnisse für die Wirksamkeit der Methode der Bindung von SO_2 durch Ammoniak.

Fortschreitende Industrialisierung, Ausbau der Städte und weitgehende Entwicklung der Motorisierung sind Ursachen für ständig ansteigende atmosphärische Luftverunreinigungen (Grzybowski, 1966). Die atmosphärische Luft kann durch Staub oder Gase verunreinigt werden. Gegenwärtig bestehen grundsätzlich keine technischen Schwierigkeiten, den in den industriellen Abgasen enthaltenen Staubgehalt vor der Emission in die Atmosphäre bis zu den zulässigen Grenzen zu verringern. Anders jedoch verhält sich das Problem der durch gasförmige Substanzen, besonders durch Schwefeldioxid, verunreinigten Atmosphäre. Dieses Problem wartet einer Lösung in weltweitem Ausmaß. Als Quellen für die Emission von Schwefeldioxid in die Atmosphäre werden hauptsächlich industrielle Abgase angesehen, welche beim Verbrennen von festen, flüssigen oder gasförmigen Brennstoffen entstehen und Schwefel in verschiedenen Verbindungen enthalten. Schwefelsäurefabriken, Röstungsabteilungen für Pyrit und Zinkblende sowie Celluloseindustrie liefern der Atmosphäre außerdem SO_2. Man berechnet gegenwärtig, daß in Polen alljährlich 2,7 Mill. Tonnen Schwefeldioxid in die Atmosphäre entflieht. Das in die Atmosphäre abgegebene SO_2 verbindet sich mit Wasser zu schwefliger Säure und zu Schwefelsäure nach der Oxydierung. Diese Verbindungen üben ihre schädlichen Einflüsse auf Pflanzen aus, führen schließlich zur Zerstörung des Holzbestandes und beschleunigen dadurch Geländeerosionen. Sogar auf geringe Konzentration des SO_2 sind eigentlich alle Formen der Vegetation empfindlich (Amdur u. Underhill, 1968). Die Zerstörungsstufe hängt bei Pflanzen von dem in der Luft konzentrierten SO_2, sowie von der Zeit der Gefährdung ab (Brandt, 1962).

Seit langem schon ist die schädliche SO_2-Wirkung auf den menschlichen wie den tierischen Organismus bekannt, obwohl sie bis jetzt noch nicht genügend ermittelt ist. Ständig anwachsende Luftverunreinigung durch Schwefeldioxid ergibt die Notwendigkeit, neue Bemühungen zu machen, um die Emission von SO_2 in die Atmosphäre zu beschränken. Möglich ist es z. B., wenn man Schwefel aus Brennstoffen vor deren Verbrennung entfernt oder entstandene Oxide des Schwefels vor dem Abflug der Abgase in die Atmosphäre neutralisiert. Als Beispiel für die Verringerung der Schwefelmenge in gasförmigen Brennstoffen dürfte Koksgas gelten, das während des Produktionsprozesses von Koks entsteht. Dieses wird einer Entschwefelung vor der Verbrennung unterzogen und aus diesem Grunde wird die Atmosphäre durch Oxide des Schwefels nicht verunreinigt. Gleichzeitig werden Versuche unternommen, den Schwefelgehalt in der Kohle auf dem Wege der mechanischen Aufbereitung zu verringern (Zarubin, 1963). Aus technologischen Gründen kann man gegenwärtig Schwefel aus Brennstoffen nicht genügend entfernen. Es bleibt daher der Weg der Neutralisierung von

Oxiden des Schwefels innerhalb der Feuerungen. Überall in der Welt werden solche Versuche unternommen. Eine der Methoden, Oxide des Schwefels in verbrennbarem Abgas zu neutralisieren, ist die SO$_2$-Bindung mit Hilfe von gasförmigem Ammoniak. Es wäre zu erörtern, was den durch SO$_2$ hervorgerufenen Störungen des Metabolismus zugrunde liegt, ob Ammoniak in gasförmiger Gestalt und in entsprechenden, stöchiometrisch berechneten, dem Schwefeldioxid zugeführten Mengen die SO$_2$-Toxicität verringert und die entstandenen Reaktionsprodukte geringere Toxicität als SO$_2$ aufweisen. Um eine Antwort auf die Fragen zu geben, wurden mehrere Experimente an Tieren durchgeführt.

Material und Methodik

Untersuchungen wurden an 100 Meerschweinchen (Männchen) mit einem Einzelgewicht von je 300—400 g vorgenommen. Diese Tiere, Eigenzucht der Zentralen Experimentellen Tieranstalt der Schlesischen Medizinischen Akademie, wurden einer Diät, bestehend aus Grünfutter, Hafer und Heu, unterzogen. Die Experimente wurden an mehreren Gruppen von Tieren durchgeführt, die vorerst einer akuten und langdauernden SO$_2$-Vergiftung unterzogen worden sind. Gleichzeitig wurde der Einfluß der SO$_2$-Bindung durch gasförmiges Ammoniak auf das Entstehen von enzymatischen Störungen und solchen im Säure-Basen-Gleichgewicht kontrolliert.

Die Tiere wurden in 5 Gruppen aufgeteilt:

1. Die Kontrollgruppe bestand aus 20 Meerschweinchen, welche sich in den gleichen Verhältnissen wie die der vergifteten Tiere befanden, mit dem Unterschied, daß die Atmosphäre, in welcher sich die Tiere befanden, kein SO$_2$ und SO$_2$ + NH$_3$ enthielt.

2. 20 Tiere der 2. Gruppe wurden in einer Kammer von 1 m³ Rauminhalt einer akuten Vergiftung durch SO$_2$ in einer Konzentration von 2 g/Nm³ unterzogen. Die Tiere verbrachten täglich 8 Std innerhalb von 5 Tagen in der Kammer.

3. Um den Wert der SO$_2$-Bindungs-Methode mit Hilfe gasförmigen Ammoniaks in toxikologischer Hinsicht abzuschätzen, wurde eine zweite Serie von Experimenten vorgenommen. In einen Mischer wurde entsprechend angefeuchtete Luft eingeführt und mit Schwefeldioxid so gemischt, daß das Gasgemisch SO$_2$ in einer Konzentration von 2 g/Nm³ wie im vorangegangenen Versuch enthielt. Nach der Vermischung wurden die Gase in die Reaktionskammer eingeführt, welche aus einem Quarzglasrohr von 1,2 m Länge, 3 cm Durchschnitt bestand und auf 150° C angewärmt wurde. Nach der Standardbestimmung der Durchflüsse wurde in die Reaktionskammer ein Strahl von Ammoniak in einer etwas größeren Menge, als sie sich aus den stöchiometrischen Verhältnissen ergab, eingeführt. Die entstandenen Reaktionsprodukte wurden in die Kammer abgeleitet, in der sich die Tiere befanden. In dem aus Quarzglas bestehenden Rohr kam es zur Reaktion zwischen SO$_2$ und NH$_3$. Die Reaktionsprodukte wurden mit Preßluft aus einer zusätzlichen Pumpe in die Kammer befördert. Um ständig die gleiche Konzentration zu gewährleisten, wurde der Luftdurchsatz mit einem Drosselmeßgerät und Barostat kontrolliert und reguliert. Die ausgeschiedenen Reaktionsprodukte gingen in die Kammer über. (Auf Grund einer 3fach durchgeführten Analyse wurde folgende Zusammensetzung festgestellt: 95,5% Ammoniumsulfat, 4,5% neutrales Sulfat. Es wurde jedoch keine Spur von Hydrogensulfat und Sulfit gefunden.) Besonders genaue Bestimmungen

der SO_2-Konzentration in den Gasen vor, hinter der Reaktionskammer und in der toxikologischen Kammer wurden im Verlauf des Experiments ausgeführt. Die Konzentration des SO_2 wurde mit Hilfe des Jod-Stärke-Reagens, Ammoniak mit Hilfe des Nessler-Reagens bestimmt. Diese Versuche wurden an 20 Tieren vorgenommen.

4. 20 Meerschweinchen der 4. Gruppe wurden einer langdauernden Vergiftung durch SO_2 in Konzentration von 50 mg/Nm^3 unterzogen. Innerhalb von 4 Monaten verbrachten die Tiere in einer toxikologischen Kammer täglich 8 Std.

5. Die 5. Gruppe von Tieren, die aus 20 Meerschweinchen bestand, wurde Reaktionsprodukten exponiert, welche durch gasförmiges Ammoniak mit SO_2 entstanden sind. In die Reaktionskammer wurde Luft mit einem SO_2-Gehalt von 50 g/Nm^3 eingeführt. Danach wurde in die Reaktionskammer Ammoniak in solchen Mengen zugeführt, wie sie sich aus den stöchiometrischen Verhättnissen ergaben. Die entstandenen Reaktionsprodukte wurden in die toxikologische Kammer abgeleitet, in welcher die Tiere untergebracht waren.

Bei allen Tieren wurden Bestimmungen von Hämoglobin, Erythrocyten- und Leukocytenzahl, Färbeindex und prozentuale Zusammensetzung der Leukocyten durchgeführt. Es wurden Störungen des Säure-Basen-Gleichgewichts im Blut der Tiere verfolgt. Gasometrische Untersuchungen des Blutes wurden mit Hilfe eines Mikro-Astrup-Apparats vorgenommen. Aus dem der linken Herzkammer entnommenen Blut bestimmte man: pH-Wert, Partialdruck des Kohlendioxids in mm Hg sowie vollständiges CO_2 des Plasmas in Vol.-%. Außerdem wurde das gesamte Eiweißniveau im Parnas-Wagner-Apparat bestimmt (Bogdanikowa, 1968). Bei allen Tieren wurde gleichfalls die Aktivität der Aldolase nach der Methode von Sibley und Lehminger, modifiziert nach Brunns (1964), die Aktivität der Milchsäure-Dehydrogenase (LDH) nach der Methode von Cabaud und Wróblewski (1958), die Aktivität der Asparagin- und Alanin-Aminotranspherase nach Reitman und Frankel (1957) bestimmt. Im Tagesurin der Tiere wurden pH-Wert, Zuckergehalt und morphologische Bestandteile ermittelt.

Vier der durch SO_2 vergifteten Tiere gingen innerhalb von 5 Tagen ein, die übrigen 16 Tiere wurden nach 5 Tagen der Vergiftung durch Ausblutung getötet. Aus der Gruppe, welche einem 20 Tage dauernden Experiment (akute SO_2-Vergiftung bei gleichzeitiger Zufuhr von gasförmigem Ammoniak in die Reaktionskammer) unterzogen wurde, ging keines der Tiere ein. Sowohl die kontrollierten Tiere, als auch die durch SO_2 mit Zufuhr von gasförmigem Ammoniak vergifteten, wurden nach 20 Tagen getötet, und es wurden dieselben Untersuchungen angestellt, wie bei der durch bloßes SO_2 vergifteten Gruppe von Tieren. Bei langdauernder Vergiftung, sowohl nach der Exposition auf SO_2 als auch $SO_2 + NH_3$, ging keines der Tiere ein. Nach täglicher, 4 Monate dauernder Vergiftung wurden die Tiere ebenfalls durch Ausblutung getötet. In dem heparinisierten Blut führte man die oben angeführten Feststellungen aus. Danach wurden die Tiere seziert und Ausschnitte aus Leber und Hirn entnommen. Diese Ausschnitte wurden in üblicher Weise homogenisiert, und in ihnen wurde die Aktivität der Aldolase, Milchsäure-Dehydrogenase sowie Asparagin- und Alanin-Aminotranspherase bestimmt, die auf 1 g frischen Gewebes nach oben angegebener Methode umgerechnet wurden. Mit Hilfe des Students-Test „t" wurden die Ergebnisse bei den durch SO$_2$ + NH$_3$ vergifteten Tiere einer statistische Analyse unterzogen.

Untersuchungsergebnisse

In den ersten 2 Std des Experiments waren die durch 2 g/Nm³ Schwefeldioxid vergifteten Tiere unruhig, später wurden sie apathisch. Nach 2tägiger Vergiftungsdauer wurde serumhaltiger Ausfluß aus Nasenlöchern, Rötungen und Blutwallungen der Bindehaut sowie starker Tränenfluß beobachtet. Ebenso wurde ein Nachlassen der Atmungshäufigkeit bemerkt. Wegen Nasenverschluß atmeten die Tiere durch die Mundhöhle. Im Bereich des Kreislaufs wurde Bradykardie (durchschnittlich bis zu ungefähr 60 in der Minute) festgestellt. Bis zum 5. Tage des Experiments gingen 4 Tiere dieser Gruppe mit Erscheinungen von Darmlähmungen und Lungenentzündung ein. Die akute Vergiftung durch Schwefeldioxid führte außer Reizungen der Bindehaut, der oberen Atemwege und Kreislaufstörungen zu Körpergewichtsabnahme, durchschnittlich um ca. 81 g (20—158 g).

Die Tiere der 3. Gruppe (akute SO$_2$-Vergiftung, mit gleichzeitige Zufuhr von gasförmigem Ammoniak) wiesen nur unbedeutende Reizung der Bindehaut und der oberen Atemwege auf. Ein Nachlassen der Herzaktion wie in der vorigen Gruppe wurde nicht beobachtet, obwohl die Zeit der Exposition bedeutend länger war. Innerhalb von 20 Tagen ständiger Vergiftung war die Körpergewichtsabnahme geringer als in der 2. Gruppe und betrug durchschnittlich ungefähr 20 g (5—40 g).

Bei chronischer Vergiftung durch 50 mg/Nm³ Schwefeldioxid wurde anfänglich nur geringer Serumausfluß aus den Nüstern sowie leichte Blutwallung der Bindehaut beobachtet. Diese Erscheinungen traten nach einigen Tagen auf. In der Gruppe von Tieren dagegen, die der Wirkung der Reaktionsprodukte SO$_2$ + NH$_3$ unterzogen wurden, bemerkte man von seiten der Atemwege und des Kreislaufs keine klinischen Erscheinungen. Innerhalb von 4 Monaten beobachtete man bei den durch SO$_2$ chronisch vergifteten Tieren eine Gewichtszunahme in Höhe von ca. 254 g, bei den Reaktionsprodukten ausgesetzten durchschnittlich um 274 g.

Bei akuter SO$_2$-Vergiftung wurde eine statistisch nicht kennzeichnete Abnahme des Eiweißniveaus im Blutserum beobachtet. Ähnlich wie in der vorigen Gruppe wurde bei den mit SO$_2$ + NH$_3$ Exponierten ein Sinken des Eiweißniveaus im Blutserum bemerkt (Tabelle 1).

Verglichen mit der Kontrolle, wurden bei langdauernder Vergiftung, so durch SO$_2$ als auch SO$_2$ + NH$_3$, keine wesentlichen Abweichungen im Bereich des Eiweißniveaus beobachtet (Tabelle 2).

Bei akuter SO$_2$-Vergiftung wurde ein Anstieg des Hämoglobingehalts und der Erythrocytenzahl sowie des Färbeindex statistisch signifikant

Tabelle 1. *Das Gesamteiweißniveau im Blutserum und das periphere Blutbild bei gesunden und mit SO_2 sowie $SO_2 + NH_3$ vergifteten Tieren*

	Gesunde Tiere (20)	Mit SO_2 vergiftete Tiere (16)	Mit $SO_2 + NH_3$ vergiftete Tiere (20)	Unterschied zwischen den Mittelwerten $m_2 - m_3$	Signifikanz-test der Unter-schiede (t)	Statistische Signifikanz (α)
	Arithmetischer Mittelwert m_1	Arithmetischer Mittelwert m_2	Arithmetischer Mittelwert m_3			
	Abweichungen von — bis	Abweichungen von — bis	Abweichungen von — bis			
Gesamteiweiß (g-%)	5,13 4,87—5,70	5,11 4,93—5,45	5,107 4,86—5,63	0,003	nicht kennzeichnend	
Hb (g-%)	9,53 8,19—11,7	10,01 8,97—10,92	10,14 7,93—11,31	0,13	1,8	nicht signifikant
Erythrocyten	3660000 3240000—4120000	3810000 3670000—4120000	3966000 3300000—4300000	156000	6,4	$\alpha < 0,01$
Hämoglobin-wert	0,99 0,95—1,03	1,0 0,97—1,05	0,99	0,01	nicht signifikant	
Leukocyten	8330 3600—10500	6600 2600—10000	9420 6000—19300	2820	2,8	$\alpha < 0,01$
Neutrophile (%)	21 4—38	20,5 7—44	16,6 2—38	3,9	nicht signifikant	
Eosinophile (%)	1,0 0—4	0,5 0—2	0,7 0—2	0,2	nicht signifikant	
Monocyten (%)	0,7 0—2	0,5 0—2	0,7 0—2	0,3	nicht signifikant	
Lymphocyten (%)	77,3 62—90	78,5 59—93	82,5 62—98	4,0	nicht signifikant	

Tabelle 2. *Das Gesamteiweißniveau im Blutserum und das periphere Blutbild der auf dem Inhalationsweg mit den Reaktionsprodukten* $SO_2 + NH_3$ *chronisch vergifteten Meerschweinchen*

	Gesunde Tiere (20)	Mit SO_2 vergiftete Tiere (20)	Mit $SO_2 + NH_3$ vergiftete Tiere (20)	Unterschied zwischen den Mittelwerten m_1-m_3	Signifikanz-test der Unter-schiede (t)	Statisti-sche Signifikanz (α)
	Arithmetischer Mittelwert m_1 Abweichungen von — bis	Arithmetischer Mittelwert m_2 Abweichungen von — bis	Arithmetischer Mittelwert m_3 Abweichungen von — bis			
Gesamt-eiweiß (g-%)	5,13 4,87—5,70	5,11 5,0—5,11	5,03 4,95—5,08	0,1	1,4	nicht signifikant
Hb (g-%)	9,53 8,19—11,7	9,24 8,16—10,14	10,82 9,8—11,34	1,29	0,8	signifikant
Erythrocyten	3 660 000 3 240 000—4 120 000	3 160 000 2 950 000—3 340 000	3 719 200 3 600 000—4 360 000	592 000	0,77	signifikant
Hämoglobinwert	0,99 0,95—1,03	1,05 0,99—1,08	1,00 0,95—1,04	0,01	0,2	nicht signifikant
Hämatokrit (%)	36,0 33,0—40,0	29,5 28,0—31,0	38,6 32,0—46,0	2,6	2,4	$\alpha < 0,05$
Leukocyten	8330 3600—10500	6100 5100—12000	9070 4000—10200	740	0,66	nicht signifikant
Neutrophile (%)	21 4—38	19 5—40	21,7 12—31	0,7	0,2	nicht signifikant
Eosinophile (%)	1,0 0—4	1,0 0—3	1,25 0—4	0,25	0,8	nicht signifikant
Monocyten (%)	0,7 0—2	1,0 0—5	0,95 0—3	0,25	1,0	nicht signifikant
Lymphocyten (%)	77,3 62—90	79 65—92	76 66—84	1,3	0,56	nicht signifikant

beobachtet. Verglichen mit der vorigen Gruppe, hat die Zufuhr von gasförmigem Ammoniak einen Hämoglobin- und Erythrocytenanstieg hervorgerufen. Nach der SO_2-Vergiftung kam es zur Senkung der Leukocytenzahl, die Zufuhr von Ammoniak dagegen führte zur Leukocytose. Bei akuter SO_2-Vergiftung wurden im Blutausstrich eine statistisch nicht signifikante Abnahme von Monocyten, Neutrophilen und Eosinophilen, ein Anstieg dagegen von Lymphocyten beobachtet.

Ähnliche Veränderungen bemerkte man im Blutbild der durch $SO_2 + NH_3$ vergifteten Tiere.

Bei langdauernder Vergiftung durch die Reaktionsprodukte $SO_2 + NH_3$ beobachtete man einen Anstieg der Erythrocytenzahl, des Hämoglobins, des Färbeindex und des Hämatokrits. Im Blutausstrich wurden dagegen keine wesentlichen Abweichungen bemerkt.

Die akute Vergiftung der Tiere durch SO_2 hat Acidifikation des Organismus hervorgerufen. Ausdruck dessen war eine Senkung der pH-Werte, Anstieg des CO_2-Partialdrucks (ausgedrückt in mm Hg), sowie Anstieg des CO_2-Gesamtgehalts im Blutplasma (ausgedrückt in Vol.-%).

Veränderungen dieser Art waren statistisch signifikant (Tabelle 3).

Zu SO_2 zugeführtes Ammoniak beseitigte die durch SO_2 hervorgerufenen Störungen im Säure-Basen-Gleichgewicht.

Bei langdauernder SO_2-Vergiftung wurde Blut-pH-Herabsetzung festgestellt sowie eine geringere Abnahme des CO_2-Partialdruckes und des Totalgehalts von CO_2 im Blutplasma. Diese Angaben haben darauf hingewiesen, daß langdauernde Vergiftung durch SO_2 leichte, metabolische Acidose hervorruft. Nach langdauernder Exposition der Tiere auf Reaktionsprodukte von SO_2 und NH_3, wurde dagegen ein unbedeutender Anstieg (des Blut-pH) pCO_2-, sowie eine bedeutende CO_2-Steigerung festgestellt (Tabelle 4).

Langdauernde Exposition der Tiere auf die Reaktionsprodukte der SO_2-Verbindung mit Ammoniak führt also zur metabolischen Alkalose. Statistisch kennzeichnend stieg die Aktivität der Aldolase und Milchsäure-Dehydrogenase im Blutserum und in den Gewebehomogenaten der Tiere, die einer akuten SO_2-Vergiftung unterzogen worden sind, an (mit Ausnahme der Milchsäure-Dehydrogenase im Hirn). Eine Exposition der Tiere auf SO_2 mit NH_3-Zufuhr beseitigte die Störungen der Enzymaktivität, welche bei der Vergiftung durch SO_2 allein beobachtet wurde, auf statistisch kennzeichnende Art (Tabellen 5 und 6).

Bei langdauernder Vergiftung bei den Gruppen stieg die Wirkung der Aldolase und Milchsäure-Dehydrogenase im Serum und den Geweben an. In der Gruppe der Tiere, die durch Reaktionsprodukte gefährdet wurden, war der Anstieg jedoch kennzeichnend geringer.

Tabelle 3. *Störungen des Säure-Basen-Gleichgewichts im Blut gesunder und der einer akuten SO_2- sowie $SO_2 + NH_3$-Vergiftung unterzogenen Tiere*

	Gesunde Tiere (20) Arithmetischer Mittelwert m_1 Abweichungen von — bis	Mit SO_2 vergiftete Tiere (16) Arithmetischer Mittelwert m_2 Abweichungen von — bis	Mit $SO_2 + NH_3$ vergiftete Tiere (20) Arithmetischer Mittelwert m_3 Abweichungen von — bis	Unterschied zwischen den Mittelwerten m_2—m_3	Signifikanz-test der Unter-schiede (t)	Statisti-sche Signifikanz (α)
Blut (pH)	7,25 7,16—7,36	7,076 6,96—7,195	7,176 7,00—7,22	0,100	3,8	$\alpha < 0,01$
pCO_2 (mm Hg)	49,2 35,5—59,5	91,14 66,5—104,0	58,1 46,5—72,5	33,04	16,8	$\alpha < 0,01$
CCO_2 (Vol.-%)	45,9 29,5—57,0	65,03 51,0—86,5	46,1 31,5—64,5	18,63	4,9	$\alpha < 0,01$

Tabelle 4. *Störungen des Säure-Basen-Gleichgewichts im Blut der auf dem Inhalationsweg mit den Reaktionsprodukten $SO_2 + NH_3$ chronisch vergifteten Meerschweinchen*

	Gesunde Tiere (20) Arithmetischer Mittelwert m_1 Abweichungen von — bis	Mit SO_2 vergiftete Tiere (20) Arithmetischer Mittelwert m_2 Abweichungen von — bis	Mit $SO_2 + NH_3$ vergiftete Tiere (20) Arithmetischer Mittelwert m_3 Abweichungen von — bis	Unterschied zwischen den Mittelwerten $m_1 - m_3$	Signifikanz-test der Unter-schiede (t)	Statisti-sche Signifikanz (α)
Blut (pH)	7,25 7,16—7,36	7,21 7,20—7,30	7,29 7,22—7,38	0,04	1,43	nicht signifikant
pCO$_2$ (mm Hg)	49,2 35,5—59,5	48,75 47,5—50,0	50,0 28,0—71,5	0,8	0,21	nicht signifikant
CCO$_2$ (Vol.-%)	45,9 29,5—57,0	43,5 41,0—45,0	56,2 41,0—72	10,3	3,1	$\alpha < 0,01$

Tabelle 5. *Die Aktivität der Aldolase im Blutserum und in den Homogenaten gesunder, mit SO$_2$ vergifteter sowie mit So$_2$ + NH$_3$ vergifteter Tiere in Einheiten nach Sibley und Lehminger, modifiziert nach Brunns auf 1 g frischen Gewebes umgerechnet*

	Gesunde Tiere (20) Arithmetischer Mittelwert m_1 Abweichungen von — bis	Mit SO$_2$ vergiftete Tiere (16) Arithmetischer Mittelwert m_2 Abweichungen von — bis	Mit SO$_2$ + NH$_3$ vergiftete Tiere (20) Arithmetischer Mittelwert m_3 Abweichungen von — bis	Unterschied zwischen den Mittelwerten m_2—m_3	Signifikanz-test der Unter-schiede (t)	Statisti-sche Signifikanz (α)
			Akute Vergiftung			
Blutserum (E)	86 58—102	124 98—151	84 67—107	40	8,7	$\alpha < 0{,}01$
Leber (E)	11058 8750—13755	16247 10250—22500	12251,8 10240—14650	3995	4,62	$\alpha < 0{,}01$
Hirn (E)	2827 2750—3200	3057 8830—3320	2850 2690—3020	207,5	3,3	$\alpha < 0{,}01$
			Chronische Vergiftung	m_1—m_3		
Blutserum (E)	86 58—102	120,5 95—132,0	97,6 78,5—106,5	11,6	3,4	$\alpha < 0{,}01$
Leber (E)	11058 8750—13750	15059,7 13976—16655	13683 11459—15082	2525	4,8	$\alpha < 0{,}01$
Hirn (E)	2827 2750—3200	3051,8 2781—3272	3017,6 2798—3320	190,6	2,9	$\alpha < 0{,}01$

Tabelle 6. *Die Aktivität der Milchsäure-Dehydrogenase im Blutserum und in den Homogenaten gesunder, mit SO_2 vergifteter, sowie mit $SO_2 + NH_3$ vergifteter Tiere in Einheiten nach Cabaud und Wróblewski auf 1 g frischen Gewebes umgerechnet*

	Gesunde Tiere (20) Arithmetischer Mittelwert m_1 Abweichungen von — bis	Mit SO_2 vergiftete Tiere (16) Arithmetischer Mittelwert m_2 Abweichungen von — bis	Mit $SO_2 + NH_3$ vergiftete Tiere (20) Arithmetischer Mittelwert m_3 Abweichungen von — bis	Unterschied zwischen den Mittelwerten $m_2 - m_3$	Signifikanz-test der Unter-schiede (t)	Statisti-sche Signifikanz (α)
		Akute Vergiftung				
Blutserum (E)	566 360—710	790 750—850	626 475—725	164	3,6	α < 0,01
Leber (E)	1345 1205—1510	1704 1490—1880	1445,9 1275—1640	259	5,7	α < 0,01
Hirn (E)	490 430—580	509 450—560	486 425—535	23	2,0	α < 0,05
		Chronische Vergiftung		$m_1 - m_3$		
Blutserum (E)	566 360—710	769,5 720—780	726,3 669—815	160,3	5,5	α < 0,01
Leber (E)	1345 1205—1510	1579,6 1427—1719	1469,3 1289—1636	124,3	2,9	α < 0,01
Hirn (E)	490 430—580	509,5 483—526	493,1 466—594	3,1	0,23	nicht signifikant

Tabelle 7. *Die Aktivität der Asparagin-Aminotranspherase im Blutserum sowie in den Homogenaten gesunder, mit SO_2 vergifteter, sowie mit $SO_2 + NH_3$ vergifteter Tiere, umgerechnet auf 1 g frischen Gewebes in Einheiten nach Reitmann und Frankel ausgedrückt*

	Gesunde Tiere (20) Arithmetischer Mittelwert m_1 Abweichungen von — bis	Mit SO_2 vergiftete Tiere (16) Arithmetischer Mittelwert m_2 Abweichungen von — bis	Mit $SO_2 + NH_3$ vergiftete Tiere (20) Arithmetischer Mittelwert m_3 Abweichungen von — bis	Unterschied zwischen den Mittelwerten $m_2 - m_3$	Signifikanz-test der Unter-schiede (t)	Statistische Signifikanz (α)
			Akute Vergiftung			
Blutserum (E)	49,9 28,5—57,5	32,2 23,0—42,0	25,5 17,0—39,0	6,7	2,8	$\alpha < 0,01$
Leber (E)	77641 69325—85000	65438 56000—78000	72102 59830—81345	6664	3,5	$\alpha < 0,01$
Hirn (E)	7131 6090—8450	6793 5830—7480	6732 5430—7315	61	0,31	nicht signifikant
			Chronische Vergiftung	$m_1 - m_3$		
Blutserum (E)	42,9 28,5—57,5	30,85 29,0—36,1	29,8 26,5—32,5	13,1	5,2	$\alpha < 0,01$
Leber (E)	77641 69325—85000	69235 66940—73698	70412 67853—72814	7229	10,7	$\alpha < 0,01$
Hirn (E)	7131 6090—8450	6368,0 5679—7017	6524,4 5795—7311	606,6	3,5	$\alpha < 0,01$

Tabelle 8. *Die Aktivität der Alanin-Aminotranspherase im Blutserum sowie in den Homogenaten gesunder, mit SO_2 vergifteter, sowie mit $SO_2 + NH_3$ vergifteter Tiere, in Einheiten nach Reitman und Frankel auf 1 g frischen Gewebes umgerechnet*

| | Gesunde Tiere (20) | Mit SO_2 vergiftete Tiere (16) | Mit $SO_2 + NH_3$ vergiftete Tiere (20) | Unterschied zwischen den Mittelwerten | Signifikanztest der Unterschiede (t) | Statistische Signifikanz |
| | Arithmetischer Mittelwert m_1 | Arithmetischer Mittelwert m_2 | Arithmetischer Mittelwert m_3 | | | (α) |
	Abweichungen von — bis	Abweichungen von — bis	Abweichungen von — bis			
			Akute Vergiftung	m_2—m_3		
Blutserum (E)	36,8 29,5—43,5	25,6 19,5—31,0	17,62 14,5—23,0	8,0	7,62	$\alpha < 0,01$
Leber (E)	4645,7 3940—5500	3772 3000—4500	4378 3080—5390	606	2,8	$\alpha < 0,01$
Hirn (E)	344,0 280—440	298,0 270—360	303 260—360	5	0,66	nicht signifikant
			Chronische Vergiftung	m_1—m_3		
Blutserum (E)	36,8 29,5—43,5	24,7 21,0—28,2	22,2 17,0—27,0	14,6	10,5	$\alpha < 0,01$
Leber (E)	4645,7 3940—5500	3666 3240—4115	3944,2 3687—4142,5	701,5	4,8	$\alpha < 0,01$
Hirn (E)	344,0 280—440	300,1 276—321	308,7 287—339,5	35,3	2,09	nicht signifikant

Als interessantes Ereignis, beobachtet an Tieren, die durch SO_2 akut vergiftet wurden, kann die statistisch signifikante Abnahme der Aktivität von asparaginer und alaniner Aminotranspherase im Blutserum und den Geweben angesehen werden (mit Ausnahme von Alat in der Leber).

Die Gruppe von Tieren jedoch, die SO_2 mit einer Ammoniakzufuhr exponiert wurde, ließ eine Normalisierung der Enzymwirkung in den Geweben feststellen; im Serum dagegen beobachtete man eine Abnahme der Aktivität dieser Enzyme (Tabellen 7 und 8). Ebenso wurde im langdauernden Experiment in beiden untersuchten Gruppen eine Aktivitätsabnahme der asparaginen und alaninen Aminotranspherasen im Blutserum und den Geweben beobachtet (Tabellen 7 und 8).

Verglichen mit der Kontrollgruppe, bei welcher im Urin ein pH von 7,6 (7,2—9,1) mit gleichzeitig erwiesener Eiweißspur festgestellt wurde, beobachtete man im Urin der einer akuten SO_2-Vergiftung unterzogenen Tiere eine Ansäuerung durchschnittlich bis zu 6,6 pH (6,2—7,3). Die Anwesenheit von Zucker wurde im Urin nicht festgestellt. Einzelne Leukocyten und Erythrocyten, Kristalle des Calciumphosphats und Tyrosins wurden im Urinsediment dieser Gruppe von Tieren beobachtet. Im Urin der durch $SO_2 + NH_3$ vergifteten Tiere beobachtete man einen pH-Wert von durchschnittlich 7,4 (7,1—8,0); die Anwesenheit von Eiweiß und Zucker wurde nicht erwiesen. Bei manchen Tieren wurden im Urinsediment einzelne Leukocyten und Kristalle des Calciumphosphats beobachtet. Im Urin der einer langdauernden SO_2-Vergiftung unterzogenen Tiere beobachtete man einen pH-Wert von durchschnittlich bis zu 7,07 (7,0—10,0), bei Vergiftung durch $SO_2 + NH_3$ durchschnittlich bis zu 8,59 (7,8—10,0). In keiner der beiden untersuchten Gruppen konnten pathologische Veränderungen im Urin erwiesen werden.

Diskussion

Die erlangten Resultate haben ergeben, daß akute SO_2-Vergiftungen bei Tieren verschiedenartige Störungen im Organismus hervorrufen. Reizungen der Atemwege und der Bindehaut, die Ausgangspunkt zur Bindehautentzündung, Bronchial- und Lungenentzündung sind, stellten sich an die Spitze des klinischen Bildes. Die innerhalb des Atmungssystems entstandenen Veränderungen sind unmittelbares Ereignis der reizbaren Wirkung von Säureprodukten, welche infolge der Verbindung von Wasser mit SO_2 zu schwefliger Säure entstanden sind. Wie bekannt ist, findet dieser Prozeß in Anwesenheit von Wasserdampf und NaCl schneller statt (Amdur u. Underhill, 1968). An den entzündlichen Veränderungen des Bronchialbaums nehmen Bronchial-Krampfzustände teil, die schließlich zur Verminderung der Vital- und Atmungskapazität führen. Das Zusammenziehen der Bronchien wird reflektorisch und durch unmittelbare Säurewirkung der Produkte auf die Schleimhaut hervor-gerufen (Frank et al., 1962; Nadel et al., 1965). Veränderungen im Atmungssystem werden von Kreislaufschädigungen in Gestalt von Bradykardie und Herzmuskelschwäche begleitet.

Ähnliche Ergebnisse erzielten auch andere Autoren mit akuter SO_2-Vergiftung an Hunden (Salem u. Aviado, 1961). Vergiftung der Tiere durch SO_2 in einer Konzentration von 2 g/Nm³ hat eine beträcht-liche Gewichtsabnahme infolge der Entwässerung hervorgerufen. Aus-druck dessen war Hämoglobinzunahme und Erythrocytenanstieg. Inner-halb des in 5 Tagen durchgeführten Experiments gingen 4 Tiere mit Erscheinungen von Darmlähmung und Lungenentzündung ein. SO_2-Verbindungen mit Hilfe gasförmigen Ammoniaks verringerte evident die Toxicität des ersten. Die Gefährdung der Tiere durch dieselbe Konzen-tration von SO_2, doch mit gleichzeitiger Zufuhr von NH_3, das sich zu saurem und neutralem Sulfit sowie Ammoniumsulfat verbunden hat, hat nur Reizung des Bronchialbaums, mit übermäßiger Schleimabsonderung hervorgerufen. Kreislaufstörungen wurden dagegen nicht beobachtet. Innerhalb von 20 Tagen der Exposition der Tiere mit 2 g/Nm³ $SO_2 + NH_3$ (in gebührenden stöchiometrischen Mengen), ging keines der Tiere ein. Ähnliche Wahrnehmungen von schutzwirkendem Einfluß des Ammo-nium-Kations bei toxischer SO_2-Wirkung auf die Meerschweinchen machte Pattle u. Mitarb. [11]. Diese Autoren haben erwiesen, daß eine Zufuhr von Ammoniumcarbonat in die toxikologischen Kammer die Sterblichkeit der SO_2-exponierten Tiere um 50% verringert.

SO_2-Vergiftung führt zum Entstehen von schwefliger Säure und Schwefelsäure, auf den Schleimhäuten der Atmungsorgane, welche ins Blut eindringen und in alle Gewebe, einschließlich des Hirns, verbreitet werden und sich, wie isotopische Untersuchungen mit $S^{35}O_2$ [2, 6] er-wiesen haben, kumulieren können. Schwefeldioxidvergiftung führt zum Konzentrationsanstieg von sauren Produkten im Blut und in den Ge-weben, infolgedessen kommt es zu Störungen im Säure-Basen-Gleich-gewicht. Bei akuten Vergiftungen durch dieses Gas beobachteten wir pH-Abnahme, Anstieg des CO_2-Partialdrucks und des vollständigen CO_2-Plasmagehaltes. Störungen im Säure-Basen-Gleichgewicht hatten also gemischten Charakter; sie wurden durch Anstieg von sauren Pro-dukten im Blut hervorgerufen sowie durch Ventilationsstörungen als Folge von Veränderungen im Atmungssystem. Ebenso wurde, als Er-gebnis größerer Ausscheidungen von Sulfaten, eine Acidifikation des Urins bei den vergifteten Tieren beobachtet. Störungen im Säure-Basen-Gleichgewicht werden auf kennzeichnende Weise beseitigt, indem eine Ammoniakzufuhr zu SO_2 erfolgt. Bei langdauernder SO_2-Vergiftung wird eine leichte metabolische Acidose beobachtet. Verglichen mit einer akuten Vergiftung, war die Acidifikation bei langdauernder Vergiftung

geringer. Nach langdauernder Exposition der Tiere mit Reaktionsprodukten wurde keine Acidifikation beobachtet, es wurde jedoch umgekehrt eine metabolische Alkalose festgestellt.

Es scheint, daß der durch SO_2-Vergiftung entstandenen Acidose
metabolische Veränderungen zugrunde liegen. Es wurden im Blut wie
auch in den Geweben Funktionsstörungen einer Reihe von Enzymen
erwiesen. Eine Funktionssteigerung der Aldolase und Milchsäure-Dehydrogenase kann auf Störungen des Kohlenhydratstoffwechsels als Folge
einer SO_2-Vergiftung hinweisen. Bindung von Schwefeldioxid mit
Ammoniak führt zur Funktionsherabsetzung dieser Enzyme. Bei SO_2-
Vergiftung beobachtete man keine Funktionssteigerung der Indicatoren-
Enzyme auf nekrotische Prozesse der Zellen, entgegengesetzt jedoch
ermittelte man eine Aktivitätsherabsetzung der Aminotranspherasen
im Blut und den Geweben. Möglich ist, daß diese Wahrnehmung das
Ergebnis einer unmittelbaren Wirkung der sauren Produkte auf diese
Enzyme ist. Die SO_2-Bindung durch NH_3 vermehrt tatsächlich wesentlich
die Aktivität dieser Enzyme in den Geweben (im Blutserum dagegen
nicht).

Zusammenfassend sei zu unterstreichen, daß die grundsätzliche Ursache der bei SO_2-Vergiftung beobachteten Störungen wahrscheinlich in
Veränderungen des Säure-Basen-Gleichgewichts liegt, welche zu Veränderungen der Eiweißgewebe und insbesondere der Enzyme führen.
Im Endergebnis kommt es zu Störungen vieler Glieder des Stoffwechsels
und folglich zu morphotischen Veränderungen. Die durchgeführten
Untersuchungen haben zweifellos ergeben, daß die aus der Bindung von
SO_2 durch NH_3 entstandenen Reaktionsprodukte im tierischen Organismus unvergleichlich geringere Störungen hervorrufen als SO_2 allein in
derselben Konzentration. Im toxikologischen Aspekt dürfte das für die
Wirksamkeit der Methode, der Bindung von Ammoniak und SO_2, sprechen.

Schlußfolgerungen

1. Der toxischen Wirkung des SO_2 liegen Störungen im Säure-Basen-
Gleichgewicht zugrunde, die folglich zum Funktionswechsel einer Reihe
von Enzymen führen, welche die Ursache von Stoffwechselstörungen
sind.

2. SO_2-Bindung mit gasförmigem Ammoniak läßt die im Säure-
Basen-Gleichgewicht entstandenen Störungen beseitigen, welche bei
der Vergiftung durch reines SO_2 beobachtet wurden.

3. Die Sterblichkeit bei Tieren ist bedeutend geringer nach der
Exposition auf die Bindungsprodukte des SO_2 mit Ammoniak als nach
der Gefährdung durch reines SO_2 in derselben Konzentration.

4. Der Aktivitätswechsel der Aldolase und Milchsäure-Dehydrogenase, im Blut als auch in den Geweben, dürfte auf Störungen des Kohlenhydratstoffwechsels hinweisen.

5. Die bei SO_2-Vergiftung ermittelten enzymatischen Störungen im Blut und in den Geweben werden wesentlich verringert, wenn Ammoniak zugeführt wird.

6. Für die im toxikologischen Aspekt gesehene Wirksamkeit der Methode einer Bindung von Ammoniak und SO_2 sprechen die erhaltenen Ergebnisse.

Literatur

Amdur, M. O., Underhill, D.: The effect of various aerosols on the response of guinea pigs to sulfur dioxide. Arch. environm. Hlth 16, 460 (1968).

Balchum, D. J., Dybicki, J., Mencely, G. R.: The dynamics of SO_2 inhalation. Arch. industr. Hlth 21, 564 (1960).

Bogdanikowa, B.: Die Diagnose der Bluteiweißveränderungen [Polnisch]. Warszawa: PZWL 1968.

Brandt, C. S.: The effects of air pollutans on plants. In: Air pollution, ed. by A. Stern. New York: Acad. Press 1962, I.

Brunns, F., Puls, W.: Die Aktivität der Serumaldolase bei Erkrankungen der Leber. Ein neuer enzymatischer Test. Klin. Wschr. 32, 656 (1954).

Bystrowa, T. A.: Einige Wirkungsmechanismen von SO_2 mit Hilfe markierter Atome ermittelt [Russisch]. Gig. i Sanit. 22, 30 (1957).

Cabaud, P. G., Wróblewski, F.: Colorimetric messurement of lactic dehydrogenase activity of body fluids. Amer. J. clin. Path. 20, 234 (1958).

Frank, N. R., Amdur, M. O., Worgester, J., Whittenberger, J. J.: Effects of acute controlled exposure to SO_2 on respiratory mechanics in healthy male adults. J. appl. Physiol. 17, 252 (1962).

Grzybowski, K.: Aktuelle Gesichtspunkte auf die Rolle von Atmospherischen Verunreinigungen als pathogenetische Agenden [Polnisch.] Biul. Służby San.-Epid. woj. kat. 3, 265 (1966).

Nadel, J. A., Salem, H., Tamplin, B., Jokiwa, Y.: Mechanism of bronchoconstriction. Arch. environm. Hlth 10, 175 (1965).

Pattle, R. E., Burgess, F., Cullumbine, H.: The effect of cold environment and of ammonia on the toxicity of sulphuric acid mist to guinea pigs. J. Path. Bact. 72, 219 (1956).

Reitman, S., Frankel, S.: A colorimetric method for the determination of serum glutamic oxalacetic and glutamic pyruvic transaminases. Amer. J. clin. Path. 28, 56 (1957).

Salem, A., Aviado, D. M.: Inhalation of sulfur dioxide. Comparative behavior of bronchiola and pulmonary vascular smooth muscles. Arch. environm. Hlth 2, 656 (1961).

Zarubin, L. S.: Zum Problem der Beseitigung von Schwefelverunreinigungen der Kohle, [Russisch.] Koks i Chimija 7, 8 (1963).

Doz. Dr. med. Stanisław Kósmider
Zabrze, Polen
ul. 3. Maja 15

Int. Arch. Arbeitsmed. 26, 335—345 (1970)
© by Springer-Verlag 1970

Pulmonary Function in Workers with Chronic Exposure to Cadmium Oxide Fumes

DAN B. TECULESCU and DAN C. STĂNESCU

Department of Occupational Diseases, Hospital Colentina (Head: Prof. P. Manu), and Institute of Hygiene and Public Health (Director: Prof. Th. Ilea), Bucarest, Romania

Received June 18, 1970

Summary. Detailed pulmonary function studies were carried out on 11 workers of middle age, who had been exposed for 7 to 11 years to moderate concentrations of cadmium oxide. Minor abnormalities of lung volumes, intrapulmonary mixing and lung compliance were found in a few cases; no airway obstruction was present. The lung diffusing capacity and the blood gases were normal. The chest roentgenogram showed a normal vascular pattern at the periphery of the lung. It is concluded that emphysema was absent in the group studied.

Long-term inhalation of cadmium compounds is considered to induce pulmonary emphysema; clinical (Friberg, 1948, 1950; Bonnell, 1955) and experimental (Thurlbeck and Folley, 1963) data were thought to support this assumption.

This is a report of a study of pulmonary function which failed to find physiologic disturbances compatible with emphysema in a group of men exposed for years to moderate amounts of cadmium oxide.

Material and Methods

The subjects were workers engaged in extracting cadmium from master alloys containing Pb, Zn and Cd by fractional refining. From a total of 82 subjects, eleven were selected on the basis of more than seven years exposure. The concentration of cadmium oxide at their work place at the time of the study varied between 1.21 and 2.70 mg CdO/m^3. Their ages ranged from 28 to 43 years (mean 38.6 years); the length of exposure was 7 to 11 years (mean 8.4 years). Eight of the subjects were smokers (with a tobacco consumption of up to 30.2 pack years), one was an ex-smoker and two had never smoked.

The clinical and roentgenologic data are summarized in Table 1. Two patients (C.N. and P.N.) gave a history of pneumonia (13 and 12 years earlier, respectively); seven patients had repeatedly experienced episodes of "fume fever". The urinary elimination of cadmium varied within large limits, attaining 65 µg/day in patient S.D. and being above the significant limit (30 µg/l) in four subjects. After Ca EDTA Na_2, cadmiuria rose up to 272 µg/day (case P.N.). Proteinuria was absent with the usual precipitation with trichloracetic acid; protein fractions were found in concentrated urine. The dyspnea of our patients was of mild to moderate severity; five

Table 1. *Physical characteristics, smoking habits, and clinical and roentgenologic data*

Case	Age Years	Expo-sure Years	Tobacco pack-years	Fume fever	Dyspnea grade[a]	Sputum[b]	Other	Physical examination	Cad-miuria[c] μg/24 h	Chest film
S. D.	39	8	22.0	yes	3	+	fatigue, headache, joint pain	prolonged expiration	65	normal
M. G.	40	8	20.0	yes	2	—	fatigue, joint pain	increased a—p diam. thorax, prolonged expiration	61	normal
Z. M.	33	7	19.5	no	2	—	nil	prolonged expiration	40	normal
R. G.	43	11	8.2 (ex)	yes	2	++	fatigue, isomnia, headache, joint pain	râles, left base	20	normal
C. N.	42	8	nil	no	3	—	bone pain	râles, left base	3	tb nodular (healed)
S. A.	38	8	nil	no	1	—	nil	overweight	4	increased broncho-vascular markings
H. M.	37	8	16.5	yes	2	—	fatigue, insomnia, joint pain	overweight prolonged expiration	7	normal
P. N.	42	9	30.2	no	3	—	fatigue joint pain	slight basal hyperresonance	53	increased hilar shadow
M. C.	43	10	29.5	yes	3	—	fatigue angor pectoris ?	normal	9	increased broncho-vascular markings
T. N.	40	8	15.2	yes	3	—	fatigue, insomnia, hyposmia, joint pain	overweight	11	normal
S. H.	28	7	8.0	yes	1	—	chest tightness	normal	9	normal

[a] MRC Questionnaire scale.
[b] — = absent; + = mucous; ++ = mucopurulent.
[c] Highest value of three consecutive days.

patients said they were short of breath when walking with healthy people on the level (grade 3 in the 5-grade scale of the MRC Questionnaire). Only two patients brought up sputum; in one the diagnosis of chronic bronchitis was made. One subject was free of any symptom (S.A.); six patients complained of fatigue; other symptoms were insomnia, headache, joint and chest pain, etc.

On physical examination, one patient (M.G.) had an increased a-p diameter of the thorax; another had slight hyperresonance at his lung base (P.N.), a minor expiratory slowing was noted in four subjects, rales at the bottom of one lung were found in two. In one patient (T.N.) moderate edema of the ankle was present. Three patients were overweight.

The chest roentgenogram was normal with the exception of an accentuation of the bronchovascular markings in two patients (S.A. and M.C.) and an increase of the hilar shadow in one (P.N.) Special attention was paid to the vascular markings at the periphery of the lung (Laws and Heard, 1962): they were normal on the radiograph, and on the mid-plane laminagram as well (Fraser and Bates, 1959) in all the nine subjects in which the latter was obtained.

Total lung capacity and its subdivisions were measured in the sitting position with the closed-circuit helium dilution technique, as previously described (Teculescu and Stănescu, 1969). The predicted values were those of the European Community for Coal and Steel study (Jouasset, 1960). At the end of the test three to five forced expirograms were recorded; the largest one second forced expiratory volume ($FEV_{1.0}$) was retained; the predicted figures for $FEV_{1.0}$ and the $FEV_{1.0}/VC$ ratio were those of the ECCS study quoted above. During the rebreathing, the ventilation at rest ($\dot{V}$ l BTPS/min) and the oxygen consumption ($\dot{V}_{O_2}$ ml STPD/min) were measured; their ration ($\dot{V}/\dot{V}_{O_2}$) represents the ventilation equivalent for oxygen (VE_{O_2}). The moment of the equilibration of helium concentration in the closed circuit is a rough index of the intrapulmonary distribution (mixing time, min); to allow for the differences in ventilation, it can be multiplied by the latter (Siehoff, Worth, Gasthaus and Muysers, 1963) yielding the mixing ventilation ($\dot{V}_{mix}$, l/min). The figures obtained under similar conditions in 44 healthy young males in this laboratory (Teculescu and Stănescu, to be published) were $8.4\pm$(S.D.) 2.5 l/min for $\dot{V}$, 29.0 ± 8.1 for VE_{O_2}, 3.2 ± 0.75 min for the mixing time and 25.6 ± 11 l/min for $\dot{V}_{mix}$. The intrapulmonary distribution of inspired gas was further investigated using the oxygen single-breath test (N_2 gradient). Predicted values in each subject were computed by interpolation of the means of young and old healthy males, smokers and non-smokers, obtained in this laboratory (Stănescu, Teculescu and Păcuraru, 1968).

The mechanics of breathing was investigated by the esophageal balloon technique; quasi-static and dynamic pressure-volume loops were obtained with a co-ordinates recorder, and a series of parameters calculated. The normal range in young males was: 0.150 to 0.400 l/cm H_2O for (inspiratory) static compliance; 0.042 to 0.120 l/cm H_2O/l for specific compliance per liter FRC, 0.101 to 0.266 l/cm H_2O for functional compliance, 0.150 to 0.440 for over-all compliance and 14.5 to 41.0 cm H_2O for maximum negative inspiratory pressure (Gavrilescu, Teculescu, Stănescu and Constantin, 1967).

The lung diffusing capacity (D_L) was determined with the breath-holding method of Krogh; the result was also expressed per liter of alveolar volume (D_L ml STPD/V_A l STPD) i.e. as "diffusion constant"; normal values for smokers and non-smokers were obtained by us (Teculescu and Stănescu, 1970).

The blood gases and acid-base status of the blood were determined on arterialized capillary samples (O_2 platinum microelectrode and glass electrode, Radiometer, Copenhagen; Astrup equilibration technique). An oxygen tension of arterialized

Table 2.

Test	Subjects				
	S. D.	M. G.	Z. M.	R. G.	C. N.
TLC	5550 (87) *	6730 (110)	7150 (103)	4310 (66)	5200 (81)
VC	4200 (85)	4800 (95)	4860 (90)	3350 (75)	4450 (91)
RV	1350 (89)	1930 (120)	2290 (140)	960 (60)	770 (49)
RV/TLC	24.4 (104)	28.5 (117)	32.0 (133)	20.0 (82)	15.0 (62)
$FEV_{1.0}$	3260 (86)	3600 (94)	3400 (80)	2460 (67)	3520 (94)
FEV/VC	78.0 (101)	75.0 (100)	70.0 (90)	73.5 (97)	80.0 (106)
$\dot{V}$	8.0	7.0	8.0	5.8	8.8
V_{O_2}	250	290	230	225	220
VE_{O_2}	32	24	35	26	25
$\dot{V}T_{mix}$	4	4	7	3	6
$\dot{V}_{mix}$	32.0	28.0	56.0	17.4	52.8
N_2 gradient	2.20 (79)	2.75 (95)	1.90 (81)	5.75 (182)	3.23 (106)
C_{stat}	0.380	0.510	0.290	0.200	0.150
C_{spec} FRC	0.131	0.141	0.062	0.101	0.063
C_f	0.118	0.176	0.195	0.076	0.133
$P_{el\,max}$	26.0	22.0	12.0	25.0	26.0
C_0	0.213	0.306	0.596	0.172	0.200
D_L	25.7 (94)	31.5 (112)	27.6 (91)	28.4 (116)	32.6 (102)
D_L/V_A	6.08 (114)	5.43 (103)	4.87 (88)	6.90 (109)	5.30 (91)
PaO_2	91.0	81.0	88.0	82.0	92.0
$PaCO_2$	34.0	27.5	38.6	43.0	45.0
pH	7.441	7.435	7.419	7.382	7.370
BB	47.0	47.0	46.5	48.0	48.0
BE	−0.2	−3.5	+0.8	0	0
SB	23.5	21.4	24.5	24.0	24.0

* Figures in parantheses represent per cent of predicted.

blood (PaO_2) above 75.0 mm Hg was considered normal. The normal range for the acid-base parameters was that of Siggaard-Andersen (1965): 7.360–7.420 for pH, 35.8–46.6 mm Hg for $PaCO_2$—2.4 to +2.3 meq/l for base excess (B.E.), 44.5–51.0 meq/l for buffer base (B.B.), and 22.0–26.0 meq/l for standard bicarbonate (S Bic.).

Results

The results of all the pulmonary function tests performed are presented in Table 2. The static lung volumes (measured in ten subjects) were mostly normal; patient R.G. had a slight reduction of all his volumes. The residual volume and the RV/TLC ratio were low in patient C.N., and borderline in four patients (Z.M., S.A., H.M. and M.C.). The $FEV_{1.0}$ was subnormal in patient R.G. in agreement with his VC-leaving a normal

Lung function

S. A.	H. M.	P. N.	M. C.	T. N.	S. H.
6170 (98)	6230 (107)	5250 (81)	7210 (108)	5720 (84)	—
4080 (84)	4090 (90)	4300 (88)	4800 (95)	4300 (83)	4350
2090 (140)	2230 (163)	950 (63)	2410 (148)	1420 (86)	—
34.0 (145)	36.0 (153)	18.1 (73)	33.5 (138)	27.8 (114)	—
3360 (90)	3460 (101)	2850 (77)	3300 (87)	3520 (89)	3500
82.5 (107)	86.0 (112)	66.5 (88)	69.0 (92)	82.0 (108)	80.5
7.3	6.6	7.3	7.4	7.0	—
265	203	207	192	260	—
28	33	35	39	27	—
14	17	8	17	10	—
102.0	112.0	58.4	126.0	70.0	—
2.60 (121)	2.20 (83)	2.20 (72)	2.50 (79)	1.82 (63)	2.36 (124)
0.145	0.370	0.250	0.220	0.270	0.220
0.048	0.123	0.070	0.053	0.091	—
0.132	0.176	0.128	0.183	0.147	0.132
27.0	20.0	15.0	18.0	11.0	20.5
0.228	0.312	0.350	0.400	0.520	—
40.2 (122)	27.9 (109)	24.7 (92)	26.7 (97)	—	—
9.00 (136)	5.49 (102)	5.97 (114)	5.59 (108)	—	—
81.0	88.0	77.5	88.0	84.0	83.0
36.0	40.0	41.0	38.0	41.0	40.0
7.420	7.370	7.390	7.400	7.360	7.415
42.0	44.5	45.5	44.0	46.5	50.0
+1.0	−2.0	0	+1.0	−2.0	+1.0
23.0	22.0	24.0	23.0	22.3	24.5

$FEV_{1.0}/VC$ ratio; all the other figures for $FEV_{1.0}$ and $FEV_{1.0}/VC$ were normal. The other parameters of ventilation ($\dot{V}$, $\dot{V}_{O_2}$ and VE_{O_2}) were within normal limits, except for a slight increase in the ventilation equivalent for O_2 in one patient (M.C.).

The mixing time was increased in seven (out of ten) patients; in three this increase was minor (up to 8 minutes) but in four (S.A., H.M., M.C. and T.N.) it was important, exceeding 5 times the normal mean. The mixing ventilation was modified in the same manner. On the other hand—the single-breath distribution test (the nitrogen alveolar gradient) was within normal limits except in patient R.G. whose figure was nearly double the predicted.

The static lung compliance was normal in all but two subjects: a slighly decreased value was found in patient S.A. (possibly due to his obesity) and a higher value was found in patient M.G.; when corrected for the size of the lung ("specific" compliance $C_s/1$ FRC) the figure of patient S.A. fell within normal range, one further subject (H.M.) had borderline high value and a slight increase was found in subjects M.G. and S.D. With the exception of a somewhat lower value for subject R.G., the functional (dynamic) compliance was normal. As has been repeatedly stressed, this parameter is influenced by the intrapulmonary distribution of inspired air, therefore is not a valid indicator of lung distensibility. Two subjects had a slight decrease of their maximum inspiratory pressures (Z.M. and T.N.) and a corresponding higher over-all compliance. It must be remembered that $P_{el\,max}$ is effort-dependent, and thus is to be interpreted with caution.

The alveolar-capillary diffusion was measured in nine patients; all had normal diffusing capacities (91 to 122, mean 104 per cent of predicted) and diffusion constants (88 to 136, mean 107 per cent of predicted).

The oxygen tension of the arterialized capillary blood was always normal; the respiratory alkalosis (elevated pH, decreased $PaCO_2$ and standard bicarbonate) in patients S.D. and M.G. was probably due to emotional hyperventilation.

Discussion

Friberg (1948) was the first to record the occurrence of pulmonary emphysema among 19 workers in a factory making alkali storage batteries; the subjects also had proteinuria and anosmia. Subsequent studies have supported this report (Friberg, 1950; Bonnell, 1955; Buxton, 1956; Kazantsis, 1956). Other authors (Hardy and Skinner, 1947; Princi, 1947) did not find emphysema in workers exposed to cadmium fumes; four subjects exposed as welders were found to be asymptomatic by Townshend (1968) and emphysema was present in only four workers, who also had chronic bronchitis, out of 70 subjects studied by Potts (1965). However, it is to be emphasized that most of these studies were completed before the agreement on the definition of pulmonary emphysema was reached. All the data concerning "cadmium emphysema" are therefore to be critically reviewed in terms of contemporary knowledge.

Pulmonary emphysema is presently defined in anatomical terms (Amer. Thor. Soc., 1962). The routine radiological signs (increased translucency, depressed diaphragm, horizontalized ribs) merely reflect hyperinflation; the only reliable radiological sign is considered to be the attenuation of the vascular markings at the lung periphery (Laws and Heard, 1962). The inconsistency of the clinical diagnosis of emphysema was recognized (Fletcher, 1952).

Necropsy findings are reported in seven patients (Friberg, 1950; Baader, 1952; Lane and Campbell, 1954; Smith *et al.*, 1957, 1960). Though not all the lungs were examined with the macrosection technique of Gough, it seems that the specimes all met the requirements of the anatomical diagnosis of emphysema. Friberg (1950a) ascribed emphysema to cadmium exposure since it developed in subjects without pre-existent chronic bronchitis and was found in rabbits exposed for several months to inhalation of cadmium dust. In cats acute exposure to cadmium was shown by Prodan (1932) to lead to oedema, inflammatory changes and atelectasis. Using CdO and CdS dusts in a concentration representing 30—40 times the maximum allowable for humans (but still lower than that of Friberg, 1950), Princi and Greever (1950) did not obtain any pathological changes in the lungs, liver or kidney of their dogs, despite the large quantities of Cd in the urine (0.357 mg/l); the roentgenograms of the animals were normal. Thurlbeck and Foley (1963) by repeated intratracheal injections of cadmium chloride solution in guinea pigs obtained "condensation of large amounts of parenchyma with generalized hyperinflation of the remaining lung spaces".

The length of the exposure in our subjects was in the range of other studies, being less than of the patients studied by Bonnell (1955) and Potts (1965), but exceeding that of the subjects examined by Hardy and Skinner (1947). The nature of the cadmium compound inhaled is thought to be of importance (Friberg, 1961): fresh cadmium oxide fume seems far more deleterious than oxide dust. Our subjects were exposed to CdO fumes, like the workers casting Cd alloys studied by Bonnell (1955), Hardy and Skinner (1947), Holden (1965) and Princi (1947), while other studies dealt with workers exposed to cadmium dusts in the alkali battery factories (Friberg, 1948 and 1950; Potts, 1965). The intensity of the exposure is difficult to ascertain, as in most studies, like in ours, no long-term determinations of cadmium in the atmosphere were available, and the determination of the concentration at a certain moment did not take account of fluctuations.

While the maximum allowable concentration is 0.1 mg/m^3 (Fiberg, 1961), values of 0.09 and 0.13 mg/m^3 (King, 1955), and 31 mg/m^3 (Princi, 1947) have been reported. The urinary elimination of cadmium, in the absence of renal failure, is a good index of cadmium exposure. An elimination exceeding 30 µg/day is considered significant by Bonnell (1955): 41 of the 100 workers in his study exceeded this limit; figures up to 125 µg/l were found by Princi (1947) in asymptomatic subjects. Four of our patients had a spontaneous urinary elimination above

30 µg/day; in all our subjects a marked increase of the elimination was elicited by CaEDTA.

From the clinical viewpoint, dyspnea is the presenting symptom and the chief complaint in most studies (Bonnell, 1955, 1965; Friberg, 1948; Holden, 1965). In five of our patients shortness of breath was of moderate severity; in two, no dyspnea was present. The other symptoms encountered were: fatigue, present in most patients (also mentioned by Friberg, 1948), insomnia (quoted by the same authors), headache; bone and joint pain was present in several patients, though seldom mentioned in other studies. On physical examination a prolonged expiration was found in four patients and a slight basal hyperresonance in one (Table 1).

The roentgenologic findings reported to date in workers with chronic cadmium exposure are not convincing. Bonnell (1955), Buxton (1956) and Kazantsis (1956) reported "localized areas of emphysema" without stating their criteria; radiological emphysema was present in the control group as well (Buxton, 1956). The dogs exposed to cadmium dust by Princi and Greever (1950) had normal radiographs at the end of the experiment. It is now widely accepted that the attenuation of the peripheral lung vascular markings is the only radiological criterion which correlates satisfactory with anatomic emphysema (Laws and Heard, 1962; Fraser and Bates, 1959). None of our patients had a vascular defect (9 of them also had laminagrams); an accentuation of the bronchovascular markings (in 3 patients) was the only abnormality found.

The pathophysiologic picture of emphysema includes airway obstruction, defective mixing, hyperinflation, loss of lung recoil, impairment of pulmonary diffusion, ventilation perfusion unevenness, alteration of blood gases. However, most of these abnormalities are present in patients with bronchial asthma or chronic bronchitis as well (Bates and Christie, 1964). Only the decreased retractive force of the lung and the impairment of diffusing capacity are considered to offer a basis for the functional diagnosis of emphysema. With the exception of the serial measurements of diffusing capacity made by Townshend (1968) in a worker recovering from an acute cadmium pneumonitis, no data upon pulmonary mechanics and diffusion are available in the literature. The first report on pulmonary function in workers exposed to cadmium was that of Friberg (1950) who found an increased RV/TLC ratio in 12 out of 43 subjects; similar results were reported by Buxton (1956) but, although hyperinflation is present in emphysema, hyperinflation per se does not mean emphysema. An obstructive ventilatory defect was frequently encountered in the group investigated by the English authors (Bonnell, 1955; Kazantsis, 1956); 11 of the 23 subjects investigated by Holden (1965) had a low $FEV_{1.0}/VC$. The five welders investigated by Townshend (1968) had normal vital capacities and peak flow rates.

None of our patients had an obstructive ventilatory impairment. Slight restriction was present in one patient, minor hyperinflation in four. The intrapulmonary mixing was somewhat delayed in the same four patients, but the single-breath technique evidenced uneven distribution in only one patient. Two subjects had a slight increase of the distensibility of their lungs; the diffusing capacity and the blood gases were normal. These findings are not compatible with the pathophysiologic pattern of emphysema.

Considering the present and previous findings, although emphysema was found at post-mortem in several patients exposed to cadmium fumes, the cause-effect relationship is not certain, because: 1. some of the experiments have failed, and others have resulted in "scar" lesions, not superposable to panacinar emphysema; 2. the clinical and roentgenologic criteria used in most studies for the diagnosis of emphysema are not reliable; 3. there is no physiologic evidence of emphysema in workers exposed to cadmium.

As the present investigation included only a few subjects exposed for a limited length of time to moderate amounts of cadmium oxide fumes, one cannot rule out the possible development of pulmonary emphysema in workers exposed to heavy concentrations of cadmium for longer periods.

References

Baader, E. W.: Chronic cadmium poisoning. Industr. Med. Surg. **21**, 427 (1952).

Bates, D. V., Christie, R. V.: Respiratory function in disease. Philadelphia & London: W. B. Saunders 1964.

Bonnell, J. A.: Emphysema and proteinuria in men casting copper-cadmium alloys. Brit. J. industr. Med. **12**, 181 (1955).

— Cadmium poisoning. Ann. occup. Hyg. 8, 45 (1965).

— Kazantzis, G., Kinc, E.: A follow-up study of men exposed to cadmium oxide fume. Brit. J. industr. Med. **16**, 135 (1959).

Buxton, R. S. J.: Respiratory function in men casting cadmium alloys. Part II: The estimation of the TLV, its subdivisions, and the mixing coefficient. Brit. J. industr. Med. **13**, 36 (1956).

Dunphy, B.: Acute occupational cadmium poisoning. J. occup. Med. **9**, 22 (1967).

Fletcher, C. M.: Clinical diagnosis of pulmonary emphysema; experimental study. Proc. roy. Soc. Med. **45**, 577 (1952).

Fraser, R. G., Bates, D. V.: Body section roentgenography in the evaluation and differentiation of chronic hypertrophic emphysema and asthma. Amer. J. Roentgenol. **82**, 39 (1959).

Friberg, L.: Proteinuria and kidney injury among workmen exposed to cadmium and nickel dust. J. industr. Hyg. **30**, 32 (1948).

— Injuries following continued administration of cadmium. Arch. industr. Hyg. **1**, 458 (1950a).

— Health hazards in the manufacture of alkaline accumulators with special reference to chronic cadmium poisoning. Acta med. scand., Suppl. **240**, 138 (1950b).

Friberg, L.: Vergiftungen durch Kadmium. Handbuch der gesamten Arbeitsmedizin (editor E. W. Baader), II. Bd. 1. Teilbd., S. 218. Berlin-München-Wien: Urban & Schwarzenberg 1961.

Gavrilescu, N., Teculescu, D., Stănescu, D., Constantin, I.: Pulmonary mechanics in young healthy men. Normal values for some less frequently used parameters Int. Z. angew. Physiol. **24**, 194 (1967).

Graev, M., Querci, V.: Sulla genesi "distrofica" dell'emfisema polmonare da cadmio. Ricerche sperimentali. Med. d. Lavoro **53**, 737 (1962).

Hardy, L., Skinner, J.: The possibility of chronic cadmium poisoning. J. industr. Hyg. **29**, 321 (1947).

Holden, H.: Cadmium fume. Ann. occup. Hyg. **8**, 51 (1965).

Kazantzis, G.: Respiratory function in men casting cadmium alloys. Part I: assessment of respiratory function. Brit. J. industr. Med. **13**, 30 (1956).

King, F.: An environmental study of casting copper-cadmium alloys. Brit. J. industr. Med. **12**, 198 (1955).

Lane, R. E., Campbell, A. C. P.: Fatal emphysema in two men making a copper cadmium alloy. Brit. J. industr. Med. **11**, 118 (1954).

Laws, J. W., Heard, B. E.: Emphysema and the chest film: a retrospective radiological and pathological study. Brit. J. Radiol. **35**, 750 (1962).

Paterson, J. C.: Studies on the toxicity of inhaled cadmium III. The pathology of cadmium smoke poisoning in man and in experimental animal. J. industr. Hyg. **29**, 294 (1947).

Potts, A. M., Simon, F. P., Tobias, J. M., Postel, S., Swift, M. N., Patt, H. M., Gerard, R. W.: Distribution and fate of cadmium in the animal body. Arch. industr. Hyg. **2**, 175 (1950).

Potts, C. L.: Cadmium proteinuria—the health of battery workers exposed to cadmium oxide dust. Ann. occup. Hyg. **8**, 55 (1965).

Princi, F.: Studies of industrial exposures in cadmium. J. industr. Hyg. **29**, 315 (1947).

— Greever, E. F.: Prolonged inhalation of cadmium. Arch. industr. Hyg. **1**, 651 (1950).

Prodan, L.: Experimental cadmium poisoning. J. industr. Hyg. **14**, 174 (1932).

Siehoff, F., Worth, G., Gasthaus, L., Muysers, K.: Neuere Ergebnisse atemphysiologischer Untersuchungen von Kohenbergarbeitern (Silikose Bronchitis, Emphysem) VI. Mitteilung: Mischungszeit, Mischungsventilation, Mischungsindex. Int. Arch. Gewerbepath. Gewerbehyg. **20**, 187 (1963).

Siggaard-Andersen, O.: The acid-base status of the blood, 3rd ed. Copenhagen: Munksgaard 1965.

Smith, J. C., Kench, J. E., Smith, J. P.: Chemical and histological post-mortem studies on a workman exposed for many years to cadmium oxide fume. Brit. J. industr. Med. **14**, 246 (1957).

Smith, J. P., Smith, J. C., McCall, A. J.: Chronic poisoning from cadmium fume. J. Path. Bact. **80**, 287 (1960).

Stănescu, D., Teculescu, D., Pacuraru, R.: Reproducibility and normal values of the single-breath nitrogen test. Scand. J. Resp. Dis. **49**, 322 (1968).

Teculescu, D. B., Stănescu, D. C.: Total lung capacity in obstructive lung disease. Comparative determinations by single and multiple breath helium dilution. Bull. Physio-path. resp. **5**, 453 (1969).

— — Lung diffusing capacity. Normal values in male smokers and nonsmokers using the breath holding technique. Scand. J. Resp. Dis. (in press) (1970).

Thurlbeck, W. M., Foley, F. D.: Experimental pulmonary emphysema. The effect of intratracheal injection of cadmium chloride solution in the guinea pig. Amer. J. Path. **42**, 431 (1963).

Townshend, R. H.: A case of acute cadmium pneumonitis. Lung function tests during a four-year follow-up. Brit. J. industr. Med. **25**, 68 (1968).

American Thoracic Society: Definitions and classification of chronic bronchitis, asthma and pulmonary emphysema. A statement by the American Thoracic Society. Amer. Rev. resp. Dis. **85**, 762 (1962).

Medical Research Council's Committee on the Aetiology of Chronic Bronchitis: Standardized questionnaire on respiratory symptoms. Brit. med. J. **1960 II**, 1665.

Dr. Dan Teculescu
Clinica Boli Profesionale
Spital Colentina
Bucureşti 10, Romania

Int. Arch. Arbeitsmed. 26, 346—350 (1970)
© by Springer-Verlag 1970

Toxikologische Untersuchungen
mit Thiodemeton-Granulaten

CLAUS KLOTZSCHE

Pharma-Agroforschung der Sandoz A.G. Basel, Gewerbehygienische Abteilung

Eingegangen am 26. Juni 1970

Toxicological Investigations with Disulfoton (Thiodemeton) Granules

Summary. The toxicological advantages of granulated formulations are briefly discussed. In particular two granular formulations of Disulfoton (Thiodemeton), one of them being Solvirex, have been used for toxicological investigations in rats. Both granular formulations contained 5% Disulfoton as an active ingredient. Though equal in active ingredient contents, the two formulations show a difference in toxicity and also in cholinesterase inhibition. This leads to the conclusion that the advantage of pesticides in granular form must be supported by adequate formulation.

Zusammenfassung. Die toxikologischen Vorteile von Granulatformulierungen werden kurz diskutiert. Es wird über tierexperimentelle Untersuchungen mit zwei Thiodemetongranulaten, eins davon war Solvirex, berichtet. Die Giftigkeit ist bei Ratten trotz gleicher Aktivstoffanteile unterschiedlich. Auch die Cholinesterasehemmung ist bei einem von beiden stärker. Als Schlußfolgerung wird festgestellt, daß die Vorteile der Granulatform, vor allem die geringe Giftigkeit, bei der Formulierung optimal erhalten bleiben müssen.

Die Anwendung von Pflanzenschutzmitteln hat zwei gesundheitliche Aspekte:

1. Die Rückstandsfrage.
2. Die Gefährdung der damit Beschäftigten.

Der Personenkreis, der beruflich mit Pflanzenschutzmitteln in Berührung kommt, ist beachtlich groß. Während für die Rückstandsprobleme die chronische Giftigkeit von ausschlaggebender Bedeutung ist, spielt für die Verwender die akute Toxicität, sei es oral, dermal oder durch Inhalation, eine mindestens ebenso große Rolle.

Einen erheblichen Einfluß haben dabei die Begleit- und Hilfsstoffe und die Zubereitungsformen. Bei geeigneter Auswahl dieser Stoffe und Formulierungen können selbst giftigere Aktivstoffe anwendbar werden. Dem tragen die in den letzten Jahren in zunehmendem Maße als Trägersubstanzen verwendeten Granulate Rechnung. Über tierexperimentelle toxikologische Untersuchungen mit zwei derartigen Handelsprodukten verschiedener Provenienz, jedoch beide mit 5% Thiodemeton-Gehalt, soll hier berichtet werden. Im folgenden werden die zwei Formulierungen Produkt A und B genannt, wobei Produkt A dem Solvirex ® entspricht.

Methodik

Je 6 Kaninchen, 3 männliche und 3 weibliche, erhielten 2 g pro Tier Produkt A und Produkt B in einem Mullsäckchen für 5 Tage so an den Innenseiten der Ohren fixiert, daß nur eine Lage Gaze zwischen Haut und Granulat lag. Mit 0,9%iger Kochsalzlösung wurde das Granulat stets feucht gehalten. In einer zweiten Serie erhielten jeweils 6 männliche Kaninchen 0,5 g/kg der beiden Granulate in gleicher Form am Ohr fixiert. Die Einwirkungszeit betrug ebenfalls 5 Tage. Zum Befeuchten wurde wiederum physiologische Kochsalzlösung verwendet.

Auf den geschorenen Rücken männlicher weißer Ratten im Gewicht von 240—300 g wurden die Granulate ebenfalls in dieser Form für 8 Std fixiert und angefeuchtet gehalten. In allen diesen Versuchen wurde die Haut anschließend nicht abgewaschen. In einer zweiten Versuchsreihe wurden je 4 Ratten in der schon beschriebenen Weise 2 g/kg beider Granulate für 4 Std auf die enthaarten Rücken fixiert. Nach 4 Std wurde das Granulat entfernt, und es wurden je 2 Tiere getötet. Bei den restlichen wurde die Haut nicht abgewaschen. Sie wurden nach weiteren 4 Std getötet. Bei allen Tieren wurde die Aktivität der Serumcholinesterase in der üblichen Form mit der Warburg-Apparatur gemessen. Inkubationszeit 60 min bei 37°C.

Schließlich wurden 5000 mg beider Granulate mit physiologischer Kochsalzlösung auf 100 ml aufgefüllt, 2 Std geschüttelt, und das Überstehende wurde abfiltriert. Ein Teil davon wurde zur Bestimmung der akuten oralen LD_{50} an männlichen Ratten verwendet, eine weitere Probe wurde auf den Gehalt an Thiodemeton untersucht.

Ergebnisse

Von den Kaninchen mit 2 g Granulat pro Tier starben bei Produkt B 2 Tiere nach 10 und 15 Std, ein weiteres nach 35 Std, eines nach 58 Std und die restlichen beiden nach 70 Std. Produkt A in gleicher Anwendung wurde von allen Tieren ohne Vergiftungserscheinungen gut vertragen, alle Tiere überlebten den 16. Tag. Die Dosierung betrug für Produkt A 528 mg/kg oder 26,4 mg/kg Thiodemeton und für Produkt B 574 mg/kg oder 28,2 Aktivstoff/kg. Alle Tiere dieses Granulates starben zwischen 10 und 70 Std, d.h. noch vor Ablauf der fünftägigen Einwirkungszeit unter charakteristischen Vergiftungserscheinungen.

0,5 g/kg beider Granulate, entsprechend 25 mg/kg, überlebten von Produkt A alle Tiere, von dem Vergleichsgranulat starb eines nach 7 und ein weiteres nach 17 Std.

Diese unterschiedliche Giftigkeit bei Kaninchen konnte auch an Ratten nachgewiesen werden. 2, 4 und 8 g/kg Granulat entsprechend 100, 200 und 400 mg/kg Aktivstoff, mit physiologischer Kochsalzlösung feucht gehalten, ergab die folgenden Unterschiede (Tabelle 1).

Tabelle 1

Granulat (Thiodemeton)	Produkt A		Produkt B	
	gestorbene Tiere	Anzahl Versuchs- tiere	gestorbene Tiere	Anzahl Versuchs- tiere
2 g (100 mg/kg A.S.)	0	4	1	4
4 g (200 mg/kg A.S.)	1[a]	4	2	4
8 g (400 mg/kg A.S.)	0	4	3	4

[a] Nach 110 Std an Pneumonie gestorben.

Daraus kann eine akute percutane LD_{50} für Produkt B von 4 g/kg oder 200 mg des Aktivstoffes per kg errechnet werden, wogegen bei Produkt A auch in der höchsten Dosierung keine Ratte starb. Diese Unterschiede zwischen den beiden Granulaten lassen sich auch im Gewichtsverlauf deutlich machen. Die Tiere mit 4 g/kg Produkt B verloren schneller und nachhaltiger an Gewicht und erreichten das Ausgangsgewicht erst nach etwa 10 Tagen, während die Tiere mit Produkt A nach einem kurzen Gewichtsverlust bereits wieder einen Gewichtsanstieg zeigten und das Ausgangsgewicht in 5,7 Tagen, d.h. etwa der halben Zeit, erreichen (Abb. 1).

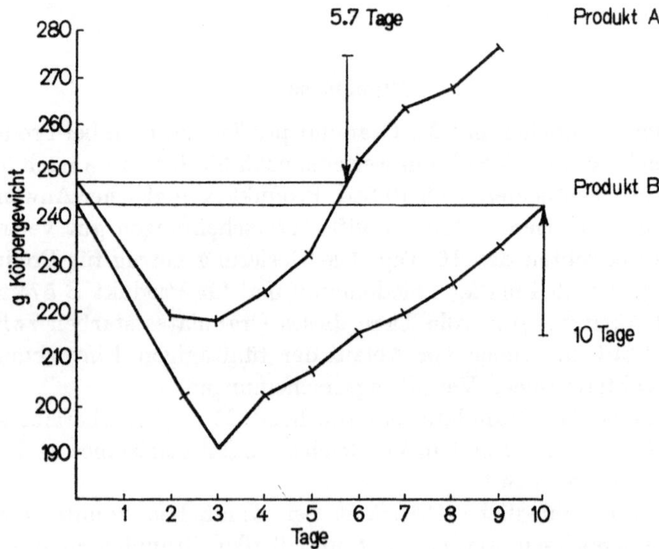

Abb. 1. Unterschiede im Gewichtsverlauf von Ratten, die dermal die beiden Thiodemetongranulate A und B appliziert erhielten

In einer zusätzlichen Untersuchung wurden 8 g/kg beider Granulate für 8 Std auf die rasierte Rückenhaut von Ratten fixiert. Während bei 4 Tieren das Granulat in der üblichen Weise befeuchtet wurde, erhielt dasjenige bei den restlichen Tieren Kochsalzlösung in einer Menge, die die Granulate im ganzen durchnäßte. Die Ergebnisse sind in der folgenden Tabelle 2 zusammengestellt.

Tabelle 2

	Produkt A		Produkt B	
	gestorbene Tiere	Anzahl Versuchstiere	gestorbene Tiere	Anzahl Versuchstiere
feucht	0	4	4	4
naß	4	4	4	4

Die durchschnittliche Sterbezeit für die Tiere mit Produkt A war 16 Std, diejenige für das Vergleichsgranulat nur 5 Std.

Diese Ergebnisse zeigen, daß das Thiodemeton aus dem Produkt A in unseren Versuchen nur dann herausgelöst wird, wenn eine überschüssige Menge Flüssigkeit vorhanden ist, wogegen nur leichte Befeuchtung den Aktivstoff länger im Trägermaterial festhält. Diese Tatsache gibt dem Produkt A eine größere Sicherheit vor allen Dingen im Hinblick auf eine dermale Vergiftung.

Bei der Bestimmung der Serumcholinesterase-Aktivität ergaben sich ebenfalls Unterschiede. Nach vierstündiger Einwirkungszeit von 2 g/kg Granulat (100 mg A.S./kg) war sie bei den getöteten Tieren mit Produkt A nur unwesentlich um 9% vermindert. Bei dem Vergleichsgranulat war die Senkung wesentlich stärker und betrug 32%.

Von den über 2 Std ausgeschüttelten Granulaten wurden je 4 ml des Überstandes auf 20 ml mit physiologischer Kochsalzlösung aufgefüllt und davon 0,25, 0,5, 0,75 und 1 ml/100 g mit der Schlundsonde männlichen Ratten appliziert. Bei Produkt A starb kein Tier bis zur höchsten Dosierung, beim Vergleichsgranulat starben bei 1 ml/100 g 3 von 5 Tieren. Eine analytische Untersuchung des Überstandes ergab, daß vom Produkt B innerhalb dieser kurzen Zeit 52,8% des Aktivstoffgehaltes herausgelöst worden war, vom Produkt A dagegen nur eine geringe Menge.

Diskussion

Granulatförmige Zubereitung von Pflanzenschutzmitteln haben einmal den Vorteil, daß in dieser Form auch giftigere Aktivstoffe mit vermindertem Anwendungsrisiko hergestellt werden können, zum anderen, daß durch die langsame Abgabe aus dem Trägermaterial eine länger anhaltende Wirkung erzielt werden kann. Darüber hinaus ist die Granulatform unverwechselbar mit Lebensmitteln, so daß die Gefahren solcher akzidenteller Vergiftungen geringer sind.

Das Risiko ist natürlich nur so lange vermindert, als der Aktivstoff an das Trägermaterial gebunden ist, d.h. bis zur Applikation. Erst danach soll der Wirkstoff aus den Granulat herausgelöst werden, um so den Pflanzen verfügbar zu werden.

Wie unsere Untersuchungen gezeigt haben, bestehen zwischen Granulaten mit dem gleichen Aktivstoff beträchtliche Unterschiede. Vom toxikologischen und arbeitsmedizinischen Standpunkt aus ist das unerwünscht. Der Anwender kann nicht differenzieren zwischen den einzelnen Granulaten gleichen Aktivstoffes, er wird sie beide als gleich giftig oder ungiftig ansehen und sein Verhalten danach einrichten. Würde er seine Erfahrungen mit Produkt A auf das Vergleichsgranulat übertragen, ist nicht ausgeschlossen, daß die weniger feste Bindung des Aktivstoffes an das Trägermaterial im Produkt B Vergiftungsfälle hervorruft.

Die Vorteile der Granulatform müssen optimal ausgenützt und konsequent erhalten bleiben.

Dr. C. Klotzsche
Gewerbemedizinische Abteilung
Pharma-Agroforschung
Sandoz A.G.
CH-4002 Basel

Int. Arch. Arbeitsmed. 26, 351—362 (1970)
© by Springer-Verlag 1970

Der Zinkgehalt in den Lungen von Bergarbeitern mit Silikose*

H. AMORT und H. J. EINBRODT

Arbeitsgemeinschaft Silikoseforschung des Max-Planck-Institutes
für experimentelle Medizin Göttingen (Prof. Dr. K. Thomas †) und
Abteilung Hygiene der Rheinisch-Westfälisch-Technischen Hochschule Aachen
(Prof. Dr. H. J. Einbrodt)

Eingegangen am 17. Juli 1970

The Content of Zinc in the Lung of Coalminers with Silicosis

Summary. Using the dithiz on method, this study analyzed the zinc content
of lungs and lymphnodes isolated by foramid from the bodies of coalminers who
had dies in varying stages of silicosis. In most of the cases investigated, the
zinc content measured was 6 mg/100 g in dried lung tissue and 10 mg/100 g in dried
lymphnode tissue. The zinc concentration was much higher than that of silicon as
SiO_2 and magnesium oxide. Also the lymph transport of zinc from the human lung
exceeds that of titanium, magnesium, lead and silica.

Zusammenfassung. An formamid-isolierten Lungen- und Lymphknotenstäuben
von verstorbenen Steinkohlenbergleuten mit unterschiedlichem Silikosegrad wurden
Zinkanalysen (Dithizon-Methode) ausgeführt. In der Mehrzahl der untersuchten
Fälle lag der Zinkgehalt um 6 mg/100 g Lungentrockengewebe, in den Lymphknoten
bei 10 mg Zn. Zink wird gegenüber Siliciumdioxid und Magnesiumoxid im Lungenstaub erheblich stärker angereichert. Auch der Lymphtransport von Zink aus der
menschlichen Lunge ist höher als von Titan, Magnesium, Blei und Silicium.

Es ist bekannt, daß im Stoffwechsel der Kieselsäure Schwermetall-
verschiebungen auftreten. So konnten Einbrodt und Timm (1967) nachweisen, daß aus dem Knochen Blei mobilisiert wird, wenn große Dosen
hochdispersen Siliciumdioxids (Aerosil) intraperitoneal der Ratte verabreicht werden. Es ist auch daran zu denken, daß bei der Silikose, ähnlich wie bei der Wundheilung, Metallverschiebungen auftreten können.
So weiß man, daß in Hautnarben mit zunehmender Alterung oder
Kollagenisierung die zweiwertigen Ionen Ca^{++} und Mg^{++} anders verteilt
werden (Einbrodt u. Fitzek, 1962).

Es wäre zu prüfen, ob auch beim Zink derartige Verschiebungen
vorkommen. Hinweise dafür sind aufgrund histochemischer Untersuchungen von Timm (1958) an silikotischen Granulomen vorhanden.

* Die Untersuchungen wurden mit finanzieller Unterstützung der Bergbau-
Berufsgenossenschaft, Bochum, durchgeführt.

Wenn vermehrt Zink in der Lunge bei Silikose gefunden wird, was in dieser Arbeit untersucht werden soll, so sollten folgende 3 Punkte berücksichtigt werden:

1. Bei der Primärreaktion zur Silikose kommt es zum vermehrten Zellzerfall, dadurch könnte das an Zellorganellen oder Enzyme gebundene Zink freigesetzt werden.

2. Die Ausbildung eines silikotischen Knötchens geht mit Bindegewebsvermehrung oder Kollagenisierung einher, wobei Zink ähnlich wie andere zweiwertige Ionen abgefangen werden könnte.

3. Die in der Kohle vorliegenden Zinkverbindungen werden bei einer Staubexposition im Kohlenbergbau inhaliert und mitunter im Interstitium der Lunge retiniert.

Auf diese Fragen soll anhand von Lungenstaubuntersuchungen in der vorliegenden Arbeit eingegangen werden.

Material und Methode

Aus den Lungen und den dazugehörenden bronchopulmonalen Lymphknoten von 22 verstorbenen Steinkohlenbergleuten aus dem Ruhrrevier wurden mit der Formamidmethode (Thomas u. Stegemann, 1954) die abgelagerten Stäube isoliert. Das Alter, der Silikosegrad, die Expositionszeit, die Abkehrzeit vom Staub und die Todesursache der untersuchten Bergleute sind in Tabelle 1 wiedergegeben.

Zur mikroanalytischen Bestimmung des Zinks in den Lungen- und Lymphknotenstäuben wurde das Dithiozonverfahren nach Iwantscheff (1958) geringfügig abgewandelt. Die benötigten Reagenzien sowie die Ausführung der Bestimmung sind an anderer Stelle (Amort, 1970) ausführlich beschrieben.

Ergebnisse

Lungenstäube

Die Absolutwerte in den Lungenstäuben schwanken zwischen 2,12 und 45,29 mg Zink (Abb. 1). Es ist eine Abhängigkeit zwischen dem absoluten Zinkgehalt und der Staubmenge nicht ohne weiteres abzulesen, da bei dem Bezug auf das gesamte Organ Lunge die individuelle Größe, die wiederum stark abhängig vom Alter und dem Grad der pathologischen Veränderungen ist, vernachlässigt wird. Das bedeutet bei der Lunge, daß dabei auch die Speicherkapazität unberücksichtigt bleibt, wenn wir einmal die Lunge vereinfachend als biologischen „Staubfilter" betrachten. Es wurde deshalb vorgeschlagen, als Bezugssystem für den Staubretentionswert der Lunge das entfettete, staubfrei berechnete Trockengewebe einzusetzen (Strecker u. Einbrodt, 1961).

Bei einer solchen Berechnungsweise schwanken die gefundenen Zinkwerte zwischen 1,08 und 38,60 mg Zn/100 g Lungentrockengewebe, wobei hervorgehoben werden muß, daß der Wert über 38 mg Zn eine Aus-

Tabelle 1. *Angaben über Alter, Expositionszeit, Staubabkehr, Silikosegrad und Todesursache der untersuchten Fälle*

Lungen-Nr.	Alter (Jahre)	Exposi-tions-zeit (Jahre)	Abkehr vom Staub (Jahre)	Silikose-grad (patho-logisch-ana-tomisch)	Todesursache
1/218	37	7	9	0	Lungeninfarkt
2/214	62	—	—	0—I	rezid. Herzinfarkt
3/216	54	11,5	2	0—I	Herzinsuffizienz
4/217	67	42	7	I	Herzinfarkt
5/213	62	5,5	9	I	Herzversagen
6/225	53	17,5	8	I	Rechtsherzversagen
7/228	58	17	7	I	Herzinsuffizienz
8/238	56	—	—	I	Herzversagen
9/224	58	20	0	I—(II)	Perikarditis
10/212	53	33	4	I—(II)	Lungenriß
11/219	65	—	—	II	Herzversagen
12/229	52	27	3/4	II	Magen-Ca
13/233	59	32	3	II	Herzinfarkt
14/235	60	—	—	II	Lungenembolie
15/222	65	12	36	III	Herzinfarkt
16/241	78	22,5	30	III	Herzinfarkt
17/226	71	46,6	9	III	Herz-Kreislaufversagen
18/236	69	—	—	III	Magen-Ca.
19/239	67	31,5	21,5	III	Lungenembolie
20/234	71	36,5	8	III	Lungenembolie
21/223	78	46	12	III	Bronchopneumonie
22/227	—	—	—	—	—

nahme bei einem Fall mit sehr schwerer Silikose darstellt. In mehr als 75% der Fälle liegen die Werte um 5 mg und darunter, in 18% der Werte betragen die Zinkmengen zwischen 10 und 20 mg/100 g Trockengewebe.

Ein Zusammenhang des Zinkgehaltes und der Expositionszeit sowie dem Lebensalter konnte nicht gefunden werden.

In Abb. 2 wurden die Anteile der zweiwertigen Metalle Zink und Magnesium im Prozent vom Gesamtstaub aufgetragen, um festzustellen, wie hoch der Anteil des Zinks an der Gesamtretention ist. Daraus geht hervor, daß der höchste Zinkwert im Lungenstaub etwa 0,2% beträgt, in den meisten Fällen aber 0,06% nicht übersteigt, wobei sich ein Mittelwert von 0,07% errechnet. Magnesium dagegen ist im Lungenstaub durchweg über 0,2% bis zu 1,3% vorhanden. Zink ist also auch im Lungenstaub als Spurenelement zu bezeichnen.

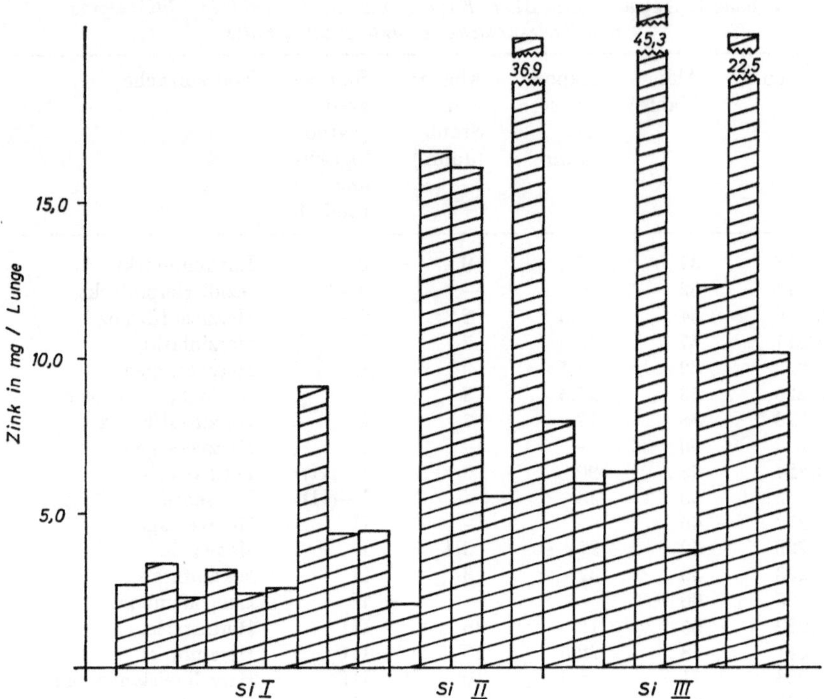

Abb. 1. Zinkgehalt in mg/Lunge. Die Fälle wurden nach dem pathologisch-anatomischen Schweregrad Silikose 0—I, II, III geordnet

Lymphknotenstäube

Die absoluten Zinkmengen in den Lymphknotenstäuben schwanken zwischen 0,132 und 3,187 mg Zn (Abb. 3). Die Schwankungen sind also hier noch größer als in den Lungenstäuben, jedoch muß betont werden, daß die Angabe des absoluten Zinks im Lymphknoten ungenauer als in den Lungen sein muß, da die Technik der Präparation sicher eine wesentliche Rolle spielt.

Bezogen auf 100 g Lymphknotentrockengewebe schwankt der Zinkgehalt zwischen 4,72 und 105,53 mg Zn, wobei der Wert über 100 mg ebenfalls nur einmal erreicht wird. Diese Lymphknoten gehören aber nicht zu der Lunge mit dem höchsten Zinkgehalt. In $^2/_3$ der Fälle liegt der Zinkgehalt pro 100 g Trockengewebe unter 10 mg, in 22 % der Fälle liegt er zwischen 10 und 20 mg Zn. Ähnlich wie bei den Lungenstäuben sind extrem hohe Werte eine Seltenheit.

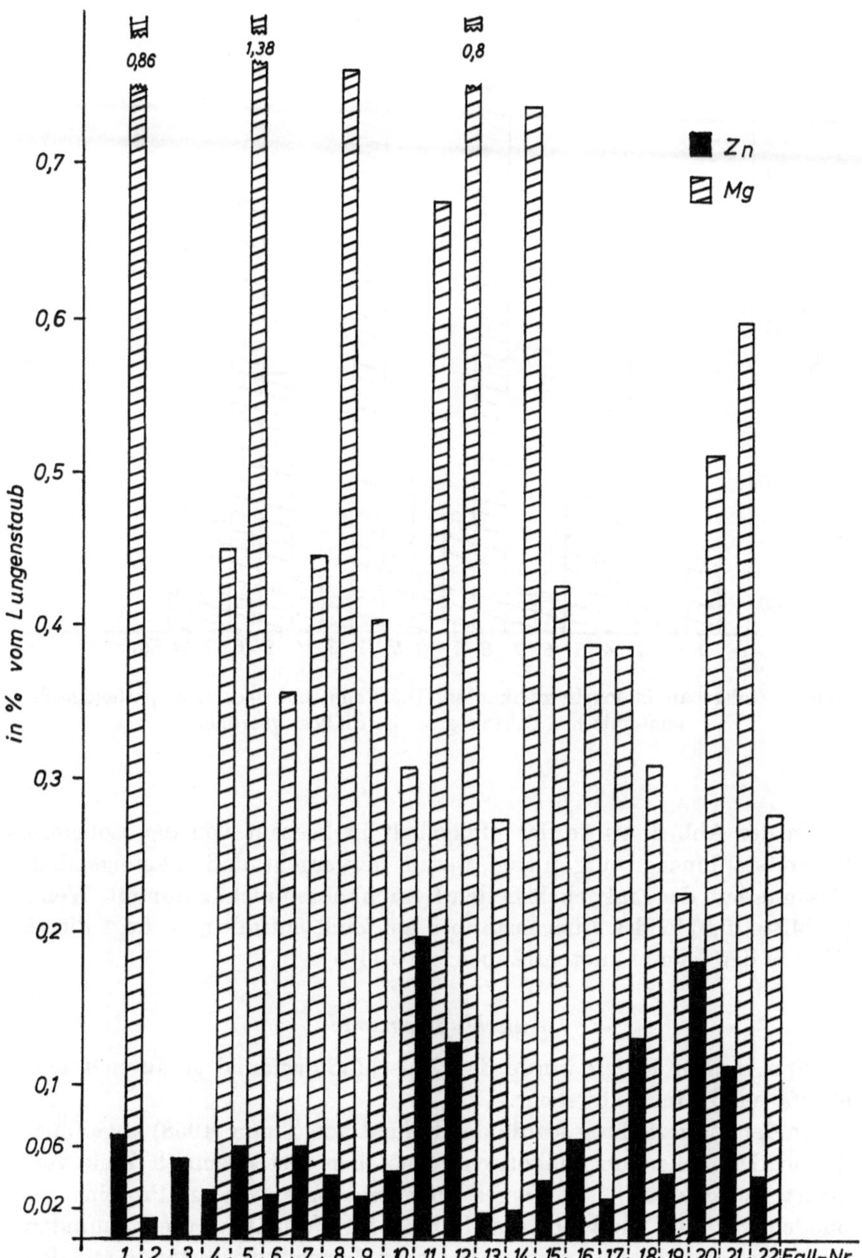

Abb. 2. Zink und Magnesium in Prozent vom Lungenstaub. Die Fälle sind nach dem pathologisch-anatomischen Schweregrad der Silikose geordnet

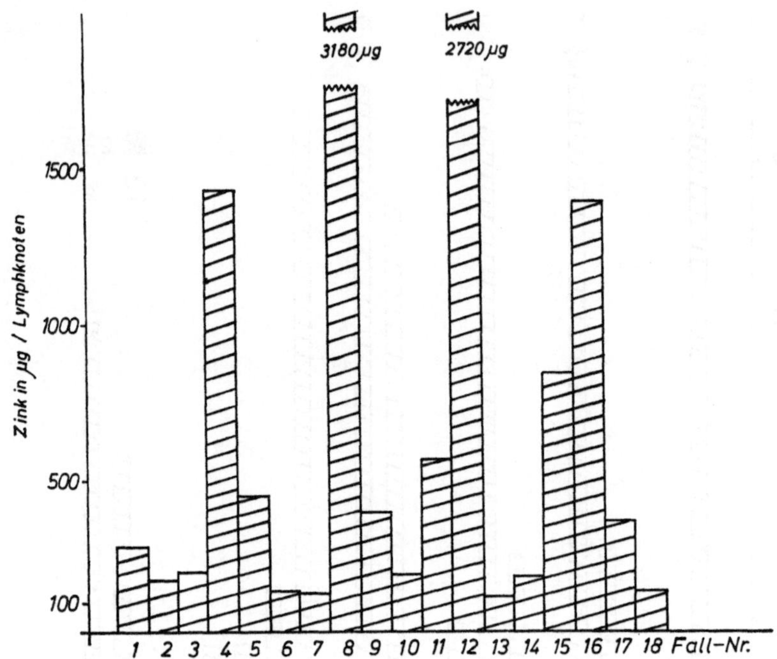

Abb. 3. Zinkgehalt in mg/Lymphknoten. Die Fälle sind nach dem pathologisch-anatomischen Schweregrad der Silikose geordnet

In der Abb. 4 wurde der Zinkgehalt in Prozent von der isolierten Gesamtstaubmenge aufgetragen, woraus hervorgeht, daß mit steigendem Gesamtstaub der Zinkgehalt in den Lymphknoten nicht zunimmt. Wenn im Mittel 0,07% des Lungenstaubes auf Zink entfallen, so liegt dieser Wert in den Lymphknotenstäuben bei 0,11%.

Aufschlußformamid

Von einigen Fällen wurde das Aufschlußformamid gesammelt und ebenfalls auf Zink untersucht.

In der Fragestellung wurde der Befund von Timm (1958) angeführt, der in den Zellen um silikotische Knötchen histochemisch Zink vermehrt nachgewiesen hat. Dieses Zink liegt organisch an Proteine gebunden vor und muß beim Aufschluß im Formamid wiederzufinden sein. Nach der Analyse mehrerer solcher Formamidrückstände aus den Lungenaufschlüssen wurden Zinkmengen zwischen 4,57 und 8,10 mg: 100 g Trockengewebe gefunden, wobei sich ein Mittelwert von 6,19 mg/ 100 g Trockengewebe errechnet.

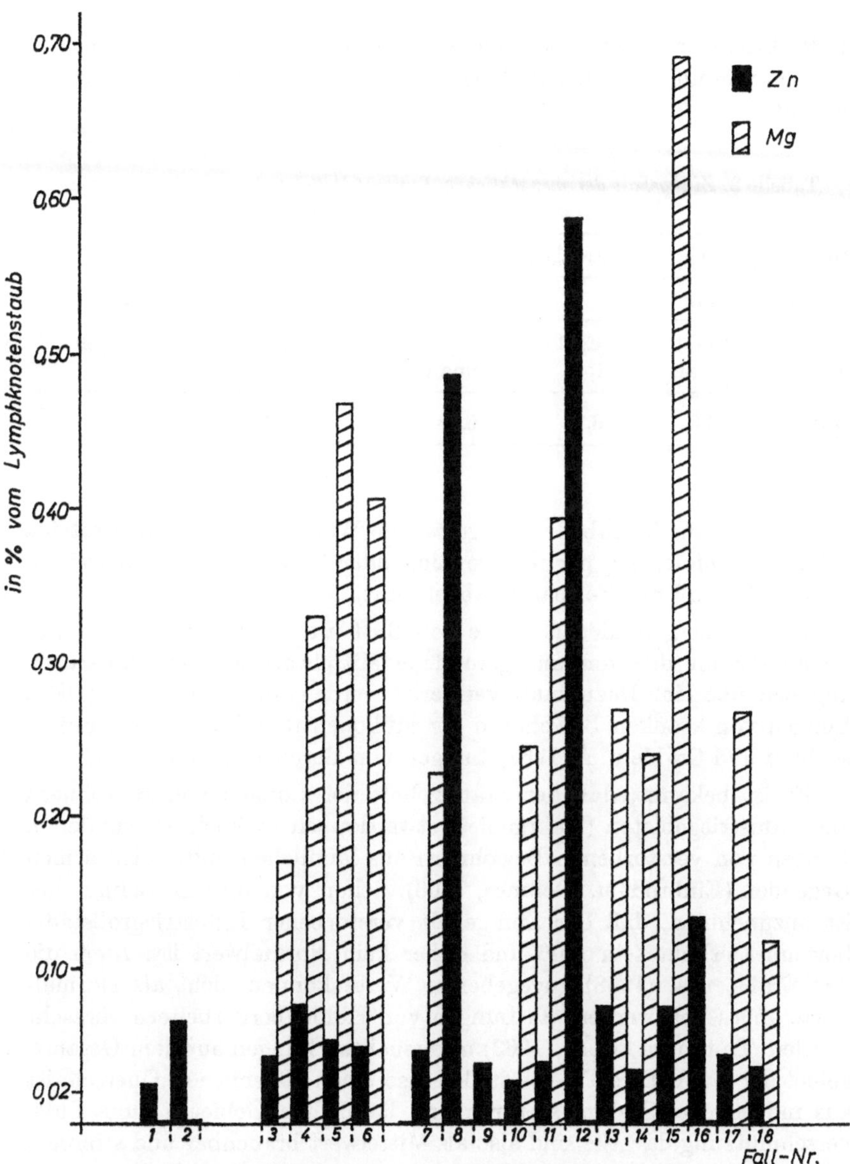

Abb. 4. Zink und Magnesium in Prozent vom Lymphknotenstaub. Die Fälle sind nach dem pathologisch-anatomischen Schweregrad der Silikose geordnet

Diskusion

Bei den in der Literatur vorliegenden Zinkbestimmungen in der Lunge wurde Zink immer nach trockener Veraschung des Gewebes ermittelt. Die in der Literatur angegebenen Zinkwerte für die Lungen sind in Tabelle 2 mit den von uns im Aufschlußformamid gefundenen Werten gegenübergestellt.

Tabelle 2. *Zinkgehalt der menschlichen Lunge (Mittelwerte) aus der Literatur (in mg/100 g Trockengewebe)*

Zink in mg/100 g Lungentrockengewebe				
nach Veraschung				nach Formamidaufschluß
Butt et. al.	Crable et. al.	Eggleton	Tipton und Cook	eigene Untersuchungen
11,8	13,0	6,7	6,24	6,19

Der von uns in Tabelle 2 eingetragene Wert ist nur das an Proteine gebundene Zink; das partikuläre Zink oder Zinkverbindungen werden beim Aufschluß mit Formamid abgetrennt.

Bis auf die gefundenen Werte von Butt u.a. (1960) und Crable u.a. (1968) stimmt der von uns gefundene Mittelwert mit den Literaturangaben überein. Dazu muß vermerkt werden, daß Butt u.a. (1960) Lungen von kranken Bewohnern der Millionenstadt Los Angeles untersuchten und Crable u.a. (1968) Lungen von Bergleuten veraschten.

Es ist bekannt, daß der Staubgehalt der Lungen von Bewohnern aus Industriegebieten (Ruhrgebiet) etwa doppelt so hoch ist wie der in Lungen von verstorbenen Bewohnern aus ländlichen, industriell armen Gegenden (Einbrodt u. Dohmes, 1966). Schon von diesem Befund her ist anzunehmen, daß der Zinkgehalt verstorbener Industriegroßstadtbewohner erhöht sein muß und daher kein Normalwert ist. Auch die von Crable u.a. (1968) angegebenen Werte können nicht als Normalwerte angesehen werden, da Lungen von Kohlenbergarbeitern verascht wurden. Tipton und Cook (1963) untersuchten Lungen aus dem Gesamtgebiet der USA. Diese Werte stellen also einen allgemeinen Querschnitt aus industriellen Ballungszentren und ländlichen Gebieten ohne Luftverschmutzung dar. Sie sind also als Mittelwert brauchbar und stimmen mit dem von uns gefundenen Wert im Aufschlußformamid überein. Die darüber hinaus im Lungenstaub gefundenen Zinkmengen müssen daher

1. entweder als Folge der beruflichen Staubablagerung oder

2. durch Gewebsveränderungen bei der Silikose in den Lungen zusätzlich retiniert worden sein.

Angenommen, die 2. Möglichkeit träfe zu, daß nämlich durch die Gewebsveränderungen, z.B. cellulären Zerfall (Timm, 1958), vermehrt

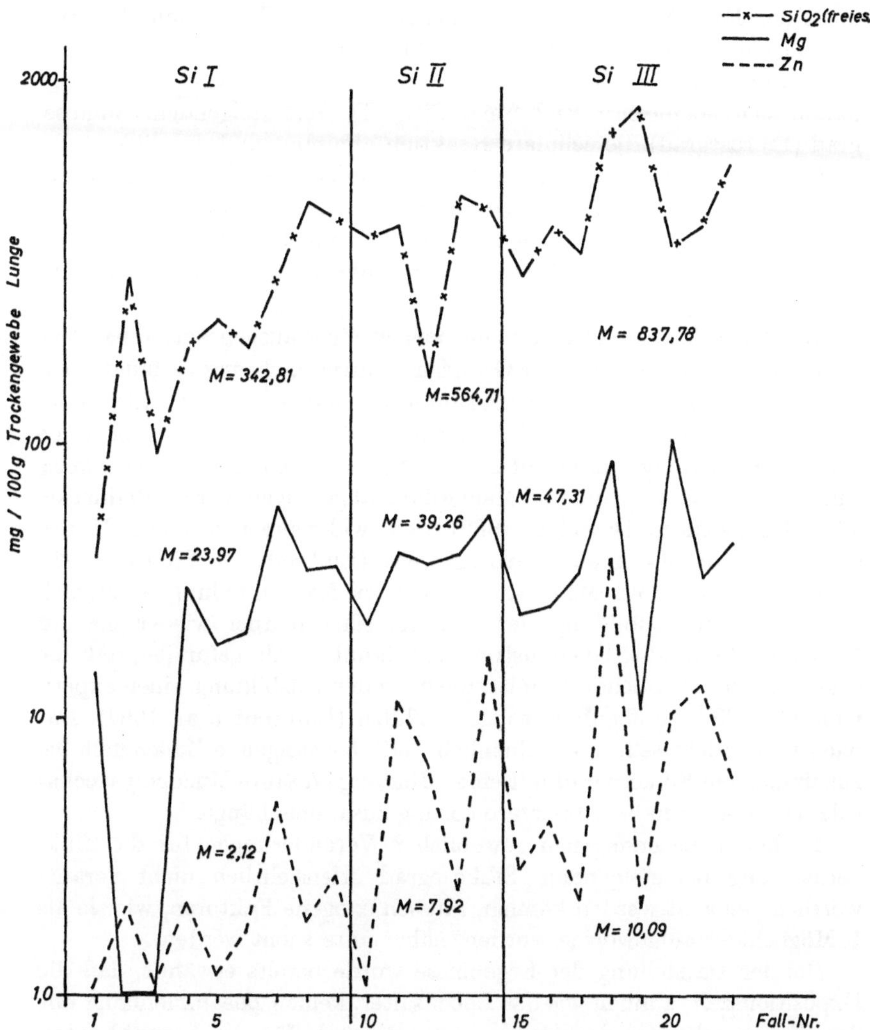

Abb. 5. Zink, Magnesium und freies SiO_2 in der Lunge (mg/100 g Trockengewebe)
in Abhängigkeit vom Silikosegrad

Zink bei der Silikose im Gewebe auftritt und dieses Zink anorganisch,
z.B. an Phosphor gebunden wird — ähnlich wie beim Calcium (Einbrodt, Reploh u. Liefländer, 1967) — und damit beim Formamid-
aufschluß im Lungenstaub wiedergefunden wird, dann müßte der Zinkgehalt auf der Höhe der cellulären Reaktion, also im Frühstadium der
Silikose, am höchsten sein. Das ist jedoch beim menschlichen Material

nicht der Fall. Abb. 5 zeigt, daß das Zink in der Lunge mit der Ausbildung einer Silikose zunimmt, wobei die frühesten zellulären Reaktionen auf Staub beim Menschen nicht erfaßt werden können. Gleichsinnig verhalten sich Magnesium und freies SiO_2. Da mit steigendem Silikosegrad (Fibrosegrad) die celluläre Reaktion abnimmt und das silikotische Knötchen bis zum hyalinen Knötchen zellreicher wird, kann die Zinkzunahme mit steigendem Silikosegrad mit der Zinkzunahme im Granulationswall silikotischer Knötchen (Timm, 1958) nicht erklärt werden.

Als weitere Erklärung für die 2. Möglichkeit kann folgende Tatsache von Bedeutung sein:

Bei der Silikose setzt eine mehr oder weniger ausgeprägte reparative Faserbildung ein, die mit einer Grundsubstanzvermehrung verbunden ist, d.h., auch mit einer Vermehrung saurer Mucopolysaccharide (Liefländer u. a., 1965). Mucopolysaccharide bilden mit Kationen stabile Komplexe, die Stärke der Bindung nimmt mit der Wertigkeit zu, so daß möglicherweise Zink, ähnlich wie Calcium und Magnesium, abgefangen würde (Buddecke, 1960; Buddecke u. Drzeniek, 1962). Dem widersprechen jedoch Untersuchungen an alterndem Narbengewebe (Einbrodt u. Fitzek, 1962), wonach Calcium und Magnesium bei einer Narbenbildung anfänglich ansteigt, nach Ausbildung der fertigen Narben aber wieder bis auf Normalwerte abfällt. Übereinstimmend damit wurde gefunden, daß die sauren Mucopolysaccharide mit zunehmender Ausbildung einer experimentellen Silikose ebenfalls wieder abfallen (Einbrodt u.a., 1967). Danach ist es nicht sehr wahrscheinlich, daß der steigende Zinkgehalt bei zunehmendem Silikosegrad mit einer Bindung an saure Mucopolysaccharide oder der Grundsubstanzvermehrung zusammenhängt.

Nachdem die endogenen geweblichen Veränderungen für die Zinkvermehrung bei steigendem Silikosegrad offensichtlich nicht verantwortlich gemacht werden können, müssen exogene Faktoren, wie sie als 1. Möglichkeit aufgeworfen wurden, näher untersucht werden.

Bei der Darstellung der Ergebnisse wurde bereits erwähnt, daß die Expositionszeit, ähnlich wie das Lebensalter, keinen Zusammenhang mit der Zinkretention weder für die Lungen noch für die Lymphknoten erkennen lassen. Damit bleibt als letzte und einzige Erklärungsmöglichkeit für die Zunahme des Zinks mit steigendem Silikosegrad die Staubzunahme in der Lunge.

Aus den Untersuchungen ging hervor, daß keine lineare Beziehung zwischen der Gesamtstaubmenge/Lunge und dem Zinkgehalt/Lungenstaub besteht, da in einigen Fällen bei relativ geringen Staubmengen der Zinkgehalt stark zunimmt; d.h., daß die Zinkmenge/100 g Trockengewebe größer als die Staubzunahme/100 g Trockengewebe wird. Dieses Verhalten ist nur damit zu erklären, daß Zinkverbindungen besser retiniert werden als der Gesamtstaub. Bei den hier untersuchten Lungen-

Tabelle 3. *Anreicherung von freiem SiO_2, Mg und Zn im Lungenstaub mit steigendem Silikosegrad*

	Silikosegrade		
	I	II	III
SiO_2	1,0	1,6	2,4
Mg	1,0	1,6	2,0
Zn	1,0	3,7	4,7

stäuben verhält sich die Zunahme von freiem SiO_2 und Magnesium mit steigendem Silikosegrad in der Lunge fast gleich, während Zink erheblich stärker im Lungenstaub angereichert wird (Tabelle 3).

Die Höhe einer Retention kann auch anhand des Lymphtransportes gemessen werden. Nach allen bisherigen Vorstellungen wird eine feste Substanz aus der Lunge um so besser auf dem Lymphweg abtransportiert je cytotoxischer sie ist (Klosterkötter u. Einbrodt, 1965). Wenn das auch für Zinkverbindungen zutreffen soll, so muß ein Anstieg in den bronchopulmonalen Lymphknoten gegenüber den Lungen deutlich nachweisbar sein. Liffers (1968) hat für SiO_2 einen Quotienten von 1,32 (bezogen auf die Gewichtsprozente) gefunden. Für inertes Titandioxid lag dieser Quotient bei 0,51, für Magnesiumoxid bei 0,47. Kinny (1970) fand für Blei einen ähnlich hohen Quotienten wie für SiO_2, nämlich 1,22. Nach unserer Berechnung beträgt der Quotient für Zink 1,42. Zink wird also in stärkerem Maße retiniert und besser auf dem Lymphweg abtransportiert als freies SiO_2, das nach allen bisherigen experimentellen Untersuchungen als der am stärksten cytotoxische Bestandteil in silikogenen Stäuben angesehen wird.

Die vorliegenden Untersuchungen haben gezeigt, daß den sog. Spurenelementen vermutlich eine größere Bedeutung bei der Silikoseentstehung zukommt, als bisher allgemein angenommen wurde.

Literatur

Amort, H.: Quantitative Untersuchungen über den Zinkgehalt in Lungenstäuben bei Steinkohlenbergleuten. Med. Diss. Rheinisch-Westfälisch-Technische Hochschule, Aachen (1970).
Buddecke, E.: Chemie und Stoffwechsel der Grundsubstanz des Bindegewebes. Beitr. Silikose-Forsch. Sbd. Grundfragen Silikose-Forsch. 4, 291—309 (1960).
— Drzeniek, R.: Stabilitätskonstanten der Calciumkomplexe von sauren Mucopolysacchariden. Hoppe-Seylers Z. physiol. Chem. 327, 49—64 (1962).
utt, E. M., Nusbaum, R. E., Gilmour, T. C., Di Dio, S. L.: Trace metal patterns in disease states: Hemochromatosis, Bantu siderosis and iron storage in Laennec's cirrhosis and alcoholism. In: Metal-binding in medicine, p. 43—49 (M. J. Seven and L. A. Johnson). Philadelphia-Montreal: J. B. Lippincott Co. 1960.

Crable, J. V., Keenan, R. G., Kinser, R. E., Smallwood, A. W., Mauer, P. A.: Metal and mineral concentrations in lungs of bituminous coal miners. Amer. industr. Hyg. Ass. J. **29**, 106—110 (1968).

Eggleton, W. G. E.: The zinc and copper contents of the organs and tissues of chinese subjects. Biochem. J. **34**, 991—997 (1940).

Einbrodt, H. J., Dohmes, H.-B.: Die Staubablagerung in den Lungen weiblicher Bewohner industrieller Ballungszentren. Arch. Hyg. (Berl.) **150**, 413—418 (1966).

— Fitzek, J.: Der Kalzium- und Magnesiumgehalt verschieden alter Hautnarben. Derm. Wschr. **145**, 454—459 (1962).

— Klosterkötter, W.: Der freie SiO_2-Gehalt des isolierten Lungenstaubes als Maß. für die Silikose des Menschen. Ergebnisse von Untersuchungen auf dem Gebiet der Staub- und Silikosebekämpfung im Steinkohlenbergbau, Bd. 5, S. 97—99. Detmold: Hermann Bösmann GmbH 1965.

— Reploh, H., Liefländer, M.: Der Calciumgehalt der normalen und silikotisch veränderten Lunge. Beitr. Silikose-Forsch. **91**, 15—28 (1967).

— Timm, F.: Chemische und histochemische Untersuchungen zur Wirkung hoher Aerosildosen. Prof. Dr. med. Dr. phil. W. Koll zum 65. Geburtstag gewidmet (1967) (unveröffentlicht).

Iwantscheff, G.: Das Dithizon und seine Anwendung in der Mikro- und Spurenanalyse. Weinheim/Bergstraße: Verlag Chemie 1958.

Kinny, H.: Quantitative Untersuchungen über die Bleiretention in den Lungen von Bergarbeitern mit Silikose. Med. Diss., RWTH, Aachen 1970.

Liefländer, M., Einbrodt, H. J., Klosterkötter, W.: Zur Chemie saurer Mucopolysaccharide bei experimenteller Silikose. Beitr. Silikose-Forsch. Sbd. Grundfragen Silikose-Forsch. **6**, 179—197 (1965).

Liffers, R.: Qualitative und quantitative Untersuchungen über den Lymphtransport des Staubes aus der Lunge. Med. Diss., Münster 1968.

Strecker, F. J., Einbrodt, H. J.: Über die Staubablagerung in der Lunge und den regionären Lymphknoten. In: Inhaled particles and vapours (ed. C. N. Davies), p. 399. London: Pergamon Press 1961.

Thomas, K., Stegemann, H.: Darstellung der Fremdstäube aus Lungen und ihre Eigenschaften. Beitr. Silikose-Forsch. H. **28**, 1—30 (1954a).

Timm, F.: Zur Histochemie des Zinks. Dtsch. Z. ges. gerichtl. Med. **47**, 428—431 (1958).

Tipton, I. H., Cook, M. J.: Trace elements in human tissue, part II, Adult subjects from the United States. Hlth Phys. **9**, 103—145 (1963).

Dr. H. Amort
Prof. Dr. H. J. Einbrodt
D-5100 Aachen
Lochnerstr. 4—20